儿科常见病现代诊疗规范

主编 刘志胜 李 妍 朱 莹
王兴花 颜 嫣 单伟强

黑龙江科学技术出版社
HEILONGJIANG SCIENCE AND TECHNOLOGY PRESS

图书在版编目（CIP）数据

儿科常见病现代诊疗规范 / 刘志胜等主编. -- 哈尔
滨：黑龙江科学技术出版社，2024.7. -- ISBN 978-7
-5719-2476-8

Ⅰ．R72

中国国家版本馆CIP数据核字第2024Y9F446号

儿科常见病现代诊疗规范
ERKE CHANGJIANBING XIANDAI ZHENLIAO GUIFAN

主　　编　刘志胜　李　妍　朱　莹　王兴花　颜　嫣　单伟强
责任编辑　包金丹
封面设计　宗　宁
出　　版　黑龙江科学技术出版社
　　　　　地址：哈尔滨市南岗区公安街70-2号　邮编：150007
　　　　　电话：（0451）53642106　传真：（0451）53642143
　　　　　网址：www.lkcbs.cn
发　　行　全国新华书店
印　　刷　黑龙江龙江传媒有限责任公司
开　　本　787 mm×1092 mm　1/16
印　　张　25.75
字　　数　649千字
版　　次　2024年7月第1版
印　　次　2024年7月第1次印刷
书　　号　ISBN 978-7-5719-2476-8
定　　价　198.00元

编委会

主　编

刘志胜（滕州市妇幼保健院）

李　妍（泰安市泰山区人民医院）

朱　莹（微山县人民医院）

王兴花（山东省潍坊市临朐县辛寨中心卫生院）

颜　嫣（郯城县第一人民医院）

单伟强（山东大学齐鲁医院德州医院）

副主编

卢　刚（山东省东平县第一人民医院）

唐艳荣（聊城市茌平区人民医院）

鲍士伟（湖北医药学院附属襄阳市第一人民医院）

臧春辉（中国人民解放军联勤保障部队第九八〇医院）

刘明华（青岛市市立医院）

魏玉萍（潍坊滨海经济技术开发区人民医院）

前 言
FOREWORD

儿童作为一个特殊群体，关系到祖国的未来。随着健康观和疾病观的转变，人们对儿童身心健康的发展越来越重视，也越来越科学。儿童疾病诊疗模式从单一救治向"防-养-治"一体化模式转变，并开创了生物治疗与个体化诊疗技术、干细胞与再生医学技术、数字化诊疗技术、多学科协作模式、人工智能模式，以及互联网医疗模式。为方便儿科临床医师及时学习前沿的理论知识和诊疗技术，促进儿科人才体系建设，我们特组织相关专家，编写了这本《儿科常见病现代诊疗规范》，希望通过前沿技术介绍和临床经验分享，为指导基层儿科医师的临床工作贡献一份力量。

本书内容的选择基于临床需求，涵盖儿科各类疾病，并重点针对儿科常用的、最新的诊疗技术及常见疾病进行阐述，如儿科各种常见病和多发病的最新检查技术、诊断要点和治疗药物方案的选择等。本书在儿科疾病的诊断、治疗及预后方面的多层次、多角度讲解，不仅具有很高的实用性、独创性和先进性，也反映了现阶段儿科领域发展的最新成果及前沿热点。希望本书的编写能为儿科临床医师提供客观、严谨的疾病诊断原则和丰富多样的疾病治疗技术。

本书涉及内容广，参与编写的人员较多，在内容深浅度选择和密切结合临床实际等方面可能有不足之处。衷心希望广大读者在实践过程中提出宝贵意见，以使本书不断完善，更好地适应我国医疗卫生保健事业发展的需要。

《儿科常见病现代诊疗规范》编委会

2024 年 1 月

目 录
CONTENTS

第一章

儿科常见症状

第一节 剧烈啼哭

剧烈啼哭是婴幼儿对来自体内或体外不良刺激引起不适的一种本能反应,2岁以下小儿,一般不能用语言表达或语言表达能力尚不成熟,而是用啼哭这种形式来表达。一般分为生理性啼哭和病理性啼哭。如果只为达到某种要求的啼哭,称之为生理性啼哭;疼痛是机体不适,由疼痛或其他因素引起的啼哭,处理不及时,有可能产生严重的后果,这种啼哭称之为病理性啼哭。临床上因啼哭而来诊的婴幼儿,特别是长时间或阵发性剧烈啼哭者,一定要仔细检查,找出病因,及时处理。

一、啼哭的特点

(一)时间

婴幼儿缺乏语言表达能力,多数是以啼哭来表达某种要求,故婴幼儿啼哭多是生理性的。这种啼哭的特点:啼哭的时间多较短暂,当要求得到或以玩具分散注意力时,啼哭即停止,活动如常。不同的生理要求有不同的啼哭时间,如在进食4小时或午夜的啼哭多为饥饿所致。每于进食时啼哭或一会儿吸乳一会儿啼哭,则可能是鼻塞或口腔炎影响吸乳所致;或可能乳头过短,奶嘴过小不能吸到足够的奶量。若进食后抽出奶头或奶嘴即啼哭,则可能为进食不足或奶嘴过大吸入过多的空气所致。患有某些疾病时,常因无力吸乳而啼哭,如先天性心脏病、肺部疾病或严重贫血等。排便时啼哭要注意肠炎、肛裂、脱肛、尿道口炎、尿道畸形等。疾病所致的啼哭,因致哭原因不能马上去除,常为持续性啼哭或反复发作。

(二)声调

生理性啼哭在声调上较为平和一致。但在2岁以上的幼儿,有时为达到要挟的目的会将声调忽然提高,出现哭声时高时低的特点,这种声调提高的时间不长,要求得到满足即中止;未能满足时,也不会长时间高声啼哭。高调尖叫声或哭声发直的啼哭多为脑部疾病所致,如颅内出血、胆红素脑病、脑膜炎等,称为脑性啼哭或脑性尖叫。哭声嘶哑多为喉部疾病所致,如喉炎、喉头水肿或白喉。哭声嘶哑而低调者,见于声带损伤或甲状腺功能低下患儿。哭声细小提示先天性肌弛缓综合征或疾病严重衰弱无力。猫叫样哭声提示染色体异常。

(三)强弱

突然啼哭,哭声洪亮,往往是受惊吓或被刺痛等强烈刺激引起;伴有烦躁不安、面色苍白者,多为腹痛引起,如肠套叠、嵌顿疝或肠痉挛等。哭声细弱,或为低钾,或病情严重。哭声由强变弱,全身软弱无力,呈困倦无力状者,多为病情严重的表现。哭声嘶哑,多为发音器官疾病。

二、生理性啼哭的常见原因

(一)饥饿性啼哭

在餐前发生,哭声响亮,抱起婴儿时头转向母体一侧,做吸吮的动作,喂乳后仍哭,应注意是否奶头过大、过小、过短致吸吮困难;或因母乳分泌过多或过少,不能及时咽下或咽下过少。

(二)外界环境刺激

外界环境刺激包括尿布湿了,衣服过多、过少、粗糙不平,硬物或不洁性刺激,过强的声、光刺激,情绪变化、口渴、睡眠不足、体位不当,饮食改变如断奶、食物过冷过热、喂乳不当咽气过多、见到生人、大便前肠蠕动加剧及不良习惯(喜抱或昼眠夜哭)等。

(三)要挟性啼哭

哭声洪亮或时大时小,可伴有自暴行为,不予理睬,自行止哭。

(四)生理性夜啼

生理性夜啼多见于4个月内的婴儿,表现为昼眠夜哭,即白天睡得很多,夜晚则很兴奋,喜抱和逗其玩耍,熄灯或大人睡觉时即啼哭不止,为习惯问题,6个月后多有缓解。婴儿躯体不适时,饥饿、过冷过热、被服过重、噪声刺激等,或睡眠环境改变,也可出现夜啼。睡眠时被惊吓,特别是被反复惊吓,则会形成条件反射而夜啼。

三、肠道疾病引起的啼哭

任何疾病都是引起病理性啼哭的常见原因,处理不及时往往会带来严重的后果。

(一)肠套叠

肠套叠是婴幼儿病理性啼哭最常见且特征性的疾病。患儿表现为突然阵发性剧烈啼哭,多伴有面色苍白、屈腿,每次发作约数分钟,发作后可入睡或玩耍如常。以后反复发作,发作次数越多,持续时间越长,间歇时间越短,则示病情越重,应积极治疗。病程中有呕吐,初期为内容物,继之为胆汁,甚至粪质。发病后数小时可有血便(开始可有正常大便)。腹部以扪及腊肠状包块为特征,但如套至结肠肝曲亦可扪不到包块。对可疑病例做肛查、腹部B超、空气灌肠进行X线检查,以便确定诊断。后者对肠套叠具有确诊价值。但如肠套叠已超过24小时,不宜做灌肠检查,以免发生肠穿孔。

(二)婴幼儿阵发性腹痛

婴幼儿阵发性腹痛为功能性疾病。多见于4个月内的小婴儿,起病常在出生后1~2周,多在喂乳时或傍晚发生,表现为阵发性啼哭,烦躁不安,严重者可产生阵发而规律的剧哭,持续数分钟至数十分钟后转而安静入睡。发作时肠鸣音亢进,但无腹部包块,亦无血便及面色苍白,排气或排便后可缓解。需与肠套叠鉴别。原因可能与更换饮食或进食糖类过多致肠积气有关。

(三)嵌顿疝

嵌顿疝为婴幼儿啼哭的常见原因。突然发作为其特征,过去多有同样发作史。检查腹股沟有疝囊突出可明确诊断。

(四)肠道感染

常因腹痛引起婴幼儿啼哭。多伴有典型的消化道症状,如腹泻、呕吐、发热。查体肠鸣音亢进。排便后腹痛可暂时缓解。

（五）肠道寄生虫

学爬后的婴幼儿，特别是生活在农村者，常感染肠道寄生虫，以蛔虫、蛲虫多见。蛔虫引起的腹痛可呈发作性，不甚剧烈（胆道蛔虫排除），患儿哭闹时体态不定，腹软喜按，肠鸣音亢进，常反复发作，有排蛔虫史或大便检查发现蛔虫卵可明确诊断。蛲虫所致啼哭常发生在睡眠时，蛲虫从肛门爬出引起肛周瘙痒，哭时可在肛门周围发现蛲虫。驱虫后阵发性啼哭可缓解。

（六）其他肠道疾病

其他肠道疾病包括各种机械性肠梗阻、腹腔脏器穿孔、腹膜炎等。机械性肠梗阻常伴有呕吐，呕吐物为梗阻部位以上的胃肠内容物，有时可见肠型，扪及包块，肠鸣音早期亢进，有气过水声。腹膜炎者可有腹膜刺激征，但在婴幼儿常不典型。

四、神经系统疾病引起的啼哭

神经系统疾病如颅内出血、颅内感染、颅内占位性疾病等均可引起颅内压增高，引起啼哭，往往为高调尖叫性啼哭，伴有呕吐，常为喷射性呕吐。婴儿癫痫亦可以啼哭为先导，继而抽搐。周围神经炎如维生素 B_1 缺乏症，多在夜间啼哭，声音嘶哑，腱反射异常。此外，还有以下几种具有特征性啼哭的神经系统疾病。

（一）新生儿破伤风

啼哭具有特征性，且是最早出现的症状。因为咀嚼肌痉挛不能吸乳，患儿啼哭，但哭不成声，同时有找乳头的动作，喂奶患儿又拒食，继续啼哭不止，表现出想吃又不能吃的症状。因此，新生儿破伤风的主诉往往是长时间啼哭、拒乳。患儿拒抱或转换体位时哭喊加剧，并伴有发热、牙关紧闭、苦笑面容。

（二）脊髓灰质炎

脊髓灰质炎由脊髓灰质炎病毒引起，主要侵犯中枢神经系统，以脊髓前角运动神经细胞受损明显。在瘫痪前期有感觉过敏的表现，患儿拒抱，一碰即哭，烦躁不安，同时伴发热、出汗等。

五、其他疾病引起的啼哭

任何引起疼痛的疾病均可导致患儿啼哭，仔细查体可找到炎症或损伤部位，常见的有以下几种疾病。

（一）口腔疾病

患儿口腔疾病时，常因吸乳疼痛而啼哭。患儿可同时有拒食、流涎。检查口腔可见黏膜有溃疡或糜烂，患有鹅口疮时口腔黏膜有不易擦去的白色膜状物。

（二）中耳炎

婴幼儿耳咽管短且呈水平位，上呼吸道感染时很容易蔓延到中耳。典型的中耳炎有耳流脓，不典型者可无耳流脓的症状。婴幼儿啼哭伴发热而又无明确病因时，应想到中耳炎的可能，及时检查耳鼓膜。

（三）低钙血症

低钙血症的小儿神经肌肉兴奋性高，早期可出现兴奋、烦躁、啼哭、易激动、惊跳、睡眠不安。注意询问户外活动情况，有无鱼肝油添加史，有无长期腹泻史，查体有无佝偻病体征，化验血清钙 ＜2 mmol/L和/或钙剂治疗有效可明确诊断。

(四)病理性夜啼

最常见为活动性佝偻病,患儿可伴有多汗、枕秃、前囟过大或闭合延迟等,患蛲虫病时,雌虫常在夜间爬出肛门产卵,肛门瘙痒引起婴幼儿夜啼。严重维生素 B_1 缺乏,可出现脑型脚气病的症状,患儿烦躁不安,并有夜啼,同时伴有前囟饱满、头后仰等症状。湿疹、荨麻疹可因痒感引起患儿啼哭。

六、诊断

首先应根据婴幼儿啼哭的时间、声调、强弱和伴随症状等,区别是生理性啼哭,还是病理性啼哭。生理性啼哭一般时间不长,声调、强弱较平和一致,不伴有其他症状。如啼哭时间过长、声调尖叫,可能有中枢神经系统疾病,应注意是否伴有呕吐、发热、精神异常,检查囟门有无饱满隆起等。伴有症状对诊断很重要。如面色好,食欲和大小便正常,无呕吐,多为生理性啼哭。如面色苍白、便秘、呕吐者,应注意是否有肠梗阻。阵发性啼哭应注意肠套叠的可能。肠套叠的发展是以小时计算的,延误诊断,轻则失去非手术复位的机会,重则会发生肠穿孔,因此,对任何一个长时间啼哭或阵发性啼哭者,都应排除肠套叠的可能。对于夜啼的婴幼儿,还应注意有无活动性佝偻病。

(王兴花)

第二节　意识障碍

意识有两个组成部分,即意识内容及其"开关"系统。意识内容即大脑皮质功能活动,包括记忆、思维、定向和情感,还有通过语言、视听、技巧性运动及复杂的反应与外界保持密切联系的能力。意识的"开关"系统包括经典的感觉传导路径(特异性上行投射系统)及脑干网状结构(非特异性上行投射系统)。意识"开关"系统可激活大脑皮质并使之维持一定水平的兴奋性,使机体处于觉醒状态,从而在此基础上产生意识内容。正常小儿意识清醒,对自身能正确认识,对周围环境接触良好,定向力正常,对事物能做出正确的判断。大脑皮质弥漫性病变或意识"开关"系统受损时,可产生不同程度的意识障碍。

一、病因

全身性疾病及颅脑疾病均可导致意识障碍。

(一)急性感染

如伤寒、斑疹伤寒、败血症、吸虫病、瑞氏综合征、中毒型菌痢、脑炎、脑膜脑炎、脑型疟疾等。

(二)内分泌与代谢障碍

甲状腺疾病、尿毒症、肝性脑病、肺性脑病、糖尿病酮症酸中毒、低血糖、胆红素脑病等。

(三)水电解质平衡紊乱

水电解质平衡紊乱包括低钠或高钠血症、低钾或高钾血症、低钙血症、低镁血症或高镁血症、代谢性酸中毒等。

(四)心血管疾病

如阵发性窦性心动过速、传导阻滞、病态窦房结综合征、高血压脑病、低血压脑病等。

(五)外源性中毒

安眠药、酒精、有机磷农药、一氧化碳、吗啡等中毒。

(六)物理性损害

中暑、触电、溺水、高山病、新生儿窒息等。

(七)颅脑疾病

(1)脑血液循环障碍：脑缺血、脑出血、蛛网膜下腔出血、脑栓塞、脑血栓形成。

(2)颅内占位性病变：脑肿瘤、硬膜外血肿、脑脓肿等。

(3)颅脑外伤：脑震荡、颅骨骨折等。

(4)癫痫。

二、病理与病理生理

任何一种类型的意识障碍，都有不同程度的脑水肿、脑缺氧、颅内压增高。

(一)脑水肿

1.脑血管源性脑水肿

感染、中毒、创伤、肿瘤、缺氧、代谢障碍等均可使脑毛细血管痉挛及内皮细胞损害，内皮细胞间紧接点开放，通透性增加，血-脑屏障功能下降，导致血浆向间质渗出增多，引起细胞外间质水肿，且白质水肿比灰质水肿更明显，有时则为病灶(如脓肿、肿瘤)周围水肿。

2.细胞毒性脑水肿

缺氧、中毒、低血糖、水中毒等均可使脑细胞膜和溶酶体膜的超微结构和代谢功能发生改变，通透性增加，同时 ATP 生成减少，钠泵功能下降，导致脑细胞内水潴留，产生细胞内水肿或脑肿胀，包括脑细胞、星形胶质细胞及血管内皮细胞均发生肿胀，但以弥漫性灰质损害为主。

此外，脑血管梗死可致缺血性脑水肿，阻塞性脑积水可使脑室周围发生间质性水肿。

以上各类型的水肿可混合存在，有时有主次之分，也可互相转化。脑水肿常见8～12小时达到最高峰。

(二)脑缺氧

小儿脑重量为其自身体重的 5%～10%，而脑血流量占心排血量的 15%～20%，脑氧耗量占全身的 20%～50%，脑内 ATP 可于 10 分钟内耗尽。由此可见，脑对缺血、缺氧、缺能是非常敏感的。正常体温下中枢神经各部位最大缺血耐受时间分别为大脑皮质 3～4 分钟(海马沟、大脑皮质耐受时间最短)，基底节和中脑 5～10 分钟，小脑 10～15 分钟(浦肯野细胞、齿状核耐受时间最短)，脑桥、延髓 20～30 分钟，脊髓 45 分钟。严重的脑组织缺氧缺血可导致其不可逆性损害或脑死亡。新生儿对缺氧耐受力比年长儿童大，可能与无氧代谢有关。

脑缺氧和脑水肿可互为因果，恶性循环。脑缺氧可致脑水肿，脑水肿后脑组织容积增大，而颅腔内容积相对固定，代偿作用有限，致使颅内静脉首先受压，血流回流受阻，进一步加重脑水肿，继之脑动脉受压，脑血流量下降，脑缺血、缺氧加剧，二氧化碳、乳酸堆积，脑血管继发扩张，致颅内压不断增高，并使脑组织向阻力最小处移位，形成脑疝，乃至死亡。

(三)颅内压增高

任何能引起颅内容物体积增加的病变都可以引起颅内压增高，导致意识障碍。造成颅内压增高的原因可以是颅内容物体积增加,如颅内占位性病变,颅内出血;也可以是脑脊液循环障碍,如颅内中线部位或小脑幕下占位性病变中期引起的梗阻性积水,脑膜炎晚期粘连或蛛网膜下腔出血的脑脊液吸收障碍引起的交通性脑积水;还可以是脑水肿所致,且脑水肿所致颅内压增高较常见。

三、临床表现

(一)意识障碍

有以下不同程度的表现。

1.嗜睡

嗜睡是最轻的意识障碍,患者处于病理的睡眠状态,但可被轻度刺激或言语所唤醒,醒后能回答问题,但反应较迟钝,回答简单而缓慢,停止刺激后又入睡。

2.意识模糊

意识模糊是较嗜睡为深的一种意识障碍,患者有定向障碍,思维和语言也不连贯,可有错觉与幻觉、躁动不安、谵妄或精神错乱。意识模糊较常见于急性重症感染(如伤寒)的高热期。

3.昏睡

昏睡是接近于不省人事的意识状态,患者处于熟睡状态,不易唤醒,虽在强烈刺激下(如压迫眶上神经、摇动患者身体等)可被唤醒,但很快又入睡。醒时答话含糊,或答非所问。

4.昏迷

昏迷是意识障碍最严重的阶段,也是病情危急的信号。按其程度大致可区分为以下几种。

(1)浅昏迷:意识大部丧失,无自主运动,对声、光刺激无反应,对疼痛刺激尚可出现痛苦的表情或肢体退缩等防御反应,角膜反射、瞳孔对光反射、眼球运动、吞咽反射、咳嗽反射等仍存在,呼吸、脉搏、血压一般无明显改变,可有大小便失禁。

(2)中度昏迷:对周围事物及各种轻微刺激无反应,对剧烈刺激有防御反应,角膜反射、瞳孔对光反射、咳嗽反射、吞咽反射均减弱,呼吸、血压、脉搏已有改变,大小便失禁。

(3)深昏迷:意识全部丧失,强刺激也不能引起反应,肢体常呈弛缓状态,深、浅反射均消失,偶有深反射亢进与病理反射出现,呼吸不规则、血压也有下降,大小便失禁,机体仅能维持最基本的功能。

此外,还有一种以兴奋性增高为主的高级神经中枢急性活动失调状态,称为谵妄。临床上表现为意识模糊、定向力丧失、感觉错乱(幻觉、错觉)、躁动不安、言语杂乱。谵妄可发生在急性感染的发热期,也可见于某些药物中毒(如急性酒精中毒)、代谢障碍(如肝性脑病)、循环障碍或中枢神经疾病等。由于引起谵妄的病因不同,有些患者可以康复,有些患者则可发展为昏迷状态。

(二)几种特殊类型的意识障碍

1.去皮质综合征

去皮质综合征为意识丧失、睡眠和觉醒周期存在的一种意识障碍。见于大脑皮质急性广泛性损害(如缺血缺氧性脑病、脑炎、中毒、外伤等)的恢复期。此时,脑干网状结构和皮质下的感觉传导路径因损伤轻而功能有所恢复,但大脑皮质因受损重而功能尚未恢复。患者无意识,但有醒睡周期,醒时睁眼,睡时闭目,可有瞬目、眼球转动、光反射、角膜反射,甚至咀嚼动作、吞咽及防御反射均存在。常有吸吮、强握等原始反射和病理反射出现;无自主运动和言语反应。大小便失禁,四肢肌张力增高,上肢呈屈曲强直,下肢伸性强直。如果四肢均呈伸性强直,称为去大脑强直。

2.无动性缄默

无动性缄默又称醒状昏迷、睁眼昏迷。临床表现与去皮质综合征相似,为脑干上行激活系统部分受损所致,无广泛皮质损害。患者能注视周围事物,貌似觉醒,但缄默不语,无自主运动,无表情活动,意识内容丧失,但保留吞咽、咀嚼等反射活动,瞬目反射存在,对疼痛刺激有躲避反应,自主神经反应可反常,常有去大脑强直。

3.持续性植物状态

持续性植物状态也称植物人,为大脑皮质、皮质下及脑干广泛受损所致,患者的基本生命功能持续存在,但无任何意识心理活动。

四、伴随症状

(一)意识障碍伴发热

先发热然后有意识障碍可见于急性感染,如病毒性脑炎、流行性脑脊髓膜炎、斑疹伤寒、伤寒、中毒性菌痢、脑型疟疾等。先有意识障碍然后有发热,可见于脑出血、蛛网膜下腔出血、巴比妥类药物中毒等。

(二)意识障碍伴呼吸缓慢

意识障碍伴呼吸缓慢是呼吸中枢受抑制的表现,可见于吗啡、巴比妥类药物、有机磷农药等中毒及银环蛇咬伤。

(三)意识障碍伴瞳孔散大

意识障碍伴瞳孔散大可见于颠茄类药物、乌头碱、酒精、氧化物等中毒及低血糖状态等。

(四)意识障碍伴瞳孔缩小

意识障碍伴瞳孔缩小可见于吗啡类药物、巴比妥类药物、有机磷农药中毒等。

(五)意识障碍伴心动过缓

意识障碍伴心动过缓见于颅内高压、房室传导阻滞,以及吗啡类药物、乌头碱、毒蕈、鱼藤等中毒。

(六)意识障碍伴高血压

意识障碍伴高血压可见于高血压脑病、脑血管意外、肾炎等。

(七)意识障碍伴低血压

意识障碍伴低血压可见于各种原因的休克。

五、诊断

(一)问诊

应向患者家属或知情人了解发病前的情况,有无急性感染、糖尿病、肝脏病、肾炎、癫痫、颅脑外伤、误服毒物或麻醉性药物等病史。

(二)体格检查

(1)测量体温、脉搏、血压,注意呼气中有无异常气味等。

(2)确定意识障碍的程度。

(3)检查瞳孔大小、两侧是否对称、对光反射、眼底有无改变。

(4)检查有无头颅外伤、耳鼻出血和咬伤等。

(5)检查有无深、浅反射,瘫痪,脑膜刺激征、病理反射等。

(三)辅助检查

血、尿、大便常规,有特征时做血糖、血氨、尿素氮、血气分析、血培养、脑脊液等检查,对怀疑服毒病例,取残留可疑毒物、尿液、呕吐物、洗胃液等进行毒理分析。

有特征时做心电图、脑电图、脑 B 超、放射性核素扫描、CT、MRI 等检查。

六、鉴别诊断

临床上可以导致意识障碍的儿科疾病有很多。在此不可能全部介绍,现就一些典型疾病做有限的描述。

(一)感染中毒性脑病

感染中毒性脑病多见于急性传染病(如百日咳、白喉、痢疾、伤寒)和肺炎、败血症等疾病的极期及恢复早期。这些疾病可使有些患儿特别是婴幼儿因感染性中毒而出现脑损害,进而导致意识障碍。临床上除高热、头痛、呕吐外,还可出现烦躁不安或反应迟钝、惊厥、昏迷等。脑脊液压力高,常规和生化检查正常,少数患者有白细胞数轻度增高。脑部症状多在感染控制后消失,如不合并中毒性肝炎,一般无肝大和肝功能障碍,可与瑞氏综合征相鉴别。

(二)瑞氏综合征

因为病毒感染,如流感病毒、水痘病毒、肠道病毒等,发病与机体的超敏反应有关。临床表现有呕吐、发热、嗜睡,反复惊厥乃至昏迷,呈去皮质状态,病理反射阳性,脑膜刺激征阴性。呼吸深长或过度换气,瞳孔忽大忽小,逐渐扩大,对光反射消失。肝脏轻或中度肿大,质地坚韧,黄疸少见。严重者因脑干功能严重障碍致中枢性呼吸衰竭和脑疝而死亡。脑脊液压力增高,白细胞计数正常。肝酶明显异常,血氨增高,凝血酶原时间延长,脑电图示非特异性弥漫性高幅波。本病临床以脑病症状为突出表现,肝大和肝酶异常易被忽略而误诊。

(三)糖尿病性昏迷

糖尿病小儿由于胰岛素绝对或相对明显缺乏,糖、蛋白质、脂肪代谢严重紊乱,致使脑细胞内脱水,引起昏迷。急性感染可诱发昏迷。昏迷患儿常有面色潮红、皮肤干燥,尿糖、尿酮体强阳性,血糖显著升高。

(四)低血糖昏迷

葡萄糖是脑组织获得能量的主要来源,脑内仅储存 2 g 葡萄糖,脑内葡萄糖主要来自血糖,当血糖降至 2.8 mmol/L 以下时,可出现意识障碍;当血糖降至 1 mmol/L 以下时,脑功能突然丧失乃至昏迷,甚至出现不可逆损害。新生儿和未成熟儿血糖水平较低(2.2～3.9 mmol/L),但其脑内氧化酮体的酶活性较成人高,对缺糖有一定耐受性。儿童低血糖昏迷可见于应用胰岛素过量的糖尿病患儿,或注射胰岛素后未及时进食者,重度营养不良、严重肝病、胰岛功能亢进患儿亦可出现低血糖昏迷。患者昏迷前常有心慌、出冷汗、复视、乏力等表现,偶有突然昏迷者。

(五)甲状腺疾病

甲状腺疾病是甲状腺功能亢进症患儿最严重的并发症,急性感染、甲状腺功能亢进症状尚未控制即做手术,碘治疗后,精神刺激等是主要诱因。临床表现为心搏加快、燥热、呼吸急促、食欲缺乏、恶心呕吐、腹泻等消化道症状,烦躁不安、谵妄、嗜睡、昏迷等神经症状。还可出现心律失常、电解质紊乱、循环衰竭等。

(六)尿毒症性昏迷

患儿有急慢性肾功能不全的病史,临床上首先表现为精神不振,表情淡漠、乏力、眩晕、视力障碍、注意力不集中,继而出现嗜睡、谵妄、手足抽搐、震颤、惊厥,最后进入昏迷。患者出现深大呼吸、瞳孔缩小、血尿、尿酸、肌酐升高,电解质及酸碱平衡紊乱。应与急性或急进性肾炎伴高血压脑病相鉴别,根据病史、血压、代谢性酸中毒等情况一般不难鉴别。

(七)肝昏迷

病毒性肝炎、肝坏死、药物性肝脏损害及肝脏脂肪变性等所致的肝功能严重受损时,常出现肝性脑病。食物和组织中氨基酸分解产生的氨主要在肝内合成尿素,由肾脏排出,肝脏代谢功能异常导致血氨升高,若超过 117 μmol/L,氨通过血-脑屏障使脑代谢发生紊乱而导致昏迷。氨能抑制 ATP 的生成,促使脑细胞水肿。γ-氨基丁酸、5-羟色胺及短链脂肪酸增多,可促进代谢性脑病的形成。肝功能衰竭时,体内苯丙氨酸、酪氨酸等代谢产物经一系列酶的作用,可形成苯乙醇胺和酪胺等假性神经递质,竞争性替代脑干网状结构中的兴奋性神经递质去甲肾上腺素,因此,即使血氨不高,也可产生肝昏迷。假性神经递质还能替代多巴胺,使乙酰胆碱占优势,产生扑翼样震颤。

肝昏迷中,病毒性肝炎或中毒所致的急性肝脏萎缩,其所致肝昏迷发生急骤,慢性肝脏疾病肝功能衰竭期,昏迷发生较缓慢。临床表现有昏迷、呼吸衰竭、肺水肿、功能性肾功能不全(肝-肾综合征)等,肝功能明显受损,胆红素明显增高,胆酶常出现分离。昏迷前期如能掌握患儿的特点,即精神症状、扑翼样震颤和肝炎,常可对肝昏迷做出早期诊断。脑电图对肝昏迷诊断有一定价值,血氨升高对肝昏迷的诊断有很大帮助,但血氨正常不能排除肝昏迷。

(八)肺性脑病

肺部严重疾病时,由于缺氧、二氧化碳潴留及呼吸性酸中毒,可出现脑水肿、颅内压增高等表现,晚期发生昏迷。二氧化碳是脑血流的主要调节者,并因此影响颅内压力,肺性脑病时,二氧化碳对意识状态的影响与血二氧化碳分压升高的幅度和速度有关。通常二氧化碳分压在 13.3 kPa(100 mmHg)以上可引起昏迷,即所谓的"二氧化碳麻醉",可伴抽搐。如血二氧化碳分压短时间内迅速升高,二氧化碳分压仅在 8.9 kPa(67 mmHg)即可引起昏迷。血二氧化碳分压急骤升高,症状出现快,相反,则症状出现缓慢。血二氧化碳分压升高造成昏迷和抽搐的主要原因是呼吸性酸中毒时脑细胞内液 pH 改变引起的细胞代谢紊乱。血气分析监测有助于诊断。

(九)心源性脑缺血综合征

阵发性室性心动过速、房室传导阻滞、病态窦房综合征均可引起心源性脑缺血综合征。它是由于心排血量显著减少,产生一过性脑缺血、缺氧所引起,表现为短暂的意识丧失,可有抽搐、面色苍白、血压下降、大小便失禁等。

(十)高血压脑病

当血压迅速升高至 24.0 kPa(180 mmg)以上时,脑血管自动调节失控,使脑血流量和颅内压急骤增加,继发脑水肿,形成高血压脑病。患者出现视力障碍(如视线模糊、暂时失明)、惊厥、昏迷及其他颅内高压的表现,常见于急性肾炎、急进性肾炎的极期和其他高血压状态。

(十一)一氧化碳中毒

一氧化碳在血液中与血红蛋白的亲和力比氧大 200～300 倍,其结合产物碳氧血红蛋白的解离又比氧合血红蛋白慢了 600 倍,这样,大量的一氧化碳进入人体必然导致血液携带氧能力大大降低,使组织发生急性缺氧,从而产生一系列的中毒症状,甚至死亡。

临床表现和中毒的严重程度,与环境中一氧化碳浓度高低及吸入时间长短有关。

1.轻度中毒

血中碳氧血红蛋白浓度为 $10\%\sim30\%$,表现为头晕、乏力、心悸、胸闷,脱离一氧化碳污染的环境呼吸新鲜空气后可迅速恢复正常。

2.中度中毒

血中碳氧血红蛋白浓度为 $30\%\sim40\%$,可有剧烈头痛、恶心呕吐、视物模糊及呼吸困难,愈后多无后遗症。

3.重度中毒

血中碳氧血红蛋白浓度为 $40\%\sim50\%$,此时,患儿皮肤黏膜樱红,神志不清,步态不稳,呼吸及心率加快,若碳氧血红蛋白浓度为 $50\%\sim70\%$,则出现惊厥、昏迷,而碳氧血红蛋白浓度超过 70% 时,会出现呼吸中枢麻痹,心搏停止。重度中毒患儿如能恢复,多有严重后遗症。

(十二)巴比妥类中毒

本类药物为中枢抑制剂,一次进入量超过催眠量的 10 倍即可引起急性中毒,实际吸收药量超过治疗量的 15 倍,则有致命危险。其中毒表现有昏睡、言语不清、呼吸浅表,随中毒的加重,患者逐渐陷入昏迷状态,各种反射消失,全身肌肉弛缓,瞳孔缩小,可发生肺水肿和坠积性肺炎,脉搏细速,严重者出现休克、严重的肝肾功能损害,最终可因呼吸中枢麻痹、休克、长期昏迷并发肺部感染而死亡。

(十三)急性有机磷农药中毒

有机磷农药可经呼吸道、皮肤及消化道吸收而引起中毒,其作用机制是抑制胆碱酯酶活性而产生毒蕈样和烟碱样作用。毒蕈样作用包括呕吐、呼吸困难、多汗、流涎、肺部啰音、肺水肿、瞳孔缩小、心率增快及血压升高;此外尚有中枢神经系统症状,包括头痛、头晕、抽搐、昏迷等。小儿有机磷中毒的临床表现不典型,应注意详尽询问病史,阿托品实验治疗,血胆碱酯酶活性测定、分泌物和呕吐物有机磷鉴定有助于诊断。

(十四)亚硝酸盐中毒

当小儿食用变质的蔬菜后,其中的亚硝酸盐经过消化道吸收进入血液中,可将正常血红蛋白氧化为高铁血红蛋白,使其失去携氧能力。高铁血红蛋白为褐色,血中含量 30 g/L 时即可出现发绀,此时组织缺氧尚不明显,故临床上见不到明显的呼吸困难。血中高铁血红蛋白量继续上升时,可出现头晕乏力、呼吸困难,重者血压下降、心律失常、昏迷、呼吸衰竭。根据病史、与呼吸困难不成比例的发绀、吸氧后发绀无好转、血液高铁血红蛋白定性试验阳性等即可确诊本病。

(十五)婴儿捂热综合征

本病寒冷季节常见,多见于农村,是由于过度保暖或捂闷过久所致高热、大汗、缺氧、高渗性脱水、抽搐、昏迷和呼吸循环衰竭。新生儿尤为多见。捂热过久或保暖过度是发病的首要原因,实验室检查可见血钠和血浆渗透压升高,低氧和高碳酸血症、酸中毒等。本病起病急、发展迅速、易误诊误治,应与新生儿脱水热、肺炎合并呼吸衰竭、颅内感染、低血糖症等疾病鉴别。

(十六)流行性乙型脑炎(乙脑)

流行性乙型脑炎是乙脑病毒引起的急性中枢神经系统传染病,临床上以高热、意识障碍、惊厥为特征。潜伏期 4~12 天,起病急骤,呈稽留热,体温常在 39 ℃,甚至更高,继而头痛、嗜睡、昏迷,约 2/3 患儿有意识障碍,持续 1~7 天,昏迷越久,预后越差。伴有惊厥、颅内高压症状,重者出现中枢性呼吸及循环衰竭,较大儿童有脑膜刺激征和病理征,深浅反射消失。病程 8~11 天后进入恢复期,部分患者留有神经系统后遗症。凡是夏秋季(7、8、9月)在乙脑流行区,患儿突然持续高热并有惊厥、昏迷等表现者应注意考虑本病,可做脑脊液检查、荧光素标记抗体乙脑病毒抗原检测等以确诊。

(十七)化脓性脑膜炎

流感嗜血杆菌和肺炎链球菌是化脓性脑膜炎的最常见致病菌。本病多为急性起病,其表现有发热、易激惹、头痛、呕吐、惊厥、意识障碍、脑膜刺激征阳性。脑脊液检查对鉴别诊断有非常重要的意义。

(十八)流行性脑脊髓膜炎

冬春季发病,为脑膜炎双球菌引起的急性化脓性脑膜炎。其临床特征包括发热、头痛、呕吐、皮肤出血点或瘀斑、脑膜刺激征阳性、脑脊液化脓性改变及发现脑膜炎双球菌等。本病潜伏期一般2~3天,病程分为呼吸道感染期、败血症期、脑膜炎期、反应期。神经系统症状主要见于脑膜炎期,重者出现昏迷乃至死亡。临床分普通型、暴发型(休克型、脑膜脑炎型、混合型),后者病情发展迅速,易出现昏迷,宜早期诊断、及时处理。

(十九)结核性脑膜炎

本病是小儿结核病最严重的类型,5岁以内儿童多见,但3个月以内的婴儿少见。本病临床呈隐性或慢性起病,有发热、性格改变、头痛、呕吐、脑膜刺激征阴性、颅神经麻痹、偏瘫、惊厥、昏迷等。未接种卡介苗、有结核接触史、结核菌素试验阳性有助于诊断,脑脊液检查对确诊有十分重要的意义。脑脊液外观呈毛玻璃样,白细胞数多在 $500 \times 10^6/L$ 以下,蛋白增高,糖和氧化物降低。

(二十)脑脓肿

本病是脑内的占位性病变,可源于头颅感染(如乳突炎、鼻窦炎),亦可由于血源性病菌进入脑内引起,或者是开放性颅脑外伤直接感染所致。临床表现有发热、感染中毒症状、头痛、呕吐、嗜睡、抽搐、昏迷、视盘水肿。或者神经系统局灶性体征。头颅 CT 或磁共振对明确诊断有帮助。

(二十一)脑震荡

脑震荡为颅脑外伤后出现的暂时性的脑组织功能障碍,而无明显器质性病变。受伤后迅速出现短暂轻度意识障碍,甚至昏迷,同时还可有面色苍白、出冷汗、肌肉松弛、生理反射暂时性消失等"脑性休克"表现,但无神经系统定位特征,脑膜刺激征正常。神志清醒后上述症状消失,但有近事逆行性遗忘。少数年长儿可有一段时间的头晕、头痛、心悸、耳鸣、多汗、失眠、记忆力减退、情绪不稳等自主神经功能紊乱症状,一般称之为头伤后综合征或头伤后神经官能症。

七、治疗

(一)病因治疗

针对不同病因,进行抗感染或纠正代谢紊乱或针对性解毒等治疗。

(二)重症监护

有条件者在重症监护室进行监护,监测生命体征,保证患儿呼吸道通畅,加强呼吸道和全身护理,防止压疮。

(三)氧疗

维持动脉血氧分压在正常范围。颅内高压伴脑水肿者可酌情给予控制性过度换气,或应用机械呼吸使动脉血氧分压保持在 $3.3 \sim 4.0$ kPa(25~30 mmHg),必要时可用高压氧舱。

(四)脱水剂的应用

可选用甘露醇或 3%氯化钠。

(五)兴奋呼吸、循环中枢

用山梗菜碱、尼可刹米等。

(六)血管扩张剂

东莨菪碱具有解痉、镇静、兴奋呼吸中枢、改善脑微循环的作用,可适当选用,一般每次用 0.03 mg/kg,可渐渐增至每次 0.15 mg/kg,静脉滴注,每 20 分钟一次。

(七)对症治疗

对症治疗包括降温、止惊,纠正水、电解质紊乱,纠正酸中毒等。

(八)促进脑细胞恢复药物

促进脑细胞功能恢复的药物包括中药、自由基消除剂与钙通道阻滞剂等。此外还有三磷酸腺苷(ATP)、细胞色素 C、肌苷、B 族维生素、维生素 C、γ-氨酪酸、胞磷胆碱、脑活素等,可酌情选用。

(九)营养

维持液体出入平衡,保持热量供应,可酌情给予流质饮食或静脉营养。

(十)康复

病情稳定的尽早给予康复治疗,以恢复智力及活动,减少后遗症。

(刘志胜)

第三节　发　　热

发热即指体温异常升高。正常体温小儿的肛温波动于 36.9～37.5 ℃,舌下温度比肛温低 0.3～0.5 ℃,腋下温度为 36～37 ℃,个体的正常体温略有差异,一天内波动<1 ℃。发热,指肛温>37.8 ℃,腋下温度>37.4 ℃,当肛温、腋下、舌下温度不一致时以肛温为准。因腋下、舌下温度影响因素较多,而肛温能真实反映体内温度。根据体温高低,将发热分为(均以腋下温度为标准):低热≤38 ℃,中度发热 38.1～39.0 ℃,高热 39.1～41.0 ℃,超高热>41 ℃。发热持续 1 周左右为急性发热,发热病程>2 周为长期发热。本节重点讨论急性发热。

发热是小儿最常见的临床症状之一,可由多种疾病引起。小儿急性发热的病因主要为感染性疾病,常见病毒感染和细菌感染。大多数小儿急性发热,为自限性病毒感染引起,预后良好,但部分为严重感染,可导致死亡。

一、病因

(一)感染性疾病

病毒、细菌、支原体、立克次体、螺旋体、真菌、原虫等病原引起的全身或局灶性感染,如败血症、颅内感染、泌尿系统感染、肺炎、胃肠炎等。感染性疾病仍是发展中国家儿童时期患病率高、死亡率高的主要原因。

(二)非感染性疾病

1.变态反应及风湿性疾病

血清病、输液反应、风湿热、系统性红斑狼疮、川崎病、类风湿关节炎等。

2.环境温度过高或散热障碍

高温天气、衣着过厚或烈日下户外运动过度所致中暑、暑热症、先天性外胚层发育不良、家族性无汗无痛症、鱼鳞病等。

3.急性中毒

阿托品、阿司匹林、苯丙胺、咖啡因等。

4.代谢性疾病

甲状腺功能亢进。

5.其他

颅脑外伤后体温调节异常、慢性间脑综合征、感染后低热综合征等。

二、发病机制及病理生理

正常人在体温调节中枢调控下,机体产热、散热呈动态平衡,以保持体温在相对恒定的范围内。在炎症感染过程中,外源性致热源刺激机体单核巨噬细胞产生和释放内源性致热源(EP)包括白细胞介素(IL-1、IL-6)、肿瘤坏死因子(TNF-2)干扰素(INF)及成纤维生长因子等。EP刺激,丘脑前区产生前列腺素(PGE),后者作用于下丘脑的体温感受器,调高体温调定点,使机体产热增加,散热减少而发热。发热是机体的防御性反应,体温升高在一定范围内对机体有利,发热在一定范围可促进T细胞生成,增加B细胞产生特异抗体,增强巨噬细胞功能;发热还可直接抑制病原菌,减少其对机体损害。而另一方面发热增加了机体的消耗,体温每升高1℃,基础代谢率增加13%,心脏负荷增加;发热可致颅内压增高,体温每升高1℃,颅内血流量增加8%,发热时消化功能减退,出现食欲缺乏、腹胀、便秘,高热时可致烦躁、头痛、惊厥,重者昏迷、呕吐、脑水肿。超高热可使细胞膜受损、胞质内线粒体溶解、变性,加上细菌内毒素作用引起横纹肌溶解、肝肾损害、凝血障碍、循环衰竭等。

三、诊断

发热是多种疾病的表现,诊断主要依靠病史的采集和详细全面的体格检查及对某疾病的高度认知性。

(一)病史

重视流行病学资料:注意年龄、流行季节、传染病接触史、预防接种史、感染史。小儿感染热性疾病中,大多数为病毒感染(占60%),而病毒感染常呈自限性过程,患儿一般情况良好,病毒性肠炎、脑膜炎则病情严重,细菌感染大多严重,为小儿危重症的主要原因。

1.发病年龄

不同年龄感染性疾病的发生率不同,年龄越小,发生严重的细菌感染的危险性越大,新生儿、婴儿感染性疾病中以细菌感染发生率高,且感染后易全身扩散,新生儿急性发热12%～32%是严重感染所致,血培养有助病原诊断。<2岁婴幼儿发热性疾病中严重的细菌感染发生率为3%～5%,主要为肺炎链球菌(占60%～70%),流感嗜血杆菌(2%～11%)。其他,如金黄色葡萄球菌、沙门菌等。

2.传染病史

对发热患儿应询问周围有无传染病发病及与感染源接触史,有助传染病诊断,如粟粒性结核患儿有开放性肺结核患儿密切接触史。冬春季节,伴皮疹,警惕麻疹、流脑。近年来发生的各种新病毒感染,如严重急性呼吸综合征(SARS),以及禽流感、肠道病毒 EV71 型感染(手足口病)、甲型流感 H1N1 感染,均有强传染性,且部分患儿可发生严重后果,流行疫区生活史、传染源及其接触史很重要,须高度警惕。

(二)机体免疫状态

机体免疫状态低下,如营养不良、患慢性消耗性疾病、免疫缺陷病、长期服用免疫抑制剂、化疗后骨髓抑制、移植后患儿易发生细菌感染,发生严重感染和机会性条件致病菌感染(如真菌感染、卡氏肺孢子菌感染等)的风险大。

(三)病原体毒力

细菌感染性疾病中军团菌性肺炎、耐药金黄色葡萄球菌、产超广谱 β-内酰胺酶革兰阴性耐药菌感染往往病情较重;而变异的新型病毒如冠状病毒(引起 SARS)、禽流感病毒、肠病毒 EV71型(肠炎、手足口病)、汉坦病毒(引起流行性出血热),可致多器官功能损害,病情凶险。

(四)发热时机体的状况

发热的高低与病情轻重不一定相关,如高热惊厥,患儿常一般情况良好,预后好,但脓毒症时,即使体温不很高,但一般情况差,中毒症状重,预后严重。有经验的临床医师常用中毒症状或中毒面容来形容病情危重,指一般状况差、面色苍白或青灰、反应迟钝、精神萎靡,以上现象提示病情笃重,且严重细菌感染可能性大。对所有发热患儿应测量和记录体温、心率、呼吸频率、毛细血管充盈时间,还要注意观察皮肤和肢端颜色、行为反应状况及有无脱水表现。英国学者Martin Richardson、Monica Lakhanpaul 等提出了对5 岁以下发热患儿评估指南(表 1-1)。

表 1-1 5 岁以下发热儿童危险评估

项目	低危	中危	高危
颜色	皮肤、口唇、舌颜色正常	皮肤、口唇、舌颜色苍白	皮肤、口唇、舌颜色苍白,有斑点,呈青色或蓝色
活动	对刺激反应正常,满足或有笑容,保持清醒或清醒迅速,正常哭闹或不哭闹	对刺激反应迟缓,仅在延长刺激下保持清醒,不笑	对刺激无应答,明显病态,不能被唤醒或不能保持清醒,衰弱,尖叫或持续哭闹
呼吸	正常	鼻翼翕动,呼吸急促:呼吸频率>50 次/分(6～12 个月龄),呼吸频率>40 次/分(>12 个月龄),血氧饱和度<95%,肺部听诊湿啰音	呼吸急促:任何年龄>60 次/分,中重度的胸部凹陷
含水量	皮肤、眼睑无水肿,黏膜湿润	黏膜干燥,皮肤弹性降低,难喂养,毛细血管再灌注时间>3 秒,尿量减少	皮肤弹性差
其他	无中危、高危表现	持续发热>5 天,肢体或关节肿胀,新生肿块直径>2 cm	体温:0～3 个月龄>38 ℃,3～6 个月龄>39 ℃,出血性皮疹,囟门膨隆、颈强直,癫痫持续状态,有神经系统定位体征,局灶性癫痫发作,呕吐胆汁

将以上评估结果比作交通信号灯,则低危是绿灯,中危是黄灯,而高危是红灯。临床可依此

对患儿做出相应检查和处理。

（五）发热的热型

根据发热特点分为以下几种。

1.稽留热

体温恒定在 40 ℃以上达数天或数周,24 小时内体温波动范围不超过 1 ℃。常见于大叶性肺炎、斑疹伤寒、伤寒高热期。

2.弛张热

体温常在 39 ℃以上,波动幅度大,24 小时体温波动超过 2 ℃,且都在发热水平。常见于败血症、风湿热、重症肺结核及化脓性炎症等。

3.间歇热

体温骤升达高峰后持续数小时又迅速降至正常水平,无热期可持续一天至数天,发热期与无热期反复交替出现,见于急性肾盂肾炎、痢疾等。

4.波状热

体温逐渐上升达 39 ℃以上,数天后又逐渐下降至正常水平,持续数天后又逐渐升高,如此反复多次,常见于布鲁菌病。

5.回归热

体温急骤上升至 39 ℃或更高,持续数天后又骤然下降至正常水平,高热期与无热期各持续若干天后,规律性交替一次,见于回归热、霍奇金病、鼠咬热等。

6.不规则热

体温曲线无一定规律,见于结核、风湿热、渗出性胸膜炎等。

因不同的发热性疾病常具有相应的热型,病程中热型特点有助于临床诊断,但由于抗生素广泛或早期应用、退热剂及糖皮质激素应用的影响,热型可变得不典型或不规则,应注意不能过分强调热型的诊断意义。

（六）症状体征

不同的症状、体征常提示疾病的定位,小儿急性发热中,急性上呼吸道感染是最常见的疾病,占儿科急诊首位,而绝大多数为病毒性感染,表现为发热、流涕、咳嗽、咽部充血、精神好,外周血白细胞总数和中性粒细胞数及 CRP 均不增高。咳嗽、肺部啰音提示肺炎;呕吐、腹泻提示胃肠炎。发热伴面色苍白,要注意有无出血、贫血;发热时前胸、腋下出血点、瘀斑,要警惕流脑或DIC;黏膜、甲床瘀点伴心脏杂音或有心脏病史者杂音发生变化时,要警惕心内膜炎。有骨关节疼痛者:注意化脓性关节炎、化脓性骨髓炎、风湿热、Still 病、白血病、肿瘤。淋巴结肿大:要考虑淋巴结炎、川崎病、Still 病、传染性单核细胞增多症、白血病、淋巴瘤等。发热伴抽搐:要考虑热性惊厥、中毒性痢疾、颅内感染等。值得注意的是在采集病史和体格检查后,约 20% 的发热儿童没有明显感染定位灶,而其中少数为隐匿感染,包括隐匿性菌血症、隐匿性肺炎、隐匿性泌尿系统感染和极少数为早期细菌性脑膜炎。

四、与危重症相关的情况

（一）发热伴有呼吸障碍

肺炎是儿童多发病常见病,也是发展中国家 5 岁以下儿童死亡主要原因之一,占该年龄小儿死亡总人数的 19%,肺炎的主要病原菌为细菌、病毒、肺炎支原体、肺炎衣原体等,重症感染多为细菌性感染主要为肺炎链球菌、流感嗜血杆菌,也有金黄色葡萄球菌及革兰阴性菌等。临床最早表现为呼吸障碍,包括呼吸急促和呼吸困难,呼吸急促指新生儿>60 次/分,<1 岁者>50 次/分,>1 岁者>40 次/分;呼吸困难指呼吸费力、呼吸辅助肌也参与呼吸活动,并有呼吸频率、深度与节律改变,表现为鼻翼翕动、三凹征、点头呼吸、呼吸伴呻吟、喘息、呼气延长等。当发热出现发绀、肺部体征、呼吸障碍时,或<2 岁患儿虽无肺部体征只要血氧饱和度<95%,均提示有肺部病变,胸部X 线片可了解肺部病变,血气分析有助于呼吸功能判断。

(二)发热伴循环障碍

皮肤苍白、湿冷、花纹、毛细血管充盈时间延长、脉搏细弱、尿量减少、血压下降均提示循环障碍,要警惕心功能不全、休克存在,伴腹泻者多为低血容量休克,伴细菌感染者则为感染性休克。

(三)严重脓毒症

脓毒症是感染引起的全身炎症反应综合征(SIRS),当脓毒症合并休克或急性呼吸窘迫综合征(ARDS)或不少于两个以上其他脏器功能障碍即为严重脓毒症。严重脓毒症病原以细菌为主,其中葡萄球菌最多,其次为肺炎链球菌和铜绿假单胞菌,而致死率最高的是肺炎链球菌。临床以菌血症、呼吸道感染多见,其次为泌尿系统感染、腹腔感染、创伤、皮肤感染。所有感染中致死率最高的是心内膜炎和中枢神经系统感染。凡有中性粒细胞减少、血小板减少,应用免疫抑制剂、化疗药物、动静脉置管等感染高危因素的患儿,一旦发热应警惕脓毒血症,血液肿瘤患儿发生脓毒血症时死亡率>60%。

(四)严重中枢神经系统感染

常有发热、抽搐、昏迷,最常见的中枢神经系统感染为化脓性脑膜炎、病毒性脑膜炎、结核性脑膜炎,均表现为前囟饱满、颈项强直、意识障碍、抽搐或癫痫持续状态。化脓性脑膜炎:新生儿以金黄色葡萄球菌为主要致病菌,<3 个月婴儿以大肠埃希菌为主要致病菌,婴幼儿以肺炎链球菌、流感嗜血杆菌、脑膜球菌为主;年长儿主要为脑膜炎双球菌和肺炎链球菌感染。病毒性脑膜炎以柯萨奇病毒和埃可病毒感染最常见,夏秋季多见,乙型脑炎夏季多见,腮腺炎病毒脑膜炎冬春季多见,而单纯疱疹脑膜炎无明显季节性。结核性脑膜炎多发生于<3 岁未接种卡介苗婴幼儿,在结核感染后 1 年内发生。另外,中毒性痢疾脑型急性起病、高热、剧烈头痛、反复呕吐、呼吸不规则等。嗜睡、谵妄、抽搐、昏迷,抽搐易发生呼吸衰竭。

(五)感染性心肌炎

感染性心肌炎是感染性疾病引起的心肌局限或弥漫性炎性病变,为全身疾病的一部分,心肌炎最常见的病因是腺病毒、柯萨奇病毒 A 和 B、埃可病毒和巨细胞病毒,艾滋病病毒(HIV)也可引起心肌炎,典型心肌炎表现有呼吸道感染症状,发热、咽痛、腹泻、皮疹、心前区不适,严重的腹痛、肌痛。重症者或新生儿病情凶险可在数小时至 2 天内暴发心力衰竭、心源性休克,表现为烦躁不安、呼吸困难、面色苍白、末梢青紫、皮肤湿冷、多汗、脉细数、血压下降、心音低钝、心动过速、奔马律、心律失常等,可致死亡。

(六)泌尿系统感染

泌尿系统是小儿常见的感染部位,尤其<7 岁儿童多见,严重的泌尿系统感染可引起严重脓毒症而危及生命,泌尿系统感染大多数由单一细菌感染,混合感染少见,病原菌主要是大肠埃希菌(占 60%~80%),其次为变形杆菌、克雷伯菌、铜绿假单胞菌,也有 G^+ 球菌如肠球菌、葡萄球菌等,新生儿 B 族链球菌占一定比例,免疫功能低下者可发生真菌感染。此外,沙眼衣原体、腺病毒也可引起感染。年长儿常有典型尿路刺激症状;小年龄儿常缺乏典型泌尿系统症状,只表现为发热、呕吐、黄疸、嗜睡或易激惹;多数小儿,尤其<2 岁婴幼儿,发热是唯一症状,而尿检有菌

尿改变。泌尿系统感染所致的发热未能及时治疗,可致严重脓毒症。Hober-man 等报道在有发热的泌尿系统感染婴幼儿中,经锝-99m-二巯丁二酸肾扫描证实 60%~65% 为肾盂肾炎。泌尿系统感染小儿原发性膀胱输尿管反流率达 30%~40%,值得临床注意,凡泌尿系统感染者应在专科医师指导下,进一步影像学检查:超声检查、静脉肾盂造影(IVP)、排泄性肾盂造影(VCUG)和放射性核素显影等。

(七)人禽流感病毒感染

在我国发病甲型禽流感病毒(H5N1 亚型)感染是鸟类的流行病,可引起人类致病,其病死率高。由鸟禽直接传播给人是人感染 H5N1 的主要形式,WHO 指出 12 岁以下儿童最易禽流感感染。人禽流感,其潜伏期一般 2~5 天,最长达 15 天,感染后病毒在呼吸道主要是下呼吸道复制,可播散至血液、脑脊液。临床特点:急性起病,早期表现为其他流感症状,常见结膜炎和持续高热,热程 1~7 天,可有呼吸道症状和消化道症状。50% 患儿有肺实变体征,典型者常迅速发展为呼吸窘迫综合征(ARDS)为特征的重症肺炎,值得注意的是儿童感染后,常肺部体征不明显,甚至疾病进入典型重症肺炎阶段,临床也会仅表现为上呼吸道感染症状而缺乏肺炎体征。少数患儿病情迅速发展,呈进行性肺炎、ARDS、肺出血、胸腔积液、心力衰竭、肾衰竭等多脏器功能衰竭,死亡率达 30%~70%。有以下情况者预后不佳,白细胞计数减少,淋巴细胞数减少,血小板数轻度减少和转氨酶、肌酸、磷酸激酶升高,低蛋白血症和弥散性血管内凝血(DIC)。

(八)手足口病

由柯萨奇 A16(也可由 A5、A10 等型)及肠道埃可病毒 71 型(EV71)引起流行,近年来在亚太地区及我国流行的手足口病部由 EV71 感染所致,病情凶险,除手足口病变外易引起严重并发症,以脑损害多见,可引起脑膜炎、脑干脑炎、脑脊髓炎,引起神经源性肺水肿表现为急性呼吸困难、发绀、进行性低氧血症、X 线胸片示双肺弥漫渗出改变,引起神经源性心脏损害、出现心律失常、心脏受损功能减退、循环衰竭、死亡率高。临床:①可见有手足口病表现,急性起病,手足掌、膝关节、臀部有斑丘疹或疱疹、口腔黏膜疱疹,同时伴肌阵挛、脑炎、心力衰竭、肺水肿;②生活于手足口病疫区,无手足口病表现,即皮肤、手足掌及口腔未见疱疹、皮疹,但发热伴肌阵挛或并发脑炎、急性弛缓性麻痹、心力衰竭、肺水肿,应及早诊断早治疗。对手足口病伴发热患儿应密切观察病情变化,若出现惊跳、肌阵挛或肌麻痹、呼吸改变,可能迅速病情恶化危及生命,应及时送医院抢救。

五、实验室指标

(1)依患儿危重程度选择有关实验室检查。

低危:①常规查尿常规以排除尿路感染;②不必常规做血化验或胸部 X 线片。

中危:①尿常规;②血常规、CRP;③血培养;④胸部 X 线片(T>39 ℃ 和/或白细胞计数 >20×10⁹/L时);⑤脑脊液检查(<1 岁)。

高危:①血常规;②尿常规;③血培养;④胸部 X 线片;⑤脑脊液;⑥血电解质;⑦血气分析。

(2)外周血白细胞总数、中性粒细胞比例和绝对值升高,若同时测血清 C 反应蛋白(CRP)升高,多提示细菌感染,当白细胞计数 >20×10⁹/L,提示严重细菌感染。

(3)CRP 在正常人血中微量,当细菌感染引发炎症或组织损伤后 2 小时即升高,24~48 小时达高峰,临床上常作为区别细菌感染和病毒感染的指标。CRP>20 mg/L 提示细菌感染。CRP 升高幅度与细菌感染程度正相关,临床上 CRP 100 mg/L 提示脓毒症严重感染。CRP<5 不考

虑细菌感染。在血液病、肿瘤、自身免疫性疾病,该项指标也可增高。

(4)血降钙素原(PCT):PCT 被公认为鉴别细菌感染和病毒感染的可靠指标,其敏感性和特异性均较 CRP 高,健康人血清水平极低,当细菌感染时,PCT 即升高,升高程度与细菌感染严重程度呈正相关,而病毒感染时 PCT 不升高或仅轻度升高。PCT>0.5 mg/L 提示细菌感染,局部或慢性感染只有轻度升高,全身性细菌感染才大幅度升高,PCT 也是细菌感染早期诊断指标和评价细菌感染严重程度的指标。

(5)尿常规:发热但无局灶性感染的<2 岁小儿,应常规进行尿常规检查,尿沉渣每高倍视野白细胞>5 个提示细菌感染。

(6)脑脊液检查:发热但无局灶性感染的小婴儿,常规脑脊液检查,脑脊液白细胞数增加提示细菌感染。

发热婴儿低危标准:临床标准,既往体健,无并发症,无中毒症状,经检查无局灶感染。实验室标准:白细胞计数$(5\sim15)\times10^9$/L,杆状核$<1.5\times10^9$ 或中性杆状核/中性粒细胞<0.2,尿沉渣革兰染色阴性,或每高倍视野尿白细胞计数<5 个,腹泻患儿大便白细胞计数<5 个,脑脊液白细胞计数$<8\times10^9$/L,革兰染色阴性。

严重细菌感染筛查标准:①外周血白细胞总数$>15\times10^9$/L;②每高倍视野尿沉渣白细胞>10 个;③脑脊液白细胞计数$>8\times10^6$/L,革兰染色阳性;④胸部 X 线片有浸润。

六、发热的处理

发热如不及时治疗,极易引起高热惊厥,将给小儿身体带来一定损害,一般当体温(腋温)>38.5 ℃时予退热剂治疗,WHO 建议当小儿腋温>38 ℃应采用安全有效的解热药治疗。

(一)物理降温

物理降温包括降低环境温度、温水浴、冷盐水灌肠、冰枕、冰帽和冰毯等。新生儿及小婴儿退热主要采取物理降温如解开衣被、置 22~24 ℃室内或温水浴降温为主。物理降温时按热以冷降,冷以温降的原则,即高热伴四肢热、无寒战者予冷水浴、冰敷等降温,而发热伴四肢冰冷、畏寒、寒战者予 30~35 ℃温水或 30%~50%的温乙醇擦浴,至皮肤发红转温。

(二)药物降温

物理降温无效时,可用药物降温,儿童解热药应选用疗效明确、可靠安全、不良反应少的药物,常用对乙酰氨基酚、布洛芬、阿司匹林等。

1.对乙酰氨基酚

对乙酰氨基酚又名扑热息痛,为非那昔丁的代谢产物,是 WHO 推荐作为儿童急性呼吸道感染所致发热的首选药。剂量每次 10~15 mg/kg,4~6 小时可重复使用,每天不超过 5 次,疗程不超过 5 天,<3 岁时1 次最大量<250 mg。服药 30~60 分钟血浓度达高峰,不良反应少,但肝肾功能不全或大量使用者可出现血小板计数减少、黄疸、氮质血症。

2.布洛芬

布洛芬是环氧化酶抑制剂,是 FDA 唯一推荐用于临床的非甾体抗炎药。推荐剂量为每次5~10 mg/kg。每 6~8 小时 1 次,每天不超过 4 次。该药口服吸收完全,服药后 1~2 小时血浓度达高峰,半衰期 1~2 小时,心功能不全者慎用,有尿潴留、水肿、肾功能不全者可发生急性肾衰竭。

3.阿司匹林

阿司匹林是应用最广泛的解热镇痛抗炎药,因不良反应比对乙酰氨基酚大得多,故 WHO

不推荐3岁以下婴幼儿呼吸道感染时应用,目前不作为常规解热药用,主要限用于风湿热、川崎病等。剂量每次5～10 mg/kg,发热时服1次,每天3～4次。不良反应:用量大时可引起消化道出血,某些情况下可引起瑞氏综合征(如患流感、水痘时)、过敏者哮喘、皮疹。

4.阿司匹林赖氨酸盐

阿司匹林赖氨酸盐为阿司匹林和赖氨酸复方制剂,用于肌内注射、静脉注射。特点:比阿司匹林起效快、作用强,剂量每次10～25 mg/kg,不良反应少。

5.萘普生

解热镇痛抗炎药,解热作用为阿司匹林的22倍。剂量每次5～10 mg/kg,每天2次。口服4小时血浓度达高峰,半衰期13～14小时,适用于贫血、胃肠疾病或其他原因不能耐受阿司匹林、布洛芬的患儿。

6.类固醇抗炎退热药

类固醇抗炎退热药又称肾上腺糖皮质激素,通过非特异性抗炎、抗毒作用,抑制白细胞致热源生成及释放,并降低下丘脑体温调节中枢对致热源的敏感性而起退热作用,并减轻临床不适症状。但因为激素可抑制免疫系统,降低机体抵抗力,诱发和加重感染,如结核、水痘、带状疱疹等;在病因未明前使用激素可掩盖病情,延误诊断治疗,如急性白血病患儿骨髓细胞学检查前使用激素,可使骨髓细胞形态不典型而造成误诊;激素退热易产生依赖性。故除对超高热、脓毒症、脑膜炎、无菌性脑炎或自身免疫性疾病可使用糖皮质激素外,对病毒感染应慎用,严重变态反应和全身真菌感染禁用。必须指出的是,糖皮质激素不应作为普通退热药使用,因对机体是有害的。

7.冬眠疗法

超高热、脓毒症、严重中枢神经系统感染伴有脑水肿时,可用冬眠疗法,氯丙嗪+异丙嗪首次按0.5～1.0 mg/kg,首次静脉滴注半小时后,脉率、呼吸均平稳,可用等量肌内注射1次,待患儿沉睡后,加冰袋降温,对躁动的患儿可加镇静剂,注意补足液体,维持血压稳定。一般2～4小时体温下降至35～36 ℃(肛温),一般每2～4小时重复给冬眠合剂1次。

注意:退热剂不能预防热性惊厥,不应以预防惊厥为目的使用退热剂。通常不宜几种退热剂联合使用或交替使用,只在首次用退热剂无反应时,考虑交替用二种退热剂。没有感染指征或单纯病毒感染不应常规使用抗菌药物。急性重症感染或脓毒症时,宜早期选用强力有效抗菌药物,尽早静脉输注给药,使用强力有效抗菌药物后才能使用激素,且在停用抗菌药前先停激素。

(刘志胜)

第四节 呼 吸 困 难

呼吸困难指患者主观上感觉到缺氧和呼吸费力,客观上表现为辅助呼吸肌参与呼吸运动,出现呼吸增快,或呼吸节律、深度及呼气/吸气相之比发生改变。

一、发生机制

正常呼吸维持是一个复杂的生理过程,包括呼吸中枢的控制,神经、化学感受器的反射调节,胸廓的正常结构及运动,呼吸道畅通及足够通气,血循环正常,使吸入肺泡的氧气能与血液中的二氧化碳进行有效的交换等。在病理因素作用下,以上任何一环节发生障碍,均可引起机体缺氧和/或二氧化碳潴留而致呼吸困难。机体通过辅助呼吸肌参与呼吸运动及呼吸频率、深度等的改变进行代偿,有时仍可维持血气正常;当代偿不全时,即可导致血 PaO_2 降低和/或 $PaCO_2$ 升高,严重者出现低氧血症(I 型呼吸衰竭)和/或高碳酸血症(II 型呼吸衰竭)。

二、病因及分类

临床上根据病因和发生部位不同,呼吸困难可归纳为肺源性、心源性、中毒性、神经精神性和血源性呼吸困难。

(一)肺源性呼吸困难

呼吸系统疾病时,通气、换气功能障碍导致机体缺氧和/或二氧化碳潴留所致。临床上又可细分为三种类型。

1.吸气性呼吸困难

炎症、水肿、痉挛、异物或肿瘤等因素使上呼吸道(喉部、气管、支气管等)狭窄和阻塞所致。表现为吸气显著费力,吸气相延长,严重者由于呼吸肌极度用力,胸腔负压增加而出现三凹征。喉部炎性水肿导致狭窄时,可伴有犬吠样咳嗽;喉软骨发育不全梗阻时,可出现高调吸气性喉鸣;鼻腔或咽部梗阻时则可出现张口呼吸及鼾声。此外,较小婴儿常不会张口呼吸,也可引起吸气性呼吸困难。

2.呼气性呼吸困难

主要由于肺泡弹性减弱和/或细小支气管等下呼吸道炎症、水肿和痉挛所致。常见于喘息型支气管炎、支气管哮喘和弥漫性毛细支气管炎等疾病。表现为呼气费力和缓慢,呼吸时间延长,可伴有呼吸音降低和呼气哮鸣音。

3.混合性呼吸困难

主要由于肺或胸腔病变使肺泡面积减少,换气功能障碍所致的混合性呼吸困难见于重症肺炎、重症肺结核、严重肺不张、弥漫性肺间质性疾病、大量胸腔积液、气胸和广泛性胸膜增厚等疾病,表现为吸气和呼气均费力,呼吸频率增快,深度变浅,可伴有异常呼吸音和湿性啰音。

(二)心源性呼吸困难

主要见于各种严重心血管疾病,如先天性心脏病、心肌炎和心力衰竭等引起,表现为混合性呼吸困难。

左心衰竭所致的呼吸困难较为严重,其发生原因和机制为:①肺淤血,气体弥散能力下降。②肺泡弹性减退,肺活量减少。③肺泡张力增高及肺循环压力增高,对呼吸中枢具有反射性刺激作用。

急性左心衰竭患儿可出现夜间阵发性呼吸困难和心源性哮喘,其发生原因和机制是:①睡眠时迷走神经兴奋性增高,冠状动脉收缩,心肌供血减少,心功能降低;②小支气管收缩,肺通气量减少;③卧位时肺活量减少,下半身静脉回心血量增加,使肺淤血加重;④睡眠时呼吸中枢敏感性降低,对肺淤血引起的轻度缺氧反应迟钝,只有当淤血加重,缺氧明显时刺激呼吸中枢引起应答反应。

右心衰竭所致的呼吸困难相对较轻,主要体循环淤血所致,其发生机制是:①右心房和上腔静脉压升高,刺激压力感受器反射性地兴奋呼吸中枢;②血氧含量降低,无氧酵解增强,酸性代谢产物(乳酸、丙酮酸等)增加,刺激呼吸中枢;③腹水、淤血性肝大,使呼吸运动受限。儿科临床上主要见于某些先天性心脏病和重症肺炎合并右心衰竭者。

此外,各种原因所致的急性或慢性心包积液也可引起呼吸困难,主要机制是大量心包渗出液填塞心包或心包纤维性增厚、钙化并发生缩窄,使心脏舒张受限,体循环淤血所致。

(三)中毒性呼吸困难

由代谢性酸中毒、某些中枢性抑制药(巴比妥类和吗啡类等)、某些化学毒物(一氧化碳、亚硝酸盐、苯胺类等)引起。水杨酸盐和氨茶碱中毒也可兴奋呼吸中枢引起呼吸深快。各种原因(重症感染并休克、心肺复苏后、慢性肾炎并尿毒症、糖尿病酮症酸中毒、有机酸血症等)所致代谢性酸中毒时,酸性代谢产物堆积,动脉血 H^+ 浓度增高,刺激颈动脉窦和主动脉体化学感受器,或脑脊液中 H^+ 浓度增高,直接刺激呼吸中枢,使肺通气量增大,出现呼吸困难(深大呼吸)。巴比妥类、吗啡类等中枢性抑制药中毒时,可抑制呼吸中枢引起的呼吸困难。一氧化碳、亚硝酸盐和苯胺类等可与血红蛋白结合,分别形成碳氧血红蛋白和高铁血红蛋白,使之失去携氧能力,导致组织细胞缺氧,出现呼吸困难。氰化物等化学毒物氰化物可抑制细胞色素氧化酶的活性,影响细胞呼吸作用(细胞内窒息),导致组织缺氧,出现呼吸困难。

(四)神经精神性呼吸困难

神经性呼吸困难主要由于各种原因所致颅内压增高和/或供血减少刺激/损害呼吸中枢所致,如脑炎、脑膜炎、中毒性脑病、颅内出血、缺氧缺血性脑病等均可引起呼吸中枢过度兴奋,最终导致脑水肿、颅内压增高及脑疝引起呼吸困难,严重者出现呼吸衰竭;急性感染性多发性神经根炎、脊髓灰质炎、急性脊髓炎、重症肌无力危象、严重低钾血症、有机磷中毒,肉毒中毒所致末梢神经和/或呼吸肌麻痹而引起的呼吸困难,也属神经性呼吸困难范畴(严格地说,应该是神经肌肉性呼吸困难)。精神性呼吸困难主要由于过度通气诱发呼吸性碱中毒(如过度换气综合征)所致。

(五)血源性呼吸困难

严重贫血患者,红细胞数量减少,血氧含量下降,不能满足机体组织对氧的需求,刺激呼吸中枢,代偿性引起呼吸困难;若存在贫血性心功能不全时,呼吸困难更加明显。大出血或休克时,由于缺氧和血压下降,刺激呼吸中枢,呼吸加快。

三、诊断与鉴别诊断

正常小儿呼吸频率:新生儿为 40 次/分,婴幼儿为 30 次/分,儿童为 20 次/分左右。发现患儿存在呼吸困难时,应正确判断呼吸困难的程度,并积极寻找呼吸困难的原因,并对其进行正确分类。

(一)呼吸困难的程度

临床上,将呼吸困难程度分为轻、中、重三度。

1.轻度

患儿仅表现为呼吸增快或节律略有不整,哭闹或活动后可出现轻度青紫,睡眠不受影响。

2.中度

患儿烦躁不安,呼吸急促,可有节律不整,鼻翼翕动,点头呼吸,明显三凹征(吸气时胸骨上窝、锁骨上窝和肋间隙凹陷),活动受限,影响睡眠,安静时口周青紫,吸氧后有所缓解。

3.重度

上述呼吸困难症状明显加重,患儿极度烦躁或处于抑制状态,可出现张口呼吸、端坐呼吸、呻吟喘息,且有呼吸深度和节律改变(呼吸浅表或深浅不一、呼吸暂停等),口周及四肢末梢青紫严重,吸氧不能使青紫缓解。

明确呼吸困难的严重程度,对临床治疗具有重要指导意义。

(二)呼吸困难的病因

临床上,明确呼吸困难的病因并正确分类(肺源性、心源性、中毒性、神经精神性和血源性呼吸困难)在疾病诊断、鉴别诊断和治疗方面具有极其重要意义。

1.肺源性呼吸困难

主要由上呼吸道疾病、下呼吸道疾病、胸腔及胸廓疾病等引起。

(1)上呼吸道疾病:鼻后孔闭锁、鼻炎、鼻甲肥厚、Pierre-Robin综合征(小下颌和舌后坠)、巨舌症、先天性喉喘鸣(喉软骨软化病)、喉蹼、喉囊肿、扁桃体炎(极度肥大)、咽后壁脓肿、会咽炎、急性喉-气管炎、声门下狭窄、气管软化、气管异物气管外部受压(颈部、纵隔肿瘤或血管畸形)等。

(2)下呼吸道疾病:各种肺炎、湿肺、肺透明膜病、胎粪吸入综合征、支气管肺发育不良、支气管扩张、肺水肿、肺出血、肺不张、肺大疱、肺囊肿、隔离肺、肺脓肿、肺栓塞、急性呼吸困难综合征、膈疝、朗格罕组织细胞增生症、特发性肺含铁血黄素沉着症、肺泡蛋白沉积症和肺部肿瘤等。

(3)胸腔及胸廓疾病:各种病因所致胸腔积液、气胸、液气胸、纵隔积气、胸廓畸形,或腹压增高(腹水、腹胀或腹部肿物)使膈肌运动受限等。

不同年龄小儿,其引起不同类型肺源性呼吸困难的病因有所不同。不同年龄患儿肺源性呼吸困难的常见病因见表1-2。

表1-2　不同年龄患儿肺源性呼吸困难的常见病因

类型	新生儿	婴幼儿	年长儿
吸气性呼吸困难	急性上呼吸道感染、先天性喉蹼、先天性喉软骨软化症、鼻后孔闭锁、声门下狭窄、Pierre-Robin综合征	急性喉炎、喉头水肿、喉痉挛、咽后壁脓肿、支气管异物、气管炎	感染、过敏、化学刺激所致急性喉梗阻、气管异物
呼气性呼吸困难	慢性肺疾病(支气管肺发育不良)	毛细支气管炎、婴幼儿哮喘、支气管淋巴结结核	儿童哮喘病、嗜酸性粒细胞增多性肺浸润
混合性呼吸困难	肺透明膜病、胎粪吸入综合征、肺出血、肺不张、肺水肿、肺发育不全、先天性膈疝、食管气管瘘、气漏、脓胸	支气管肺炎、肺结核、脓胸、气胸、肺气肿、肺不张、肺水肿、肺大疱、纵隔气肿	肺炎、肺脓肿、脓胸、气胸、肺气肿、肺不张、肺水肿、支气管扩张、支气管异物、结缔组织病肺部浸润、胸部外伤

2.心源性呼吸困难

呼吸困难是心力衰竭的常见症状,可见于各种心血管病如先天性心脏病、风湿性心脏病、病毒性心肌炎、心肌病、心内膜弹力纤维增生症合并心力衰竭时;青紫性心脏病(法洛四联症、重度肺动脉狭窄,肺动脉高压、肺动静脉瘘等)缺氧发作、心律失常(阵发性室上性心动过速等)、急性或慢性心包积液时,可出现呼吸困难。此外,急性肾炎严重循环充血、严重贫血患儿并心力衰竭时,也可出现呼吸困难。

左心衰竭所致的呼吸困难较为严重,其临床特点为:①基础疾病存在,如风湿性心脏病等。②活动时呼吸困难出现或加重,休息时减轻或消失;卧位时明显,坐位或立位时减轻,故患儿病情较重时,往往被迫采取半坐位或端坐位(端坐呼吸)。③两肺底或全肺可闻及湿性啰音。④心影异常,肺野充血或肺水肿。⑤应用强心剂、利尿剂和血管扩张剂改善左心功能后,呼吸困难好转。

急性左心衰竭时,患者夜间出现阵发性呼吸困难,表现为睡眠中突感胸闷气急而清醒,惊恐不安,被迫坐起。轻者数分钟内症状逐渐减轻或消失;重者端坐呼吸,面色青紫,大汗淋漓,出现哮鸣音、咳粉红色泡沫痰,两肺底湿啰音,心率增快,可有奔马律(心源性哮喘)。

右心衰竭所致的呼吸困难相对较轻,主要由体循环淤血所致。其临床特点是:①基础疾病所致,如重症肺炎和某些先天性心脏病等。②静脉压升高表现,包括颈静脉怒张、淤血性肝大和下肢水肿等。③心率、呼吸增快,口周青紫。④应用强心剂和利尿剂后,呼吸困难好转。

临床上,呼吸困难患儿有时伴有哮喘,其病因可以是肺源性,也可以是心源性。两者的鉴别非常重要,因为其治疗方法完全不同。肺源性与心源性哮喘的鉴别见表1-3。

表 1-3　肺源性和心源性哮喘的鉴别

	肺源性	心源性
病史	既往有哮喘病史、过敏病史	既往有心脏病史
发作时间	任何时候,冬、春、秋季多发	常在夜间睡眠时出现,阵发性,端坐呼吸
肺部体征	双肺哮鸣音,呼气延长,可有其他干、湿啰音	双肺底可闻及较多湿啰音
心脏体征	正常	心脏扩大,心动过速,奔马律,器质性心脏杂音
胸部 X 线片	肺野透亮度增加,肺气肿	肺淤血表现、心脏扩大

3.中毒性呼吸困难

严重代谢性酸中毒,巴比妥类及吗啡类等中枢性抑制药和有机磷中毒时,均可出现呼吸困难。代谢性酸中毒呼吸困难的特点是:①基础疾病(糖尿病酮症和尿毒症等)存在;②呼吸深长而规则,可伴有鼾音,即所谓酸中毒深大呼吸(Kussmaul 呼吸)。中枢性抑制药引起呼吸困难的特点是:①药物中毒史;②呼吸缓慢、深度变浅,伴有呼吸节律改变,即所谓 Cheyne-Stokes 呼吸(潮式呼吸)或 Biots 呼吸(间停呼吸)。此外,一氧化碳中毒所致碳氧血红蛋白血症,亚硝酸盐、苯胺类、磺胺和非那西丁所致高铁血红蛋白血症,苦杏仁等含氰苷果仁中毒、氰化物中毒所致组织细胞缺氧(细胞内窒息症)等也可引起呼吸困难。

4.神经精神性呼吸困难

该症多见于重症颅脑疾病(脑出血、脑炎、脑膜炎、脑脓肿、脑外伤及脑肿瘤等),表现为呼吸深慢,并由呼吸节律改变,如双吸气(抽泣样呼吸)、呼吸突然停止(呼吸遏止)等中枢性呼吸衰竭症状,同时伴昏迷、反复惊厥或青紫等。少部分患儿可出现呼吸中枢过度兴奋表现如呼吸急促、深大,严重者发生呼吸性碱中毒。肋间肌麻痹患儿除有辅助呼吸肌参与呼吸运动出现三凹征外,尚有呼吸急促、浅表及矛盾呼吸运动,即吸气时胸廓下陷而腹部隆起;呼气时则相反。呼吸肌麻痹患儿在呼吸困难的同时,常伴有肢体弛缓性瘫痪或吞咽困难(舌咽肌麻痹)。膈肌麻痹时腹式呼吸消失,X线透视下无横膈运动。精神性(心因性)呼吸困难主要见于过度换气综合征患者,多见于女性青少年,自觉憋气、头晕、乏力、焦虑,呼吸困难突然发生,为叹息样呼吸,有时伴手足抽搐。

5.血源性呼吸困难

该症主要见于严重贫血、大出血和休克患者。患儿因红细胞数量减少,血氧含量下降,刺激呼吸中枢,反射性引起呼吸困难;若存在贫血性心功能不全时,临床上呼吸困难更加明显,表现为呼吸浅和心率快同时出现。大出血和休克时,由于有效血容量下降,血压下降和组织缺氧,反射性刺激呼吸中枢引起呼吸加快。

(卢　刚)

第五节　水　　肿

一、定义

过多的液体在组织间隙积聚称为水肿。按水肿波及的范围可分为全身性水肿和局部性水肿;按发病原因可分为肾性水肿、肝性水肿、心性水肿、营养不良性水肿、淋巴性水肿、炎性水肿等。

如液体在体腔内积聚,则称为积水,如心包积水、胸腔积水、腹水、脑积水等。

二、病理生理

正常人体液总量和组织间隙液体的量是保持相对恒定的。组织间液量和质的恒定性是通过血管内外和机体内外液体交换的动态平衡来维持的。水肿发生的基本机制是组织间液的生成异常,其生成量大于回流量,以致过多的体液在组织间隙或体腔内积聚。水肿在不同疾病或同一疾病不同时期其发病机制不完全相同,但基本发病因素不外两大方面:①组织间液的生成大于回流,血管内外液体交换失衡导致组织间液增多;②体内水钠潴留,细胞外液增多导致组织间液增多。

(一)组织间液的生成大于回流

机体血管内外液体交换动态平衡,主要依靠以下几个因素:有效流体静压(驱使血管内液体向组织间隙滤过)、有效胶体渗透压(使组织间液回吸到血管内)、毛细血管壁的通透性、淋巴回流等。当上述一种或几种因素发生变化,影响了这一动态平衡,使组织液的生成超过回流时,就会引起组织间隙的液体增多而造成水肿。

1.毛细血管有效流体静压升高

全身或局部的静脉压升高是有效流体静压增高的主要成因。静脉压升高可逆向传递到微静脉和毛细血管静脉端,使后者的流体静压增高,有效流体静压便随之升高。这种情况常见于全身或局部淤血。如右心衰竭引起的全身性水肿、左心衰竭引起的肺水肿、肝硬化时引起的腹水及局部静脉受阻时(如静脉内血栓形成、肿瘤或瘢痕压迫静脉壁等)引起的局部水肿等。此时常伴有淋巴回流增加,从而可排除增多的组织间液。若组织间液的增多超过了淋巴回流的代偿程度,就会发生水肿。

2.有效胶体渗透压下降

当血浆胶体渗透压下降或组织间液胶体渗透压升高,均可导致有效胶体渗透压下降,而引起毛细血管动脉端滤出增多和静脉端回流减少,利于液体在组织间隙积聚。常见于下列情况。

(1)血浆蛋白浓度降低:血浆胶体渗透压的高低取决于血浆蛋白含量,尤其是清蛋白的含量。引起水肿的血清蛋白临界浓度,有人认为大约是 20.0 g/L。但这不是绝对的,因往往不是单因素引起水肿。血浆蛋白浓度下降的主要原因是以下几种。①蛋白质摄入不足:如禁食、胃肠道消化吸收功能障碍;②蛋白质丢失:如肾病综合征或肾炎引起大量尿蛋白时,蛋白质丢失性肠病时及严重烧伤、创伤使血浆蛋白从创面大量丢失等;③蛋白合成减少:如肝实质严重损害(肝功能不全、肝硬化等)或营养不良;④蛋白质分解代谢增强,见于慢性消耗性疾病,如慢性感染、恶性肿瘤等。

(2)组织间液中蛋白质积聚:正常组织间液只含少量蛋白质,这些蛋白质再由淋巴携带经淋巴管流入静脉,故不致在组织间隙中积聚。蛋白质在组织间隙中积聚的原因,主要有微血管滤出蛋白增多、组织分解代谢增强及炎症等情况下,造成组织间液中蛋白质的增多超过淋巴引流速度,另也见于淋巴回流受阻时。

3.微血管壁通透性增高

正常的毛细血管壁只容许微量的血浆蛋白滤出,其他微血管则完全不容许蛋白质滤过,因而毛细血管内外胶体渗透压梯度很大。毛细血管壁通透性增高常伴有微静脉壁通透性的增高,故合称为微血管壁通透性增高。通透性增高的最重要表现是含大量蛋白质的血管内液体渗入组织间液中,使组织间液胶体渗透压升高,降低有效胶体渗透压,而促使溶质及水分在组织间隙积聚,见于各种炎症性、过敏性疾病,可于炎症灶内产生多种炎症介质,如组胺、5-羟色胺、缓激肽、激肽、前列腺素、白三烯、胶原酶等使微血管壁的通透性增高。

4.淋巴回流受阻

在某些病理情况下,当淋巴管阻塞使淋巴回流受阻时,可使含蛋白的淋巴液在组织间隙中积聚而引起水肿。这种情况可见于:①淋巴结的摘除,如乳腺癌根治手术时广泛摘除腋部淋巴结引起该侧上肢水肿。②淋巴管堵塞,如恶性肿瘤细胞侵入并堵塞淋巴管;丝虫病时主要淋巴管被丝虫阻塞,可引起下肢和阴囊的慢性水肿。

(二)体内水钠潴留

水钠潴留是指血浆及组织间液中钠与水成比例地积聚过多,血管内液体增多时,必然引起血管外组织间液增多。若事先已有组织间液增多,则水钠潴留会加重水肿的发展。

正常时机体摄入较多的钠、水并不引起水钠潴留,这是因为机体有对钠、水的强大调节功能,肾脏的球-管平衡为保证。若出现球-管失平衡,则导致水钠潴留和细胞外液量增多。引起水钠潴留的机制,主要是因为肾小球滤过率下降,肾小管对钠、水的重吸收增强。

以上是水肿发病机制中的基本因素。在不同类型的水肿发生发展中,通常是多种因素先后或同时发挥作用。

三、病因及鉴别诊断

(一)心源性水肿

心源性水肿指原发的疾病为心脏病,出现充血性心力衰竭而引起的水肿。轻度的心源性水肿可以仅表现踝部有些水肿,重度的病例不仅两下肢有水肿,上肢、胸部、背部、面部均可发生,甚至出现胸腔积液、腹水及心包积液。

心源性水肿的主要特点:①有心脏病的病史及症状表现,如有心悸、气急、端坐呼吸、咳嗽、吐白色泡沫样痰等症状;②心脏病的体征,如心脏扩大、心脏器质性杂音、颈静脉扩张、肝淤血肿大、中心静脉压增高、肺底湿性啰音等;③为全身性凹陷性水肿,与体位有关。水肿的程度与心功能的变化密切相关,心力衰竭好转水肿将明显减轻。

(二)肾源性水肿

肾源性水肿表现在皮下组织疏松和皮肤松软的部位,如眼睑部或面部显著。肾源性水肿在临床常见于肾病综合征、急性肾小球肾炎和慢性肾小球肾炎的患儿。由于肾脏疾病的不同,所引起的水肿表现及机制都有很大差异。

1.肾病综合征的水肿

患者常表现为全身高度水肿,而眼睑、面部更显著。尿液中含大量蛋白质并可见多量脂性和蜡样管型。血清蛋白减少,胆固醇增加。主要机制是低蛋白血症和继发性的水钠潴留。

2.急性肾炎的水肿

其水肿的程度多为轻度或中度,有时仅限于颜面或眼睑。水肿可以骤起,迅即发展到全身。急性期(2~4周)过后,水肿可以消退。发病机制主要为肾小球病变所致肾小球滤过率明显降低,球-管失衡致水钠潴留所致。

3.慢性肾炎的水肿

水肿多仅限于眼睑。常见有轻度血尿、中度蛋白尿及管型尿。肾功能显著受损,血尿素氮增高,血压升高。

(三)肝源性水肿

肝源性水肿往往以腹水为主要表现。患儿多有慢性肝炎的病史,肝脾大、质硬,腹壁有侧支循环,食管静脉曲张,有些患儿皮肤可见蜘蛛痣和肝掌。实验室检查可见肝功能明显受损,血清蛋白降低。

肝性腹水最常见的原因是肝硬化,且多见于失代偿期的肝硬化患儿。此时由于肝静脉回流受阻及门脉高压,滤出的液体主要经肝包膜渗出并滴入腹腔;同时肝脏蛋白质合成障碍使血清蛋白减少,醛固酮和抗利尿激素等在肝内灭活减少可使水钠潴留,均为肝源性水肿发生的重要因素。

(四)营养性水肿

营养性水肿是由于低蛋白血症所引起。水肿发生较慢,其分布一般是从组织疏松处开始,当水肿发展到一定程度之后,低垂部位如两下肢水肿表现明显。

(五)静脉阻塞性水肿

此型水肿由于静脉回流受阻。常发生于肿瘤压迫、静脉血栓形成等。临床上较常见的有以下几种。

1.上腔静脉阻塞综合征

早期的症状是头痛、眩晕和眼睑水肿,以后头、颈、上肢及胸壁上部静脉扩张,而水肿是上腔静脉阻塞综合征的主要体征。

2.下腔静脉阻塞综合征

其特点是下肢水肿,其症状和体征与下腔静脉阻塞的水平有关。如阻塞发生在下腔静脉的上段,在肝静脉入口的上方,则出现明显腹水,而双下肢水肿相对不明显;阻塞如发生在下腔静脉中段,肾静脉入口的上方,则下肢水肿伴腰背部疼痛;阻塞如在下腔静脉的下段,则水肿仅限于两下肢。

3.肢体静脉血栓形成及血栓性静脉炎

在浅层组织静脉血栓形成与血栓性静脉炎的区别是后者除有水肿外局部还有炎症的表现。而深层组织的静脉炎与静脉血栓形成则很难鉴别,因两者除水肿外都有疼痛及压痛,只是前者常有发热,而后者很少有发热。

4.慢性静脉功能不全

慢性静脉功能不全一般是指静脉的慢性炎症、静脉曲张、静脉的瓣膜功能不全和动静脉瘘等所致的静脉血回流受阻或障碍。水肿是慢性静脉功能不全的重要临床表现之一。水肿起初常在下午出现,夜间卧床后可消退,长期发展后还可致皮下组织纤维化,有的患儿踝部及小腿下部的皮肤出现猪皮样硬化。由于静脉淤血,局部可显青紫、色素沉着,可合并湿疹或溃疡。

(六)淋巴性水肿

淋巴性水肿为淋巴回流受阻所致的水肿。根据病因不同,可分为原发性和继发性两大类。

原发性淋巴性水肿原因不明,故又称特发性淋巴水肿,可发生在一侧下肢,也可发生在其他部位。发生这种水肿的皮肤和皮下组织均变厚,皮肤表面粗糙,有明显的色素沉着。皮下组织中有扩张和曲张的淋巴管。

继发性淋巴水肿多为肿瘤、手术、感染等造成淋巴管受压或阻塞而引起。感染的病因可以是细菌也可以是寄生虫。在细菌中最常见的是溶血性链球菌所引起的反复发作的淋巴管炎和蜂窝织炎。在寄生虫中最多见为丝虫寄生于淋巴系统引起淋巴管炎和淋巴结炎,称为丝虫病。丝虫病以下肢受侵最多见,最后演变成象皮肿,象皮肿的皮肤明显增厚,皮肤粗糙如皮革样,有皱褶。根据患儿的临床表现,血中检出微丝蚴和病变皮肤活组织检查,一般诊断不难。

(七)其他

甲状腺功能低下可出现水肿,为黏液性水肿。水、钠和黏蛋白的复合体在组织间隙中积聚,患儿常表现颜面和手足水肿,皮肤粗厚,呈苍白色。血 T_3、T_4 降低,TSH 增高有助于诊断。新生儿硬肿症,极低出生体重儿,早产儿维生素 E 缺乏及摄食盐或输注含钠液过多时,均可引起水肿。

(王兴花)

第六节　呕　　吐

呕吐是致吐因素通过呕吐中枢引起食管、胃、肠逆蠕动,并伴腹肌强力痉挛性收缩,迫使胃内容物从口腔、鼻腔排出。呕吐是儿科最常见的症状之一,消化系统和全身其他系统的疾病均可引起呕吐。其表现轻重不一。剧烈呕吐可致全身水、电解质紊乱及酸碱平衡失调,甚至危及生命;长期慢性呕吐可导致营养不良和生长发育障碍。

一、诊断与鉴别诊断

呕吐病因错综复杂,根据病因分类见表 1-4。

表 1-4　呕吐分类

类型	疾病
感染	消化道为急性胃肠炎,消化性溃疡,病毒性肝炎,胰腺炎,胆囊炎,阑尾炎,肠道寄生虫病;呼吸道为发热,扁桃腺炎,中耳炎,肺炎;中枢神经系统为颅内感染(脑炎、脑膜炎、脑脓肿);尿路感染,急性肾炎或肾盂肾炎,尿毒症;败血症
消化道梗阻	肠梗阻,肠套叠,中毒性肠麻痹,先天性消化道畸形(食管闭锁、肥厚性幽门狭窄、肠闭锁、肠旋转不良、巨结肠、肛门直肠闭锁)

类型	疾病
中枢神经病变	颅内占位性病变、颅脑损伤,颅内出血,呕吐型癫痫,周期性呕吐
代谢性疾病	糖尿病、酮症酸中毒,肾小管性酸中毒,低钠血症,肾上腺危象
中毒及其他	药物、农药、有机溶剂、金属中毒,误吞异物,晕车(船)

(一)诊断程序

1.首先要了解呕吐的时间、性质、内容物及伴有的症状

(1)时间:呕吐的时间随疾病不同而异。出生后即出现呕吐多为消化道畸形,幽门肥厚性狭窄的患儿常在出生后 2 周发生呕吐。进食后立即出现呕吐多提示食管和贲门部位病变。突然发生的呕吐且与进食相关者,考虑急性胃(肠)炎或食物中毒。

(2)性质:呕吐可分为 3 种类型,即溢乳、普通呕吐、喷射性呕吐。溢乳是奶汁从口角溢出,多发生在小婴儿;普通呕吐是呕吐最常见的表现;喷射性呕吐是大量的胃内容物突然从口腔、鼻孔喷涌而出。常由于颅内高压、中枢神经系统感染、幽门梗阻等引起。

(3)内容物:酸性呕吐物混有食物或食物残渣,常见于急性胃炎、溃疡病;呕吐物含有隔天宿食,见于幽门梗阻;呕吐物为咖啡色内容物时,考虑为上消化道出血、肝硬化食管胃底静脉曲张破裂出血;呕吐物伴胆汁,提示胆汁反流性胃炎,呕吐严重者可见于高位小肠梗阻及胆管蛔虫症;呕吐物有粪汁或粪臭,见于低位肠梗阻。

(4)伴随的症状:呕吐伴腹泻提示急性胃肠炎;呕吐伴便血多为消化道出血;呕吐伴腹胀,无大便,可能消化道梗阻;呕吐伴婴儿阵发性哭吵可见于肠套叠、嵌顿疝;呕吐伴腹痛要排除胆囊炎、胰腺炎、腹膜炎;呕吐伴有发热要考虑感染性疾病;呕吐伴有头痛、嗜睡、惊厥多为中枢神经系统感染。

2.体格检查

全身状态的检查不可忽视,如体温、脉搏、呼吸、血压、神志、精神状态等常可反映病情的轻重。重点检查腹部体征,是否有肠型、压痛、包块、肠鸣音等。如腹胀,甚至皮肤发亮并伴有静脉怒张,有肠型,说明有肠梗阻可能;右上腹触及包块,可能为幽门肥厚性狭窄;疑有中枢病变,应仔细检查脑膜刺激征及病理反射。

3.辅助检查

(1)常规检查:有以下项目。①血、尿、大便常规检查:常可初步明确呕吐原因。②血电解质检查:常可了解呕吐的程度及电解质紊乱情况。

(2)特殊检查:有以下项目。①腰穿:疑有颅内感染的患者应进行脑脊液检查。②肝功能:可帮助了解肝胆疾病的情况。③腹部 B 超:可了解腹部脏器及包块性疾病。④腹部 X 线与钡餐、电子胃镜检查:有助于诊断消化道的畸形、梗阻,食管、胃部炎症和溃疡性疾病。⑤头颅 CT 和 MRI(磁共振成像):可确诊有无颅内出血、占位性病变。

(二)诊断思维

1.不同年龄阶段引起的呕吐

不同年龄阶段引起呕吐的疾病见表 1-5。

表 1-5　不同年龄阶段引起呕吐的疾病

项目	内科疾病	外科疾病
新生儿期	新生儿感染、颅脑损伤、羊水吞入	消化道畸形、幽门肥厚性狭窄
婴幼儿期	喂养不当、胃食管反流、消化道感染、中枢感染、中毒性疾病	消化道畸形、胃食管异物、急腹症（肠梗阻、胆管蛔虫症、肠套叠）
儿童期	消化道炎症、溃疡、中枢感染、周期性呕吐	急腹症（阑尾炎、腹膜炎、嵌顿疝、胆管蛔虫症）、颅内病变（肿瘤、出血）

2.感染性与非感染性呕吐的鉴别

感染性与非感染性呕吐的鉴别见图 1-1。

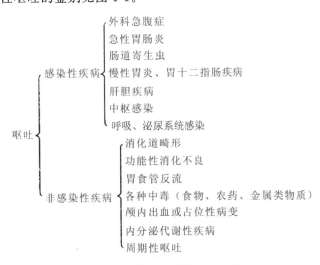

图 1-1　感染性与非感染性呕吐的鉴别

3.鉴别诊断

呕吐有以下疾病需鉴别。

(1)消化道畸形：包括食管闭锁、食管气管漏、膈疝，往往出生后不久即出现呕吐；幽门肥厚性狭窄常在出生后 2 周左右出现呕吐，同时可见胃蠕动波，在右上腹可扪及枣核样肿块；肠旋转不良、消化道重复畸形除呕吐外，常伴腹胀；先天性巨结肠及肛门闭锁行肛指检查时可发现，如有较多的粪便和气体随手指拔出而喷出，可能为巨结肠。消化道的畸形，常常出现腹部梗阻性的症状，要注意腹胀的情况、呕吐物的性质。如含胆汁和粪汁要考虑下消化道梗阻。可进行 X 线腹部平片或钡剂灌肠检查，对确诊食管闭锁、肠旋转不良、消化道重复畸形、先天性巨结肠及肛门闭锁有重要意义；B 超检查有助于先天性幽门肥厚性狭窄的诊断。

(2)急腹症：包括阑尾炎、腹膜炎、肠套叠、嵌顿疝、胆管蛔虫症、肠梗阻等疾病，起病急，往往伴有呕吐，但腹痛症状突出，腹部检查压痛、肌紧张、反跳痛等明显，肠套叠、嵌顿疝在腹部或腹股沟处可扪及块物。除肠套叠、嵌顿疝外，血常规检查示白细胞和中性粒细胞均增多。腹部 X 线检查有助于腹膜炎、胆管蛔虫症、肠梗阻的诊断；B 超检查和空气灌肠可确诊肠套叠。

(3)感染性疾病：可分普通感染和颅内感染。①普通感染：如急慢性咽喉炎、中耳炎、急性肺炎、泌尿道感染、败血症等感染在发病的急性期都可以有呕吐表现，但同时应伴有鼻塞、流涕、打喷嚏、咽痛、咳嗽、耳痛等呼吸道症状，以及尿频、尿急、尿痛、血尿等泌尿道症状。血、尿常规和X线胸片检查可助诊断。②颅内感染：发热、头痛、嗜睡、呕吐、惊厥，且呕吐呈喷射状，提示中枢神经系统感染，应进行神经系统和脑脊液的检查，尽早做出脑炎、脑膜炎、脑脓肿等中枢感染性疾病的诊断。

（4）消化系统疾病：可有以下几种。①急性胃肠炎：是由肠道病毒和细菌引起的胃肠道的急性病变，主要表现为发热、恶心、呕吐、腹泻，但临床上常起病急，呕吐在先，在腹泻出现前容易误诊。临床诊断依赖病史、临床表现和大便的形状、肠道病原学的检测。②胃食管反流：典型的症状是反酸、反胃、打嗝、胃灼热，但儿童表现常不典型。新生儿常表现为频繁溢乳，婴幼儿常见反复呕吐，年长儿可有腹痛、胸痛、胸闷、反胃等。部分患者可有吸入综合征，引起口腔溃疡、咽喉炎、哮喘；婴幼儿重者可突然窒息死亡。24小时食管pH监测、食管胆汁反流检测和核素胃食管反流检查可以帮助诊断。③功能性消化不良：其表现是近1年内至少12周持续或反复出现上腹不适或疼痛，伴有餐后饱胀、腹部胀气、嗳气、恶心、呕吐等，且通过X线钡餐和胃镜检查没有发现食管、胃、肠等器质性疾病可解释的症状。④胃十二指肠疾病：急性胃炎或慢性胃炎急性发作可表现为腹痛，以上腹痛或脐周痛为主，可伴餐后呕吐、恶心、嗳气、腹胀，寒冷及刺激性食物可加重，伴胃黏膜糜烂者可有呕血和黑便。消化性溃疡主要是指胃和十二指肠的溃疡，可发生在任何年龄，但学龄儿童明显增加。婴幼儿的主要症状是呕吐、食欲缺乏；学龄期儿童可有腹痛、腹胀、反酸、嗳气等表现，严重者可有呕血、黑便等症状。胃镜检查是急慢性胃炎和胃十二指肠溃疡的可靠方法，可直接观察到炎症的轻重、溃疡的变化。上消化道的钡餐造影也能帮助我们了解病变的情况。其他血常规、大便隐血和幽门螺杆菌检查能协助诊断。⑤周期性呕吐：表现为突然发生的反复、刻板的恶心、呕吐，呕吐症状很严重，可持续数小时和几天。呕吐的特点是在晚上和清早发生，50%的呕吐可呈喷射性，含有胆汁、黏液和血液，可伴有腹痛、头痛、心动过速等。呕吐发作严重者伴有脱水和电解质紊乱，大多的患者需要静脉补液。需做详细检查，排除器质性的疾病，方可诊断。

（5）各种中毒（药物、农药、金属类物质）：其特点为病情呈急进性加剧；临床症状可累及全身各系统。误服或吸入是造成各种中毒的首要条件，应尽快了解误服的病史，或可以从患儿的气味辨别，或对血、尿、呕吐物和胃液进行快速检验，以利于及早诊治。

（6）内分泌代谢性疾病：尤其是糖尿病酮症酸中毒，其表现恶心、呕吐、嗜睡，甚至昏迷。有时由于脱水、腹痛、白细胞计数增高而误诊为急腹症。临床上血糖增高和尿酮体阳性、血气酸中毒及原有的糖尿病病史有助诊断。

（7）颅内占位性病变：起病急骤，表现剧烈头痛、头晕、恶心、呕吐等，需做头颅CT和MRI明确诊断。

二、处理措施

（一）确立是否需要外科处理
决不能因对症治疗而延误诊断。

（二）一般治疗
对呕吐严重者应暂时禁食，防止呕吐物吸入到肺，引起窒息或吸入性肺炎；对有脱水和电解质紊乱的应积极纠正。

（三）对症治疗

根据不同病因,临床症状选用不同药物。

1.周围性镇吐药

（1）阿托品、颠茄可解除平滑肌的痉挛,抑制反应性的呕吐。

（2）吗丁啉为外周多巴胺受体拮抗剂,可增加食管下部括约肌的张力,增加胃蠕动,促进胃排空,防止胃、食管反流,抑制恶心、呕吐。

（3）莫沙必利。

2.中枢性镇吐药

（1）氯丙嗪为多巴胺受体阻滞剂,可抑制呕吐中枢,有强大的止吐作用;但肝功能衰竭和心血管疾病者禁用。

（2）甲氧氯普胺对中枢及周围性的呕吐都有抑制作用,不良反应为直立性低血压,消化性溃疡患者不宜应用。

（3）舒必利:除有抗精神病作用外,可用作中枢性止吐药,常用于周期性呕吐。

（4）维生素 B_6 及谷维素可调节自主神经,有轻度制吐作用,对使用红霉素和抗肿瘤药物引起的呕吐有效。

（四）病因治疗

根据不同的病因做出相应的治疗。

（王兴花）

第七节 腹 痛

　　腹痛是小儿常见的症状之一,除腹部疾病引起外,也可由腹外疾病所致。可为内脏器质性病变,也可为功能异常。疼痛的部位多与所在脏器有关,按腹痛发作的病期可分为急性腹痛与慢性腹痛。急性腹痛首先应排除外科急腹症,必要时需外科治疗,甚至需急症处理;慢性腹痛多因内科疾病所致。小儿腹痛常与年龄、季节因素有密切关系。另外,小儿年龄越小越不能准确表达腹痛的部位及程度,往往给诊断带来一定的困难。

一、病因

（一）急性腹痛

1.腹部疾病

急性胃肠炎、感染性腹泻病、肝炎、伤寒、肝脓肿、急性胰腺炎、急性肠系膜淋巴结炎、腹膜炎、胆道蛔虫症或结石、麻痹性肠梗阻、婴儿肠绞痛、食物过敏及各种泌尿系统疾病。

2.急腹症

异物、急性阑尾炎、胆囊炎、急性肠扭转、出血性小肠炎、肠套叠、嵌顿疝、阻塞性肠梗阻、大网膜扭转、睾丸扭转、胃肠穿孔、破裂、梅克尔憩室穿孔、脾破裂及腹部外伤。

3.腹外疾病

急性心包炎、心功能不全、胸膜炎、大叶性肺炎、剧烈咳喘、溶血危象、过敏性紫癜、肿瘤、卟啉病、尿毒症、糖尿病酮症酸中毒,以及药物因素(如铁剂、红霉素等)。

(二)慢性腹痛

1.内科性疾病

慢性食管炎、慢性胃十二指肠炎、食道裂孔滑疝、消化性溃疡、肠系膜上动脉综合征、炎症性肠病、腹腔结核、肠寄生虫病、便秘、慢性胰腺炎肾盂肾炎及精神因素。

2.外科疾病

慢性阑尾炎、梅克尔憩室、不完全性肠旋转不良所致十二指肠梗阻、肠粘连、胆总管囊肿、腹腔及腹膜后肿瘤等。

二、诊断

详细的了解病史,进行仔细的体格检查。

(一)临床资料判断

1.首先应判断小儿是否有腹痛

婴儿尖声号哭可能是剧痛,如抱起哭叫立即停止,一般可除外剧痛。较大儿童,若腹痛不影响玩耍及食欲,不伴面色改变,往往表示腹痛不严重,若两手捧腹或两腿卷曲,则表示腹痛严重。

2.确定腹内疾病还是腹外疾病

腹外疾病除腹痛表现,还有其他症状和体征。

3.判断腹痛为外科性或内科性

一般而言,腹痛离脐周越远,则器质性疾病可能性越大,而疼痛在右侧者外科性疾病比左侧更为多见。有下列情况时要多考虑外科性疾病的可能。

(1)起病急骤、疼痛剧烈,特别是疼痛持续超过 3 小时。

(2)先有腹痛,后有发热,如急性阑尾炎,出血性小肠炎。

(3)先有腹痛,后有呕吐,不排便,肛门不排气,腹胀等,提示有梗阻性疾病的可能。

(4)腹部扪及肿块。

(5)有压痛及腹肌紧张。

4.确定腹痛部位与疾病的关系

急性腹痛起病部位多是病变器官所在的部位,但也有例外。

(二)临床资料分析

1.病史

(1)发病年龄:婴儿期以肠炎、肠套叠、嵌顿疝、肠绞痛等为主,由于乳糖不耐受、乳类过敏引起的腹痛腹泻也较常见;较大儿童,多见肠寄生虫病、急慢性胃肠炎、消化性溃疡、急性胰腺炎、胆囊炎、肝炎、阑尾炎、十二指肠瘀滞症、急性肠系膜淋巴结炎、过敏性紫癜等。

(2)发作时间及发作情况:起病急骤、病程短暂多系外科性疾病。反复慢性腹痛有三种类型,器质性、功能性和精神性。

(3)腹痛的性质:婴儿腹痛时多表现为啼哭,烦躁不安,表情痛苦。阵发性剧烈绞痛多见肠寄生虫病、肠套叠、出血性肠炎等。钝痛则多见消化性溃疡。持续性剧烈腹痛多见于胃肠穿孔及腹膜炎。在持续性钝痛的基础上发生阵发性绞痛,多提示炎症伴梗阻。

(4)部位:一定部位的腹痛与该部位的脏器有关,而且最先疼痛的部位,常常是病变所在部位。

（5）腹痛的诱因：如受凉、饮食不洁、服药、变态反应等。

（6）腹痛伴随的症状：发热、呕吐、排便及排气、黄疸、排尿异常、便秘、呼吸系统症状、循环系统症状、过去史及其他。

2.体格检查

体温、脉搏、精神状态、皮肤紫癜、咽部、胸部、腹部（望、触、叩）腹股沟、肛诊及其他。

3.实验室检查

血、尿、大便常规必做，根据患儿病情可选做肝肾功能，血、尿淀粉酶，血糖、尿糖测定，抗 O、血沉、结核抗体等。

一般检查及特殊检查。腹部平片最好是立位，腹部 B 超，上消化道钡餐，内窥镜检查，腹部 CT 检查。

（王兴花）

第二章

小儿重症

第一节　小儿颅内高压症

颅内压(intracranial pressure,ICP)指颅腔内容物对颅腔壁产生的压力。颅内容物包括脑组织、血液、脑脊液及病损物。维持正常颅内压的条件是颅内容物的总容积与颅腔容积相适应。颅腔是一个密闭、无弹性、容积恒定的骨性腔隙,颅内容物中任何一种成分的增加均会导致颅内压增高,脑灌注压下降,造成脑组织缺氧缺血性损伤。严重时形成脑疝,危及生命。早期发现,及时正确处理,预防脑疝的形成,是抢救患儿生命的关键。

一、病因及分类

(一)根据起病方式分类

根据起病方式,颅内高压可分为急性颅内高压和慢性颅内高压,儿童以急性颅内高压多见。

(二)根据部位分类

根据部位可分为以下几种。

弥散性颅内高压,颅腔内压力均匀,无明显分腔压力差,患儿耐受性好。

局灶性颅内高压,局部压力高,存在分腔压力差,易发生脑疝,患儿耐受性差。

(三)根据病因分类

1.脑组织体积增加

以脑水肿最为常见。

(1)血管源性脑水肿,见于脑外伤、颅内血肿、脑血管意外等。

(2)细胞中毒性脑水肿,见于缺血、缺氧、中毒。

(3)混合性脑水肿。

2.颅内血容量增加

上腔静脉综合征、静脉栓塞等导致静脉回流受阻;低氧、高碳酸血症等代谢因素导致颅内血流增加;高血压、血容量过大、疾病状态下的脑血流自动调节功能丧失等。

3.脑脊液量增加

(1)脑脊液分泌过多,可见于脉络丛乳头状瘤、各种脑膜炎。

(2)脑脊液循环受阻,如肿瘤、炎症和先天发育畸形等原因导致的阻塞性脑积水。

4.脑脊液吸收障碍

炎症反应可导致脑脊液回收障碍,引起交通性脑积水。

5.颅内占位性病变

肿瘤、脓肿、囊肿、寄生虫等所致的占位性病变,病灶本身就有一定的体积,同时病变周围脑水肿或阻塞脑脊液循环通路,导致颅内压增高。

6.颅腔狭窄

见于先天性颅骨病变、颅骨损伤等。

二、病理生理

(一)颅内压的正常值

颅内压的正常值随年龄的不同而变化,在新生儿,颅内压的正常值为 82 mmH$_2$O,1~7 岁儿童的颅内压逐渐从 82 mmH$_2$O 增加到 176 mmH$_2$O,青少年的颅内压正常值在 136~204 mmH$_2$O。脑脊液压力在一定程度上代表颅内压力,2010 年有国外学者对 472 名儿童进行脑脊液压力的前瞻性研究,结果表明脑脊液压力和年龄没有相关性。

(二)颅内压的生理调节和代偿机制

1.调节和代偿

根据 Monroe-Kellie 原理,颅腔内容物中任何成分的容量增加都会导致另一种内容物容量代偿性地降低。比如,肿瘤导致脑组织容量增加,脑脊液代偿性地向脊髓蛛网膜下腔分流,硬脑膜静脉窦收缩导致脑血流容量代偿性地降低。在颅内容物的各种组成中,脑组织的代偿能力最低。血流量主要依靠颅内压增高,脑血管受压,血液被挤出颅腔,其代偿能力有限。脑脊液的调节能力相对较强,可以通过改变蛛网膜颗粒的吸收能力、脉络丛的分泌能力进行调节。儿童由于颅腔容积小,脑脊液量较成人少,脉络膜颗粒少,脑组织代谢率高等原因,颅内压增高的生理调节能力较成人低。

2.压力-容量曲线

当颅内压持续增高,超过脑组织的代偿能力时,颅内压力和颅内容物容量曲线(压力-容量曲线)表现非线性关系,呈指数关系曲线。在代偿期,颅内容积的增加仅导致颅内压微量增高,越是接近临界点,容量的增加越导致颅内压指数级的增高,当超过临界点之后,即使容量微量增加,也会导致颅内压的急剧增高,加重脑的移位。

3.脑组织顺应性和年龄的关系

顺应性是指颅内压力改变时,颅腔内脑组织的容积代偿能力,用 $\triangle V/\triangle P$ 表示。和成熟脑相比,婴幼儿发育中的脑组织由于组织柔软,髓鞘未发育等原因,占位性病变产生的局部压力不能均匀地传递到整个脑组织,顺应性较年长儿低,婴幼儿的压力-容量曲线的斜率较年长儿更为陡峭,说明当颅内压力增高时,婴幼儿的脑组织的容积代偿能力较年长儿弱。但是新生儿和婴儿期的颅腔并不是严格的密闭结构,当发生颅缝分离时,压力-容量曲线的斜率随之降低,代偿能力增加。

(三)颅内高压的病理生理

1.脑缺血

脑血流灌注减少是颅内高压导致的最直接的危害。脑血管有自动调节能力,当脑灌注压在一定范围内波动时,脑血管通过血管直径的自身调节维持脑血流相对稳定。有效的脑血流灌注压取决于动脉压与颅内压的差,当颅内压持续增高,脑灌注压持续降低超过脑血管自身调节能力时,脑血流灌注减少导致脑缺血。

2.脑水肿

脑缺血缺氧可影响脑细胞代谢,产生及加重脑水肿,而脑水肿又能加重颅高压,因此脑水肿和脑缺血互为因果,形成恶性循环。

3.脑疝

发生相对较晚,发生在局灶性颅内高压,存在分腔压力时。

三、临床表现

小儿颅内压增高的临床表现与病因、颅内高压的程度和速度有关。

(一)中枢神经系统症状和体征

1.头痛

颅内压增高时,由于脑膜、血管或神经受压、牵扯,或因炎性刺激引起头痛。常为弥散性、持续性头痛,清晨较重。可因体位改变、咳嗽、用力、大量输液加重。婴幼儿因颅缝裂开、前囟膨隆起到缓冲作用,头痛不如年长儿明显。又因不能自诉,婴幼儿常表现为躁动不安,或用手拍打头部;新生儿常表现睁眼不眠。

2.呕吐

由于颅内压增高,第四脑室底部及延髓的呕吐中枢受累引起呕吐,以喷射性呕吐多见,常不伴有恶心,与饮食无关。

3.意识障碍

常在头痛、呕吐和烦躁之后出现。早期表现为淡漠、迟钝、昏睡或躁动等,若颅内压进行性增高,则发生昏迷。这是由于颅内高压引起两侧大脑皮质广泛损害和脑干网状结构的损伤所致。

4.惊厥

当颅内压增高刺激大脑皮质的运动中枢时,可发生惊厥。

5.体征

婴幼儿可见前囟膨隆紧张,骨缝裂开,头围增大,头面部浅表静脉怒张。颅内高压对锥体外系的压迫可导致肌张力明显增高。

(二)眼部症状和体征

1.眼球突出

颅压增高通过眶上裂作用于眼眶内海绵窦,眼眶静脉回流受限,故可出现两眼突出。

2.复视

颅内高压可导致展神经麻痹,患儿出现复视。

3.视野变化

表现为盲点扩大和向心性视野缩小,婴幼儿和意识障碍患者视野检查困难。

4.眼底检查

视盘水肿为慢性颅内压增高的主要症状,系因眼底静脉回流受阻所致。急性脑水肿时很少见,在婴幼儿更为罕见。

头痛、呕吐及视盘水肿为被称为颅内高压三联征。

(三)呼吸障碍

脑干受压或轴性移位可引起呼吸节律不齐、暂停、潮式呼吸等,为脑疝的前驱症状。

(四)循环障碍

颅高压时,周围血管收缩,表现为皮肤及面色苍白、发凉及指趾发绀;缺氧可致缓脉,但在小儿少见;血压增高。

(五)体温调节障碍

因下丘脑体温调节中枢受压,加之肌张力增高时产热增加,以及交感神经受损,排汗功能减弱,使体表散热不良,故可在短期内体温急剧升高,呈持续性、难以控制的高热或超高热。

(六)脑疝

意识障碍、瞳孔扩大及血压增高伴缓脉称库欣三联征,为颅高压危象,常为脑疝的先兆。临床上常见的脑疝主要有以下两型。

1.小脑幕切迹疝(颞叶沟回疝)

眼部表现:瞳孔大小不等,因动眼神经受压,患侧瞳孔先缩小后扩大,对光反射迟钝或消失。当双侧动眼神经麻痹时,双侧瞳孔散大、眼球固定;单侧或双侧眼睑下垂;眼球下沉(或向上固定)凝视、斜视(多向患侧);颈项强直,头部后仰,为小脑幕切迹处硬脑膜受牵扯所致;中枢性呼吸衰竭,主要表现为呼吸变浅变慢或变快,节律不整、叹气样呼吸、潮式呼吸、呼吸暂停等;对侧或双侧肢体瘫痪及病理反射;意识障碍。

2.小脑扁桃体疝(枕骨大孔疝)

眼部表现:瞳孔对称性缩小,继而散大,对光反射消失,眼球固定不动;颈项强直和颈部疼痛;四肢强直性抽搐,因延髓外的锥体受刺激所致;中枢性呼吸衰竭,呼吸可突然停止;迅速加深的意识障碍,可于短期内进入深昏迷。

四、辅助检查

(一)颅内压的测定

利用生物物理学方法直接测量颅腔内压力是诊断颅高压较准确的方法,但这些方法多为有创性,临床应用时要权衡利弊。①腰椎穿刺:脑脊液压力不等于颅内压,但是可以反映颅内压力的水平,但是如有脑疝形成或者脑脊液循环通路阻塞,脑脊液的压力不能代表颅内压水平。对严重颅高压患儿进行腰穿有加重或者诱导脑疝发生的可能,因此需要严格掌握腰穿适应证。②侧脑室穿刺测压:此法最准确而又较安全。在监测颅压的情况下,还可进行控制性脑脊液引流,达到减压治疗的目的。脑室穿刺对前囟未闭的患儿操作较易,前囟已闭者须作颅骨钻孔。③前囟测压:利用非损伤性颅压监测仪直接测定前囟压力,适用于前囟未闭者。

(二)神经影像学检查

头颅 CT、MRI 扫描对确定颅内高压患儿的病变部位、性质和严重程度有重要意义。脑血管造影可用于明确脑血管病变。

(三)脑电图

表现为弥散性背景活动变慢或伴阵发性高幅慢波。

五、诊断

需遵循的诊断程序如下。

(一)是否存在颅内高压

根据临床表现和体征一般不难判断。头痛、呕吐和视盘水肿是颅高压主要的临床三联征。

(二)颅内高压的程度

通过临床症状和体征及时判断是否存在脑疝先兆及脑疝是改善严重颅高压患儿预后的关键。

(三)颅内高压的病因诊断

寻找颅高压的病因至关重要。依据颅高压发生的缓急区分颅高压的类型有助于确定病因。急性颅高压常见的病因有颅脑损伤、脑血管意外、感染、急性缺血缺氧性脑病等。慢性颅高压常见于颅内占位、先天性畸形和良性颅高压等。

六、治疗

除积极地降低颅内压之外,应尽快寻找病因并给予相应治疗。

(一)一般治疗

保持患儿安静、抬高头位。密切观察病情变化,及时给予各种对症治疗和支持疗法,如吸氧、止惊、降温、纠正水电解质平衡紊乱、保护和维持脑代谢功能等。补液支持治疗以保持患儿轻度脱水状态为宜。

(二)病因治疗

控制感染、纠正缺氧、及时去除颅内占位病变等。

(三)脱水疗法

1.渗透性脱水剂

20%的甘露醇,每次 0.5 g～1.0 g/kg,根据病情需要每 4～8 小时一次;重症患儿可用至每次 2 g/kg。血-脑屏障功能受损的患儿,甘露醇的效果不佳。高渗氯化钠是另一种渗透性脱水剂,与甘露醇一样也可通过改善血液流变性和提高血浆渗透压而降 ICP,3% 高渗生理盐水 5～10 mL/kg,10 分钟内给予。临床观察发现高渗钠液降 ICP 作用的持续时间较甘露醇长,反复使用仍然有效,且对甘露醇治疗无效的顽固性颅内高压者也有一定的疗效。

2.利尿剂

重症患儿可用利尿剂配合渗透性脱水剂,如呋塞米每次 0.5～1.0 mg/kg,每天 2～4 次。对并发心功能衰竭和肾功能不全者优先使用。

3.类固醇激素

对血管性脑水肿有效,通常选用地塞米松,每次 0.1～0.2 mg/kg,每 6 小时重复一次。起效时间在12～24 小时。皮质激素对减轻损伤周围的脑水肿有效,但对脑损伤所致的继发性脑水肿无效。对感染源不明患者谨慎使用。

4.乙酰唑胺

通过利尿及减少脑脊液的分泌而降低颅内压,多用于慢性脑积水的患儿。

(四)其他

1.过度通气疗法

颅内压可在过度通气后数秒内降低,但是效果短暂,过度通气可能导致脑缺血性损伤,对于脑外伤患儿,应避免过度通气治疗。

2.亚低温疗法

保持体温在 27～31 ℃是最为理想的亚低温治疗。需注意心律失常、血液黏稠度增加、白细胞计数减少、免疫功能降低等亚低温治疗不良反应。

3.外科手术

如脑脊液引流、去骨瓣减压术等。

（鲍士伟）

第二节　急性呼吸衰竭

急性呼吸衰竭（acute respiratory failure，ARF）是由于呼吸系统原发或继发病变引起通气或换气功能严重障碍，使机体在正常大气压下不能维持足够的气体交换，导致较严重的缺氧或合并二氧化碳潴留，而产生一系列生理功能紊乱的临床综合征。国际上对儿童呼吸衰竭的诊断标准尚未统一，其血气诊断标准为动脉血氧分压（PaO_2）<8.0 kPa（60 mmHg），和/或动脉血二氧化碳分压（$PaCO_2$）>6.7 kPa（50 mmHg）。

一、病因

急性呼吸衰竭的病因主要为三大类：即气道阻塞性疾病、肺实质病变及呼吸泵异常。

(一)气道阻塞性疾病

喉气管支气管炎、急性喉炎、气管内异物、咽后壁脓肿、气管软化、气管狭窄和声带麻痹等。

(二)肺实质病变

一般性肺实质疾病：包括各种肺部感染（肺炎、毛细支气管炎）、间质性肺疾病、肺水肿。新生儿呼吸窘迫综合征（RDS）：见于早产儿，由于肺表面活性物质缺乏，引起广泛肺不张。急性呼吸窘迫综合征（ARDS）：常在严重感染、外伤、大手术或其他严重疾病时出现，以进行性低氧血症和呼吸窘迫为特征。

(三)呼吸泵异常

包括从呼吸中枢、脊髓到呼吸肌和胸廓各部位的病变，如脑炎、脑膜炎、颅内出血、脊髓炎、吉兰-巴雷综合征、重症肌无力、肌营养不良和胸廓畸形等。

二、发病机制

呼吸衰竭的基本机制是肺通气功能障碍和/或换气功能障碍。

(一)通气功能障碍

即肺泡与外界新鲜气体交换有障碍。从呼吸中枢至呼吸效应器官的任何部位发生病变，均可通过以下机制造成缺氧及二氧化碳潴留。

1.限制性通气不足

指吸气时肺泡扩张受限所引起的肺泡通气不足。常见原因：①呼吸中枢和周围神经受损；或脊髓炎、吉兰-巴雷综合征造成神经冲动传递障碍，导致呼吸动力减弱；②呼吸肌损伤：呼吸肌病变、外伤或疲劳引起呼吸肌乏力；③胸廓畸形、胸膜纤维化、多发性肋骨骨折、大量胸腔积液和气胸均限制肺扩张；④肺淤血、肺水肿、肺实变和肺表面活性物质缺乏，使肺顺应性降低，导致通气障碍。

2.阻塞性通气障碍

常由于各种原因导致的气道阻力增加所致,如喉炎、气道异物、毛细支气管炎、哮喘等导致气道痉挛、狭窄或阻塞。

肺泡通气不足导致的后果有以下三个特点:$PaCO_2$升高;PaO_2下降,但不会太低;低氧血症容易被吸氧纠正。

(二)换气功能障碍

换气功能障碍指肺泡内气体与流经肺泡血液内气体的交换发生障碍,此时主要导致PaO_2降低。

1.通气/血流比率(V/Q)失衡

通气/血流比率(V/Q)失衡是引起气体交换障碍最重要机制。正常 V/Q 平均为 0.8,V/Q 比增加呈无效腔样通气,即肺泡有通气但血流不足。可用无效腔量(VD)与潮气量(VT)比值(VD/VT)表示,正常为 0.3。肺栓塞、急性肺损伤、ARDS 时,VD/VT 明显增加。V/Q 下降即功能性分流,指肺泡通气不足而血流正常,为严重低氧血症的原因,主要表现为PaO_2显著降低,增加吸氧浓度不能提高动脉血氧分压。用分流分数来表示,正常仅 5%,大于 15%将会严重影响氧合作用。多见于局部通气异常,如肺炎、肺不张、肺水肿等。

2.弥散障碍

弥散障碍指氧通过肺泡毛细血管膜进行弥散时存在异常。凡弥散面积减小(如肺炎、肺不张)或弥散膜增厚(如肺水肿、肺纤维化)和弥散时间缩短均导致弥散障碍。由于二氧化碳的弥散能力比氧大 20 倍,因此弥散障碍主要指氧而言,其特点是导致PaO_2下降,但无二氧化碳潴留。

3.肺内解剖分流增加

生理情况下,肺内存在右向左分流即解剖分流,其血流量占心排血量的 2%~3%。当广泛肺不张、肺实变等导致病变肺泡完全无通气而血流灌注仍良好时,流经该部分肺泡的静脉血完全未进行气体交换,类似于解剖分流增加。

通常,换气障碍用肺泡-动脉氧分压差[(A-a)DO_2]来判断,较PaO_2更敏感,它能较早反映摄取氧的情况。(A-a)DO_2正常值为 0.7~2.0 kPa(5~15 mmHg)。(A-a)DO_2升高提示换气障碍。但须注意心排血量减少及吸氧时此值也可增大。

换气功能不足导致的后果有以下三个特点:PaO_2下降;$PaCO_2$一般不增高;增加吸氧浓度PaO_2提高不明显。

三、临床表现

除原发病临床表现外,主要是缺氧和二氧化碳潴留引起的多脏器功能紊乱。

(一)原发病临床表现

因原发病的不同而异。

(二)呼吸系统临床表现

周围性急性呼吸衰竭表现为呼吸困难。早期呼吸多浅速,但节律齐,之后出现呼吸无力及缓慢。凡呼吸减至 8~10 次/分提示病情极其严重。一旦减至 5~6 次/分,则数分钟内呼吸即可停止。呼气性呻吟是婴儿及儿童呼吸衰竭的另一临床征象。其机制是在呼气初会厌过早关闭,伴呼吸肌的积极收缩以增加气道压,从而维持或增加功能残气量。周围性呼吸衰竭严重时往往伴有中枢性呼吸衰竭。中枢性急性呼吸衰竭表现为呼吸节律不齐,早期多为潮式呼吸,晚期出现抽泣样呼吸、叹息样呼吸、呼吸暂停及下颌呼吸等。

（三）低氧血症临床表现

发绀：一般血氧饱和度<80%出现发绀。但是否出现与血中非饱和血红蛋白百分比有关。严重贫血虽缺氧严重，但发绀可不明显。休克时由于末梢循环不良，氧饱和度即使高于80%也可有发绀；神经系统：烦躁、意识模糊，甚至昏迷、惊厥；循环系统：心率增快，后可减慢，心音低钝，轻度低氧血症时心排血量增加，严重时减少，血压先增高后降低，严重缺氧可致心律失常；消化系统：可有消化道出血、肝功能受损；肾：尿少或无尿，尿中出现蛋白、白细胞及管型，因严重缺氧引起肾小管坏死，可出现肾衰竭。

（四）高碳酸血症临床表现

早期可有头痛、烦躁、摇头、多汗、肌震颤。神经精神异常表现有淡漠、嗜睡、谵语，严重者可有昏迷、抽搐、视盘水肿乃至脑疝。循环系统表现有心率快、心排血量增加，血压上升。严重时心率减慢、血压下降、心律不齐。毛细血管扩张表现为四肢湿、皮肤潮红、唇红、眼结膜充血及水肿。

（五）水与电解质紊乱

血钾多偏高，因缺氧影响泵功能，钾离子向细胞外转移。高碳酸血症使细胞内外离子交换增多也可致高血钾。但饥饿、入量少、使用脱水剂与利尿剂，又常引起低血钾、低血钠。酸中毒时肾排酸增多；同时二氧化碳潴留时，碳酸氢根离子代偿保留，因而血氯相应减少。

四、诊断

熟悉小儿急性呼吸衰竭常见病因，掌握临床表现，熟悉血气变化的意义，不难对急性呼吸衰竭作出诊断，并明确其类型和严重程度。

呼吸衰竭的血气诊断标准如下。

（一）Ⅰ型呼吸衰竭

Ⅰ型呼吸衰竭即低氧血症型呼吸衰竭。PaO_2<8.0 kPa(60 mmHg)，$PaCO_2$正常或降低，多因肺实质病变引起，主要为换气功能不足。

（二）Ⅱ型呼吸衰竭

Ⅱ型呼吸衰竭即高碳酸低氧血症型呼吸衰竭。$PaCO_2$>6.7 kPa(50 mmHg)，同时有不同程度低氧血症。多因呼吸泵功能异常及气道梗阻所致，主要为肺泡通气功能不足。在小儿，许多急性呼吸衰竭常是两种类型混合存在。

急性呼吸衰竭是小儿心搏骤停的最常见原因，尽早识别和恰当处理尤为重要。一般呼吸功能障碍都有一个逐渐加重的过程。因此严密观察评估患儿的意识状态、气道通畅程度、呼吸频率及呼吸做功等情况有利于识别潜在的呼吸衰竭，以便给予更早干预。

五、并发症

呼吸衰竭时易引起各种并发症，及时发现并适当处理这些并发症可改善预后。主要并发症有以下几种。

（1）感染：肺部感染或败血症为急性呼吸衰竭最常见的并发症，原因为继发性免疫功能低下、肺清除功能受损、导管的放置（气管插管、导尿管、静脉管、四腔气囊导管等）及其他器械污染等。

预防措施主要为加强消毒隔离及严格执行无菌操作。

（2）循环系统可见心律失常，应注意预防，如纠正低氧血症、治疗低钾血症及预防 pH 大幅波动。急性呼吸衰竭合并心力衰竭虽以右心衰竭为常见，但也应注意左心衰竭。

（3）胃肠道出血见于并发胃炎或溃疡时，原因为应激反应、胃扩张、胃酸度过高及应用激素。应密切注意红细胞比容、血红蛋白变化及有无大便潜血出现，可用抗酸剂及 H_2 受体拮抗剂预防。

（4）肾衰竭和酸碱平衡紊乱。

（5）弥散性血管内凝血特别是急性呼吸窘迫综合征及重症腺病毒肺炎小儿容易发生，应密切注意红细胞形态和血小板计数，并适时测定纤维蛋白原、凝血酶原时间及其他凝血参数。

六、治疗

治疗关键在于呼吸支持，以改善呼吸功能，维持血气接近正常，争取时间度过危机以利治疗原发病。基本原则是改善肺部氧合及促进二氧化碳排出。早期及轻症用一般内科疗法即可，晚期或危重病例则需气管插管或气管切开、进行机械通气等治疗。

（一）一般内科治疗

1.气道管理和通畅气道

保持合适体位，及时清除气道分泌物；加强湿化、雾化及排痰；解除支气管痉挛和水肿；对气道高反应性和有气道梗阻性疾病的患儿，在雾化液中加沙丁胺醇、异丙托溴铵和糖皮质激素等雾化吸入。

2.保障呼吸和大脑功能

给氧：以温湿化给氧为宜，根据患儿年龄、低氧程度选择给氧方法，如鼻导管、面罩、头罩和持续气道正压给氧。改善通气：通畅气道，必要时机械通气。降颅压、控制脑水肿。使用渗透性利尿剂的原则为"既脱又补""边脱边补"。

3.维持心血管功能

强心剂多用快速制剂，如毛花苷 C；利尿剂对右心衰竭及肺水肿有帮助；血管活性药。

4.其他药物治疗

针对病因对症用药。急性呼吸衰竭所致酸中毒通过积极改善通气可纠正，pH 小于 7.25 的代谢性酸中毒或混合性酸中毒加用碱性药物。

5.病因治疗

选用适当抗生素、抗病毒药。

6.液体治疗

液量一般 60～80 mL/(kg·d)，脑水肿时酌情减少。注意保持水电解质和酸碱平衡。

（二）机械通气

利用呼吸机产生间歇正压将气体送入肺内，再借胸廓和肺的自然回缩完成呼气。呼吸机的作用是改善通气功能和换气功能，减少呼吸肌做功，也有利于保持呼吸道通畅。机械通气的相对禁忌证为张力性气胸、肺大疱。

1.无创通气(noninvasive ventilation，NIV)

无创通气是指不经人工气道(气管插管或气管切开)进行的机械通气。目前临床常用的是经鼻塞、鼻/面罩进行的无创正压通气。儿科常用的 NIV 通气模式有如下。①持续气道正压(continuous positive airway pressure,CPAP):在自主呼吸条件下,提供一定的压力水平使整个呼吸周期内气道均保持正压的通气方式;②双水平气道内正压通气(Bilevel positive airway pressure,BiPAP):在呼吸周期中提供吸、呼气相2个不同水平的压力支持。与有创通气比较,无创通气可减少医源性感染(如呼吸机相关性肺炎)和喉部损伤,患儿能说话、进食和饮水;可以减少镇静剂用量,增加患儿舒适度等。

2.常规呼吸机通气

对难以解除的上气道梗阻、需清除大量下呼吸道分泌物、呼吸肌麻痹或需要应用较高的吸气压力以保证有效肺泡换气时,需要气管插管或气管切开行机械通气。通气模式有多种,如辅助/控制通气、压力支持通气等。其选择应结合患儿年龄、自主呼吸节律是否规整、呼吸力量强弱及呼吸衰竭的病理生理特点等综合考虑。应用呼吸机过程中,既要保证有效通气氧合,又要防止发生并发症,特别是呼吸机相关肺损伤。采用保护性肺通气策略、选择合适的呼气末正压和施行肺复张措施有利于减少并发症发生。

3.非常规呼吸支持

(1)高频通气:通气频率为正常呼吸频率4倍以上的机械通气称为高频通气。目前临床常用的为高频振荡通气(high frequency oscillatory ventilation,HFOV),它是在一密闭的系统中,用小于解剖无效腔的潮气量,以较高频率的振荡产生双相压力变化,从而实现有效气体交换的机械通气方法。

(2)体外膜氧合(extracorporeal membrane oxygenation,ECMO)是将静脉血从体内引流到体外,经膜式氧合器(膜肺)氧合后再用驱动泵将血液灌入体内,进行长时间心肺支持。膜肺可有效摄取氧和排出二氧化碳,全身氧供和血流动力学处于相对稳定状态,使心脏和肺得到充分休息,为肺功能和心功能的恢复赢得时间。根据血液引流和膜肺氧合血回输体内的血管类型,ECMO 有两种基本类型:①血液从静脉引出动脉注入为静脉-动脉 ECMO,可同时支持心脏和肺脏功能;②血液从静脉引出又注入静脉为静脉-静脉 ECMO,仅支持肺脏功能,用于严重呼吸衰竭而心功能尚好的患儿。

(3)表面活性物质:内源性表面活性物质由肺Ⅱ型细胞产生,主要功能是降低肺泡表面张力,防止肺不张。表面活性物质缺乏或功能异常的结果是 V/Q 失衡、肺内分流增加、低氧血症、肺顺应性减低及呼吸功增加。外源性表面活性物质治疗早产儿肺透明膜病的疗效是公认的,可将病死率降低40%,但对 ARDS 的治疗效果尚无定论。

(4)一氧化氮(nitric oxide,NO)是一种不稳定、气体状的、亲脂性自由基,是许多生理过程的内源性介质,参与肺、体循环血管张力的调节。吸入 NO 能缓解急性肺动脉高压,且证明 NO 是选择性肺血管扩张剂。随后多个研究评价了吸入 NO 对肺部氧合和肺动脉压的影响,均发现吸入 NO 数分钟后肺部氧合明显改善,而肺动脉阻力和平均肺动脉压明显降低。随后多个前瞻性对照研究观察了 NO 吸入对 ARDS 预后的影响,荟萃分析显示 NO 吸入并没有降低 ARDS 的28天病死率和总病死率,也没有缩短机械通气时间。

(鲍士伟)

第三节　重症急性胰腺炎

重症急性胰腺炎是急性胰腺炎伴有脏器功能障碍，或出现坏死（占胰腺的 30％以上）、脓肿或假性囊肿等局部并发症，或两者兼有。在儿童并不常见，大部分预后良好。重症急性胰腺炎（server acute pancreatitis，SAP）占急性胰腺炎的 1％～5％，其病死率可高达 50％，小儿 SAP 极为少见，但病情危重。

一、病因与发病机制

儿童急性胰腺炎的致病因素与成人不同，主要包括以下几方面。①特发性：指原因不明的，占到 30％左右；②腹部外伤：如车祸、虐待等，在美国，腹部外伤占到了 17％～34％；③胰胆管系统畸形：如先天性胰胆管发育异常、先天性奥狄括约肌发育异常、胰腺分裂、胆总管囊肿、胆总管结石病等；④并发于多系统疾病：如系统性红斑狼疮、克罗恩病等；⑤药物和中毒：如硫唑嘌呤、四环素、左旋门冬酰胺、丙戊酸钠、激素和免疫抑制剂等；⑥病毒感染：如腮腺炎病毒、风疹病毒、柯萨奇 B 病毒和人类免疫缺陷病毒等；⑦遗传因素和代谢异常：高钙血症、高脂血症等。感染引起的胰腺炎一般为轻型胰腺炎。

重症急性胰腺炎的发病机制并未完全阐明，目前的共识是胰酶消化自身胰腺和消化周围组织所引起的化学性炎性反应而引发胰腺炎。胰蛋白酶和抗胰蛋白酶系统、磷脂酶 A2 和血栓素 A2、胰腺血循环障碍、氧自由基、细胞膜的稳定性以及内毒素等在急性胰腺炎的发病机制中起了重要作用。近年来认为炎症介质、肠道屏障的破坏和微循环障碍在 SAP 的进程中起着很重要的作用。①炎症介质：SAP 时机体产生大量炎性细胞因子，同时对其失去正常控制，从而形成自身放大的连锁反应，产生更多的内源性有害物质，组织细胞功能广泛破坏，引起全身反应综合征（SIRS），并最终导致多器官功能障碍综合征（MODS）。参与全身炎症反应的炎症介质主要有细胞因子、血小板活化因子（PAF）、磷脂酶 A2、花生四烯酸代谢产物等。②肠道屏障的破坏：SAP 时，细胞因了和炎症介质使肠道黏膜通透性升高，肠道黏膜屏障破坏引起细菌移位；此外 SAP 时，广谱抗生素的使用破坏肠道菌群平衡，引起致病菌的生长，长期禁食和全胃肠外营养使肠道黏膜萎缩，细菌生长、移位。③微循环障碍：SAP 时，应激反应、血流动力学改变和炎症介质的作用使胰腺的血流灌注减少，引起微循环障碍，而微循环障碍导致的缺血缺氧和缺血再灌注损伤在 SAP 及胰外器官损伤中起重要作用。

二、病理及分型

急性胰腺炎可以分为轻型急性胰腺炎（即传统的急性水肿型胰腺炎，占绝大部分）和重型胰腺炎（即传统的急性出血坏死型胰腺炎）两种，重型胰腺炎多累及心血管、呼吸、肾脏等系统。轻型胰腺炎胰腺局限或弥漫性水肿、充血肿大、炎性细胞浸润、包膜紧张。重型胰腺炎组织结构破坏显著，呈现高度充血水肿，大片出血坏死，炎性细胞大量浸润，胰周脂肪组织坏死而形成皂化斑，腹腔内渗出可有混浊恶臭液体，后期可继发感染、胰腺脓肿。

三、临床表现

儿童急性胰腺炎的症状和体征多种多样，大部分多表现为腹痛伴有呕吐，腹部压痛和腹胀，腹痛可在 48 小时内急剧加重。部分患儿可出现发热、心率加快、黄疸、低血压、腹肌紧张、反跳痛和肠鸣音减弱。在重症急性胰腺炎患儿有时可看到脐部或腰部皮肤出现青紫块，前者称为 Cullen 征，后者称为 GreyTurner 征，为外溢的胰液穿透腹部、腰部肌肉，分解皮下脂肪，引起毛细血管出血所致。轻型胰腺炎临床过程平稳、死亡率低；重型者病情凶险、死亡率高，由于易并发全身炎症反应综合征、急性呼吸窘迫综合征、弥散性血管内凝血、消化道大量出血、全身或腹腔感染和多脏器功能障碍，因此病死率很高。

四、实验室及特殊检查

(一)淀粉酶

血清淀粉酶的测定对诊断急性胰腺炎有临床意义，但其高低与病情无明显相关性，血清淀粉酶水平较正常升高 3 倍以上就可考虑为胰腺炎。血清淀粉酶在起病 2～12 小时即升高，48 小时达到高峰，3～5 天逐渐恢复正常；尿淀粉酶在发病 12～24 小时升高，持续时间在 5 天以上。

(二)血脂肪酶

在发病 4～8 小时升高，24 小时到高峰，8～14 天降至正常，较淀粉酶升高的持续时间长，这对诊断有重要的临床意义，尤其对血清淀粉酶恢复正常的患儿具有较高的诊断价值。

(三)腹部 B 超

在发病初期 24～48 小时行 B 超检查，可以初步判断胰腺的形态学变化，同时有助于判断有无胆道疾病。但是由于受到胰腺炎时胃肠道积气的影响，有时超声检查不能对胰腺炎作出准确判断。

(四)CT 检查

CT 扫描及增强 CT 扫描是目前急性胰腺炎诊断、分期、严重度分级及并发症诊断最准确的影像学方法。CT 影像上胰腺炎性反应的严重程度分为 A～E 级。A 级，影像学为正常胰腺（0 分）；B 级，胰腺实质改变，包括胰腺局部或弥散性增大，胰腺内小范围的积液（侧支胰管或直径 <3 cm 的胰腺坏死所致）；C 级，胰腺实质及周围的炎性反应改变，除 B 级所述胰腺实质的变化外，胰腺周围软组织也有炎性反应改变；D 级，胰腺外的炎性反应改变，以胰腺周围改变为突出表现而不是单纯的液体积聚；E 级，广泛的胰腺外积液或脓肿，包括胰腺内显著的积液、坏死，胰腺周围的积液和脂肪坏死，胰腺脓肿。CT 检查严重程度的得分称为 CT 严重指数，其与预后密切相关。

五、并发症

(一)急性液体积聚

常发生于疾病早期，为胰腺内或胰周无囊壁包裹的液体积聚，多能自行吸收，少数发展为假性囊肿或胰腺脓肿。

(二)胰腺及胰周组织坏死

指胰腺的局灶性或弥漫性坏死，伴胰周组织脂肪坏死。目前增强 CT 扫描是判断胰腺坏死的最佳方法。

(三)胰腺假性囊肿

为胰腺炎后形成的有纤维组织或肉芽囊壁包裹的液体积聚,多数经影像学检查确定。

(四)胰腺脓肿

多数情况下由局灶性坏死液化继发感染而形成,常发生于重症急性胰腺炎的后期。有脓液存在,细菌或真菌培养阳性是其区别于感染性坏死的特点。

六、诊断与鉴别诊断

诊断急性胰腺炎一般需符合以下 3 条中的 2 条:①具有急性胰腺炎特征性腹痛;②血淀粉酶和/或脂肪酶升高至正常值上限的 3 倍以上;③具有急性胰腺炎特征性的 CT 平片表现。重症急性胰腺炎指胰腺炎伴有器官衰竭和/或局部并发症,器官衰竭指休克、肺功能不全、肾衰竭或胃肠道出血。

七、治疗

目前小儿 SAP 的治疗也强调以非手术为主的综合治疗原则,主要包括支持治疗、加强监护、镇痛解痉、胰腺休息、防治感染、营养支持、中药治疗。近年来持续血液净化也被应用于重症急性胰腺炎的治疗中。

(一)支持治疗

支持治疗尤其是防止低氧血症和保证充分补液是治疗的关键。推荐于第一个 24～48 小时给予氧疗,尤其是应用麻醉剂镇痛者。低血容量可累及胰腺微循环,是重症(坏死性)胰腺炎发生的主要原因,且可引起肠缺血,导致肠道通透性增加,是继发胰腺感染的重要原因。有大量试验证据显示早期的积极补液和改善氧供可提高生存率。临床上液体补充是否充分可通过监测生命体征、尿量和中心静脉压来判断,并根据血气结果,调整和补充钾、钙离子及纠正酸碱失衡,应注意输注胶体物质和补充微量元素、维生素。同时,对急性胰腺炎患儿应加强监护,出现器官功能不全特别是持续性低氧血症、静脉输液无效的低血容量和肾功能不全(如 Cr>0.1 mmol/L)者应立即转诊 ICU。在发病早期,观察的重点应放在循环系统,防止和纠正休克,同时注意监测血氧饱和度,保持呼吸道的通畅;监测肾功能,每天复查肌酐和尿素氮,观察尿量和尿比重变化;密切观察腹部体征的变化,对大量血性腹水可考虑腹腔穿刺灌洗。病情稳定后,若腹部及其他体征和症状再次加重,应考虑感染的可能,复查血常规、腹部 CT 扫描或 B 超检查,必要时做腹腔穿刺、抽液培养。

(二)胰腺休息

禁食、胃肠减压可缓解腹胀、呕吐,更重要的是减少胃液、胃酸对胰酶分泌的刺激,从而减少胰酶和胰液的分泌,使胰腺得到休息。此外可使用药物来抑制胰腺的分泌,常用的药物有以下几种。①抗胆碱能药物:阿托品、山莨菪碱;②抑制胃酶药物:雷尼替丁、法莫替丁、奥美拉唑等可减少胃酸的分泌,并有抑制胰酶的作用;③抑制胰蛋白酶活性药物:抑肽酶、加贝酯等。近年来,生长抑素(奥曲肽、施他宁)已较广泛应用于 SAP 的治疗。乌司他丁作为一种广谱的胰酶抑制剂和膜稳定剂,也已广泛用于临床治疗该病,(10～20)万 U/d。疼痛剧烈时考虑镇痛治疗,包括每 2～4 小时予哌替啶 1 mg/kg 和吗啡 0.1 mg/kg,吗啡的止痛持续时间较长。

(三)抗生素的使用

临床研究揭示:40%～70%的重症急性胰腺炎有继发感染,且死亡病例中 80%与感染有关。

此外,重症急性胰腺炎还可并发腹腔脓肿、呼吸道和尿路感染及败血症。因此,重症急性胰腺炎患者及时、合理抗感染治疗对改善预后极为重要。抗生素的应用应遵循抗菌谱为革兰阴性菌和厌氧菌为主、脂溶性强、有效通过血胰屏障等三大原则。三代头孢菌素、哌拉西林、亚胺培南、喹诺酮类抗生素(环丙沙星、氧氟沙星)对重症急性胰腺炎的抗感染均有较好疗效;碳青霉烯类抗生素在治疗重症急性胰腺炎方面优于喹诺酮类;而甲硝唑类对厌氧菌有效,且脂溶性大,可与上述两种抗生素合用,是目前公认的辅助性抗炎药。CT 或 B 超引导下行胰腺细针抽吸做细菌培养,可为抗生素的选择提供新的依据。

(四)血液净化

血液透析/滤过治疗可直接清除血浆中的胰酶等,通过一定孔径的滤膜选择性地清除血浆中小于滤膜孔径的抗炎和致炎炎症递质和细胞因子,从而降低全身炎症反应强度和胰腺损害,使病情得到控制和好转,是目前早期清除重症急性胰腺炎患者血浆中胰酶、炎症递质和细胞因子的最有效方法。而且它能排出体内过多的水分,减轻组织间质水肿,改善组织的氧利用,清除代谢产物,纠正水电解质、酸碱失衡,维持内环境稳定,为营养与支持创造条件,改善心、肺、肾、肝脏等器官的功能。血液滤过能更快地改善重症急性胰腺炎发病后腹痛、腹胀的局部症状而缓解病情。此外,重症急性胰腺炎早期死亡的主要原因为并发多器官功能衰竭,而晚期死亡的主要原因为并发感染,早期血液滤过治疗明显降低了多器官功能衰竭和感染的发生率。但目前在血液净化治疗重症急性胰腺炎领域尚有不少问题有待解决,如治疗机制、治疗指征、时机和剂量的合理选择等。

(五)营养支持

急性胰腺炎患者处于高度应激状态,分解代谢亢进,多呈负氮平衡,从而对并发症的易感性增强。营养治疗的目的是要在不刺激胰腺分泌和不加剧胰腺自身消化的基础上,满足新陈代谢的需要,提高机体对多因素刺激的耐受性。对于轻、中型的急性胰腺炎,一般在病程的 4 天内即能进食,不需要空肠营养或静脉营养。对于重症急性胰腺炎,根据病情发展和转归,分阶段选择营养途径及方式。在疾病早期,肠外营养是重症急性胰腺炎早期较为理想的营养支持方式,目前认为,急性胰腺炎患者应用含脂肪乳剂的肠外营养是安全、有效的,但在静脉营养使用过程中需监测甘油三酯水平。长期肠外营养及禁食状态会导致肠道黏膜萎缩,肠道通透性增加,肠道细菌和内毒素移位,触发 MODS 的发生,并导致胰腺二次感染,甚至胰腺坏死。因此在经过动态 CT 扫描等检查明确胰腺坏死灶局限、炎症减轻、渗出消退、无继发感染、胃肠功能恢复、全身状况稳定的条件下应尽早开始肠内营养。肠内营养的给予有 3 种主要途径:①经鼻空肠置管;②经皮内镜空肠造瘘;③术中空肠造瘘。经鼻空肠置管因其无创性应用较广泛,但在幼儿,经鼻空肠置管较困难。肠内营养的实施宜从小剂量开始,循序渐进,根据患者的代谢情况调整肠内营养的剂量,最好应用输液泵控制连续滴注,病情稳定后可过渡到口服饮食。

(六)中药治疗

中医药可通过清洁肠道、促进肠道动力恢复、维护肠道黏膜屏障和保护胰腺、抑制胰酶活性、减少炎性细胞因子的释放、抗氧化和清除自由基及改善微循环障碍来延缓病情恶化并促进恢复。对不需胃肠减压的患者实行"禁食不禁中药"的原则外,对必须进行胃肠减压的患者,可以定时从胃管鼻饲中药,将胃肠减压与鼻饲中药结合起来。常用中成药复方清胰汤加减,酌情每天 3～6 次,注入后夹管 2 小时;单用生大黄 15 g 沸水化开、滤渣,胃管内灌注,每天 2 次;芒硝腹部外敷,每次 500 g,1 周左右更换。

（七）手术治疗

急性胰腺炎患者仅少数需要手术，要严格掌握手术的指征和时机。在疾病早期，若存在以下情况可考虑手术治疗：①有顽固性呼吸和心血管功能障碍，非手术治疗不能缓解者；②不能控制的胰腺出血；③积极非手术治疗，症状、体征不缓解并加重，且 B 超或 CT 检查显示胰外浸润扩大；④合并胃肠穿孔者；⑤诊断不明，不能排除其他外科急腹症者。胆总管嵌顿结石宜在病情稳定后施行内镜逆行胰腺（导管）插管术（ERCP）切开乳头取石。在疾病后期，胰腺和胰周坏死组织感染或脓肿形成是手术治疗的绝对指征；其他，如假性囊肿巨大有压迫症状或引起消化道梗阻、进行性胀大有破裂倾向等也是手术指征。

（鲍士伟）

第四节　再生障碍危象

在慢性溶血过程中，突然发生短暂的骨髓红细胞系统生血抑制，而引起一过性的严重贫血称再生障碍危象，与再生障碍性贫血不同。本病为自限性，病程短，预后良好。在缺铁性贫血及恶性营养不良等疾病中亦可见到。

一、病因

慢性溶血性疾病发生再生障碍危象的病因，过去一直不为人所知，直到 1981 年 Pattison 等在6例呈现再生障碍危象的镰状细胞贫血患儿的血清中发现了人类微小病毒（human parvovirus, HPV）B19，才证明了人类微小病毒与慢性溶血性贫血再生障碍危象的联系。PVB19 为体积微小、无包膜的单链 DNA 病毒，衣壳呈 20 面体立体对称，直径 20～25 nm，基因组全长为 516 kb，相对分子质量$1.55 \times 10^6 \sim 1.97 \times 10^6$ Da（道尔顿），DNA 占病毒体全重的1/2。X 射线晶体衍射分析重组 B19 样颗粒分辨率为3.5 A，是第一个接近原子状态的红病毒结构。主要衣壳蛋白多肽折叠呈"果冻卷"样，上有类似于其他20 面体的 β 桶式模序，与 β 桶相连的 Loop 区形成的结构特性可以区别 B19 和其他微小病毒。在 8 A 分辨率时，B19 不像人和猫微小病毒，在三维 20 面体的轴线上缺乏针状突起物，这种针状区所含的氨基酸残基可能与宿主识别和抗原性有关，亦表明在自主微小病毒的亚群间存在明显差异。PVB19 衣壳由 58 kD 主要结构蛋白（VP2）和 83 kD 次要结构蛋白（VP1）构成。VP2 占整个衣壳的 95%，VP1 则占 5%。VP1 和 VP2 来源于重叠的 ORF，其蛋白序列为共线性，即在羧基端完全一样；但 VP1 还包含一个区别于氨基端的、由 227 个氨基酸组成的亚基。VP1 和 VP2 由基因组右侧 ORF 编码，而基因组左侧 ORF 则编码77 kD的非结构蛋白 NSl。NSl 是一种磷蛋白，具有重要的调节功能，包括解螺旋酶和位点特异性内切酶的活性，以及核定位信号。研究表明，NSl 能影响红系细胞UT7/Epo-S1的 G1 阻抑，而非 G2。B19 通过 p6 启动子分别表达结构基因和非结构基因。已有证据表明，NSl 可直接与 p6 启动子和细胞转录因子 Sp1/Sp3 相互作用，以影响转录调控。由于 NSl 的细胞毒作用，目前尚无能在体外持续培养 B19 的细胞系。此外，在被感染细胞中还发现两种多肽的拼接转录。这两种小分子多肽，一个由基因组中段的区域编码，相对分子质量为7.5 kD，另一个由基因组最右边的区域编码，相对分子质量为 11 kD，但功能不清楚。在 B19 基因组的两末端各由

338个核苷酸组成反向重复序列,折叠成发夹状结构,此保守序列与病毒的复制有关。PVB19是一种红病毒。近年来至少发现3种红病毒株(B19、A6/K71和V9)以及B19的新基因型。Servant等建议将B19株归类于基因型-1红病毒,而新发现的A6和K71分离株归于基因型-2红病毒,V9株则归于基因型-3的原型。V9株的核苷酸序列与B19相比有12%的变异。大多数的变异位于5'端VP1区;但序列变异点并不局限于这一区域,而是散布于整个基因组中。K71株分离自感染者皮肤,与B19和V9相比,分别有10.8%和8.6%的变异。最新的系统发生和进化动力学分析发现微小病毒更类似于RNA病毒,存在高变异率,如B19红病毒株大约每年每个位点有10(-4)个核苷酸被置换。HPV-B19与其他病毒不同,对热敏感,56 ℃ 30分钟时,其生物活性明显降低。HPV的传播方式仍不清楚,最有可能是粪-口、口-口或呼吸道传播,血液及血浆制品亦被认为是一种传播途径,但不是一个主要的途径。HPV感染往往在家庭内暴发,除慢性溶血性贫血发生再生障碍危象外,家庭中的其他正常成员亦可同时受到感染。

二、发病机制

人是PVB19的唯一宿主。B19感染有严格的组织特异性或亲嗜性,其亲嗜性决定簇和氨基酸残基(317和321)位于20面体表面的结构域中,决定着病毒-宿主的相互作用。B19病毒仅在人骨髓和血中原始红细胞(晚期红系前体细胞和红系祖细胞)中复制增殖。在这些细胞表面存在B19的受体——P血群抗原,为红细胞糖苷酯(Gb4),即红细胞膜上的一种中性糖鞘脂类(glyco-sphingolipids,GSLs),在人体内呈限制性分布,主要存在于红系细胞,也见于血小板以及来自心、肝、肺、肾和内皮的组织以及滑膜上。中性GSLs表达及与病毒衣壳结合的组织趋向性,与机体B19相关疾病发生部位一致。P抗原的表达始于胚胎时期,在胎盘的绒毛膜滋养母细胞上能检测到P抗原。妊娠前3个月,P抗原呈高表达,4～6个月开始下降,约第8个月时几乎检测不到。B19通过妊娠早期高水平表达的P抗原通路从母体传给胎儿,感染原始红细胞并得以增殖。有学者用^{125}I标记VP2蛋白证明了B19和绒毛膜滋养母细胞的相互作用是通过P抗原介导的。人群中红细胞P抗原缺乏者无B19感染,但这类人非常少见,大约每20万人中有1人缺乏P抗原。有研究发现细胞P抗原表达水平并不与病毒结合效率直接相关。尽管观察到有P抗原表达及与病毒结合,但有些细胞系仍不能被B19所传染,这表明细胞表面还存在一种协同受体,对于该病毒进入人体细胞是必需的,研究发现多种β整合素可能是B19感染的协同受体。B19病毒进入细胞后,在宿主细胞核内复制,形成核内包涵体的大细胞。由于病毒的直接作用或病毒蛋白介导的细胞毒作用,引起感染细胞溶解。NS1蛋白可能与肿瘤坏死因子和凋亡因子的产生有关,并可通过激活促凋亡蛋白(bax)的过度表达和/或抑制凋亡蛋白(bcl-2)的表达,从而加速感染的组织细胞凋亡。研究表明缺氧[1%(V/V)O_2]能引起B19表达的上调,同时伴有病毒复制和感染性病毒体产生的增加。慢性溶血性贫血患儿感染B19病毒后,其血清中用电镜可发现病毒颗粒,随后可检出特异性HPV-IgM,HPV特异性抗体的检出,除能确诊本病外,并能证实为新近感染。再生障碍危象已见于椭圆形细胞增多症、遗传性球形红细胞增多症、镰状细胞贫血及其他血红蛋白病、丙酮酸激酶缺乏症及自身免疫性溶血性贫血等先天性慢性溶血性疾病。

三、临床表现

95%以上的再生障碍危象是由B19感染引起的,大多发生在15岁以下慢性溶血性疾病的儿童,如镰状细胞贫血和遗传性球形红细胞增多症。正常人B19感染后血红蛋白虽暂时下降至

100 g/L左右，但一般不出现临床症状。约70%慢性溶血性贫血患者，由于血红蛋白减少，红细胞生存期缩短，B19感染能导致再生障碍危象的发生，表现为虚弱、嗜睡和皮肤苍白等，亦偶见皮疹。血红蛋白降至40 g/L以下时，网织红细胞缺乏，骨髓象显示细胞系的再生不良或再生障碍，此时可出现发热、寒战、嗜睡及干咳、咽痛、恶心、呕吐、腹痛、腹泻等急性呼吸道和胃肠道症状。因血红蛋白急剧下降，患儿面色苍白、乏力，但无溶血、黄疸或黄疸加重等表现。本症预后良好，多在7~10天恢复，常需输血治疗，不然会有生命危险。经治疗症状消退，血液学改变恢复正常。再生障碍危象快速恢复的原因，可能是恢复期产生中和抗体，使HPV失去活性的结果。

四、实验室检查

(1)血红蛋白急剧下降或原有贫血突然加重。血红蛋白常降至20~60 g/L。

(2)白细胞、血小板计数正常，少数病例两者均减少。

(3)网织红细胞较发病前明显减少，可降至1%以下，甚至为0。

(4)骨髓象：红细胞系统增生受抑制，有核红细胞很少，粒红比例约为8：1，可见巨大的原红细胞，绝大多数的患儿可发现，是再生障碍危象的特征之一。粒细胞系统可减少或相对增高，巨核细胞在有血小板数减少的病例常减少，淋巴细胞往往相对增多。

(5)胆红素不增加甚或减少。

(6)血清铁、血清铁饱和度增加，血中促红细胞生成素增高，当骨髓造血功能恢复时，三者可突然下降。

(7)有关先天性慢性溶血性贫血的实验室检查，以确定原发病的诊断。

(8)细胞免疫的检测：一直以来体液免疫反应被认为是抗B19感染的最重要方式，因此B19的细胞免疫研究相对滞后。1996年首次观察到针对大肠埃希菌表达的VP1、VP2和NSl抗原的B19特异CD4$^+$T细胞反应。分析16例无B19急性感染的献血者(10例血清学阳性，6例为阴性)T细胞反应，经体外VP2抗原刺激后，90%血清学阳性的献血者出现特异性T细胞反应；VP1抗原刺激后有80%出现VP1介导的特异反应。血清学阳性和阴性的献血者针对NSl的T细胞增生没有显著性差异。另外发现HLAII类特异性单克隆抗体能抑制T细胞增殖，表明B19的效应T细胞群是CD4$^+$T细胞。在外周血单个核细胞(PBMC)中去除CD4$^+$或CD8$^+$T细胞以及刺激残余细胞群亦证实了这一结果。有人采用B19候选疫苗、D19重组蛋白以及VP1和VP2，在近期和既往B19感染者PBMC中观察到显著的体外T细胞反应。近期感染者中针对B19衣壳的T细胞反应非常显著，平均T细胞刺激指数(SI)为36；既往感染者的T细胞刺激率也与之相似，血清学阴性者的SI值大约为3.3，而所有T细胞反应群均为CD4$^+$T细胞。采用MHC四倍体复合物结合法，检测21例健康志愿者、HIV感染者的成人和儿童针对NSl表位的CD8$^+$T细胞特异性识别的免疫反应，其中16例志愿者为HLA相匹配(HLAB35)，6例不匹配。63%相匹配者中出现特异性CD8$^+$T细胞反应。采用干扰素-1(IFN-1)ELI斑点法也在上述人群中观察到72%相匹配者的T细胞反应；还发现健康人群和HIV感染者的B19特异性CD8$^+$T细胞水平相似。上述结果表明细胞毒性T细胞在对抗B19感染中起到重要的作用，而B19特异性的T细胞反应可提供诊断B19既往感染的新方法。评估T细胞反应对认识B19感染的机制非常重要。有人发现1例持续性B19感染的AIDS患者，在B19感染恢复中没有出现特异性抗体反应。用IFN-γELI SPOT和四倍体结合法，在2例健康成人和2例B19阴性的HIV感染者中进一步观察到B19特异的CD8$^+$T细胞反应。提示在没有体液免疫反应的情况下存在细胞免疫反应,更表明细胞免疫在抗 B19 病毒感染中的重要作用。

(9)细胞因子的检测:细胞因子的遗传多态性可能影响 B19 感染者的临床症状,如转化生长因子 β(TGF2β)等位基因与 B19 急性感染时皮疹的发生有关;而 IFN-γ 等位基因则与 B19NS1 抗体的产生有关。有报道在急性 B19 感染者体内观察到明显的 T 细胞转录激活现象,引起白细胞介素(IL)-1β、IL-6 和 IFN-γ 的 mRNA 水平增高。研究急性 B19 感染者血清发现,急性期 IL-1β、IL-6、IFN-γ 和肿瘤坏死因子-α(TNF-α)分泌,且 IFN-γ 和 TN-Fα 维持高水平,并在 2 个月至 3 年后仍可检测到。NS1 蛋白的表达可引起许多培养细胞(包括造血细胞系和人脐静脉内皮细胞)中炎性细胞因子 IL-6 水平的增高,IL-6 与滑膜细胞增生和关节炎有关。在风湿性关节炎患者的关节中发现高水平的 IL-6 和其他炎性细胞因子,抗 IL-6 抗体能抑制风湿性关节炎的临床症状。近期 B19 感染的儿童与恢复期成人相比,体内 T 辅助细胞(Th₁)产生 IFN-γ 减少,IL-2 则无影响。在 B19 相关性急性心肌炎的婴儿体内可检测到高水平的 IL-6、IFN-γ、TNF-α 和 IL-8。在 B19 抗体阴性的孕妇中观察到 IFN-γ 和 IL-2 的体外生成较健康非孕者低,说明孕妇的免疫反应可能出现双抑制,因而增加了胎儿感染 B19 的危险。此外,在 B19 血清学阳性的孕妇,母体和胎儿体内 IL-2 的水平可以决定妊娠结果,胎儿高水平的 IL-2 预示妊娠结局不良。

五、并发症

PVB19 能引起传染性红斑(erythema infectiosum,EI,又称第五病)、自发性流产和急性关节炎等多种临床疾病综合征。

(一)宫内感染

妊娠期 B19 感染会导致严重并发症,包括胎儿贫血、自发性流产、非免疫性胎儿水肿(NIHF)和宫内死亡(IUFD)。30%～40%女性血清抗体阴性,为易感者。胎儿垂直感染率为 33%,甚至可高达 51%。欧洲每年新生婴儿约 400 万,而 30%孕妇 B19 抗体阴性,所以每年超过 120 万孕妇为易感者。假定总感染率和胎儿流产率为 0.2%,保守估计每年有将近 3 000 例胎儿流产。疾病暴发时,学校里感染率为 25%,家中感染率为 50%。孕妇感染 B19 的 2～4 周后可出现 NIHF,10%～20%的 NIHF 病例与 B19 感染有关。而与胎儿水肿相关的 IUFD 病例常发生于妊娠第 4～6 个月。B19 感染关键时期在怀孕 16 周内,多数胎儿死亡病例发生在妊娠第 4～6 个月。此时胎儿免疫系统发育不成熟,且 B19 只感染原始红系细胞,胎儿体内红细胞寿命短,红细胞大量生成造成容积迅速扩大 3～4 倍。B19 可诱导细胞凋亡,最终抑制红细胞生成,导致严重的胎儿贫血。妊娠期 PCR 筛查是诊断 B19 宫内感染最敏感的方法。

(二)关节病

B19 感染常引起关节炎和关节痛,主要侵犯手、腕和膝部小关节,女性(60%)多于男性。平均 50%的传染性红斑患者有长达 1 个月以上的持续关节症状,多数症状在 3 周内消退,对关节无任何损害。但约 20%的女性会出现持续性或复发性关节病。大约有 75%合并皮疹。发病者多数都有近期 B19 感染史和血中高水平抗 B19 抗体。研究发现 B19 相关性关节炎与患者人类白细胞抗原(HLA)单倍体有关,HLA DR4 或 B27 的个体最易患。关节炎的发病机制尚不清楚,其症状通常出现在 B19 特异性抗体产生之后,可能是由于免疫复合物所致。B19 可侵入具有 B19 受体、但分裂不活跃的细胞,导致细胞毒性 NS1 蛋白过量表达,引起炎性细胞因子前体的分泌增加,最终会引起炎症和细胞损伤。这些改变常见于 B19 相关性关节炎和 B19 引起的自身免疫紊乱患者。B19 亦可能由抗磷脂抗体介导参与诱导自身免疫反应,在 B19 持续感染者体内发现有这种抗体。

六、诊断

(一)B19 抗体的检测

B19 抗体的检测是目前诊断 B19 感染和流行病学调查的主要方法。病毒血症出现在感染 1 周后，通常持续 5 天。在病毒血症后期(感染第 10 或 12 天)可检测到 B19 特异性 IgM 抗体，持续约 5 个月以上，大约在感染 15 天后能检测到特异性 IgG 抗体，并维持高滴度数月，或长期存在体内。临床症状出现后的短时期内可检测到 IgA 抗体。抗体的产生与病毒的清除有关，对大多数免疫功能正常的个体，B19 感染所产生的抗体可以预防 B19 相关疾病的发生。

(二)抗原的选择

近期或既往 B19 感染的准确诊断有赖于采用真核表达(杆状病毒表达系统)的衣壳蛋白进行特异性抗体检测，或采用 PCR 筛查血浆标本。而以大肠埃希菌表达的 B19 蛋白为靶抗原的抗体检测会出现假阴性，因为原核表达蛋白在操作过程中易发生变性，从而失去构象性表位。杆状病毒真核表达系统的优点在于能直接进行翻译后的蛋白折叠，对产生可溶性的、构象完整的 VP2 衣壳蛋白非常关键。VP1 与 VP2 蛋白不同，不产生可溶性衣壳结构，但可表达"构象完整"的衣壳，能维持天然病毒的构象性表位。现已完成真核表达系统 VP1 和 VP2 的共表达，产生无病毒核酸的空衣壳，其抗原性与天然病毒颗粒相似。这种具有共同衣壳蛋白的构象性表位，对于准确检测 B19 感染非常重要。

(三)B19 IgM 的检测

急性 B19 感染可检出特异性 IgM 抗体。针对 VP1 和 VP2 线性表位及构象性表位的 IgM 抗体，通常在感染后第 7~10 天出现；而针对 VP1 和 VP2 构象性表位和针对 VP1 线性表位的 IgM 抗体在感染后以相同的频度同时出现。同时还发现，针对次要衣壳蛋白(VP1)的 IgM 抗体可在感染后维持较长时间。检钡 4 构象性 VP1 抗体可能不是诊断急性 B19 感染的合适指标。诊断 B19 感染时，衣壳蛋白构象性表位的 IgM 反应性没有差别，且 VP1 和 VP2 天然抗原和线性抗原的 IgM 反应性也无差别。目前还没有 B19 IgM 抗体制备的国际标准。利用 B19 重组 VP2 蛋白检测人血清或血浆中的特异性 IgM 抗体，其敏感度为 89.1%，特异性为 99.4%，广泛用于近期 B19 感染诊断，特别是检测免疫缺损者和儿童低滴度 B19 特异性 IgM 抗体。检测 B19 病毒 NSl 蛋白 IgM 抗体可作为近期 B19 感染的标志。用 ELISA 检测发现 27.5%(11/40)的 VP2 IgM 抗体阳性的标本也含有 B19 NSl IgM 抗体；但采用 Westernblot 分析时，没有出现 NSl IgM 抗体反应，表明构象性表位对于检测非常关键。检测 B19 病毒 NSl IgG 和 IgM 抗体对诊断急性感染也非常有意义，是对常规以 B19 衣壳蛋白作为诊断抗原的补充。

(四)B19 IgG 的检测

既往感染可检查 B19 IgG 抗体，主要是 VP1 和 VP2 构象性表位的 IgG 抗体。IgG 抗体的产生伴随着 IgM 抗体的下降。感染后针对 VP1 和 VP2 构象性表位的 IgG 抗体持续存在；但针对 VP1 和 VP2 线性表位的抗体却在感染后下降(VP2 抗体下降突然，而 VP1 抗体则下降缓慢)。针对 VP2 线性表位的抗体通常在感染后 6 个月内消失，其初始反应直接针对一种急性期血清中的七肽(第 344/350 位氨基酸)。过去认为 VP1 蛋白，尤其是 VP1 独特区域是抗原决定簇，因此对血清学检测非常关键。现已经证实，即使在没有 VP1 独特区 IgG 抗体时，VP2 的抗体亦一直存在。尽管针对 B19 衣壳蛋白线性表位的抗体反应会消失，但针对两种衣壳蛋白构象陆表位的抗体会持续存在。经 FDA 批准的 B19 IgG 抗体(作为既往感染的标志)检测试剂盒采用微孔板免疫分析法,以杆状病毒系统表达的 VP2 来检测 B19 病毒和红病毒 V9 IgG 抗体,要比大肠埃希菌表达的 VP1 免疫试验盒检测准确、可靠。研究发现检测 B19 NSl 抗体有助于 B19 感染的诊断。既往感染的对照组和慢性感染患者 NSl IgG 抗体水平没有显著差异。采用大肠埃希菌表达系统调查近期感染的孕妇血清,其 NSl IgG 抗体检出率最高(61%)。近期感染的标本几乎都有 NSl IgG 抗体反应。当病毒被清除时,NSl 特异性 IgG 抗体反应开始下降。因此,在检测抗 VP2 线性表位抗体 IgG 的同时,检测 NSl IgG 抗体,可作为近期感染的标志。目前采用 B19 衣壳蛋白 VP2 检测 IgM 和 IgG 抗体是免疫学检测方法中最可靠的。当联合应用 VP2 和 NSl 蛋白进行检测时,IgG 和 IgM 抗体的检出可能有助于诊断 B19 近期感染。同样采用 VP2 检测红病毒 V9 抗体也是可行的。

(五)PCR 检测 B19 DNA

PCR 可作为临床 B19 抗体筛查的补充,并能提高 B19 诊断的敏感性,但应用时必须特别慎重,因为:①B19 感染常出现高浓度的病毒血症,形成大量复制拷贝,可能会引起其他组织 PCR 假阳性,尤其是采用巢式 PCR 检测时;②B19 DNA 的检出并不一定表示急性感染;③许多 PCR 采用敏感性不明确的内部引物对;④因序列间的差异微小,可能会出现非 B19 病毒株的假阳性(如红病毒 V9、K71 或者 A6);⑤许多抽提技术只适合从血清或仅从血浆中而不适合从固体组织(如胎盘或胎儿组织)纯化 DNA。急性 B19 感染时,病毒滴度能达到相当于每毫升血约 1 012 基因组当量。免疫力正常的个体,在感染至少一个月后可以检测到病毒 DNA。慢性 B19 感染时,在体内无 B19 IgM 或 IgG 抗体情况下,病毒可持续存在。免疫力正常机体 B19 DNA 可长时间维持在低水平。因此,采用定性 PCR 检测 B19 DNA 并不总能表示近期感染。采用实时定量 PCR 追踪从急性感染到恢复期的 B19 DNA,急性期病毒载量可达 8.8×10^9 基因组当量或毫升血,而特异性抗体 IgM 阳性,IgG 则为阴性。恢复期病毒载量下降至 95 基因组当量/毫升血,IgM 抗体消失,构象性 IgG 抗体反应增强,此后的标本则查不到 B19 DNA。免疫力正常的宿主清除 B19 DNA 非常缓慢,这使定性 PCR 很难鉴别近期感染或慢性感染。世界卫生组织(WHO)建立了微小病毒 B19 检测的国际标准(NIBSC 99/800)。采用 WHO 标准,联合应用 PCR-ELISA 可以检出低至 1.6×10^3 IU/mL 的 B19 DNA;而用实时定量 PCR 可以达到 15.4 IU/mL 的灵敏度(10Baxter 单位/mL)。这些标准化的方法不仅可以用于实验室诊断,也可以用于血浆和血制品的快速筛查,还可以用于确定 B19 DNA 含量和提高产品的安全性。PCR 还可以在 B19 DNA 阴性但有 B19 感染临床症状的患者中筛查红病毒 V9。巢式 PCR 法同时可以精确扩增 V9 和 B19 DNA,该法先用一对通用引物进行第一轮扩增,然后用不同引物对 B19 和 V9 进行随后的扩增。而 TaqMan 系统则能检测 3 种基因型的 B19 病毒。

(六)病毒颗粒

电镜可以直接在患儿血清中看到。

七、治疗

(1)对贫血严重者给予输血,更昔洛韦治疗,激素治疗等。
(2)治疗原有的慢性溶血性贫血。

(鲍士伟)

第三章

小儿神经系统常见病

第一节 先天性脑积水

先天性脑积水是因脑脊液容量过多导致脑室扩大、皮层变薄,颅内压升高。先天性脑积水的发生率为(0.9~1.8)/1 000,每年死亡率约为1%。

一、脑脊液的产生、吸收和循环

脑脊液(CSF)的形成是一个能量依赖性的,而非颅内压力依赖性的过程,每天产生450~500 mL,或每分钟产生0.3~0.4 mL。50%~80%的脑脊液由侧脑室、第三脑室和第四脑室里的脉络丛产生,其余的20%~50%的脑脊液由脑室的室管膜和脑实质作为脑的代谢产物而产生。

与脑脊液的形成相反,脑脊液的吸收是非能量依赖性的过程,以大流量的方式进入位于蛛网膜下腔和硬膜内静脉窦之间的蛛网膜颗粒内。脑脊液的吸收依赖于从蛛网膜下腔通过蛛网膜颗粒到硬膜静脉窦之间的压力梯度。当颅内压力正常时[如<0.7 kPa(5 mmHg)],脑脊液以0.3 mL/min的速率产生,此时脑脊液还没有被吸收。颅内压增高,脑脊液吸收开始,其吸收率与颅内压成比例。此外,还有一些其他的可能存在的脑脊液吸收途径,如淋巴系统、鼻黏膜、鼻窦以及颅内和脊神经的神经末梢,当颅内压升高时,它们也可能参与脑脊液的吸收。

脑脊液的流向是从头端向尾端,流经脑室系统,通过正中孔(Luschka孔)和左右侧孔(Mágendie孔)流至枕大池、桥小脑池和脑桥,最后,CSF向上流至小脑蛛网膜下腔,经环池、四叠体池、脚间池和交叉池,至大脑表面的蛛网膜下腔;向下流至脊髓的蛛网膜下腔;最后被大脑表面的蛛网膜颗粒吸收入静脉系统。

二、发病机制

脑脊液的产生与吸收失平衡可造成脑积水,脑积水的产生多数情况下是由于脑脊液吸收功能障碍引起。只有脉络丛乳头状瘤,至少部分原因是脑脊液分泌过多引起。脑脊液容量增加引起继发性脑脊液吸收功能损伤,和/或脑脊液产生过多,导致脑室进行性扩张。在部分儿童,脑脊液可通过旁路吸收,从而使得脑室不再进行性扩大,形成静止性或代偿性脑积水。

三、病理表现

脑室通路的阻塞或者吸收障碍使得颅内压力增高,梗阻近端以上的脑室进行性扩张。其病理表现为脑室扩张,通常以枕角最先扩张,皮层变薄,室管膜破裂,脑脊液渗入到脑室旁的白质内,白质受损瘢痕增生,颅内压升高,脑疝,昏迷,最终死亡。

四、病因与分类

脑积水的分类是根据阻塞的部位而定。如果阻塞部位是在蛛网膜颗粒以上,则阻塞部位以上的脑室扩大,此时称阻塞性脑积水或非交通性脑积水。例如,导水管阻塞引起侧脑室和第三脑室扩大,第四脑室没有成比例扩大。相反,如果是蛛网膜颗粒水平阻塞,引起脑脊液吸收障碍,侧脑室、第三脑室和第四脑室均扩张,蛛网膜下腔脑脊液容量增多,此时的脑积水称为非阻塞性脑积水或交通性脑积水。

(一)阻塞性或非交通性脑积水阻塞部位及病因

1.侧脑室受阻

侧脑室受阻见于出生前的室管膜下或脑室内出血;出生前、后的脑室内或侧脑室外肿瘤压迫。

2.孟氏孔受阻

常见原因有先天性的狭窄或闭锁。颅内囊肿,如蛛网膜下腔或脑室内的蛛网膜囊肿,邻近脑室的脑内脑穿通畸形囊肿和胶样囊肿;肿瘤,如下丘脑胶质瘤、颅咽管瘤和室管膜下巨细胞型星型细胞瘤以及血管畸形。

3.导水管受阻

阻塞的原因包括脊髓脊膜膨出相关的 Chiari Ⅱ 畸形引起的小脑向上通过幕切迹疝出压迫导水管、Galen 静脉血管畸形、炎症或出血引起导水管处神经胶质过多、松果体区肿瘤和斜坡胶质瘤。

4.第四脑室及出口受阻

第四脑室在后颅窝流出道梗阻,或四脑室肿瘤,如髓母细胞瘤、室管膜瘤和毛细胞型星形细胞瘤,Dandy-Walker 综合征即后颅窝有一个大的与扩大的四脑室相通的囊肿,造成了流出道梗阻(即 Luschka 侧孔和 Magendie 正中孔的梗阻),以及 Chiari 畸形,即由于后颅窝狭小,小脑扁桃体和/或第四脑室疝入到枕骨大孔引起梗阻。

(二)交通性或非阻塞性脑积水阻塞部位及病因

1.基底池水平受阻

梗阻部位可以发生在基底池水平。此时,脑脊液受阻在椎管和脑皮层的蛛网膜下腔,无法到达蛛网膜颗粒从而被吸收。结果侧脑室、第三脑室和第四脑室均扩大。常见原因有先天性的感染,化脓性、结核性和真菌性感染引起的脑膜炎,动脉瘤破裂引起的蛛网膜下腔出血,血管畸形或外伤,脑室内出血,基底蛛网膜炎,软脑脊膜瘤扩散,神经性结节病和使脑脊液蛋白水平升高的肿瘤。

2.蛛网膜颗粒水平受阻

梗阻部位还可以发生在蛛网膜颗粒水平,原因是蛛网膜颗粒的阻塞或闭锁,导致蛛网膜下腔和脑室的扩大。

3.静脉窦受阻

原因为静脉流出梗阻,如软骨发育不全或狭颅症患者合并有颈静脉孔狭窄,先天性心脏病右心房压力增高患者,以及硬膜静脉窦或上腔静脉血栓的患者。静脉流出道梗阻能引起静脉压升高,最终导致脑皮层静脉引流减少,脑血流量增加,颅内压升高,脑脊液吸收减少,脑室扩张。

另外,还有一种水脑畸形,是由于两侧大脑前动脉和大脑中动脉供血的脑组织全部或几乎全部缺失,从而颅腔内充满了脑脊液,而非脑组织。颅腔的形态和硬膜仍旧完好,内含有丘脑、脑干和少量的由大脑后动脉供血的枕叶。双侧的颈内动脉梗阻和感染是水脑畸形的最常见原因。脑电图表现为皮层活动消失。这类婴儿过于激惹,停留在原始反射,哭吵、吸吮力弱,语音及微笑落后。脑脊液分流手术有可能控制进行性扩大的头围,但对于神经功能的改善没有帮助。

五、临床表现

婴儿脑积水表现为激惹、昏睡、生长发育落后、呼吸暂停、心动过缓、反射亢进、肌张力增高、头围进行性增大、前囟饱满、骨缝裂开、头皮薄、头皮静脉曲张、前额隆起、上眼睑不能下垂、眼球向上运动障碍(如两眼太阳落山征)、意识减退、视盘水肿、视神经萎缩引起的视弱甚至失明,以及第三、第四、第六对颅脑神经麻痹,抬头、坐、爬、讲话、对外界的认知,以及体力和智能发育,均较正常同龄儿落后。在儿童,由于颅缝已经闭合,脑积水可以表现为头痛(尤其在早晨)、恶心、呕吐、昏睡、视盘水肿、视力下降、认知功能和行为能力下降、记忆障碍、注意力减退、学习成绩下降、步态改变、两眼不能上视、复视(特别是第六对颅脑神经麻痹)和抽搐。婴儿和儿童脑积水若有运动障碍可表现为肢体痉挛性瘫,以下肢为主,症状轻者双足跟紧张、足下垂,严重时整个下肢肌张力增高,呈痉挛步态。

六、诊断

根据典型症状、体征,不难做出脑积水的临床诊断。病史中需注意母亲孕期情况,小儿胎龄,是否用过产钳或胎头吸引器,有无头部外伤史,有无感染性疾病史。应作下列检查,做出全面评估。

(一)头围测量

新生儿测量头围在出生后1个月内应常规进行,不仅应注意头围的绝对值,而且应注意生长速度,疑似病例多能从头围发育曲线异常而发现。

(二)B超检查

B超检查为一种安全、实用,且可快速取得诊断的方法,对新生儿很有应用价值,特别是对于重危患儿可在重症监护室操作。通过未闭的前囟,可了解两侧脑室及第三脑室大小,有无颅内出血。因无放射线,操作简单,便于随访。

(三)影像学特征

脑积水的颅骨X线平片和三维CT扫描常显示破壶样外观和冠状缝、矢状缝裂开。CT和MRI检查常可见颞角扩张,脑沟、基底池和大脑半球间裂消失,额角和第三脑室球形扩张,胼胝体上拱和/或萎缩及脑室周围脑实质水肿。

七、鉴别诊断

(一)婴儿硬膜下血肿或积液

多因产伤或其他因素引起,可单侧或双侧,以额顶颞部多见。慢性者,也可使头颅增大,颅骨变薄。前囟穿刺可以鉴别,从硬膜下腔可抽得血性或淡黄色液体。

(二)佝偻病

由于颅骨不规则增厚,致使额骨和枕骨突出,呈方形颅,貌似头颅增大。但本病无颅内压增高症状,而又有佝偻病的其他表现,故有别于脑积水。

(三)巨脑畸形

巨脑畸形是各种原因引起的脑本身重量和体积的异常增加。有些原发性巨脑有家族史,有或无细胞结构异常。本病虽然头颅较大,但无颅内压增高症状,CT扫描显示脑室大小正常。

(四)脑萎缩性脑积水

脑萎缩可以引起脑室扩大,但无颅内高压症状,此时的脑积水不是真正的脑积水。

(五)良性脑外积水(也称婴儿良性轴外积液)

这是一个很少需要手术的疾病,其特征为两侧前方蛛网膜下腔(如脑沟和脑池)扩大,脑室正常或轻度扩大,前囟搏动明显,头围扩大,超过正常儿头围的百分线。良性脑外积水的婴儿颅内压可以稍偏高,由于头围大,运动发育可以轻度落后。其发病机制尚不清楚,可能与脑脊液吸收不良有关。通常有明显的大头家族史。在12~18月龄,扩大的头围趋于稳定,从而使得身体的生长能够赶上头围的生长。在2~3岁以后,脑外积水自发吸收,不需要分流手术。虽然这一疾病通常不需要手术,但是有必要密切监测患儿的头围、头部CT或超声检查,以及患儿的生长发育,一旦出现颅高压症状和/或生长发育落后,需要及时行分流手术。

八、处理

治疗的目的是获得理想的神经功能,预防或恢复因脑室扩大压迫脑组织引起的神经损伤。治疗方法为脑脊液分流手术,包括有阀门调节的置管脑脊液分流手术及内镜三脑室造瘘术,目的是预防因颅内压升高而造成的神经损害。脑积水的及时治疗能改善患儿智力,有效延长生命。只要患有脑积水的婴儿在出生头5个月内做分流手术,就有可能达到较理想的结果。

(一)手术方式的选择

脑积水的治疗方法是手术,手术方式的选择依赖于脑积水的病因。例如,阻塞性脑积水的患者,手术方法是去除阻塞(如肿瘤),交通性脑积水的患者或阻塞性脑积水阻塞部位无法手术去除的患者,需要做脑脊液分流手术,分流管的一端放置在梗阻的近端脑脊液内,另一端放置在远处脑脊液可以吸收的地方。最常用的远端部位是腹腔、右心房、胸膜腔、胆囊、膀胱或输尿管和基底池(如第三脑室造瘘),而腹腔是目前选择最多的部位(如脑室腹腔分流术),除非存在腹腔脓肿或吸收障碍。脑室心房分流术是另外一种可以选择的方法。如果腹腔和心房都不能利用,对于7岁以上的儿童,还可以选择脑室胸腔分流术。

(二)分流管的选择

脑脊液分流系统至少包括三个组成部分:①脑室端管,通常放置在侧脑室的枕角或额角;②远端管,用来将脑脊液引流到远端可以被吸收的地方;③阀门。传统的调压管通过打开一个固定的调压装置来调节脑脊液单向流动。这种压力调节取决于阀门的性质,一般分为低压、中压和高压。一旦阀门打开,对脑脊液流动产生一个很小的阻力,结果,当直立位时,由于地心引力的作用,可以产生一个很高的脑脊液流出率,造成很大的颅内负压,此过程称为"虹吸现象"。由于虹吸现象可以造成脑脊液分流过度,因此,某些分流管被设计成能限制脑脊液过分流出,尤其是当直立位时。例如,Delta 阀(Medtronic PS Medical,Goleta,CA)就是一种标准的振动膜型的压力调节阀,内有抗虹吸装置,用来减少直立位时脑脊液的过度分流。Orbis-Sigma 阀(Cordis,Miami)包含一个可变阻力、流量控制系统,当压力进行性升高时,通过不断缩小流出孔达到控制脑脊液过度分流的目的。虽然这一新的阀门被誉为是一种预防过度分流、增进治疗效果的有效装置,然而,最近的随机调查,比较 3 种分流装置(如普通的可调压阀、Delta 阀和 Orbis-Sigma 阀)治疗儿童脑积水的效果,发现这 3 种分流装置在分流手术的失败率方面并没有显著性差异。最近又出来两种可编程的调压管,当此种分流管被埋入体内后,仍可在体外重新设置压力,此种分流管被广泛地应用在小儿脑积水上。虽然有大量的各种类型的分流管用于治疗脑积水,但是,至今还没有前瞻性的、随机的、双盲的、多中心的试验证明哪一种分流管比其他分流管更有效。

(三)脑室腹腔分流术

脑室腹腔分流术是儿童脑积水脑脊液分流术的首选。

1.手术指征

交通性和非交通性脑积水。

2.手术禁忌证

颅内感染不能用抗菌药物控制者;脑脊液蛋白明显增高;脑脊液中有新鲜出血;腹腔内有炎症、粘连,如手术后广泛的腹腔粘连、腹膜炎和早产儿坏死性小肠结肠炎;病理性肥胖。

3.手术步骤

手术是在气管插管全身麻醉下进行,手术前静脉预防性应用抗生素。患者位置放置在手术床头端边缘,靠近手术者,头放在凝胶垫圈上,置管侧朝外,用凝胶卷垫在肩膀下,使头颈和躯干拉直,以利于打皮下隧道置管。皮肤准备前,先用记号笔根据脑室端钻骨孔置管的位置(如额部或枕部)描出头皮切口,在仔细的皮肤准备后,再用笔将皮肤切口重新涂描一遍。腹部切口通常在右上腹或腹中线剑突下 2~3 横指距离。铺消毒巾后,在骨孔周边切开一弧形切口,掀开皮瓣,切开骨膜,颅骨钻孔,电凝后,打开硬脑膜、蛛网膜和软脑膜。

接着,切开腹部切口,打开进入腹腔的通道,轻柔地探查证实已进入腹腔。用皮下通条在头部与腹部切口之间打一皮下通道,再把分流装置从消毒盒中取出,浸泡在抗生素溶液中,准备安装入人体内。分流管远端装置包括阀门穿过皮下隧道并放置在隧道内,隧道外管道用浸泡过抗生素的纱布包裹,避免与皮肤接触。接着,根据术前 CT 扫描测得的数据,将分流管插入脑室预定位置并有脑脊液流出,再将分流管剪成需要的长度,与阀门连接,用 0 号线打结,固定接口。然后,提起远端分流管,证实有脑脊液流出后,将管毫无阻力地放入到腹腔内。抗生素溶液冲洗伤口后,二层缝合伤口,伤口要求严密缝合,仔细对合,最后用无菌纱布覆盖。有条件的单位还可以在超声和/或脑室镜的引导下,将分流管精确地插入到脑室内理想的位置。脑室镜还能穿破脑室内的隔膜,使脑脊液互相流通。

4.分流术后并发症的处理

(1)机械故障:近端阻塞(即脑室端管道阻塞)是分流管机械障碍的最常见原因。其他原因包括分流管远端的阻塞或分流装置其他部位的阻塞(如抗虹吸部位的阻塞);腹腔内脑脊液吸收障碍引起的大量腹水,阻止了脑脊液的流出;分流管折断;分流管接口脱落;分流管移位;远端分流管长度不够;近端或远端管道位置放置不妥当。当怀疑有分流障碍时,需做头部 CT 扫描,并与以前正常时的头部 CT 扫描相比较,以判断有否脑室扩大。同时还需行分流管摄片,判断分流管接口是否脱落、断裂、脑室内及整个分流管的位置、远端分流管的长度,以及有否分流管移位。

(2)感染:分流管感染发生率为 2%～8%。感染引起的后果是严重的,包括智力和局部神经功能损伤、大量的医疗花费,甚至死亡。大多数感染发生在分流管埋置术后的头 6 个月,约占 90%,其中术后第一个月感染的发生率为 70%。最常见的病原菌为葡萄球菌,其他为棒状杆菌、链球菌、肠球菌、需氧的革兰阴性杆菌和真菌。6 个月以后的感染就非常少见。由于大多数感染是因为分流管与患者自身皮肤接触污染引起,所以手术中严格操作非常重要。

分流术后感染包括伤口感染并累及分流管、脑室感染、腹腔感染和感染性假性囊肿。感染的危险因素包括小年龄、皮肤条件差、手术时间长、开放性神经管缺陷、术后伤口脑脊液漏或伤口裂开、多次的分流管修复手术,以及合并有其他感染。感染的患者常有低热,或有分流障碍的征象,还可以有脑膜炎、脑室内炎症、腹膜炎或蜂窝织炎的表现。临床表现为烦躁、头痛、恶心、呕吐、昏睡、食欲减退、腹痛、分流管处皮肤红肿、畏光和颈强直。头部 CT 检查显示脑室大小可以有改变或无变化。

一旦怀疑分流感染,应抽取分流管内的脑脊液化验,做细胞计数和分类,蛋白、糖测定,革兰染色、培养及药物敏感试验。脑脊液送化验后,开始静脉广谱抗生素应用。患者还必须接受头部 CT 扫描,头部 CT 检查能显示脑室端管子的位置、脑室的大小和内容物,包括发生严重的革兰阴性菌脑室炎症时出现的局限性化脓性积液。如果患者主诉腹痛或有腹胀表现,还需要给予腹部 CT 或超声检查,以确定有否腹腔内脑脊液假性囊肿。另外,还有必要行外周血白细胞计数和血培养,因为分流感染的患者常有血白细胞计数升高和血培养阳性。

如果脑脊液检查证实感染,需手术拔除分流管,脑室外引流并留置中心静脉,全身合理抗生素应用,直到感染得到控制,新的分流管得到重新安置。

(3)过度分流:多数分流管无论是高压还是低压都会产生过度分流。过度分流能引起硬膜下积血、低颅内压综合征或脑室裂隙综合征。硬膜下积血是由于脑室塌陷,致使脑皮层从硬膜上被牵拉下来,桥静脉撕裂出血引起。虽然硬膜下血肿能自行吸收无须治疗,但是,对于有症状的或进行性增多的硬膜下血肿仍需手术,以利于脑室再膨胀。除了并发硬膜下血肿,过度分流还能引起低颅压综合征,产生头痛、恶心、呕吐、心动过快和昏睡,这些症状在体位改变时尤其容易发生。低颅压综合征的患者,当患者呈现直立位时,会引起过度分流,造成颅内负压,出现剧烈的体位性头痛,必须躺下才能缓解。如果症状持续存在或经常发作并影响正常生活、学习,就需要行分流管修复术,重新埋置一根压力较高的分流管,或抗虹吸管或者压力较高的抗虹吸分流管。

过度分流也还能引起裂隙样脑室,即在放置了分流管后,脑室变得非常小或呈裂隙样。在以前的回顾性研究中,裂隙脑的发生率占 80.0%,有趣的是 88.5% 的裂隙脑的患者可以完全没有症状,而在 11.5% 有症状的患者中,仅 6.5% 的患者需要手术干预。裂隙脑综合征的症状偶尔发生,表现为间断性的呕吐、头痛和昏睡。影像学表现为脑室非常小,脑室外脑脊液间隙减少,颅骨增厚,没有颅内脑脊液积聚的空间。此时,脑室壁塌陷,包绕并阻塞脑室内分流管,使之无法引流。最后,脑室内压力升高,脑室略微扩大,分流管恢复工作。由于分流管间断性的阻塞、工作,引起升高的颅内压波动,造成神经功能急性损伤。手术方法包括脑室端分流管的修复,分流阀压力上调以增加阻力,安加抗虹吸或流量控制阀,分流管同侧的颞下去骨瓣减压。

(4)孤立性第四脑室扩张:脑积水侧脑室放置分流管后,有时会出现孤立性第四脑室扩张,这在早产儿脑室内出血引起的出血后脑积水尤其容易发生,感染后脑积水、反复分流感染、室管膜炎也会引起。这是由于第四脑室入口与出口梗阻,闭塞的第四脑室产生的脑脊液使得脑室进行性扩大,出现头痛、吞咽困难、低位脑神经麻痹、共济失调、昏睡和恶心、呕吐。婴儿可有长吸式呼吸和心动过缓。对于有症状的患者,可以另外行第四脑室腹腔分流术。然而,当脑室随着脑脊液的引流而缩小时,脑干向后方正常位置后移,结果,第四脑室内的分流管可能会碰伤脑干。另外,大约 40% 的患者术后 1 年内需要再次行分流管修复术。还有一种治疗方法是枕下开颅开放性手术,将第四脑室与蛛网膜下腔和基底池打通,必要时还可以同时再放置一根分流管在第四脑室与脊髓的蛛网膜下腔。近年来,内镜手术又备受推崇,即采用内镜下导水管整形术和放置支撑管的脑室间造瘘术,以建立孤立的第四脑室与幕上脑室系统之间的通路。

(四)内镜三脑室造瘘术

1.手术指证

某些类型的阻塞性脑积水,如导水管狭窄和松果体区、后颅窝区肿瘤或囊肿引起的阻塞性脑积水。

2.禁忌证

交通性脑积水。另外,小于 1 岁的婴幼儿成功率很低,手术需慎重。对于存在有病理改变的患者,成功率也很低,如肿瘤、已经做过分流手术、曾有过蛛网膜下腔出血、曾做过全脑放疗以及显著的三脑室底瘢痕增生,其成功率仅为 20%。

3.手术方法

第三脑室造瘘术方法是在冠状缝前中线旁 2.5～3.0 cm 额骨上钻一骨孔,将镜鞘插过孟氏孔并固定,以保护周围组织,防止内镜反复进出时损伤脑组织。硬性或软性内镜插入镜鞘,通过孟氏孔进入第三脑室,在第三脑室底中线处,乳头小体开裂处前方造瘘,再用 2 号球囊扩张管通过反复充气和放气将造瘘口扩大。造瘘完成后,再将内镜伸入脚间池,观察蛛网膜,确定没有多余的蛛网膜阻碍脑脊液流入蛛网膜下腔。

4.并发症及处理

主要并发症为血管损伤继发出血。其他报道的并发症有心脏暂停、糖尿病发作、抗利尿激素不适当分泌综合征、硬膜下血肿、脑膜炎、脑梗死、短期记忆障碍、感染、周围相邻脑神经损伤(如下丘脑、腺垂体、视交叉)以及动脉损伤引起的术中破裂出血或外伤后动脉瘤形成造成的迟发性出血。动态 MRI 可以通过评价脑脊液在第三脑室造瘘口处的流通情况而判断造瘘口是否通畅。如果造瘘口不够通畅,有必要行内镜探查,尝试再次行造瘘口穿通术,若原造瘘口处瘢痕增生无法再次手术穿通,只得行脑室腹腔分流术。

九、结果和预后

未经治疗的脑积水预后差,50% 的患者在 3 岁前死去,仅 20%～23% 能活到成年。活到成年的脑积水患者中,仅有 38% 有正常智力。脑积水分流术技术的发展使得儿童脑积水的预后有了很大的改善。许多做了分流手术的脑积水儿童可以有正常的智力,参加正常的社会活动。50%～55% 脑积水分流术的儿童智商超过 80。癫痫常预示着脑积水分流术的儿童有较差的智力。分流并发症反复出现的脑积水儿童预后差。

(李　妍)

第二节 脑 脓 肿

　　脑脓肿是指各种病原菌侵入颅内引起感染,并形成脓腔,是颅内一种严重的破坏性疾病。脑脓肿由于其有不同性质的感染、又生长于不同部位,故临床上表现复杂,患者可能是婴幼儿或老年,有时有危重的基础疾病,有时又有复杂的感染状态,因此,对脑脓肿的判断,采用什么方式治疗,以何种药物干扰菌群等,许多问题值得探讨。

一、病原学

(一)原发灶与脑脓肿菌种的关系

　　原发灶的病菌是脑脓肿病菌的根源。脑脓肿的菌种繁多,南非最近一组121例脓液培养出细菌33种,50%混合型。但各种原发灶的病菌有常见的范围。耳鼻源性脑脓肿以链球菌和松脆拟杆菌多见;心源性则以草绿色链球菌、厌氧菌、微需氧链球菌较多;肺源性多见的是牙周梭杆菌、诺卡菌和拟杆菌;外伤和开颅术后常是金黄色葡萄球菌、表皮葡萄球菌及链球菌(表3-1)。事实上,混合感染和厌氧感染各占30%～60%。

表 3-1　原发灶、病原体、入颅途径及脑脓肿定位

原发灶、感染途径	主要病菌	脑脓肿主要定位
一、邻近接触为主		
1.中耳、乳突炎;邻近接触;血栓静脉炎逆行感染	需氧或厌氧链球菌;松脆拟杆菌(厌氧);肠内菌丛	颞叶(多)、小脑(小)(表浅、单发多);远隔脑叶或对侧
2.筛窦、额窦炎(蝶窦炎)	链球菌;松脆拟杆菌(厌氧);肠菌、金葡、嗜血杆菌	额底、额板(垂体、脑干、颞叶)
3.头面部感染(牙、咽、皮窦)(骨髓炎等)	混合性,牙周梭杆菌;松脆拟杆菌(厌氧);链球菌	额叶多(多位)
二、远途血行感染		
1.先天性心脏病(心内膜炎)	草绿链球菌,厌氧菌;微需氧链球菌(金葡、溶血性链球菌)	大脑中动脉分布区(可见各种部位)深部,多发,囊壁薄
2.肺源性感染(支扩、脓胸等)	牙周梭杆菌、放线菌拟杆菌、链球菌星形诺卡菌	同上部位
3.其他盆腔、腹腔脓肿	肠菌、变形杆菌混合	同上部位
三、脑膜开放性感染		
1.外伤性脑脓肿	金葡、表皮葡萄球菌	依异物、创道定位
2.手术后脑脓肿	链球菌、肠内菌群,梭状芽孢杆菌	CSF瘘附近
四、免疫源性脑脓肿		
1.AIDS、恶性病免疫抑制治疗等	诺卡菌、真菌、弓形虫、肠内菌群	似先心病
2.新生儿	枸橼酸菌、变形杆菌	单或双额(大)
五、隐源性脑脓肿	链、葡、初油酸菌	大脑、鞍区、小脑

（二）病原体人颅途径和脑脓肿定位规律

1.邻近结构接触感染

（1）耳源性脑脓肿：中耳炎经鼓室盖、鼓窦、乳突内侧硬膜板入颅，易形成颞叶中后部、小脑侧叶前上部脓肿最为多见。中耳炎的颅内并发症有脑膜炎、脑脓肿、硬膜外脓肿、乙状窦血栓形成、硬膜下脓肿、静脉窦周脓肿、横窦和海绵窦血栓形成。表明少数可通过逆行性血栓性静脉炎，至顶叶、小脑蚓部或对侧深部白质形成脓肿。

（2）鼻窦性脑脓肿：额窦或筛窦炎易引起硬膜下或硬膜外脓肿，或额极、额底脑脓肿。某医院1例小儿筛窦炎引起双眶骨膜下脓肿，后来在 MRI 检查发现脑脓肿，这是局部扩散和逆行性血栓性静脉炎的多途径入颅的实例。蝶窦炎偶尔可引起垂体、脑干、颞叶脓肿。

（3）头面部感染引起：颅骨骨髓炎、先天性皮窦、筛窦骨瘤、鼻咽癌等可直接伴发脑脓肿；牙周脓肿、颌面部蜂窝织炎、腮腺脓肿等可以通过面静脉与颅内的吻合支；板障静脉或导血管的逆行感染入颅。

2.远途血行感染

（1）细菌性心内膜炎：由菌栓循动脉扩散入颅。

（2）先天性心脏病：感染栓子随静脉血不经肺过滤而直接入左心转入脑。

（3）发绀型心脏病：易有红细胞增多症，血黏度大，感染栓子入脑易于繁殖。此类脓肿半数以上为多发、多房，少数呈痫性，常在深部或大脑各叶，脓肿相对壁薄，预后较差。

（4）肺胸性感染：如肺炎、肺脓肿、支气管扩张、脓胸等，其感染栓子扩散至肺部毛细血管网，可随血流入颅。

（5）盆腔脓肿：可经脊柱周围的无瓣静脉丛，逆行扩散到椎管内静脉丛再转入颅内。

3.脑膜开放性感染

外伤性脑脓肿和开颅术后脑脓肿属于这一类。外伤后遗留异物或脑脊液瘘时，偶尔会并发脑脓肿，常位于异物处、脑脊液瘘附近或在创道的沿线。

4.免疫源性脑脓肿

一些 AIDS 患者继发的机会性感染，特别是细菌、真菌、放线菌以及弓形虫感染造成的单发或多发性脑脓肿，日渐增多，已见前述。这不仅限于 AIDS，许多恶性病和慢性消耗病如各种白血病、中晚期恶性肿瘤、重型糖尿病、顽固性结核病等，其机体的免疫力低下，尤其在城市患者的耐药菌种不断增加，炎症早期未能控制，导致脑脓肿形成的观察上升。

5.隐源性脑脓肿

临床上找不到原发灶。此型有增加趋势。从近期资料，查到一组长期对照研究，本型已从过去 10％上升到 42％，认为与抗生素广泛应用和标本送检中采取、保存有误。一般考虑还是血源性感染，只是表现隐匿。另外，最近欧美、亚洲都有一些颅内肿瘤伴发脑脓肿的报道，似属隐源性脑脓肿。

鞍内、鞍旁肿瘤合伴脓肿，认为属窦源性；矢状窦旁脑肿瘤，暗示与窦有关；1例颞极脑膜瘤的瘤内、瘤周白质伴发脓肿，术后培养出 B 型链球菌和冻链球菌，与其最近牙槽问题有关，可能仍为血行播散；小脑转移癌伴发脓肿，曾有 2 例分别培养出初油酸菌、凝固酶阴性型葡萄球菌，其中1例，尸检证实为肺癌。

二、病理学基础

脑脓肿的形成在细菌毒力不同有很大差异。史坦福大学的 Britt Enrmann 等分别以需氧菌（α-溶血性链球菌）和厌氧混合菌群（松脆拟杆菌和能在厌氧条件下生长的表皮葡萄球菌）做两种试验研究，并以人的脑脓肿结合 CT 检查和临床进行系统研究。认为脑肿瘤的分期系自然形成将各期紧密相连而重点有别，但影响因素众多，及早而有效的药物可改变其进程。

（一）需氧菌脑脓肿四期的形成和发展

1.脑炎早期（1～3 天）

化脓性细菌接种后，出现局限性化脓性脑炎，血管出现脓性栓塞，局部炎性浸润，中心坏死，周围水肿，周围有新生血管。第 3 天 CT 强化扫描可见部分性坏死。临床以急性炎症突出，卧床不起。

2.脑炎晚期（4～9 天）

坏死中心继续扩大，炎性浸润以吞噬细胞，第 5 天出现成纤维细胞，并逐渐成网包绕坏死中心。第 7 天周围新生血管增生很快，围绕着发展中的脓肿。CT 扫描第 5 天可见强化环，延迟 CT 扫描，10～15 分钟显强化结节。临床有缓解。

3.包囊早期（10～13 天）

10 天形成薄囊，脑炎减慢，新生血管达最大程度，周围水肿减轻，反应性星形细胞增生，脓肿孤立。延迟 CT 的强化环向中心弥散减少。

4.包囊晚期（14 天以后）

包囊增厚，囊外胶质增生显著，脓肿分 5 层：①脓腔；②成纤维细胞包绕中心；③胶原蛋白囊；④周围炎性浸润及新生血管；⑤星形细胞增生，脑水肿。延迟强化 CT 增强剂不弥散入脓腔。临床突显占位病变。

（二）厌氧性脑脓肿的三期

从厌氧培养的专门技术发现，脑脓肿的脓液中厌氧菌的数量明显超过需氧菌。松脆拟杆菌是最常见的责任性厌氧菌，是一个很容易在人体内形成脓肿和造成组织破坏的细菌。过去从鼻窦、肺胸炎症、腹部炎症所造成的脑脓肿中分离出此细菌，但最多是从耳源性脑脓肿中分离出来的，其毒力很大，显然不同于上述需氧性链球菌。

1.脑炎早期（1～3 天）

这一厌氧混合菌组接种实验动物后，16 只狗出现致命感染，是一种暴发性软脑膜炎，甚至到晚期都很重。其中 25% 是广泛性化脓性脑炎，其邻近坏死中心的血管充血及血管周围出血，或血栓形成，周围积存富含蛋白的浆液及脑炎早期的脑坏死和广泛脑水肿。

2.脑炎晚期（4～9 天）

接着最不同的是坏死，很快，脑脓肿破入脑室占 25%（4～8 天），死亡达 56%（9/16），这在过去链球菌性脑脓肿的模型中未曾见到，表明其危害性和严重性。

3.包囊形成（10 天以后）

虽然在第 5 天也出现成纤维细胞，但包囊形成明显延迟，3 周仍是不完全性包囊，CT 证实，故研究人员在包囊形成阶段不分早晚期，研究的关键是失控性感染。另外，松脆拟杆菌属内的几个种，能产生 8-内酰胺酶，可以抗青霉素，应引起临床医师的重视。

三、临床表现

脑脓肿的症状和体征差别很大,与原发病的病情、脑脓肿的病期、脑脓肿的部位、数目、病菌的毒力、宿主的免疫状态均有关。

(一)原发病的变化

脑脓肿都是在常见原发病的基础上产生的,故在耳咽鼻喉、头面部、心、肺及其他部位的感染,或脓肿后出现脑膜刺激症状,就应提高警惕,特别应该引起重视的如原来流脓的中耳炎突然停止流脓,应注意发生有脓入颅内的可能性。

(二)急性脑膜脑炎症状

任何脑脓肿都是从脑膜脑炎开始,最早可表现为头痛伴发高热,甚至寒战等全身不适和颈部活动受限。突出的头痛可占70%～95%,常为病侧更痛,局部叩诊时有定位价值,更多的是全头痛,药物难以控制。半数患者可伴颅内压增高,表现尚有恶心、呕吐。常有嗜睡和卧床不起。

(三)脑脓肿的局灶征

在脑脓肿取代脑膜脑炎的过程中,体温下降,精神好转,不数天,因脓肿的扩大,又再次卧床不起。一方面头痛加重、视盘水肿、烦躁或反应迟钝;另一方面局灶性神经体征突出,50%～80%出现偏瘫、语言障碍、视野缺损、锥体束征或共济失调的小脑病变特征。依脓肿所在部位突出相应额、顶、枕、颞的局灶征,少部分患者出现癫痫,极少数脑干脓肿可表现在本侧颅神经麻痹、对侧锥体束征。发生率依次为脑桥、中脑、延髓。近年增多的不典型"瘤型"脑脓肿可达14%,过去起伏两周的病期,可延缓至数月,大部分被误诊为胶质瘤,值得注意。

(四)脑脓肿的危象

1.脑疝综合征

脑疝是脑脓肿危险阶段的临界信号,都是脑脓肿增大到一定体积时脑组织横形或纵形移位,脑干受压使患者突然昏迷或突然呼吸停止而致命。关键是及早处理脑脓肿,识别先兆症状和体征,避免使颅内压增高的动作,避免不适当的操作,特别要严密和善于观察意识状态。必要时,应积极锥颅穿刺脓肿或脑室,迅速减压。

2.脑脓肿破裂

脑脓肿的脑室面脓肿壁常较薄,在不适当的穿刺,或穿透对侧脓壁,或自发性破裂,破入脑室或破入蛛网膜下腔,出现反应时,立即头痛、高热、昏迷、角弓反张等急性室管膜炎或脑膜炎,应及时脑室外引流,积极抢救,以求逆转症状。

四、特殊检查

(一)CT 和 MRI 检查

1.脑炎早晚期(不足9天)

(1)CT 平扫:1～3 天,就出现低密度区,但可误为正常。重复 CT 检查见低密度区扩大。CT 增强扫描:3 天后即见部分性强化环。

(2)MRI 长 T_2 的高信号较长 T_1 的低信号水肿更醒目。4～9 天,CT 检查见显著强化环。延迟 CT(30～60 秒)强化剂向中心弥散,小的脓肿显示强化结节。

2.包囊晚期(超过10天)

CT 平扫,低密度区边缘可见略高密度的囊壁,囊外为水肿带。MRI T_1 见等信号囊壁,囊壁内外为不同程度的长 T_1；T_2 的低信号囊壁介于囊壁内外的长 T_2 之间，比 CT 扫描清晰。CT 增强，见强化囊壁包绕脓腔；延迟 CT(30～60 秒)，强化环向中央弥散减少，14 天以后不向中央弥散。T_1 用 Gd-DTPA 增强时，强化囊壁包囊绕脓腔比 CT 反差更明显。

3.人类脑脓肿的 CT 模式

早年 8 例不同微生物所致人类脑脓肿的 CT 模式可供参考。上述图形各取自系列 CT 扫描之一，但处于脑脓肿的不同阶段。①不同微生物：细菌性脑脓肿(A、D、E、G、H)；真菌性脑脓肿(C、F)；原虫性脑脓肿(B)。②不同时期：脑炎早期(A、B、C)；脑炎晚期(D)；包囊早期(E、F)；包囊晚期(G、H)。③不同数量：单发脑脓肿(D～G)；多发脑脓肿(A～C，H)。④各种脑脓肿：星形诺卡菌脑脓肿(A)；弓形虫性脑脓肿(B)；曲霉菌脑脓肿(C)；肺炎球菌脑脓肿(D)；微需氧链球菌脑脓肿(E)；红花尖镰孢霉菌脑脓肿(F)；牙周梭杆菌脑脓肿(G)；分枝杆菌，绿色链球菌，肠菌性多发性后颅凹脑脓肿(H)。

(二)DWI 及 MRS

1.弥散加权磁共振扫描(DWI)

脑脓肿的诊断有时与囊性脑瘤混淆。近年来，有多篇报道用 DWI 来区别。土耳其一组研究人员收集脑脓肿病例 19 例，其中 4 例 DWI 是强化后高信号，由于水分子在脓液和囊液的弥散系数(ADC)明显不同，脓液的 ADC 是低值，4 例平均为(0.76±0.12)mm/s；8 例囊性胶质瘤和 7 例转移瘤的 DWI 是低信号，ADC 是高值，分别为(5.51±2.08)mm/s 和(4.58±2.19)mm/s，($P=0.003$)。当脓液被引流后 ADC 值升高，脓肿复发时 ADC 值又降低。

2.磁共振波谱分析(MRS)

这是利用磁共振原理测定组织代谢产物的技术。脑脓肿和囊肿都可以检出乳酸，许多氨基酸是脓液中粒细胞释放蛋白水解酶，使蛋白水解成的终产物；而胆碱又是神经脂类的分解产物，因此，MRS 检出后两种即标志着脓肿和肿瘤的不同成分。印度一组研究显示：42 例脑部环状病变，用 DWI、ADC 和质子 MRS(PMRS)检查其性质。结果，29 例脑脓肿的 ADC 低值小于(0.9±1.3)mm/s，PMRS 出现乳酸峰和其他氨基酸峰(琥珀酸盐、醋酸盐、丙氨酸等)；另 23 例囊性肿瘤的 ADC 高值(1.7±3.8)mm/s，PMRS 出现乳酸峰及胆碱峰，表明脓肿和非脓肿显然不同。

(三)其他辅助检查

1.周围血常规

白细胞计数、血沉、C-反应蛋白升高，属于炎症。

2.脑脊液

白细胞计数轻度升高；蛋白含量升高显著是一特点；有细胞蛋白分离趋势。

3.X 线 CR 片

查原发灶。过去应用的脑血管造影、颅脑超声波、同位素扫描等现已基本不用。

五、诊断及特殊类型脑脓肿

典型的脑脓肿诊断不难，一个感染的病史，近期有脑膜脑炎的过程，发展到颅内压增高征象和局灶性神经体征，加上强化头颅 CT 和延时 CT 常可确诊。必要时可做颅脑 MRI 及 Gd-DTPA强化。对"瘤型"脑脓肿，在条件好的单位可追加 DWI、MRS 进一步区别囊型脑瘤。条件不够又病情危重则有赖于直接穿刺或摘除，以达诊治双重目标。脑结核瘤，都有脑外结核等病史,可以区别。耳源性脑积水、脓性迷路炎都有耳部症状,无脑病征,CT 检查无脑病灶。疱疹性局限性脑炎,有时突然单瘫,CT 检查可有低密度区,但范围较脓肿大,CSF 以淋巴增高为主,无中耳炎等病灶,必要时活检区别。

鉴于病原体的毒力、形成脑脓肿快慢、患者的抵抗力等有很大差异,特别是近年一些流行病学的新动向,简单介绍几种特殊类型的脑脓肿,便于加深对某些特殊情况的考虑和鉴别。

(一)硬脑膜下脓肿

脑膜瘤是脑瘤的一种,硬脑膜下脓肿也应该是脑脓肿的一种,但毕竟脓肿是在硬膜下腔,由于这一解剖特点脓液可在腔内自由发展,其速度更快,常是暴发性临床表现,很快恶化。

硬膜下脓肿 2/3 由鼻窦炎引起,多见于儿童。最近,澳洲一组报道显示 10 年内颅内脓肿 46 例,儿童硬膜下脓肿 20 例(43%),内含同时伴脑脓肿者 4 例。

典型症状是鼻窦炎、发热、神经体征的三联征。鼻窦炎所致者眶周肿胀($P=0.005$)和畏光($P=0.02$)。意识变化于 24～48 小时占一半,头痛、恶心、呕吐常见,偏瘫、失语、局限性癫痫突出,易发展到癫痫持续状态,应迅速抗痫,否则患儿很快恶化。诊断基于医师的警觉,CT 检查可能漏诊,MRI 冠状位、矢状位能见颅底和突面的新月形 T_2 高信号灶更为醒目。英国 66 例的经验主张开颅清除,基于:①开颅存活率高,该开颅组 91% 存活,钻颅组 52% 存活。②钻颅残留脓多,他们在 13 例尸检中 6 例属于鼻窦性,其中双侧 3 例,在纵裂、枕下、突面、基底池周围 4 个部位残留脓各 1 例。另 1 例耳源性者脓留于颅底、小脑脑桥角和多种部位。③开颅便于彻底冲洗,他们提出,硬膜下脓液易凝固,超 50% 是厌氧菌和微需氧链球菌混合感染,含氯霉素 1 g/50 mL 的生理盐水冲洗效果较好。另外,有医师认为症状出现后 72 小时内手术者,终残只 10%;而 72 小时以后手术者,70% 非残即死。有一种"亚急性术后硬膜下脓肿",常在硬膜下血肿术后伴发感染,相当少见。

(二)儿童脑脓肿

儿童由于其抵抗力弱,一旦发生脑脓肿较成人更危险。一般 15 岁以下的小儿占脑脓肿总数的 1/3 或小半。据卡拉其 Atig 等的报道儿童脑脓肿的均龄在(5.6±4.4)岁;北京一组病例显示:平均为 6.7 岁,小于 10 岁可占 4/5,两组结果类似。以上两组均以链球菌为主。

儿童脑脓肿的表现为发热、呕吐、头痛和癫痫的四联征。北京组查见视盘水肿占 85%,显示儿童的颅内压增高突出,这与小儿病程短(平均约 1 个月);脓肿发展快,脓肿体积大有关(3～5 cm 占 50%;5～7 cm 占 32%;>7 cm 占 18%)。另外,小儿脑脓肿多见的是由发绀型先天性心脏病等血行感染引起,可占 37%。加上儿童头面部感染、牙、咽等病灶多从吻合静脉逆行入颅以及肺部感染,或败血症在 Atig 组就占 23%,故总的血源性脑脓肿超过 50%,因而多发性脑脓肿达 30%～42%,这就比较复杂。总之,由于小儿脑脓肿的自限能力差,脓肿体积大,颅内压高,抵抗力又弱等特点,应强调早诊早治。方法以简单和小儿能承受的为主。手术切除在卡拉其 30 例中占 6 例,但 5 例死亡。故决定处理方式应根据经验、技术条件、患者情况等全面考虑。

(三)新生儿脑脓肿

新生儿脑脓肿在 100 年前已有报道,但在 CT 检查启用后发现率大增。巴黎研究人员一次报道新生儿脑脓肿 30 例,90% 为变形杆菌和枸橼酸菌引起。有人认为此种新生儿脑脓肿是上述两菌所致的白质坏死性血管炎,脑坏死是其特殊表现。另外,此种新生儿脑脓肿的 67%(20/30)伴广泛性脑膜炎,43%(13/30)伴败血症。由于脑膜炎影响广泛,所以较一般儿童脑脓肿(链球菌、肠内菌引起)更为严重。

新生儿脑脓肿在生后 7 天发病占 2/3(20/30)，平均 9 天(1～30 天)。癫痫为首发症状占 43%，感染首发占 37%，而急性期癫痫增多达 70%(21/30)，其中呈持续状态占 19%(4/21)，说明其严重性。脑积水达 70.%(14/20)，主要是脑膜炎性交通性脑积水。CT 扫描 28 例中多发性脑脓肿 17(61%)，额叶 22(79%)，其中单侧 12 例，双侧 10 例，大多为巨大型，有 2 例贴着脑室，伸向整个大脑半球。

处理：单纯用药物治疗 5 例，经前囟穿吸注药 25 例(83%)。经前囟穿吸注药一次治疗 56%(14/25)，平均 2 次(1～6 次)。其中月内穿刺 15 例(60%)，仅 20%合并脑积水；月后穿刺 10 例，内 70%合并脑积水。单纯用药 5 例(不穿刺)，其中 4 例发展成脑积水。上述巴黎的 30 例中，17 例超过 2 年的随访，只有 4 例智力正常，不伴发抽风。CT 扫描显示其他患者遗留多种多样的脑出血、梗死和坏死，均属于非穿刺组。从功能上看，早穿刺注药者预后好，不穿刺则差。关于用药，新型头孢菌素＋氨基糖苷的治疗方案是重要改进，他们先用庆大霉素＋头孢氨噻，后来用丁胺卡那＋头孢曲松，均有高效。新德里最近用泰能对 1 例多发性脑脓肿的新生儿治疗，多次穿刺及药物治疗、4 周改变了预后。

(四)诺卡菌脑脓肿

诺卡菌脑脓肿原来报道很少，但于近几十年来，此种机会性致病菌所致的脑脓肿的报道增加很快。诺卡菌可见于正常人的口腔，革兰阳性，在厌氧或微需氧条件下生长。属于放线菌的一种，有较长的菌丝，发展缓慢而容易形成顽固的厚壁脓肿，极似脑瘤，过去的病死率高达 75%，或 3 倍于其他细菌性脑脓肿。但由于抗生素的发展，病死率已迅速降低。

处理：TMP/SMZ 可透入 CSF，丁胺卡那、泰能、头孢曲松、头孢噻肟均有效。由于为慢性肉芽肿性脑脓肿，切除更为安全。

(五)曲霉菌脑脓肿

曲霉菌是一种广泛存在于蔬菜、水果、粮食中的真菌，其孢子可引起肺部感染，是一种条件致病菌，当机体抵抗力低下时，可经血循环播散至颅内，造成多发或多房脑脓肿。最多见的有烟曲霉菌和黄曲霉菌，可发生于脑的任何部位。广州于近 3 年报道了 2 例肺和脑的多发性烟曲霉菌脑脓肿。纽约报道 1 例眶尖和脑的多发性烟曲霉菌并诺卡菌脑脓肿。此两患者都先有其他疾病，说明抵抗力降低在先。广州的病例先有胆管炎、肺炎、伴胸腔积液，后来发现脑部有 11 个脑脓肿(2～3 cm 居多)。纽约的患者先有脊髓发育不良性综合征，贫血和血小板缺乏症，以后眶尖和脑部出现许多强化环(脑脓肿)，先后活检，发现不同的致病菌。病程相当复杂，均出现偏瘫，前者曾意识不清，多处自发性出血；后者有失控性眼后痛，发展成海绵窦炎，表现出第Ⅳ～Ⅵ对颅神经麻痹，中途还因坏死性胆管炎手术一次。处理结果尚好，两者都用两性霉素，前者静脉和鞘内并用，脓肿和脑室引流；后者加用米诺环素和泰能，分别于 4 个半月和半年病灶全消，但后者于 2 年后死于肺炎。

曲霉菌脑脓肿的 CT、MRI 与其他脑脓肿类似。麻省总医院曾研究 6 例，其 DWI 为高信号，但 ADC 均值较一般脑脓肿为低，(0.33±0.6)mm/s，此脓液反映为高蛋白液。

处理：主张持积极态度。过去在免疫缺陷患者发生曲霉菌脑脓肿的死亡率近乎 100%。加州大学对 4 例白血病伴发本病患者，在无框架立体定向下切除多发脑脓肿及抗真菌治疗，逆转了病情，除 1 例死于白血病外，3 例有完全的神经病学恢复。

(六)垂体脓肿

从发病机制来看，有两种意见，一类是真性脓肿，有人称为"原发性"垂体脓肿，通过邻近结构炎症播散,或远途血行感染,或头面部吻合血管逆行感染,使正常垂体感染形成脓肿,或垂体瘤伴发脓肿;另一类是类脓肿,即"继发性"垂体脓肿,是指垂体瘤、鞍内颅咽管瘤等情况下,局部血循环紊乱,瘤组织坏死、液化也形成"脓样物质",向上顶起鞍隔,压迫视路,似垂体脓肿,但不发热,培养也无细菌生长,实际有所不同。

垂体脓肿常先有感染症状,同时有鞍内脓肿膨胀的表现,剧烈头痛和视力骤降是两大特点。

鉴别垂体瘤囊变或其他囊性肿瘤,MRI 的 DWI 和 ADC 能显示其优越性。处于早期阶段,甲硝唑和第三代头孢菌素就可以对付链球菌,拟杆菌或变形杆菌,若已成大脓肿顶起视路,则经蝶手术向外放脓,电灼囊壁使其皱缩最为合理。

六、处理原则

(一)单纯药物治疗

理想的治疗是化脓性脑膜脑炎阶段消炎,防止脑脓肿的形成。成功的因素:①用药早。②脓肿小。③药效好。④CT 观察好。该组 8 例的病程平均 4.7 周。成功的 6 例直径平均 1.7 cm(0.8~2.5 cm),失败的则为 4.2 cm(2.0~6.0 cm)($P<0.001$),故主张单纯药物治疗要<3 cm。该组细菌以金葡、链球菌和变形杆菌为主,大剂量(青、氯、新青)三联治疗[青霉素 1 000 万 U,静脉注射,每天 1 次,小儿 30 万 U/(kg·d);氯霉量 3~4 g,静脉注射,每天 1 次,小儿 50~100 mg/(kg·d),半合成新青Ⅰ,新青Ⅲ大于 12 g,静脉注射,每天 1 次,4~8 周,对耐青者],效果好。CT 观察 1 个月内缩小,异常强化 3 个半月内消退,25 个月未见复发。

归纳指征:①高危患者。②多发脑脓肿,特别是脓肿间距大者。③位于深部或重要功能区。④合并室管膜炎或脑膜炎者。⑤合并脑积水需要 CSF 分流者。方法和原则同上述 4 条成功的因素。

(二)穿刺吸脓治疗

鉴于上述单纯药物治疗的脑脓肿直径都<2.5 cm,导致推荐>3.0 cm 的脑脓肿就需要穿刺引流。理论是根据当时哈佛大学有学者研究,发现穿透 BBB 和脓壁的抗生素,尽管其最小抑菌浓度已经超过,但细菌仍能存活,此系抗生素在脓腔内酸性环境下失效。故主张用药的同时,所有脓液应予吸除,特别在当今立体定向技术下,既符合微创原则,又可直接减压。另外,还可以诊断(包括取材培养),且能治疗(包括吸脓、冲洗、注药或置管引流)。近年报道经 1~2 次穿吸,治愈率达 80%~90%。也有人认为几乎所有脑脓肿均可穿刺引流和有效的抗生素治疗。钻颅的简化法一床旁锥颅,解除脑疝最快,更受欢迎。

(三)脑脓肿摘除术

开颅摘除脑脓肿是一种根治术,但代价较大,风险负担更重。指征:①厚壁脓肿;②表浅脓肿;③小脑脓肿;④异物脓肿;⑤多房或多发性脓肿(靠近);⑥诺卡菌或真菌脓肿;⑦穿刺失败的脑脓肿;⑧破溃脓肿;⑨所谓暴发性脑脓肿;⑩脑疝形成的脓肿;开颅后可先于穿刺减压,摘除脓肿后可依情况内、外减压。创腔用过氧化氢及含抗生素溶液冲洗,应避免脓肿破裂,若有脓液污染更应反复冲洗。术后抗生素均应 4~6 周。定期 CT 复查。

(四)抗生素的联用

脓肿的微生物性质是脑脓肿治疗的基础,脓液外排和有效抗生素的应用是取得疗效的关键,由于近年来大量广谱抗生素的问世,对脑脓肿的治疗确实卓有成效,病死率大为降低。同时正因为脑脓肿的混合感染居多,目前采用的三联、四联用药,疗效尤其突出。

早年的青、氯、新青,对革兰阴性、革兰阳性、需氧、厌氧菌十分敏感,从心、肺来的转移性脑脓肿疗效肯定。对耳、鼻、牙源性脑脓肿同样有效。现在常用的青、甲、头孢,由于甲硝唑对拟杆菌是专性药,对细菌的穿透力强,不易耐药,价廉,毒副作用少,对强调厌氧菌脑脓肿的今天,此三联用药已成为首选,加上第三代头孢对需氧菌混合感染也是高效。上两组中偶有耐甲氧西林的金葡(MRSA),可将青霉素换上万古霉素,这是抗革兰阳性球菌中最强者,对外伤术后的脑脓肿高效。用甲、头孢治疗儿童脑脓肿也有高效。伏利康唑治霉菌性脑脓肿,磺胺(TMP/SMZ)治诺卡菌脑脓肿,都是专性药。头孢曲松及丁胺卡那治枸橼酸菌新生儿脑脓肿也具有特效,已见前述。亚胺培南对高龄、幼儿、免疫力低下者,对绝大多数厌氧、需氧、革兰阴性、革兰阳性菌和多重耐药菌均具强力杀菌,是目前最广谱的抗生素,可用于危重患者。脑脓肿破裂或伴有明显脑膜炎时,鞘内注药也是一种方法,其剂量是丁胺卡那每次 10 mg,庆大霉素每次 2 万 U,头孢曲松每次 25～50 mg,万古霉素每次 20 mg,半合成青霉素苯唑西林每次 10 mg,氯唑西林每次 10 mg,小儿减半,生理盐水稀释。

（李　妍）

第三节　化脓性脑膜炎

化脓性脑膜炎亦称细菌性脑膜炎,是由各种化脓菌引起的以脑膜炎症为主的中枢神经系统感染性疾病。婴幼儿多见,2 岁以内发病者约占该病的 75%,发病高峰年龄是 6～12 个月,冬春季是本病的好发季节。本病的主要临床特征是发热、头痛、呕吐、惊厥、意识障碍、精神改变、脑膜刺激征阳性及脑脊液的化脓性改变等。近年来,该病的治疗虽有很大进展,但仍有较高的死亡率和致残率,早期诊断和及时治疗是改善预后的关键。

一、病因

(一)病原学

许多化脓菌都可引起脑膜炎,但在不同的年代,不同的地区,引起脑膜炎的各种细菌所占比例有很大差异。在我国脑膜炎双球菌、肺炎链球菌和流感嗜血杆菌引起者占小儿化脑的 2/3 以上。近年来国内有人统计流感嗜血杆菌引起的本病比肺炎链球菌引起的还多,而国外由于 B 型流感嗜血杆菌菌苗接种工作的开展,近年来该菌引起的本病明显减少。不同年龄小儿感染的致病菌也有很大差异,新生儿及出生 2～3 个月以内的婴儿化脓性脑膜炎,常见的致病菌是大肠埃希菌、B 组溶血性链球菌和葡萄球菌,此外还有其他肠道革兰阴性杆菌、李氏单胞菌等。出生 2～3 个月后的小儿化脓性脑膜炎多由 B 型流感嗜血杆菌、肺炎链球菌和脑膜炎双球菌引起,5 岁以上儿童患者的主要致病菌是脑膜炎双球菌和肺炎链球菌。

(二)机体的免疫与解剖缺陷

小儿机体免疫力较弱,血-脑屏障功能也差,因而小儿,特别是婴幼儿化脓性脑膜炎的患病率高。如果患有原发性或继发性免疫缺陷病,则更易感染,甚至平时少见的致病菌或条件致病菌也可引起化脓性脑膜炎,如表皮葡萄球菌、绿脓杆菌等。另外,颅底骨折、颅脑手术、脑脊液引流、皮肤窦道、脑脊膜膨出等,均易继发感染而引起化脓性脑膜炎。

二、发病机制

多数化脓性脑膜炎是由于体内感染灶(如上呼吸道、皮肤)的致病菌通过血行播散至脑膜。脑膜炎的产生通常需要以下 4 个环节：①上呼吸道或皮肤等处的化脓菌感染。②致病菌由局部感染灶进入血流,产生菌血症或败血症。③致病菌随血流通过血-脑屏障到达脑膜。④致病菌大量繁殖引起蛛网膜和软脑膜为主要受累部位的化脓性脑膜炎。小儿化脓性脑膜炎最常见的前驱感染是上呼吸道感染,多数病例局灶感染的症状轻微甚至缺如。

细菌由局部病灶进入血循环后能否引起持续性的菌血症取决于机体的抵抗力和细菌致病力的相对强弱。机体抵抗力包括特异抗体的产生、单核巨噬细胞系统和补体系统功能是否完善等。随年龄增长,机体特异性抗体如抗 B 型嗜血流感杆菌荚膜多核糖磷酸盐(PRP)抗体水平增加,因而脑膜炎的发生随之减少。细菌的致病力主要决定于其数量及是否具有荚膜。荚膜是细菌对抗机体免疫反应的主要因子,对于巨噬细胞的吞噬作用和补体活性等可发挥有效的抑制作用,有利于细菌的生存和繁殖。婴幼儿抵抗力弱,且往往缺乏抗荚膜抗体 IgA 或 IgM,因而难以抵抗病原的侵入。病原体通过侧脑室脉络丛及脑膜播散至蛛网膜下腔,由于小儿脑脊液中补体成分和免疫球蛋白水平相对低下,使细菌得以迅速繁殖。革兰阴性菌细胞壁的脂多糖(LPS)和肺炎链球菌细胞壁成分磷壁酸、肽聚糖等均可刺激机体引起炎症反应,并可促使局部肿瘤坏死因子(TNF)、白细胞介素-1(IL-1)、血小板活化因子(PAF)、前列腺素 E_2(PGE$_2$)等细胞因子的释放,从而导致中性粒细胞浸润、血管通透性增加、血-脑屏障的改变和血栓形成等病理改变。由细胞因子介导的炎症反应在脑脊液无菌后仍可持续存在,这可能是化脓性脑膜炎发生慢性炎症性后遗症的原因之一。

少数化脓性脑膜炎可由于邻近组织感染扩散引起,如鼻窦炎、中耳炎、乳突炎、头面部软组织感染、皮毛窦感染、颅骨或脊柱骨髓炎、颅脑外伤或脑脊膜膨出继发感染等。此外,脉络丛及大脑皮质表面的脓肿破溃也可引起化脓性脑膜炎。

三、病理

患儿蛛网膜下腔增宽,蛛网膜和软脑膜普遍受累。血管充血,脑组织表面、基底部、脑沟、脑裂等处均有不同程度的炎性渗出物覆盖,脊髓表面也受累,渗出物中有大量的中性粒细胞、纤维蛋白和部分单核细胞、淋巴细胞,用革兰染色可找到致病菌。病变严重时,动静脉均可受累,血管周围及内膜下有中性粒细胞浸润,可引起血管痉挛、血管炎、血管闭塞、坏死出血或脑梗死。感染扩散至脑室内膜则形成脑室膜炎,在软脑膜下及脑室周围的脑实质亦可有细胞浸润、出血、坏死和变性,形成脑膜脑炎。脓液阻塞、粘连及纤维化,可使马氏孔、路氏孔或大脑导水管流通不畅,引起阻塞性脑积水。大脑表面或基底部蛛网膜颗粒因炎症发生粘连、萎缩而影响脑脊液的回吸收时,则形成交通性脑积水。颅内压的增高,炎症的侵犯,或有海绵窦栓塞时,可使视神经、动眼神经、面神经和听神经等受损而引起功能障碍。由于血管的通透性增加及经脑膜间的桥静脉发生栓塞性静脉炎,常见硬膜下积液,偶有积脓。

由于炎症引起的脑水肿和脑脊液循环障碍可使颅内压迅速增高,如有抗利尿激素的异常分泌或并发脑脓肿、硬膜下积液等,更加重脑水肿和颅内高压,甚至出现脑疝。由于血管通透性增加,可使脑脊液中蛋白增加;由于葡萄糖的转运障碍和利用增加,使脑脊液中葡萄糖含量降低,甚至出现乳酸酸中毒。

由于脊神经及神经根受累可引起脑膜刺激征。血管病变可引起脑梗死、脑缺氧,加之脑实质炎症,颅内高压,乳酸酸中毒,脑室炎以及中毒性脑病等,可使化脓性脑膜炎患儿在临床上出现意识障碍、惊厥、运动障碍及感觉障碍等。

四、临床表现

(一)起病

多数患儿起病较急,发病前数天常有上呼吸道感染或胃肠道症状。暴发型流行性脑脊髓膜炎则起病急骤,可迅速出现进行性休克、皮肤出血点或瘀斑、弥漫性血管内凝血及中枢神经系统功能障碍。

(二)全身感染中毒症状

全身感染或菌血症,可使患儿出现高热、头痛、精神萎靡、疲乏无力、关节酸痛、皮肤出血点、瘀斑或充血性皮疹等。小婴儿常表现为拒食、嗜睡、易激惹、烦躁哭闹、目光呆滞等。

(三)神经系统表现

1.脑膜刺激征

表现为颈项强直、克尼格征和布鲁津斯基征阳性。

2.颅内压增高

主要表现为头痛和喷射性呕吐,可伴有血压增高、心动过缓。婴儿可出现前囟饱满且紧张,颅缝增宽。重症患儿可有呼吸循环功能受累、昏迷、去脑强直,甚至脑疝。眼底检查一般无特殊发现。若有视盘水肿,则提示颅内压增高时间较长,可能已有颅内脓肿、硬膜下积液或静脉栓塞等发生。

3.惊厥

20%～30%的患儿可出现全身性或部分性惊厥,以B型流感嗜血杆菌及肺炎链球菌脑膜炎多见。惊厥的发生与脑实质的炎症、脑梗死及电解质代谢紊乱等有关。

4.意识障碍

颅内压增高、脑实质病变均可引起嗜睡、意识模糊、昏迷等意识改变,并可出现烦躁不安、激惹、迟钝等精神症状。

5.局灶体征

部分患儿可出现第Ⅱ、Ⅲ、Ⅳ、Ⅵ、Ⅶ、Ⅷ对颅脑神经受累、肢体瘫痪或感觉异常等,多由血管闭塞引起。

新生儿特别是早产儿化脓性脑膜炎常缺乏典型的症状和体征,颅内压增高和脑膜刺激征常不明显,发热可有可无,甚至体温不升。主要表现为少动、哭声弱或呈高调、拒食、呕吐、吸吮力差、黄疸、发绀、呼吸不规则,甚至惊厥、休克、昏迷等。

五、并发症

(一)硬膜下积液

30%～60%的化脓性脑膜炎患儿出现硬膜下积液,1岁以内的流感嗜血杆菌或肺炎链球菌脑膜炎患儿较多见。其发生机制尚未完全明确,可能与以下2个因素有关:①化脓性脑膜炎时,血管通透性增加,血浆成分易进入硬膜下腔而形成积液。②在化脓性脑膜炎的发病过程中,硬脑膜及脑组织表浅静脉发生炎性栓塞,尤其是以穿过硬膜下腔的桥静脉炎性栓塞的影响更大,可引起渗出或出血,局部渗透压增高,因此水分进入硬膜下腔形成积液。

硬膜下积液多发生在化脓性脑膜炎起病7～10天后,其临床特征是:①化脓性脑膜炎在积极的治疗过程中体温不降,或退而复升。②病程中出现进行性前囟饱满、颅缝分离、头围增大、呕吐、惊厥、意识障碍,或叩诊有破壶音等。怀疑硬膜下积液时可做头颅透光检查,必要时行 B 超检查或 CT 扫描,前囟穿刺可以明确诊断。正常小儿硬膜下腔液体<2 mL,蛋白质定量在 0.4 g/L 以下。并发硬膜下积液时,液体量增多,蛋白含量增加,偶可呈脓性,涂片可找到细菌。

(二)脑室管膜炎

致病菌经血行播散、脉络膜裂隙直接蔓延或经脑脊液逆行感染等均可引起脑室管膜炎。临床多见于诊断治疗不及时的革兰阴性杆菌引起的小婴儿脑膜炎。一旦发生则病情较重,发热持续不退、频繁惊厥、甚至出现呼吸衰竭。临床治疗效果常不满意,脑脊液始终难以转为正常,查体前囟饱满,CT 扫描显示脑室扩大。高度怀疑脑室管膜炎时可行侧脑室穿刺,如果穿刺液白细胞数≥50×10^6/L,糖含量<1.6 mmol/L,蛋白质含量>0.4 g/L,或细菌学检查阳性,即可确诊。

(三)抗利尿激素异常分泌综合征

如果炎症累及下丘脑或垂体后叶,可引起抗利尿激素不适当分泌,即抗利尿激素异常分泌综合征(SIADH)。SIADH 引起低钠血症和血浆渗透压降低,可加重脑水肿,促发惊厥发作并使意识障碍加重。

(四)脑积水

炎性渗出物粘连堵塞脑脊液之狭小通道可引起梗阻性脑积水,颅底及脑表面蛛网膜颗粒受累或静脉窦栓塞可导致脑脊液吸收障碍,引起交通性脑积水。严重脑积水可使患儿头围进行性增大,骨缝分离,前囟扩大而饱满,头皮静脉扩张,叩颅呈破壶音,晚期出现落日眼,神经精神症状逐渐加重。

(五)其他

如颅神经受累可引起耳聋、失明等;脑实质受损可出现继发性癫痫、瘫痪、智力低下等。

六、辅助检查

(一)外周血常规

白细胞总数明显增高,分类以中性粒细胞为主。重症患儿特别是新生儿化脓性脑膜炎,白细胞总数也可减少。

(二)脑脊液检查

1.常规检查

典型化脓性脑膜炎的脑脊液压力增高、外观混浊;白细胞总数明显增多,多在 $1\,000 \times 10^6$/L 以上,分类以中性粒细胞为主;糖含量明显降低,常在 1.1 mmol/L 以下;蛋白质含量增高,多在 1 g/L 以上。脑脊液沉渣涂片找菌是明确化脓性脑膜炎病原的重要方法,将脑脊液离心沉淀后涂片,用革兰染色,检菌阳性率可达 70%～90%。脑脊液涂片是否阳性取决于其细菌含量,细菌数 $<10^3$ cfu/mL 时阳性率仅 25%,若 $>10^5$ cfu/mL 则阳性率可达 95%。脑脊液培养是确定病原菌的可靠方法,在患儿情况许可的情况下,尽可能地于抗生素使用前采集脑脊液标本,以提高培养阳性率。

2.脑脊液特殊检查

(1)特异性细菌抗原测定:利用免疫学方法检查患儿脑脊液中的细菌抗原,有助于快速确定致病菌。如对流免疫电泳法(CIE),可快速确定脑脊液中的流感嗜血杆菌、肺炎链球菌和脑膜炎双球菌等。乳胶凝集试验,可检测 B 组溶血性链球菌、流感嗜血杆菌和脑膜炎双球菌。免疫荧光试验也可用于多种致病菌抗原检测,特异性及敏感性均较高。

(2)脑脊液中乳酸脱氢酶(LDH)、乳酸、C-反应蛋白(CRP)、肿瘤坏死因子(TNF)、免疫球蛋白(Ig)及神经元特异性烯醇化酶(NSE)等测定,虽无特异性,但对于化脓性脑膜炎的诊断和鉴别诊断均有参考价值。

(三)其他检查

(1)血培养:早期未用抗生素的患儿,血培养阳性的可能性大;新生儿化脓性脑膜炎时血培养的阳性率较高。

(2)皮肤瘀点涂片检菌是流行性脑脊髓膜炎重要的病原诊断方法之一。

(3)局部病灶分泌物培养:如咽培养、皮肤脓液或新生儿脐部分泌物培养等,对确定病原均有参考价值。

(4)影像学检查:急性化脓性脑膜炎一般不常规做 CT 扫描,但对于出现异常定位体征、治疗效果不满意、持续发热、头围增大或有显著颅内压增高等情况而疑有并发症的患儿,应尽早进行颅脑 CT 检查。

七、诊断

因为早期诊断及时治疗对化脓性脑膜炎患儿非常重要,所以发热患儿,一旦出现神经系统的异常症状和体征时,应尽快进行脑脊液检查,以明确诊断。有时在疾病早期脑脊液常规检查可无明显异常,此时若高度怀疑化脓性脑膜炎,可在 24 小时后再复查脑脊液。另外经过不规则抗生素治疗的化脓性脑膜炎,其脑脊液改变可以不典型,涂片与细菌培养均可为阴性,此时必须结合病史、症状、体征及治疗过程综合分析判断。

对于化脓性脑膜炎的诊断和致病菌的确认,脑脊液检查是非常重要的。但是对于颅内压增高明显、病情危重的患儿做腰穿应特别慎重。如颅内压增高的患儿必须做腰穿时,应先静脉注射 20% 甘露醇,待颅内压降低后再行穿刺,以防发生脑疝。

八、鉴别诊断

各种致病微生物(如细菌、病毒、真菌等)引起的脑膜炎,在临床表现上都有许多相似之处,其鉴别主要靠脑脊液检查(表 3-2)。经过治疗的化脓性脑膜炎患儿或不典型病例,有时与病毒性脑膜炎或结核性脑膜炎容易混淆,应注意鉴别。

表 3-2　神经系统常见感染性疾病的脑脊液改变

项目	压力 kPa	外观	潘氏试验	白细胞数 (×10⁶/L)	蛋白质 (g/L)	糖 (mmol/L)	氯化物 (mmol/L)	其他
正常	0.69~1.96 新生儿 0.29~0.78	清	—	0~10 小婴儿 0~20	0.2~0.4 新生儿 0.2~1.2	2.8~4.5 婴儿 3.9~5.0	117~127 婴儿 110~122	
化脓性脑膜炎	升高	浑浊	++~+++	数百~数万 多核为主	明显增加	减低	正常或减低	涂片,培养可发现致病菌

续表

项目	压力 kPa	外观	潘氏试验	白细胞数 (×10⁶/L)	蛋白质 (g/L)	糖 (mmol/L)	氯化物 (mmol/L)	其他
结核性 脑膜炎	升高,阻塞 时降低	不太清磨 玻璃样	＋～＋ ＋＋	数十～数百 淋巴为主	增高,阻塞时 明显增高	降低	降低	涂片或培 养可见抗 酸杆菌
病毒性脑 炎脑膜炎	正常或 升高	多数清	±　～ ＋＋	正常～数百 淋巴为主	正常或稍 增高	正常	正常	病毒分离 有时阳性
真菌性 脑膜炎	高	不太清	＋～＋ ＋＋	数十～数百 单核为主	增高	降低	降低	墨汁染色 查病原
脑脓肿	常升高	清或不太清	－　～ ＋＋	正常～数百	正常或稍高	正常	正常	
中毒性脑病	升高	清	－～＋	正常	正常或稍高	正常	正常	

(一)病毒性脑膜炎

一般全身感染中毒症状较轻,脑脊液外观清亮,细胞数零至数百个,以淋巴细胞为主,蛋白质含量轻度升高或正常,糖含量正常,细菌学检查阴性。有时在疾病的早期,细胞数可以较高,甚至以中性粒细胞为主,此时应结合糖含量和细菌学检查及临床表现等综合分析。

(二)结核性脑膜炎

该病与经过不规则治疗的化脓性脑膜炎有时容易混淆,但结核性脑膜炎多数起病较缓(婴幼儿可以急性起病),常有结核接触史和肺部等处的结核病灶。脑脊液外观呈毛玻璃状,细胞数多＜500×10⁶/L,以淋巴细胞为主,蛋白质较高,糖和氯化物含量降低;涂片无化脓菌可见;静置12～24小时可见网状薄膜形成,薄膜涂片检菌可提高阳性率。PCR技术、结核菌培养等均有利于诊断。另外,PPD试验和血沉检查有重要参考价值。

(三)新型隐球菌性脑膜炎

起病较慢,以进行性颅内压增高而致剧烈头痛为主要表现,脑脊液改变与结核性脑膜炎相似,脑脊液墨汁染色见到厚荚膜的发亮圆形菌体,培养或乳胶凝集阳性可以确诊。

(四)Mollaret脑膜炎

病因不明,反复出现类似化脓性脑膜炎的临床表现和脑脊液改变,但脑脊液病原学检查均为阴性,可找到Mollaret细胞,用肾上腺皮质激素治疗有效,应注意与复发性化脓性脑膜炎鉴别。

九、治疗

(一)抗生素治疗

1.用药原则

对于化脓性脑膜炎患儿应尽早使用抗生素治疗;以静脉用药为主;力争选药准确,而且所选药物应对血-脑屏障有良好的通透性,联合用药时还应注意药物之间的相互作用;用药量要足,疗程要适当;注意药物毒副作用。

2.药物选择

(1)病原菌未明时:以往多选用氨苄西林或氯霉素,或氨苄西林与青霉素合用。氨苄西林每天100～200 mg/kg,分次静脉注射;氯霉素每天60～100 mg/kg,分次静脉点滴。有的病原菌对青霉素类耐药,氯霉素不良反应较大,而第三代头孢菌素抗菌谱广,疗效好,因此目前主张选用对血-脑屏障通透性较好的第三代头孢菌素,如头孢曲松钠或头孢噻肟钠。头孢噻肟钠每天200 mg/kg,分次静脉点滴;头孢曲松钠半衰期较长,每天 100 mg/kg。近年来,肺炎链球菌、大肠埃希菌引起的脑膜炎,耐药病例逐渐增多,应予注意。

(2)病原菌明确后:应参照细菌药物敏感试验结果选用抗生素。①流感嗜血杆菌脑膜炎:如对氨苄西林敏感可继续应用,如不敏感或有并发症可改用第二、三代头孢菌素。②肺炎链球菌脑膜炎:对青霉素敏感者可继续应用大剂量青霉素,青霉素耐药者可选用头孢曲松钠、头孢噻肟钠、氯霉素、万古霉素等。③脑膜炎双球菌脑膜炎:首选青霉素,耐药者可给予第三代头孢菌素治疗。④大肠埃希菌脑膜炎:对氨苄西林敏感者可继续应用,耐药者可换用头孢呋辛、头孢曲松或加用氨基糖苷类抗生素。必要时可给予美罗培南等药物治疗。

其他病原菌引起的化脓性脑膜炎,抗生素的选用可参考表 3-3。但各类抗生素,特别是氨基糖苷类抗生素应根据国家有关规定选用。

表 3-3　治疗化脓性脑膜炎的抗生素选择

致病菌	抗生素选择
流感嗜血杆菌	氨苄西林、头孢呋辛、头孢曲松、氯霉素
肺炎链球菌	苄星青霉素、头孢噻肟、头孢曲松、美罗培南、万古霉素
脑膜炎双球菌	苄星青霉素、磺胺嘧啶、氯霉素、头孢呋辛、头孢曲松
大肠埃希菌	头孢呋辛、头孢曲松、阿米卡星、美罗培南
金黄色葡萄球菌	萘夫西林(nafcillin)、氨基糖苷类、头孢噻肟头孢呋辛、万古霉素、利福平

3.疗程

与病原种类、治疗早晚、是否有并发症及机体的抵抗力等因素有关。一般认为流感嗜血杆菌脑膜炎和肺炎链球菌脑膜炎治疗不少于 2 周,脑膜炎双球菌脑膜炎疗程 7～10 天,而大肠埃希菌和金黄色葡萄球菌脑膜炎疗程应达 3～4 周以上。因为化脓性脑膜炎是一种严重的中枢神经系统感染,其预后与治疗密切相关,尽管国外有人主张治疗顺利的化脓性脑膜炎疗程 10～12 天,但国内仍要求严格掌握停药指征,即症状消失、热退 1 周以上,脑脊液完全恢复正常后方可停药。对于无并发症的流感嗜血杆菌、肺炎链球菌和脑膜炎双球菌引起的脑膜炎,一般不需反复复查脑脊液,仅需在临床症状消失、接近完成疗程时复查一次,若已正常即可在疗程结束后停药;否则需继续治疗。若治疗不顺利,特别是新生儿革兰阴性杆菌脑膜炎,遇有治疗后症状无好转,或好转后又恶化者,应及时复查脑脊液,并进行必要的影像学检查,以指导下一步的治疗。近年来鞘内注射抗生素的疗法在临床上应用得越来越少,只有遇难治性病例时方可考虑,但一定要注意药物剂量和操作方法。

(二)肾上腺皮质激素

可以降低多种炎症递质如 PGE_2、TNF、IL-1 的浓度,减少因抗生素快速杀菌所产生的内毒素;降低血管通透性,减轻脑水肿,降低颅内压;减轻颅内炎症粘连,减少脑积水和颅神经麻痹等后遗症;减轻中毒症状,有利于退热。因此对于化脓性脑膜炎患儿常给予激素治疗。通常用地塞米松每天 0.2～0.6 mg/kg,分次静脉注射,连用 3～5 天。

(三)对症和支持疗法

(1)对急性期患儿应严密观察病情变化,如各项生命体征及意识、瞳孔的改变等,以便及时给予相应的处理。

（2）及时处理颅内高压、高热、惊厥和感染性休克有颅内高压者,应及时给予脱水药物,一般用20%甘露醇每次0.5～1.0 g/kg,4～6小时1次。对于颅内压增高严重者,可加大剂量(每次不超过2 g/kg)或加用利尿药物,以防脑疝的发生。高热时给予物理降温或药物降温。有惊厥者及时给予抗惊药物如地西泮、苯巴比妥等。流行性脑脊髓膜炎较易发生感染性休克,一旦出现,应积极给予扩容、纠酸、血管活性药物等治疗。

（3）支持疗法要注意热量和液体的供应,维持水电解质平衡。对于新生儿或免疫功能低下的患儿,可少量输注新鲜血液或静脉输注丙种球蛋白等。

（四）并发症的治疗

1.硬膜下积液

少量液体不需要处理,积液较多时特别是已引起颅内压增高或局部刺激症状时,应进行穿刺放液。开始每天或隔天1次,每次一侧不超过20 mL,两侧不超过50 mL。放液时应任其自然流出,不能抽吸。1～2周后酌情延长穿刺间隔时间。若穿刺达10次左右积液仍不见减少,可暂停穿刺并继续观察,一旦出现症状再行穿刺,这些患儿有时需数个月方可治愈。有硬膜下积脓时可予局部冲洗并注入适当抗生素。

2.脑室管膜炎

除全身抗生素治疗外,可做侧脑室穿刺引流,减低脑室内压,并注入抗生素。注入抗生素时一定要严格掌握剂量,如庆大霉素每次1 000～3 000 U,阿米卡星每次5～20 mg,青霉素每次5 000～10 000 U,氨苄西林每次50～100 mg等。

3.脑性低钠血症

应适当限制液体入量,酌情补充钠盐。

4.脑积水

一旦发生应密切观察,随时准备手术治疗。

十、预防

应以普及卫生知识,改善人类生活环境,提高人体免疫力为主。①要重视呼吸道感染的预防,因为化脓性脑膜炎多数由上呼吸道感染发展而来,因此对婴幼儿的上呼吸道感染必须予以重视。平时让小儿多做户外锻炼,增强体质;在上呼吸道感染和化脓性脑膜炎的好发季节,注意易感小儿的保护,如衣着适宜,避免相互接触传染等。②预防注射:国内已有流脑菌苗用于易感人群。③药物预防:对于流脑密切接触者,可给予适当的药物预防。

（李　妍）

第四节　惊　厥

惊厥(convulsion)是小儿时期常见的症状,小儿惊厥的发生率是成人的10～15倍,是儿科重要的急症。其发生是由于大脑神经元的异常放电引起。临床上多表现为突然意识丧失,全身骨骼肌群阵挛性或强直性或局限性抽搐,一般经数秒至数分钟后缓解,若惊厥时间超过30分钟或频繁惊厥中间无清醒者,称之为惊厥持续状态。50%惊厥持续状态发生于3岁以内,特别在第一年内最常见。惊厥性癫痫持续所致的惊厥性脑损伤与癫痫发生为4%～40%。

一、病因

(一)有热惊厥(感染性惊厥)

感染性惊厥多数伴有发热,但严重感染及某些寄生虫脑病可以不伴发热。感染性病因又分为颅内感染与颅外感染。

1.颅内感染

包括各种病原(如细菌、病毒、隐球菌、原虫和寄生虫等)所致的脑膜炎、脑炎。惊厥反复发作,年龄越小,越易发生惊厥。常有发热与感染伴随症状、颅内压增高或脑实质受损症状。细菌性脑膜炎、病毒性脑膜炎及病毒性脑炎常急性起病;结核性脑膜炎多亚急性起病,但婴幼儿时期可急性起病,进展迅速,颅神经常受累;隐球菌脑膜炎慢性起病,头痛明显并逐渐加重;脑寄生虫病特别是脑囊虫病以反复惊厥为主要表现。体格检查可发现脑膜刺激征及锥体束征阳性。脑脊液及脑电图等检查示异常结果可帮助诊断,特别是脑脊液检查、病原学检测、免疫学及分子生物学检查帮助明确可能的病原。

2.颅外感染

(1)热性惊厥:为小儿惊厥最常见的原因,其发生率4%~8%。热性惊厥是指婴幼儿时期发热38℃以上的惊厥,而无中枢神经系统感染、水及电解质紊乱等异常病因所致者。目前仍使用1983年全国小儿神经病学专题讨论会诊断标准(自贡会议):好发年龄为4个月~3岁,复发年龄不超过6岁;惊厥发作在体温骤升24小时内,发作次数为1次;表现为全身性抽搐,持续时间在10~15分钟内;可伴有呼吸道或消化道等急性感染,热性惊厥也可发生在预防接种后。神经系统无异常体征,脑脊液检查无异常,脑电图2周内恢复正常,精神运动发育史正常,多有家族病史。以上典型发作又称之为单纯性热性惊厥。部分高热惊厥临床呈不典型发作表现,称之为复杂性高热惊厥:24小时内反复多次发作;发作惊厥持续时间超过15分钟以上;发作呈局限性,或左右明显不对称。清醒后可能有神经系统异常体征。惊厥停止7~10天后脑电图明显异常。某一患儿具有复杂性高热惊厥发作的次数越多,今后转为无热惊厥及癫痫的危险性愈大。

自贡会议明确指出凡发生以下疾病中的发热惊厥均不要诊断为高热惊厥:①中枢神经系统感染;②中枢神经系统疾病(颅脑外伤、出血、占位性病变、脑水肿和癫痫发作);③严重的全身性代谢紊乱,如缺氧、水和电解质紊乱、内分泌紊乱、低血糖、低血钙、低血镁、维生素缺乏及中毒等;④明显的遗传性疾病、出生缺陷、神经皮肤综合征(如结节性硬化)、先天性代谢异常(如苯丙酮尿症)及神经结节苷脂病;⑤新生儿期惊厥。

(2)中毒性脑病:颅外感染所致中毒性脑病常见于重症肺炎、中毒性菌痢以及败血症等急性感染过程中出现类似脑炎的表现,但并非病原体直接侵入脑组织。惊厥的发生为脑缺氧、缺血、水肿或细菌毒素直接作用等多因素所致。这种惊厥的特点是能找到原发病症,且发生在原发病的极期,惊厥发生次数多,持续时间长,常有意识障碍,脑脊液检查基本正常。

(二)无热惊厥(非感染性惊厥)

1.颅内疾病

小儿时期原发性癫痫最为多见。其他还有颅内出血(产伤、窒息、外伤或维生素缺乏史),颅脑损伤(外伤史),脑血管畸形,颅内肿瘤,脑发育异常(脑积水、颅脑畸形),神经皮肤综合征,脑炎后遗症及脑水肿等。

2.颅外疾病

(1)代谢异常:如低血钙、低血糖、低血镁、低血钠、高血钠、维生素 B_1 和维生素 B_6 缺乏症,均是引起代谢紊乱的病因并有原发疾病表现。

(2)遗传代谢疾病:如苯丙酮尿症、半乳糖血症、肝豆状核变性及黏多糖病等,较为少见。多有不同疾病的临床特征。

(3)中毒性因素:如药物中毒(中枢兴奋药、氨茶碱、抗组胺类药物、山道年、异烟肼、阿司匹林、安乃近及氯丙嗪)、植物中毒(发芽马铃薯、白果、核仁、蓖麻子及地瓜子等)、农药中毒(有机磷农药如 1605、1509、敌敌畏、敌百虫、乐果、666 及 DDT 等)、杀鼠药及有害气体中毒等。接触毒物史及血液毒物鉴定可明确诊断。

(4)其他:全身性疾病如高血压脑病、阿-斯综合征和尿毒症等,抗癫痫药物撤退,预防接种如百白破三联疫苗等均可发生惊厥。

二、临床表现

小儿惊厥多表现为全身性发作,患儿意识丧失,全身骨骼肌不自主、持续地强直收缩,或有节律的阵挛性收缩;也可表现为部分性发作,神志清楚或意识丧失,局限于单个肢体、单侧肢体半身性惊厥,有时半身性惊厥后产生暂时性肢体瘫痪,称为 Todd 麻痹。小婴儿,特别是新生儿惊厥表现不典型,可表现为阵发性眨眼、眼球转动、斜视、凝视或上翻,面肌抽动似咀嚼、吸吮动作,口角抽动,也可以表现为阵发性面部发红、发绀或呼吸暂停而无明显的抽搐。

三、诊断

惊厥是一个症状,通过仔细的病史资料、全面的体格检查以及必要的实验室检查,以尽快明确惊厥的病因是感染性或非感染性,原发病在颅内还是在颅外。

(一)病史

有无发热及感染伴随症状,了解惊厥的特点,惊厥发作是全身性还是局限性、惊厥持续时间、有否意识障碍及大小便失禁,有否误服毒物或药物史。出生时有否窒息抢救史或新生儿期疾病史。既往有否类似发作史。家族中有否惊厥患者。联系发病年龄及发病季节综合考虑。①新生儿时期惊厥发作常见于缺氧缺血性脑病、颅内出血、颅脑畸形、低血糖、低血钙、低血镁、低血钠、高血钠、化脓性脑膜炎、破伤风,以及高胆红素血症等;②婴儿时期惊厥常见于低血钙、化脓性脑膜炎、热性惊厥(4 个月后)、中毒性脑病、低血糖及头部跌伤等;③幼儿及年长儿惊厥常见于癫痫、颅内感染、中毒性脑病及头部外伤等。

(二)体格检查

惊厥发生时注意生命体征 T、R、HR、BP、意识状态,以及神经系统异常体征、头围测量。检查有否颅内压增高征(前囟是否紧张与饱满,颅缝是否增宽)、脑膜刺激征和阳性神经征,以及全身详细的体格检查,如皮肤有无瘀点、瘀斑,肝、脾是否肿大。有否牛奶咖啡斑、皮肤脱失斑或面部血管瘤;有否毛发或头部畸形;并观察患儿发育进程是否迟缓以帮助明确病因。

(三)实验室检查

(1)血、尿、便三大常规,有助于中毒性菌痢及尿路感染等感染性疾病诊断。

(2)血生化检查,如钙、磷、钠、钾、肝、肾功能帮助了解有否代谢异常,所有惊厥病例均检查血糖,了解有否低血糖。

（3）选择血、尿、便及脑脊液等标本培养明确感染病原。

（4）毒物及抗癫痫药物浓度测定。

（5）疑颅内病变，选择腰椎穿刺、眼底检查、头颅B超及脑电图等检查。神经影像学检查的指征为局灶性发作、异常神经系统体征以及怀疑颅内病变时；疑外伤颅内出血时，首选头颅CT检查；疑颅内肿瘤、颞叶病变、脑干及小脑病变和陈旧性出血时，首选MRI检查。

四、治疗

（一）一般治疗

保持气道通畅，及时清除咽喉部分泌物；头部偏向一侧，避免呕吐物及分泌物吸入呼吸道；吸氧以减少缺氧性脑损伤发生；退热，应用物理降温或药物降温；保持安静，避免过多的刺激。要注意安全，以免外伤。

（二）止痉药物

首选静脉或肌内注射途径。

1.地西泮（安定）

地西泮为惊厥首选用药，1～3分钟起效，每次0.2～0.5 mg/kg（最大剂量10 mg），静脉推注，注入速度为1.0～1.5 mg/min，作用时间5～15分钟，必要时每15～30分钟可重复使用2～3次。过量可致呼吸抑制及低血压；勿肌内注射，因吸收慢，难以迅速止惊。

2.劳拉西泮（氯羟安定）

劳拉西泮与蛋白结合含量仅为地西泮的1/6，入脑量随之增大，止惊作用显著加强。因外周组织摄取少，2～3分钟起效，止惊作用可维持12～24小时。首量0.05～0.10 mg/kg，静脉注射，注速1 mg/min（每次极量4 mg），必要时可15分钟后重复一次。降低血压及抑制呼吸的不良反应比地西泮小而轻，为惊厥持续状态首选药。国内尚未广泛临床应用。

3.氯硝西泮

亦为惊厥持续状态首选用药，起效快，作用比地西泮强5～10倍，维持时间长达24～48小时。剂量为每次0.03～0.10 mg/kg，每次极量10 mg，用原液或生理盐水稀释静脉推注，也可肌内注射。12～24小时可重复。呼吸抑制发生较少，但有支气管分泌物增多和血压下降等不良反应。

4.苯巴比妥（鲁米那）

脂溶性低，半衰期长，起效慢，静脉注射15～20分钟开始见效，作用时间24～72小时。多在地西泮用药后，首次剂量10 mg/kg，若首选止惊用药时，应尽快饱和用药，即首次剂量15～20 mg/kg，在12小时后给维持量每天4～5 mg/kg，静脉点滴（注速为每分钟0.5～1.0 mg/kg）或肌内注射。较易出现呼吸抑制和心血管系统异常，尤其是在合用地西泮时。新生儿惊厥常首选苯巴比妥，起效较快，疗效可靠，不良反应也较少。

5.苯妥英钠

苯妥英钠为惊厥持续状态的常见药，可单用，或一开始就与地西泮合用，或作为地西泮奏效后的维持用药，或继用于地西泮无效后，效果均好。宜用于部分性发作惊厥持续状态或脑外伤惊厥持续状态。对婴儿安全性也较大。负荷量15～20 mg/kg（注速每分钟0.5～1.0 mg/kg），10～30分钟起效，2～3小时后方能止惊，必要时，2～3小时后可重复一次，作用维持12～24小时，12小时后给维持量每天5 mg/kg，静脉注射，应密切注意心率、心律及血压，最好用药同时进行心电监护。磷苯妥英钠为新的水溶性苯妥英钠药物，在体内转化成苯妥英钠，两药剂量可换算（1.5 mg磷苯妥英钠＝1 mg苯妥英钠），血压及心血管不良反应相近，但局部注射的反应如静脉炎和软组织损伤在应用磷苯妥英钠时较少见。

6.丙戊酸

目前常用为丙戊酸钠。对各种惊厥发作均有效,脂溶性高,迅速入脑,首剂 $10\sim15$ mg/kg,静脉推注,以后每小时 $0.6\sim1.0$ mg/kg 滴注,可维持 24 小时,注意肝功能随访。

7.灌肠药物

当静脉用药及肌内注射无效或无条件注射时选用直肠保留灌肠:5%副醛每次 $0.3\sim0.4$ mL/kg;10%水合氯醛每次 $0.3\sim0.6$ mL/kg;其他脂溶性药物,如地西泮和氯硝西泮、丙戊酸钠糖均可使用。

8.严重惊厥不止者考虑其他药物或全身麻醉药物

(1)咪达唑仑静脉注射每次 $0.05\sim0.20$ mg/kg,$1.5\sim5.0$ 分钟起效,作用持续 $2\sim6$ 小时,不良反应同安定。

(2)硫喷妥钠每次 $10\sim20$ mg/kg,配制成 $1.25\%\sim2.50\%$ 溶液,先按 5 mg/kg 静脉缓注、余者静脉滴速为 2 mg/min,惊厥控制后递减滴速,应用时需严密监测呼吸、脉搏、瞳孔、意识水平及血压等生命体征。

(3)异丙酚(propofol)负荷量为 3 mg/kg,维持量为每分钟 100 μg/kg,近年来治疗难治性惊厥获得成功。

(4)对难治性惊厥持续状态,还可持续静脉滴注苯巴比妥 $0.5\sim3.0$ mg/(kg·h),或地西泮 2 mg/(kg·h),或咪达唑仑,开始 0.15 mg/kg,然后 $0.5\sim1.0$ μg/(kg·min)。

(三)惊厥持续状态的处理

惊厥持续状态的预后不仅取决于不同的病因、年龄及惊厥状态本身的过程,还取决于出现的危及生命的病理生理改变,故治疗除有效选择抗惊厥药物治疗外,还强调综合性治疗措施:①20%甘露醇每次 $0.5\sim1.0$ g/kg 静脉推注,每 $4\sim6$ 小时 1 次;或复方甘油 $10\sim15$ mL/kg 静脉滴注,每天 2 次,纠正脑水肿。②25%葡萄糖 $1\sim2$ g/kg,静脉推注或 10%葡萄糖静脉注射,纠正低血糖,保证氧和葡萄糖的充分供应,是治疗惊厥持续状态成功的基础。③5% $NaHCO_3$ 5 mL/kg,纠正酸中毒。④防止多系统损害:如心肌损害、肾衰竭、急性肺水肿及肺部感染。⑤常规给予抗癫痫药物治疗 2 年以上。

(四)病因治疗

尽快找出病因,采取相应的治疗。积极治疗颅内感染;纠正代谢失常,对复杂性热性惊厥可预防性用药,每天口服苯巴比妥 3 mg/kg,或口服丙戊酸钠每天 $20\sim40$ mg/kg,疗程数月至 $1\sim2$ 年,以免复发;对于癫痫患者强调规范用药。

(朱　莹)

第五节　脑性瘫痪

脑性瘫痪是指出生前到出生后一个月内各种原因所致的非进行性脑损伤。症状在婴儿期内出现,一般可由产前、产时和生后病因引起,而其中以窒息、胆红素脑病及低出生体重为三大高危因素。本病主要表现为中枢运动障碍及姿势异常,并伴智力低下、癫痫、行为异常或感知觉障碍。

一、病因

(一)引起脑性瘫痪的各类原因

病因很多,既可发生于出生前,如各种原因所致的胚胎期脑发育异常等;也可发生在出生时,如新生儿窒息、产伤等;还可发生于出生后,如某些心肺功能异常疾病(先天性心脏病、呼吸窘迫症等)引起的脑损伤。

(二)引起脑性瘫痪的具体原因

目前归纳起来主要有下列原因:新生儿窒息、黄疸、早产、妊娠早期用药、新生儿痉挛、低体重、急产、母体中毒、阴道流血、颅内出血、产程过长、前置胎盘、母患精神病、妊娠中毒症、吸入性肺炎、双胎、巨大儿、妊娠反应重、脐带绕颈、胎头吸引、臀位、横位、硬肿症等,其发病率为2‰~3‰。

二、诊断

患者具有下列第1~4项可诊断为本病。

(1)有自主运动功能障碍,可表现为痉挛性瘫痪,肌张力增高,腱反射亢进,踝阵挛和巴宾斯基征阳性,足部马蹄状内翻,足尖着地。托起患儿时双下肢可呈剪刀状交叉。或表现为手足徐动、共济失调、肌张力低下、四肢震颤。

(2)生后或幼儿时期发病,病变稳定,非进行性。

(3)可伴智力低下、视觉障碍、听力障碍、癫痫、语言障碍、精神行为异常。

(4)排除进行性疾病所致的中枢性瘫痪,如遗传代谢性疾病,变性疾病、肿瘤、肌营养不良等。

三、鉴别诊断

(一)痉挛型瘫痪

应与其他神经系统进行性疾病所致的中枢性瘫痪鉴别,如脑白质不良、大脑半球及脊髓肿瘤所致的瘫痪等。

(二)肌张力低下型

应与婴儿型脊髓性肌萎缩相鉴别。

(三)共济失调型

应与慢性进展的小脑退行性变性鉴别。

四、治疗

(一)一般治疗

保证营养供给,给予高热量、高蛋白及富有维生素、易消化的食物。对行动不便的患儿的生活和饮食要进行管理,防止营养不良及压疮(褥疮)的发生。加强心理治疗,积极鼓励患儿,配合锻炼和治疗,防止自卑心理。

(二)药物治疗

常用的药物有脑神经营养药、肌肉松弛剂等。药物治疗只有在必要时才使用,它不能替代功能性训练。

1.巴氯芬

巴氯芬属于一种抗痉挛药,对于全身多处痉挛的患儿,可采用口服该药治疗。

2.A 型肉毒毒素(BTX-A)

一般在注射后几日显效,可维持 3～8 个月,此时应及时开展个体化的综合性治疗,如功能性肌力训练、软组织牵拉、佩戴支具等等,充分利用肌张力降低带来的康复机遇。注射后4～6 个月痉挛会再度升高,但无论从痉挛程度还是运动能力均不会回到注射前水平,必要时可再次注射。

(三)其他治疗

1.物理治疗

物理治疗主要通过制定治疗性训练方案来实施,常用的技术包括软组织牵拉、抗异常模式的体位性治疗、调整肌张力技术、功能性运动强化训练、肌力和耐力训练、平衡和协调控制、物理因子辅助治疗等。

2.心理行为治疗

脑性瘫痪患儿常见的心理行为问题有自闭、多动等。健康愉悦的家庭环境、增加与同龄儿交往,以及尽早进行心理行为干预是防治的关键。

五、预后

脑性瘫痪早期发现,早期治疗,容易取得较好疗效。

(朱　莹)

第六节　吉兰-巴雷综合征

吉兰-巴雷综合征又称急性感染性多发性神经根神经炎,是一种周围神经系统疾病。当小儿麻痹症在我国被消灭以后,它已成为引起儿童弛缓性麻痹的主要疾病之一;主要以肢体对称性、弛缓性麻痹为主;侵犯颅神经、脊神经,以运动神经受累为主。重症患儿累及呼吸肌。本病为急性发病,有自限性,预后良好。本病病因尚未阐明,疑本病与病毒或感染有关。目前认为本病是一种器官特异性的自身免疫性疾病。

一、病因

本病发病率每年为(1～4)/10 万。可发生于任何年龄,但以儿童和青年为主。男性和女性均可发病,男性略多于女性。发病无季节性差异,但国内北方地区以夏秋季节多发。尽管吉兰-巴雷综合征发病机制仍未完全阐明,但免疫学致病机制近年来被推崇和广泛接受。研究结果表明中国北方儿童吉兰-巴雷综合征发病与空肠弯曲菌感染及卫生状况不良有关。事实上,50%以上的吉兰-巴雷综合征患者伴有前驱感染史,如呼吸道病毒、传染性单核细胞增多症病毒、巨细胞病毒、流感病毒,特别是空肠弯曲菌引起的肠道感染。这些感染源与人体周围神经的某些部分很相似,引起交叉反应。

二、临床表现

据国内统计,55%患儿于神经系统症状出现前1～2 周有前驱感染史如上呼吸道感染、风疹、腮腺炎或腹泻等,前驱病恢复后,患儿无自觉症状,或仅感疲倦。常见发病诱因为淋雨、涉水、外伤等。

绝大多数病例急性起病,体温正常,1~2周神经系统病情发展至高峰,持续数天,多在病程2~4周开始恢复;个别患儿起病缓慢,经3~4周病情发展至高峰。

(一)运动障碍

进行性肌无力是突出症状。多数患儿首发症状是双下肢无力,然后呈上行性麻痹进展;少数患儿呈下行性麻痹。可以由脑神经麻痹开始,然后波及上肢及下肢。患儿肢体可以从不完全麻痹逐渐发展为完全性麻痹,表现不能坐、翻身,颈部无力,手足下垂。麻痹呈对称性(双侧肌力差异不超过一级),肢体麻痹一般远端重于近端,少数病例可表现近端重于远端。受累部位可见肌萎缩,手足肌肉尤其明显。腱反射减弱或消失。

(二)脑神经麻痹

病情严重者常有脑神经麻痹,常为几对脑神经同时受累,也可见单一脑神经麻痹,如常有第Ⅸ、Ⅹ、Ⅺ、Ⅻ等脑神经受累;患儿表现声音小,吞咽困难或进食时呛咳,无表情;少数重症患儿,全部运动脑神经均可受累;偶见视盘水肿,其发生机制尚不清楚。

(三)呼吸肌麻痹

病情严重者常有呼吸肌麻痹。为了有助临床判断呼吸肌受累程度,根据临床症状及体征,参考胸部X线透视结果综合判断,拟定呼吸肌麻痹分度标准。①Ⅰ度呼吸肌麻痹:声音较小,咳嗽力较弱,无呼吸困难,下部肋间肌和/或膈肌运动减弱,未见矛盾呼吸。X线透视肋间肌和/或肌运动减弱。②Ⅱ度呼吸肌麻痹:声音小,咳嗽力弱,有呼吸困难,除膈肌或肋间肌运动减弱外,稍深吸气时上腹部不鼓起,反见下陷,出现腹膈矛盾呼吸。X线透视下膈肌和/或肋间肌运动明显减弱。③Ⅲ度呼吸肌麻痹:声音小,咳嗽力明显减弱或消失,有重度呼吸困难,除有膈肌和/或肋间肌运动减弱外,平静呼吸时呈腹膈矛盾呼吸或胸式矛盾呼吸。X线透视膈肌和/或肋间肌运动明显减弱,深吸气时膈肌下降小于一个肋间,平静呼吸时膈肌下降小于1/3个肋间,甚至不动。

(四)自主神经障碍

患者常有出汗过多或过少,肢体发凉,阵发性脸红,心率增快。严重病例可有心律失常,期前收缩,血压升高及不稳,可突然降低或上升,有时上升与下降交替出现,病情好转时,心血管障碍亦减轻。患者还可出现膀胱和肠道功能障碍,表现为一过性尿潴留或失禁,常有便秘或腹泻。

(五)感觉障碍

感觉障碍不如运动障碍明显,而且一般只在发病初期出现。主要为主观感觉障碍,如痛、麻、痒及其他感觉异常等,这些感觉障碍维持时间比较短,常为一过性。对年长儿进行感觉神经检查,可能有手套样、袜套样或根性感觉障碍。不少患者在神经干的部位有明显压痛。多数患者于抬腿时疼痛。

三、实验室检查

(一)脑脊液

脑脊液压力大多正常。多数患者的脑脊液显示蛋白细胞分离现象,即蛋白虽增高而细胞数正常,病程2~3周达高峰,为本病特征之一。有时患者脑脊液蛋白含量高达20 g/dL,此时可引起颅内压增高和视盘水肿。这可能是蛋白含量过高增加了脑脊液的黏稠度,导致再吸收障碍所致。

(二)血液

大多数患者的血液中能够检测出针对髓鞘的正常成分,如 GM-1 等神经节苷脂、P_2 蛋白和髓鞘相关糖蛋白等的自身抗体。抗体可出现 IgG、IgM 和 IgA 等不同亚型,亦可出现抗心磷脂抗体。患者的周围血中存在致敏的淋巴细胞,在体外可以破坏髓鞘。

(三)肌电图检查

神经传导速度和肌电图的检查在吉兰-巴雷综合征的诊断中很有价值,可显示神经元受损。一般认为神经传导速度减慢与髓鞘受损有关,复合肌肉动作电位的波幅降低与轴索损害有关。患者肌电图提示神经传导速度减慢为主,而波幅降低相对不太明显,这与本病的病理特征周围神经髓鞘破坏有关。此外,本病肌电图可示 F 波的潜伏期延长或消失,F 波的改变常提示周围神经近端或神经根受损。

四、诊断

典型病例不难做出诊断。由于本病无特异性诊断方法,对于临床表现不典型病例,诊断比较困难,通常是依靠临床症状及实验室检查,排除其他神经系统疾病的可能性后才能确定诊断。以下几点可作为诊断的参考:①急性发病,不发热,可见上行性、对称性、弛缓性麻痹。少数为下行性麻痹,腱反射减低或消失。②四肢有麻木或酸痛等异常感觉或呈手套样、袜套样感觉障碍,但一般远较运动障碍为轻。③可伴有运动性脑神经障碍,常见面神经、舌咽神经、迷走神经受累。病情严重者常有呼吸肌麻痹。④脑脊液可有蛋白、细胞分离现象。肌电图的检查可显示神经元受损和/或神经传导速度减慢,复合肌肉动作电位的波幅降低。

五、鉴别诊断

(一)脊髓灰质炎

本病麻痹型中以脊髓型最多见,因脊髓前角细胞受损的部位及范围不同,病情轻重不等。本病多见未曾服用脊髓灰质炎疫苗的小儿。多先有发热,2～3 天热退后出现肢体和/或躯干肌张力减低,肢体和/或腹肌不对称弛缓性麻痹,腱反射减弱或消失,无感觉障碍。重者可伴有呼吸肌麻痹,如治疗不当,可导致死亡。发病早期脑脊液多有细胞数增加,蛋白多正常,称细胞蛋白分离现象。肌电图示神经源损害。脊髓灰质炎的确诊,是依据粪便的脊灰病毒分离阳性。患者脑脊液或血液中查有脊髓灰质炎特异性 IgM 抗体(1 月内未服脊髓灰质炎疫苗),恢复期血清中抗体滴度比急性期增高 4 倍或 4 倍以上,均有助诊断。

(二)急性脊髓炎

起病较神经根炎缓慢,病程持续时间较长。发病早期常见发热,伴背部及腿部疼痛,很快出现脊髓休克期,表现急性弛缓性麻痹。脊髓休克解除后,出现上运动神经元性瘫痪,肌张力增高,腱反射亢进及其他病理反射。常有明显的感觉障碍平面及括约肌功能障碍,脑脊液显示炎症性改变。因脊髓肿胀脊髓磁共振(MRI)检查有助诊断。

(三)脊髓肿瘤

先为一侧间歇性神经根性疼痛,以后逐渐发展为两侧持续性疼痛。由于脊髓压迫,引起运动、感觉障碍,严重者出现脊髓横断综合征。大多数患者病情进展缓慢。腰膨大以上受累时,表现为下肢的上神经源性瘫痪及病变水平以下感觉障碍,常有括约肌障碍如便秘、排尿困难、尿失禁。脑脊液变黄色,蛋白量增高,脊髓 MRI 检查可助诊断。必要时手术探查,依据病理结果方可确诊。

(四)低血钾性周期性麻痹

近年来有些地区散发低血钾性麻痹,表现为软弱无力,肢体可有弛缓性麻痹,以近端为重,严重者累及全身肌肉,甚至影响呼吸肌,发生呼吸困难。腱反射减弱。无感觉障碍。病程短,发作在数小时或 1～4 天即可自行消失。脑脊液正常,血钾＜3.5 mmol/L,心律失常,心音低钝,心电图出现 U 波和 ST-T 的改变。用钾治疗后症状很快恢复。

(五)癔症性瘫痪

情绪因素影响肢体瘫痪,进展快,腱反射存在,无颅神经和呼吸肌的麻痹,无肌萎缩,用暗示疗法即很快恢复。

六、治疗

吉兰-巴雷综合征患者的强化监护、精心护理和并发症的预防是治疗的重点。由于本病的临床和病理过程多属可逆性及自限性,所以在急性期,特别是在呼吸肌麻痹时,应积极进行抢救,采用综合的治疗措施,使患者度过危险期。

(一)一般性治疗

由于患者瘫痪很长时间,容易产生并发症,如坠积性肺炎、脓毒血症、压疮和血栓性静脉炎等。这时耐心细致地护理是降低病死率、减少并发症的关键。特别要保持呼吸道通畅,防止发生窒息。注意室内温度、湿度,可采用雾化气体吸入、拍击患者的背部、体位引流等;勤翻身,防止压疮;注意保持瘫痪肢体的功能位置,防止足下垂等变形;严格执行消毒隔离制度,尤其在气管切开术后要做好无菌操作的处理,防止交叉感染。由于吉兰-巴雷综合征患者发生自主神经系统并发症比较多,可引起心律失常,应给予持续心电监护。发现异常予以纠正,但室性心动过速很常见,通常不需要治疗。

(二)静脉大剂量丙种球蛋白的治疗

用静脉大剂量注射丙种球蛋白治疗本病,目前已被临床广泛使用,已证明其可缩短病程,并可抑制急性期患者病情进展。其用法为 400 mg/kg,连续使用 5 天。一般自慢速开始每小时 40 mL,后可增加到 100 mL。

(三)血浆置换

分别接受血浆置换或静脉大剂量丙种球蛋白,结果两者疗效相似,血浆置换越早进行越好,可缩短病程,但并不能降低死亡率。治疗的机制可能是清除患者血浆中的髓鞘毒性抗体、致病的炎性因子、抗原抗体免疫复合物等,减轻神经髓鞘的中毒作用,促进髓鞘的修复和再生。因为这种治疗方法要求的条件较高,难度较大,有创伤,所以在我国没有被广泛地采用。

(四)糖皮质激素治疗

国内外学者对它是否用于吉兰-巴雷综合征患者仍存在两种不同的观点。从理论上讲应用糖皮质激素合理。但因为吉兰-巴雷综合征是一个自限性疾病,常难肯定其确切疗效;治疗剂量是氢化可的松每天 5～10 mg/kg,或地塞米松 0.2～0.4 mg/kg,连续使用 1～2 周,后可改用口服泼尼松 2～3 周内逐步减停;也可采用大剂量甲泼尼龙 20 mg/kg,连续使用 3 天后,可改用泼尼松口服。

(五)呼吸肌麻痹治疗

对有明显呼吸肌麻痹的患者,保持呼吸道通畅,正确掌握气管切开的适应证,及时使用人工呼吸器,是降低病死率的重要措施与关键。首先判断有无呼吸肌麻痹及麻痹的严重程度尤为重要,因呼吸肌麻痹最终可导致呼吸衰竭,易合并肺内感染、肺不张、痰堵窒息而影响预后。对呼吸肌轻度麻痹、尚能满足生理通气量的患者,在吸气末用双手紧压胸部,刺激患儿咳嗽,促进痰液排出。应注意保持病室空气湿润,对于稠痰不易咳出者可给予雾化吸入及体位引流。

呼吸肌麻痹的急救措施如下:①气管切开。②用呼吸机辅助呼吸。

指征包括:Ⅲ度呼吸肌麻痹;呼吸肌麻痹Ⅱ度伴舌咽、迷走神经麻痹者;Ⅱ度呼吸肌麻痹以上伴有肺炎、肺不张者;暴发型者(是指发病在24~48小时内,呼吸肌麻痹进入Ⅱ度者)都应及时做经鼻气管插管或气管切开术。

(六)其他

(1)抗生素治疗:重症患者常并发呼吸道感染,包括各种细菌感染,更多见于皮质激素使用过程中,应给予抗生素积极控制细菌感染。

(2)维生素 B_1、维生素 B_6、维生素 B_{12} 及 ATP 等药物可促进神经系统的代谢。

(3)恢复期常采用针灸、按摩、体疗以促进神经功能恢复,防止肌肉萎缩。

(朱 莹)

第七节 重症肌无力

重症肌无力是累及神经肌肉接头处突触后膜上乙酰胆碱受体(Ache)的自身免疫性疾病,临床表现为肌无力,且活动后加重,休息后或给予胆碱酯酶抑制剂后症状减轻或消失。

一、病因及发病机制

重症肌无力发病的基本环节是机体产生对自身乙酰胆碱受体的抗体,使神经肌肉接头处突触后膜上的乙酰胆碱受体破坏,造成神经指令信号不能传给肌肉,使肌肉的随意运转发生障碍,但机体为何产生自身抗体,原因不清楚。临床观察到不少患者胸腺肥大,认为可能与胸腺的慢性病毒感染有关,本病也具有某些遗传学特征,研究发现不同的人群发病率不同,一些人类白细胞抗原(HLA)型别的人群发病率高,女性 $HLA-A_1B_8$ 及 DW_3,男性 $HLA-A_2B_3$ 人群发病率明显高于其他人群。

二、临床表现

根据发病年龄和临床特征,本病可分为以下 3 种常见类型。

(一)新生儿一过性重症肌无力

如果母亲患重症肌无力,其所生新生儿中有 1/7 的概率患本症。原因是抗乙酰胆碱受体抗体通过胎盘,攻击新生儿乙酰胆碱受体。患儿出生后数小时或数天出现症状,表现为哭声细弱、吸吮吞咽无力,重者出现呼吸肌无力而呈现缺氧症状。体征有肌肉松弛、腱反射减弱或消失。很少有眼外肌麻痹眼睑下垂症状。有家族史者易于识别。肌内注射新斯的明或依酚氯铵症状立即减轻有特异性识别价值。本病为一过性,多数于 5 周内恢复。轻症不需治疗,重症则应给予抗胆碱酶药物。血浆交换治疗是近年来出现的治疗办法,疗效较好,至于为何重症肌无力母亲所生的新生儿多数无症状,原因可能是新生儿乙酰肌碱受体与母亲的乙酰胆碱受体抗原性不一样,不能被抗体识别而免受攻击。

(二)新生儿先天性重症肌无力

新生儿先天性重症肌无力又名新生儿持续性肌无力,患儿母亲无重症肌无力,本病多有家族史,为常染色体隐性遗传。患儿出生后主要表现为上睑下垂,眼外肌麻痹。全身性肌无力、哭声低弱及呼吸困难较少见。肌无力症状较轻,但持续存在,血中抗乙酰胆碱受体抗体滴度不高,抗胆碱酶药物治疗无效。

(三)儿童型重症肌无力

儿童型重症肌无力是最多见的类型。2～3岁为发病高峰,女性多于男性,根据临床特征分为眼肌型、全身型及脑干型。①眼肌型:最多见,单纯眼外肌受累,表现为一侧或双侧眼睑下垂,晨轻暮重,也可表现为眼球活动障碍、复视、斜视等,重者眼球固定。②全身型:有一组以上肌群受累,主要累及四肢,轻者一般活动不受严重影响,仅表现为走路及走动作不能持久,上楼梯易疲劳。常伴眼外肌受累,一般无咀嚼、吞咽、构音困难。重者常需卧床、伴有咀嚼、吞咽、构音困难,并可有呼吸肌无力。腱反射多数减弱或消失,少数可正常。无肌萎缩及感觉异常。③脑干型:主要表现为吞咽困难及声音嘶哑,可伴有限睑下垂及肢体无力。

三、预后

儿童型重症肌无力可自行缓解或缓解与急性发作交替,或缓慢进展。呼吸道感染可诱发本病或使症状加重。据报道眼肌型第1次起病后,约1年患儿自行缓解。以眼肌症状起病者,若2年后不出现其他肌群症状,则一般不再出现全身型症状,预后好。脑干型可致营养不良或误吸,预后较差。呼吸肌严重受累者可至呼吸衰竭而死亡。

四、诊断及鉴别诊断

根据病变主要侵犯骨骼肌及一天内症状的波动性,上午轻、下午重的特点对病的诊断当无困难,可用下列检查进一步确诊。

(一)疲劳试验(Jolly试验)

使受累肌肉重复活动后症状明显加重,如嚼肌力弱者可使其重复咀嚼动作30次以上则加重以至不能咀嚼,此为疲劳试验阳性,可帮助诊断。

(二)抗胆碱酯酶药物试验

1.依酚氯铵试验

依酚氯铵0.2 mg/kg或0.5 mg/kg,1分钟后再给,以注射用水稀释1 mL,静脉注射,症状迅速缓缓解则为阳性。持续10分钟左右又恢复原状。

2.新斯的明试验

甲基硫酸新斯的明0.04 mg/kg(新生儿每次0.10～1.15 mg)肌内注射,20分钟后症状明显减轻则阳性,可持续2小时左右。为对抗新斯的明的毒蕈碱样反应(瞳孔缩小、心动过缓、流涎、多汗、腹痛、腹泻、呕吐等)应准备好肌内注射阿托品。

(三)神经重复频率刺激检查

必须在停用新斯的明17小时后进行,否则可出现假阴性。典型改变为低频(2～3 Hz)和高频(10 Hz以上)重复刺激均能使肌动作电位波幅递减,递减幅度10%以上为阳性。80%的病例低频刺激时呈现阳性反应,用单纤维肌电图测量同一神经支配的肌纤维电位间的间隔时间延长,神经传导速度正常。

(四)AChR 抗体滴度测定

对 MG 的诊断具有特征性意义。90%以上全身型 MG 病例的血清中 AChR 抗体滴度明显增高(>10 nmol/L),但眼肌型的病例多正常或仅 AChR 抗体滴度轻度增高。

五、治疗

(一)药物治疗

1.抗胆碱酯酶药物

常用者有下列数种。

(1)溴化新斯的明:口服剂量每天 0.5 mg/kg,分为每 4 小时 1 次(5 岁内);每天 0.25 mg/kg,分为每 4 小时 1 次(5 岁以上)。逐渐加量,一旦出现毒性反应则停止加量。

(2)溴吡斯的明:口服剂量每天 2 mg/kg,分为每 4 小时 1 次(5 岁内);每天 1 mg/kg,分为每 4 小时1 次(5 岁以上)。逐渐加量,一旦出现毒性反应则停止加量。

(3)美贝氯铵:口服剂量(成人)为每次 5~10 mg,每天 3~4 次。

(4)辅助药物如氯化钾、麻黄素等可加强新斯的明药物的作用。

2.皮质类固醇

可选用泼尼松每天 1.5 mg/kg 口服;也有人主张用大剂量冲击疗法,但在大剂量冲击期间有可能出现呼吸肌瘫痪。因此,应做好气管切开、人工呼吸的准备。如症状缓解则可逐渐减量至最小的有效剂量维持治疗,同时应补充钾盐。长期应用者应注意骨质疏松、股骨头坏死等并发症。全身型或眼肌型患儿均可一开始即用皮质类固醇治疗,治疗后期再加用抗胆碱酯酶药。

3.免疫抑制剂

可选用硫唑嘌呤或环磷酰胺,应随时检查血常规,一旦发现白细胞计数下降至低于 $3\times10^9/$L 时应停用上述药物,同时注意肝肾功能的变化。

忌用对神经-肌肉传递阻滞的药物,如各种氨基糖甙类抗生素、奎宁、奎尼丁、普鲁卡因胺、普萘洛尔、氯丙嗪,以及各种肌肉松弛剂等。

(二)胸腺组织摘除术

胸腺组织摘除术对胸腺增长者效果好。适应证为年轻女性患者,病程短、进展快的病例。对合并胸腺瘤者也有一定疗效。对全身型重症肌无力患儿,目前主张使用。手术后继用泼尼松1 年。

(三)放射治疗

如因年龄较大或其他原因不适于做胸腺摘除者可行深部 ^{60}Co 放射治疗。

(四)血浆置换法

如上述治疗均无效者可选用血浆置换疗法,可使症状迅速缓解,但需连续数周,且价格昂贵,目前尚未推广应用。

(五)危象的处理

一旦发生呼吸肌瘫痪,应立即进行气管切开,应用人工呼吸器辅助呼吸。但应首先确定为何种类型的危象,进而对症治疗。

1.肌无力危象

肌无力危象为最常见的危象,往往由于抗胆碱酯酶药量不足引起。可用依酚氯铵试验证实,如注射后症状明显减轻则应加大抗胆碱酯酶药物的剂量。

2.胆碱能危象

由于抗胆碱酯酶药物过量引起。患者肌无力加重,并出现肌束颤动及毒蕈碱样反应。可静脉注入依酚氯铵 2 mg,如症状加重则立即停用抗胆碱酯酶药物,待药物排出后可重新调整剂量,或改用皮质类固醇类药物等其他疗法。

3.反跳危象

出于对抗胆碱酯酶药物不敏感,依酚氯铵试验无反应,此时应停止应用抗胆碱酯酶药物而用输液维持。过一段时间后如对抗胆碱酯酶药物有效时可再重新调整用量,或改用其他疗法。

在危象的处理过程中,保证气管切开护理的无菌操作,雾化吸入,勤吸痰,保持呼吸道通畅,防止肺不张、肺部感染等并发症是抢救成活的关键。

(朱　莹)

第八节　脊髓性肌萎缩症

脊髓性肌萎缩症(SMA)系指一类由于脊髓前角细胞变性导致近端肌无力、肌萎缩的疾病。小儿和成人都可发病。小儿时期起病的 SMA 是常染色体隐性遗传病。其发病率国外文献报道为 1/10 000～1/6 000,携带者频率为 1/60～1/40,是仅次于囊性纤维化的第二位常见的致死性常染色体急性遗传病。近年来分子遗传学的研究有较大突破。

一、发病机制

根据 1992 年国际 SMA 学术会议,按起病年龄和病情进展情况,将小儿 SMA 分为以下三型。

(一) Ⅰ型(重型)或 SMA Ⅰ型

于生后 0～6 个月起病,表现为肌张力低下、四肢肌萎缩无力,吸吮及吞咽功能减弱,不会坐,2 岁内死亡。

(二) Ⅱ型(中间型)或 SMA Ⅱ型

婴儿早期生长尚正常,6 个月以后出现运动发育迟缓,会坐,但不能走,呼吸肌、吞咽肌一般不受累。18 个月内起病,一般 2 岁以后死亡。

(三) Ⅲ型(轻型)或 SMA Ⅲ型

表现为进行性四肢近端肌无力、肌萎缩。患儿能坐以及站立行走,可存活至成年后死亡。

目前认为该病属常染色体隐性遗传性疾病,但发现个别 SMA Ⅲ型有常染色体显性遗传或 X 性连锁隐性遗传方式。近年来已将这三型的基因定位于 5 号染色体长臂,该区域内基因结构复杂,其中有许多的重复基因,假基因和多态标记,致使该区域很不稳定。其中研究得比较清楚的 2 个基因是运动神经元存活基因(SMNG)和神经元凋亡抑制蛋白基因(NAIPG),SMNG 编码的 SMN 蛋白主要存在于剪接体复合物中,在 mRNA 前体的剪接中起重要作用。SMA 患者

SMNG 突变形成异常 SMN 蛋白,干扰 mRNA 的合成,在 SMA 的发病中起决定性作用。*NAIPG* 不是 SMA 的决定基因,但可能对 SMA 表型起修饰作用,加重 SMA 突变而引起的临床表现。具体发病机制有待进一步研究。

二、临床表现

往往一个家庭内数人发病,男女均可,但男比女多,多数患儿生后活动正常,SMA Ⅰ和Ⅱ型于 6～18 个月间起病。病初表现为四肢无力,肌张力减低,近端重于远端,下肢重于上肢,腱反射减弱或消失;最后全身瘫痪,仅手指和足趾可以活动,常有延髓麻痹,表现吸吮及吞咽困难,咳嗽哭声无力,不能抬头,舌肌萎缩及震颤,肋间肌麻痹,腹式呼吸,胸廓塌陷呈"矛盾呼吸"(呼气时胸廓塌陷,而腹部隆起),眼内外肌不受影响,括约肌功能正常,智力正常,神志一直清醒,最后死于呼衰和/或心衰。SMA Ⅰ型起病的另一种形式在宫内或生后 2～3 个月发病,约有 1/3 病例其母亲在妊娠后期觉察胎动减少,婴儿出生后全身肌张力低下,自主活动少,髋关节外展,膝屈曲如蛙状,上肢垂于两侧,对疼痛刺激有反应但无力躲避,病程很少超过一年。SMA Ⅲ型 18 个月以后(多在 3～18 岁)起病,首发症状多为双下肢无力,登楼及从蹲位站起困难;其后双上肢无力,举臂困难,肌张力低,肢体近端肌萎缩明显,腱反射减弱或消失,行走时呈鸭步,有翼状肩及 Gowers 征。部分病例有脊柱侧凸,弓形足,腓肠肌假性肥大,智力正常,无感觉障碍,呈良性病程,部分患者起病 20 年后仍能行走。

三、辅助检查

(一)肌电图

SMA Ⅰ、Ⅱ型多为失神经性支配,出现肌纤颤或束颤电位,运动神经传递速度一般正常,SMA Ⅲ型表现稍轻。

(二)肌活检

SMA Ⅰ、Ⅱ型表现有横纹肌纤维萎缩,粗细不等,横纹不清,肌肉神经纤维数量减少,而 SMA Ⅲ型以肥大纤维和正常纤维镶嵌分布为特征。

(三)血清肌酸磷酸激酶(CPK)

SMA Ⅰ型和 SMA Ⅲ型 CPK 无明显异常,而 SMA Ⅱ型反而轻度或中度升高。

(四)分子遗传学检查

现代研究表明Ⅰ、Ⅱ、Ⅲ型 SMA 患儿均存在 *SMN* 基因缺失,93％患儿有 *SMN* 第 7、8 外显子的纯合缺失,还有 5.6％的患儿仅有 *SMN* 第 7 外显子缺失,无第 8 外显子缺失。目前 *SMN* 第 7 外显子的检测已被应用于 SMA 的基因诊断及产前诊断。

四、诊断和鉴别诊断

一般根据病史与家族史、发病年龄及四肢肌无力和下运动神经元损害等临床表现,结合神经源性损害的肌电图和肌活检即可作出诊断,但须与下列疾病鉴别。

(一)先天性肌张力不全

生后即出现肌无力,无肌肉萎缩,肌电图及肌活检正常,随年龄增长肌力渐有改善,病程为良性经过,以后好转而接近正常人。

（二）进行性肌营养不良症

幼儿期或稍长发病，少见1岁内发病，多有假性肌肉肥大，肌电图及肌活检呈肌原性损害，血清 CPK 明显升高。

（三）先天性重症肌无力

出生后即有症状，多为重症肌无力患者，胆碱酯酶抑制剂有效，短期可渐恢复。

（四）吉兰-巴雷综合征

病前多有感染史，很快出现进行性、对称性、上升性、弛缓性瘫痪，脑脊液检查出现蛋白-细胞分离现象，多数预后良好。

（五）Ⅱ型糖原累积病、GM_2 神经节苷脂累积症、Tay-Sachs 病等

均在儿童期前起病，表现类似脊髓性肌萎缩症，但作肌肉活检易鉴别。

五、治疗

目前尚无特殊疗法，以支持疗法与对症处理为主，加强营养与热量供给，细心护理，可予维生素 B_1、维生素 B_6、维生素 B_{12}、维生素 E、ATP、辅酶 A、胞磷胆碱等神经营养药物治疗。可试用肾上腺皮质激素，并且配合针灸、理疗以减轻肌肉痉挛，促进血液循环，改善肌张力，此外要注意防治各种感染，有吞咽及排痰障碍者，需鼻饲饮食，拍背配合适当的体位以排痰，必要时可应用抗生素治疗。

近年来，国外应用一种兴奋性氨基酸拮抗剂——利鲁唑治疗该类疾病取得一定疗效，能改善肌张力、延缓进程、提高存活时间。但价格昂贵，一时尚难推广。

六、预防

目前 SMA 基因功能及发病机制正逐步阐明，可能在不远的将来对 SMA 的基因诊断，产前诊断，遗传咨询产生重要意义。

（朱　莹）

第九节　进行性肌营养不良

进行性肌营养不良为原发于肌肉组织的遗传性疾病，是一组进行性对称性的肌肉无力和萎缩。大多有家族史。随着分子生物学研究的进展，使以肌营养不良（MD）为代表的一组肌病在认识和诊断水平方面都有极大的发展。

一、发病机制

数十年来，关于肌营养不良的发病机制有多种学说，如血管源性、神经源性、肌纤维再生错乱和肌细胞膜功能障碍学说等，每种学说均有支持点与不支持点，其中以肌纤维胞膜功能学说最具支持点，主要解释了 Duchenne 型肌营养不良（DMD）和 Becker 型肌营养不良（BMD）的发病机制，经研究证实，该两型肌营养不良症是由于位于 $XP^{21.1}$ 上抗肌萎缩蛋白（*Dystrophin*）基因的缺陷所致，该基因是当今已知基因中最大的基因，有 2 500 个碱基，占整个 X 染色体长度的 1％，大部分序列为内含子,主要在骨骼肌、平滑肌、心肌及脑组织中表达,包括 75～79 个外显子,$Dystrophin$ 由 3 685 个氨基酸组成,属膜蛋白成分,位于肌细胞膜的内层起细胞骨架的作用,能与肌动蛋白组合,$Dystrophin$ 的缺乏或减少能引起不同程度的肌细胞膜功能障碍,使大量的游离 Ca^{2+}、高浓度的细胞外液和补体成分进入肌纤维内,引起肌细胞内的蛋白质释放,补体激活,导致肌原纤维断裂,坏死和巨噬细胞对这些坏死组织的吞噬清除,血清肌酶谱升高,$Dystrophin$ 基因突变的形式多种多样,缺乏或缺陷的形式也多种多样,引起不同的临床表型,$Dystrophin$ 存在的量与疾病的临床程度密切相关,在 DMD 中,$Dystrophin$ 的量不足正常人的 3%,而 BMD 者为正常人的 15% 以上。除量的多寡外,$Dystrophin$ 缺乏的部位亦与表型有关,在 DMD 中,基因片段的缺失引起 $Dystrophin$ 羧基端不能与相关蛋白(DAP)结合,而 BMD 是一种剪断的形式,剪断的部位多样化,若在 N 端与 C 端之间剪断,中部棒状区的序列缺失则 BMD 更为良性。其他型别的肌营养不良亦有突破,但确切的机制有待进一步研究。

二、临床表现

(一)Duchenne 型肌营养不良症

Duchenne 型肌营养不良症(DMD)又称为假肥大型肌营养不良症,是一种常见的致死性神经骨骼肌系统 X 性连锁隐性遗传病,发病率为活产男婴的 1/3 500,患病率为(13～35)/10 万,分布于世界各地人群中,发病于男孩,女孩极少患病,多为携带者,患儿母亲半数以上可查获血清肌酶异常,病因为骨骼肌、心肌、平滑肌及脑组织中 XP^{21} $Dystrophin$ 基因突变,引起其表达物抗肌萎缩蛋白的表达缺如(不足正常人的 3%)。

患儿学行走时就易被察觉,以后陆续就诊。跑、跳动作发育落后于同龄儿童,甚至走路易跌倒,上楼和下蹲之后站立困难,肌无力自躯干和四肢近端开始,下肢重于上肢,由于下肢肌无力,出现"鸭步"(行走时足跟不着地,腹部前凸,头向前冲而胸部后倾,躯干左右晃动),肩胛带的肌无力萎缩,出现"翼状肩"(双臂前撑时两肩胛向后突起,形如双翼),两臂平举困难,有 Gower 现象(从仰卧位起立时按下列顺序完成:由仰卧位转为俯侧卧位,然后以双手支撑双足背、膝部等处顺次攀扶,并同时将躯干重量后移,才能完全起立),以上症状逐渐加重,四肢近端肌肉萎缩明显,但 90% 左右患者同时伴有双腓肠肌假性肥大,质地坚硬似软橡皮,假性肥大也可见于三角肌、臀肌、股四头肌、肱二头肌、肛下肌等处,80% 伴有心肌损害,出现心肌肥厚,各种心律失常和心力衰竭;90% 以上患儿有心电图的异常,表现为高 R 波,Q 波加深,右室肥大,右束支传导阻滞等表现,平滑肌一般不受损害,但有恶心、呕吐等急性胃扩张的报道。

早期肌肉受累后,张力低下,腱反射减退或消失,严重时由于肌肉无力,萎缩和挛缩,关节活动少后出现畸形,跟膝部挛缩出现足尖行走的跛行。

$Dystrophin$ 基因的病变还影响脑的 $Dystrophin$ 的表达,因此病儿智能低下,学习成绩低劣,此外尚有牙齿排列不齐,门牙宽阔而齿缘呈锯状,犬齿特别明显。

(二)Becker 型肌营养不良

Becker 型肌营养不良与 DMD 一样同属 X-性连隐性遗传疾病,由 XP^{21} $Dystrophin$ 基因突变引起骨骼肌中 $Dystrophin$ 蛋白表达减少(15%)或分子量的改变(85%),但本病临床罕见,发病率仅及 Duchenne 型的 1/10。

此型肌营养不良症起病比较晚,进展较缓慢,一般在 5～10 岁起病,至 20～75 岁丧失独立行走能力。多在运动后诉腓肠肌痉挛,需轮椅代步的年龄在 25 岁左右,常存活至 40～50 岁,多死于并发症,部分病者可表现为假肥大不明显,反而出现肌肉萎缩。

(三)Emery-Dreifuss 肌营养不良症

Emery-Dreifuss 肌营养不良症也属于 X-性连隐性遗传,基因定位于 Xq^{28},基因调控产物依曼蛋白功能不清,其临床表现很像 DMD 疾病在女性患者中的表现,一般以上臂、肩胛、大腿前群肌肉的萎缩和无力为主要特征。肌无力常早期发生,并与挛缩相伴存,其中以肘后部和跟腱为最突出,臂在伸直时会感到突然受阻,酷似骨头一样硬,本病缓慢进展,逐步累及其余的肌群,如髋关节等部位,严重时可有心肝并发症而骤死,或者伴严重室性心肌病或室性心力衰竭。

(四)肢带型肌营养不良

肢带型肌营养不良青少年期起病,肩胛带与骨盆带肌萎缩无力,与 Duchenne 型、面肩肱型同属常见类型,一般进展缓慢,男女均可患病,随病程进展,受累肌肉逐渐波及上、下肢带的全部肌肉,而致上楼困难以及举臂不能。预后比 Duchenne 型好。临床上须与肢带综合征鉴别,后者的肌电图与肌活检均为神经源性改变。

(五)面肩肱型肌营养不良

面肩肱型肌营养不良患病率为 $(0.4\sim0.5)/10$ 万,为常染色体显性遗传,亦有散发病例,发病年龄跨度大,一般在青春期起病,男女均可患病。其典型的临床表现是面肌受累呈特殊的肌病面容(闭目不全,噘嘴不能,蹙眉,皱额困难,嘴唇增厚等),肩胛带及上臂肌群乃至胸大肌也可受累,严重时可出现翼状肩,衣架肩,游离肩等多种特殊姿势,但下肢受累较轻,虽可有轻度腓肠肌肥大,但可长期坚持步行。

其他型少见,且多于成年后发病。

三、实验室检查

(一)生化检查

存在多种血清肌酶谱增高,以肌酸磷酸激酶(CPK)及其同工酶(CPK-MB)升高最明显,其中假肥大型检出率最高,肢带型次之,面肩肱型相对较低,其他肌酶如乳酸脱氢酶(LDH),肌红蛋白(Mb)都可能不同程度的升高。不同年龄的 DMD 患者,可因所处病程早晚的不同而酶谱升高的程度不同。一般而言,3~4 岁血清 CPK、PK、Mb、LDH 活性最高,可达正常值的 100 倍以上,晚期由于肌肉的纤维化,逐渐减少产生肌酶的场所,所以血清肌酶反而不高。

血清醛缩酶(ALD),丙酮酸激酶(PK)的升高几乎只见于进行性肌营养不良患者,且在本病症状尚不明显时业已升高,故对早期诊断和鉴别诊断更有价值。

(二)肌电图

肌电图检查提示肌原性改变,受累肌肉主动收缩时,动作电位的幅度减低,间歇期缩短,多相电位中度增加,单个运动单位的范围和纤维密度减少,但各型略有差异。假肥大型较少强直电活动,肢带型强直样电活动较多。

(三)肌组织活检

可见肌组织呈原发性肌病的病理变化,即肌纤维大小不等,有变性坏死和再生改变,间质中结缔组织和脂肪组织增生。各型肌营养不良病理变化大致相同。

此外患者尚可有心脏损害,表现在:①心肌损害以左室后壁为主;②潜在的心功能不全;③杂合子也有心功能不同程度的改变。头部 CT 检查可发现部分患者有脑萎缩,以假肥大型明显,其智力商数值(IQ)亦有不同程度的降低。

四、诊断和鉴别诊断

典型肌营养不良症者可根据隐袭起病,进行性加重的肢体近端肌无力,性环链或常染色体显性或隐性遗传形式,血清中 CPK、LDH、ALD、PK 等升高特征及肌活检而予以诊断,然而不同年龄起病的肌营养不良症者必须与有关疾病相鉴别。

(一)婴儿型脊肌萎缩症

主要与 DMD 相区别,要点是起病年龄更早,有时可见肌束震颤,其肌肉萎缩在肢体远端亦明显,肌电图及肌活检检查可资鉴别。

(二)良性先天性肌张力不全症

应与先天性或婴儿期肌营养不良症鉴别,特点为无肌萎缩,CPK 含量正常,肌活检无特殊发现,预后良好。

(三)重症肌无力

主要是全身骨骼肌或单纯眼肌无力,呈活动后加重,休息后减轻,晨轻暮重等特点,新斯的明试验阳性。肌电图低频电刺激呈波幅递减现象。

(四)多发性肌炎

主要与肢带型区别,多发性肌炎的发展较快,常有肌痛,无家族遗传史,肌活检可提供明确的鉴别依据。

(五)直性肌营养不良症

有肌强直,常伴白内障,脱发和性腺萎缩。血清酶改变不大。

五、治疗

目前尚无特殊疗法,只能作一般的对症支持治疗。

(一)加兰他敏

25 mg,肌内注射,每天 1～2 次,若有疗效,常在第 3～4 周出现,1 个月为 1 个疗程,亦可间断反复应用。

(二)肌生注射液

400～800 mg 肌内注射,每天 1～2 次,1 个月为 1 个疗程,部分病例可以改善临床症状。

(三)别嘌呤醇

50～100 mg,每天 3 次口服,3 个月为 1 个疗程,可能有效,但要注意消化道不良反应,其机制是能防止一种供肌肉收缩和生长的高能化合物"腺苷三磷酸"的分解,从而缓解其病情。

(四)胰岛素-葡萄糖疗法

目的在于促进肌组织中糖原合成。皮下注射胰岛素,第 1 周每天 4 U,第 2 周每天 8 U,第 3～4 周每天 12 U,第 5 周每天 16 U,于每次注射后 15 分钟口服葡萄糖 30～100 g,有效者可于 2～3 个月后重复 1 个疗程,该法对早期肌萎缩不太明显者有一定疗效,对晚期病例无作用。

(五)钙通道阻滞剂

异搏定具有抑制转换膜对钙的透入作用,有一定效果。

(六)适当时机的外科矫形手术

改善上肢和足部的功能。严重的足下垂可用矫形鞋。

六、预防

由于无特效疗法,预防就显得特别突出,目前主要有以下两个重要措施。

(一)检出携带者

1.家系分析

DMD患者的女性亲属可能是携带者,可分为:①肯定携带者,有一名或一名以上患儿的母亲,同时患者的姨表兄弟或舅父也有同病者;②很可能携带者,指散发病例的母亲或患者的同胞姐妹。根据Buyes对可能携带者的数理结构推测,一个妇女生过一个患儿和一个正常男孩者,50%为携带者,生过两个正常男孩和一个患儿者,33%为携带者,生三个正常男孩和一个患儿者,20%的可能性为携带者。

2.生化测定

联合检查血清CPK、MB、LDH,对携带者的检出率和准确率分别为81.82%和92.86%,但由于血清酶水平在正常女性与女性携带者之间有一定的重叠,易造成误诊,故该项检测仪作为确定携带者的参考。

3.分子生物学方法

目前已开始应用于检出携带者,因Dyserophin的基因突变机制复杂,一种检测技术只限于某一种或几种突变,阴性结果不能排除其他类型突变的可能,所以方法多种,并不断推陈出新。

(1)限制性片段长度多态性(RFLP):为早期的方法,根据DNA限制性内切酶片段长度多态性,通过家系连锁分析找出与缺失DMD基因相连锁的多态性DNA片段,作为遗传标记追踪其在家族成员中的传递,从而检出携带者。

(2)DNA探针SouthCern杂交法:根据DNA剂量效应判断缺失型DMD基因携带者。

(3)定量PCR方法:通过比较正常位点与缺失位点占PCR产物量的不同,诊断缺失型DMD携带者,方法简便,快速,准确,敏感性高,适于推广。

(4)短串联重复CA序列多态性分析法:利用PCR方法找出其多态性,对没有缺失的或为重复突变的DMD家系中携带者的检出作为首选。

(二)产前诊断

以往主张对携带者孕妇的男胎行胎镜下胎血检查CPK或Mb,异常者终止妊娠,但创伤性大,特异性不高,目前逐渐由分子生物学方法取代,该法不需先行鉴别胎儿性别,可在早期妊娠或中期取绒毛组织或羊水检查。对于缺失型DMD选用RFLP方法找出与DMD基因连锁的片段,或用CDNA探针、PCR方法等直接找出缺失的位点,基因诊断的方法正逐步成熟,当今出现的基因芯片技术为大范围的多种基因病变的进行性肌营养不良的基因诊断提供了可能。

七、预后

病情持续进展,预后不佳,假肥大型的死亡年龄平均为17~19岁,41.9%死于呼吸衰竭,40.3%死于心力衰竭,10.5%死于心肺功能不全。

(朱 莹)

第四章

小儿呼吸系统常见病

第一节 反复呼吸道感染

一、定义和诊断标准

呼吸道感染是儿童尤其婴幼儿最常见的疾病,据统计发展中国家每年每个儿童患 4.2～8.7 次的呼吸道感染,其中多数是上呼吸道感染,肺炎的发生率则为每年每 100 个儿童 10 次。反复呼吸道感染是指一年内发生呼吸道感染次数过于频繁,超过一定范围。根据反复感染的部位可分为反复上呼吸道感染和反复下呼吸道感染(支气管炎和肺炎),对于反复上呼吸道感染或反复支气管炎国外文献未见有明确的定义或标准,反复肺炎国内外较为一致的标准是 1 年内患 2 次或 2 次以上肺炎或在任一时间内患 3 次或 3 次以上肺炎,每次肺炎的诊断需要有胸部X 线检查证据。我国儿科学会呼吸学组对反复呼吸道感染的诊断标准于 2007 年进行了修订,如表 4-1。

表 4-1 反复呼吸道感染诊断标准

年龄(岁)	反复上呼吸道感染(次/年)	反复下呼吸道感染(次/年)	
		反复气管支气管炎	反复肺炎
0～2	7	3	2
3～5	6	2	2
6～14	5	2	2

注:①两次感染间隔时间至少 7 天以上。②若上呼吸道感染次数不够,可以将上、下呼吸道感染次数相加,反之则不能。但若反复感染是以下呼吸道为主,则应定义为反复下呼吸道感染。③确定次数须连续观察 1 年。④反复肺炎指 1 年内反复患肺炎≥2 次,肺炎须由肺部体征和影像学证实,两次肺炎诊断期间肺炎体征和影像学改变应完全消失。

二、病因和基础疾病

小儿反复呼吸道感染病因复杂,除了与小儿时期本身的呼吸系统解剖生理特点,以及免疫功能尚不成熟有关外,微量元素和维生素缺乏、环境因素、慢性上气道病灶等是反复上呼吸道感染常见原因。对于反复下呼吸道感染,尤其是反复肺炎患儿,多数存在基础疾病,我们对北京儿童医院 106 例反复肺炎患儿回顾性分析发现其中88.7％存在基础病变,先天性或获得性呼吸系解剖异常是最常见的原因,其次为呼吸道吸入、先天性心脏病、哮喘、免疫缺陷病和原发纤毛不动综合征等。

(一)小儿呼吸系统解剖生理特点

小儿鼻腔短,后鼻道狭窄,没有鼻毛,对空气中吸入的尘埃及微生物过滤作用差,同时鼻黏膜嫩弱又富于血管,极易受到损伤或感染,由于鼻道狭窄经常引起鼻塞而张口呼吸。鼻窦黏膜与鼻腔黏膜相连续,鼻窦口相对比较大,鼻炎常累及鼻窦。小儿鼻咽部较狭小,喉狭窄而且垂直,其周围的淋巴组织发育不完善,防御功能较弱。婴幼儿的气管、支气管较狭小,软骨柔软,缺乏弹力组织,支撑作用薄弱,黏膜血管丰富,纤毛运动较差,清除能力薄弱,易引起感染,并引起充血、水肿、分泌物增加,易导致呼吸道阻塞。小儿肺的弹力纤维发育较差,血管丰富,间质发育旺盛,肺泡数量较少,造成肺含血量丰富而含气量相对较少,故易感染,并易引起间质性炎症或肺不张等。同时,小儿胸廓较短,前后径相对较大呈桶状,肋骨呈水平位,膈肌位置较高,使心脏呈横位,胸腔较小而肺相对较大,呼吸肌发育不完善,呼吸时胸廓活动范围小,肺不能充分地扩张、通气和换气,易因缺氧和二氧化碳潴留而出现面色青紫。以上特点容易引起小儿呼吸道感染,分泌物容易堵塞且感染容易扩散。

(二)小儿反复呼吸道感染的基础病变

1.免疫功能低下或免疫缺陷病

小儿免疫系统在出生时发育尚未完善,随着年龄增长逐渐达到成人水平,故小儿特别是婴幼儿处于生理性免疫低下状态,是易患呼吸道感染的重要因素。新生儿外周血 T 细胞数量已达成人水平,其中 CD4$^+$ 细胞数较多,但 CD4$^+$ 细胞辅助功能较低且具有较高的抑制活性,一般 6 个月时 CD4$^+$ 细胞的辅助功能趋于正常。与细胞免疫相比,体液免疫的发育较为迟缓,新生儿 B 细胞能分化产生 IgM 的浆细胞,但不能分化为产生 IgG 和 IgA 的浆细胞,有效的 IgG 类抗体应答需在生后 3 个月后才出现,2 岁时分泌 IgG 的 B 细胞才达成人水平,而分泌 IgA 的 B 细胞 5 岁时才达成人水平。婴儿自身产生的 IgG 从 3 个月开始增多,1 岁时达成人的 60%,6~7 岁时接近成人水平。IgG 有 IgG1、IgG2、IgG3 和 IgG4 四个亚类,在正常成人血清中比率为 70%、20%、6% 和 4%,其中 IgG1、IgG3 为针对蛋白质抗原的主要抗体,而 IgG2、IgG4 为抗多糖抗原的重要抗体成分,IgG1 在 5~6 岁,IgG3 在 10 岁左右,IgG2 和 IgG4 在 14 岁达成人水平。新生儿 IgA 量极微,1 岁时仅为成人的 20%,12 岁达成人水平。另外,婴儿期非特异免疫如吞噬细胞功能不足,铁蛋白、溶菌酶、干扰素、补体等的数量和活性不足。

除了小儿时期本身特异性和非特异性免疫功能较差外,许多研究表明反复呼吸道感染患儿(复感儿)与健康对照组相比多存在细胞免疫、体液免疫或补体某种程度的降低,尤其是细胞免疫功能异常在小儿反复呼吸道感染中起重要作用,复感儿外周血 CD3$^+$ 细胞、CD4$^+$ 细胞百分率及 CD4$^+$/CD8$^+$ 比值降低,这种异常标志着辅助性 T 细胞功能相对不足,不利于对病毒等细胞内微生物的清除,也不利于抗体产生,因只有在抗原和辅助性 T 细胞信号的协同作用下,B 细胞才得以进入增殖周期。在 B 细胞应答过程中,辅助性 T 细胞(Th)除提供膜接触信号外,还分泌多种细胞因子,影响 B 细胞的分化和应答特征。活化的 Th$_1$ 细胞可通过分泌白细胞介素 2(IL-2),使 B 细胞分化为以分泌 IgG 抗体为主的浆细胞;而活化的 Th$_2$ 细胞则通过分泌白细胞介素 4(IL-4),使 B 细胞分化为以分泌 IgE 抗体为主的浆细胞。活化的抑制性 T 细胞(Ts)可通过分泌白细胞介素 10(IL-10)而抑制 B 细胞应答,就功能分类而言,CD8$^+$ T 细胞属于抑制性 T 细胞。反复呼吸道感染患儿 CD8$^+$ 细胞百分率相对升高必然会对体液免疫反应产生不利影响,有报道复感儿对肺炎链球菌多糖抗原产生抗体的能力不足。分泌型 IgA(SIgA)是呼吸道的第一道免疫屏障,能抑制细菌在气道上皮的黏附及定植,直接刺激杀伤细胞的活性,可特异性或非特异性地防御呼吸道细菌及病毒的侵袭,因此对反复呼吸道感染患儿注意 SIgA 的检测。IgM 在早期感染中发挥重要的免疫防御作用,且 IgM 是通过激活补体来杀死微生物的。补体系统活化后可通过溶解细胞、细菌和病毒发挥抗感染免疫作用,补体成分降低或缺陷时,机体的吞噬和杀菌作用明显减弱。

呼吸系统是免疫缺陷病最易累及的器官,因此需要特别注意部分反复呼吸道感染患儿不是免疫功能低下或紊乱,而是存在各种类型的原发免疫缺陷病,最常见的是 B 淋巴细胞功能异常导致体液免疫缺陷病,如 X 连锁无丙种球蛋白血症(XLA),常见变异型免疫缺陷病(CVID)、IgG 亚类缺乏症和选择性 IgA 缺乏症等。106 例反复肺炎患儿发现 6 例原发免疫缺陷病,其中 5 例为体液免疫缺陷病,年龄均在 8 岁以上,反复肺炎病程在 2~9 年,均在 2 岁后发病,表现间断发热、咳嗽和咳痰,肝大、脾大 3 例,胸部 X 线合并支气管扩张 3 例,诊断根据血清免疫球蛋白的检查,2 例常见变异性免疫缺陷病反复检查血 IgG、IgM 和 IgA 测不出或明显降低。1 例 X 链锁无丙种球蛋白血症为 11 岁男孩,2 岁起每年肺炎 4~5 次,其兄 3 岁时死于多发性骨结核;查体扁桃体未发育,多次测血 IgG、IgM 和 IgA 含量极低,外周血 B 淋巴细胞明显减少,细胞免疫功能正常。1 例选择性 IgA 缺乏和 1 例 IgG 亚类缺陷年龄分别为 10 岁和 15 岁,经检测免疫球蛋白和 IgG 亚类诊断,这例 IgG 亚类缺陷患儿反复发热、咳嗽 6 年半,每年患肺炎住院 7~8 次。查体:双肺可闻及大量中等水泡音,杵状指(趾)。免疫功能检查 IgG 略低于正常低限,IgG2,IgG4 未测出。肺 CT 提示两下肺广泛支气管扩张。慢性肉芽肿病是一种原发吞噬细胞功能缺陷病,由于遗传缺陷导致吞噬细胞杀菌能力低下,临床表现婴幼儿期反复细菌或真菌感染(以肺炎为主)及感染部位肉芽肿形成,四唑氮蓝(NBT)试验可协助诊断,近年来我们发现多例反复肺炎和曲霉菌肺炎患儿存在吞噬细胞功能缺陷。

继发性免疫缺陷多考虑恶性肿瘤、免疫抑制剂治疗和营养不良,目前 HIV 感染已成为获得性免疫缺陷的常见原因,2 例艾滋病患儿年龄分别为 4 岁和 6 岁,病程分别为 3 月和 2 年,均表现间断发热、咳嗽,1 例伴腹泻和营养不良,2 例均有输血史,X 线表现为两肺间质性肺炎,经查血清 HIV 抗体阳性确诊。

2.先天气道和肺发育畸形

气道发育异常包括喉气管支气管软化、气管性支气管、支气管狭窄和支气管扩张,其中以喉气管支气管软化症最为常见。软化可发生于局部或整个气道,气道内径正常,但由于缺乏足够的软骨支撑这些患儿在呼气时气道发生内陷,气道阻力增加,气道分泌物排出不畅,易于感染。41 例反复肺炎患儿中 16 例经纤维支气管镜诊断为气管支气管软化症,其中 1 例 2 岁男孩,1 年内患肺炎 5 次,纤支镜检查提示左总支气管软化症。气管性支气管是指气管内额外的或异常的支气管分支,通常来自气管右侧壁,这种异常损害了右上肺叶分泌物的排出或造成气管的严重狭窄。先天性支气管狭窄导致的肺部感染可发生于主干支气管或中叶支气管,而肺炎和肺不张后的支气管扩张发生于受累支气管狭窄部位的远端。

支气管扩张是先天或获得性损害。获得性支气管扩张多是由于肺的严重细菌感染后导致的局部气道损害,麻疹病毒、腺病毒、百日咳杆菌、结核分枝杆菌是最常见的病原,近年发现支原体感染也是支气管扩张的常见病原。支气管扩张分为柱状和囊状扩张,早期柱状扩张损害仅涉及弹性和气道肌肉支撑组织,积极治疗可部分或完全恢复。晚期囊状扩张损害涉及气道软骨,这时支气管形成圆形的盲囊,不再与肺泡组织交流。抗菌药物不能渗入到扩张区域的脓汁和潴留的黏液中,囊状支气管扩张属于不可逆性,易形成反复或持续的肺部感染。

肺发育异常包括左或右肺发育不良、肺隔离症、肺囊肿和先天性囊性腺瘤畸形均可引起反复肺炎。肺隔离症是一块囊实性成分组成的非功能性肺组织团块异常连接到正常肺,其血供来自主动脉而不是肺血管,通常表现为学龄儿童反复肺炎。支气管源性肺囊肿常位于气管周围或隆突下,囊肿被覆纤毛柱状上皮、平滑肌、黏液腺和软骨,感染可发生于囊肿本身或被囊肿压迫的周围肺。很多患者在婴儿期表现呼吸困难,这些患儿肺炎的发生往往是邻近正常肺蔓延而来,而一旦感染发生由于与正常的支气管树缺乏连接使感染难于清除。先天性囊性腺瘤畸形约 80% 出生前的可经超声诊断,表现为生后不久出现的呼吸窘迫,一小部分表现为由于支气管压迫和分泌物清除障碍引起的反复肺炎。

3.原发纤毛不动综合征

本病是由于纤毛先天结构异常导致纤毛运动不良,气道黏液纤毛清除功能障碍,表现反复呼吸道感染和支气管扩张,可同时合并鼻窦炎、中耳炎。部分病例有右位心或内脏转位称为综合征。

4.囊性纤维化

囊性纤维化属遗传性疾病,遗传缺陷引起跨膜传导调节蛋白功能障碍,气道和外分泌腺液体和电解质转运失衡,呼吸道分泌稠厚的黏液并清除障碍,在儿童典型表现为反复肺炎、慢性鼻窦炎、脂肪痢和生长落后。囊性纤维化是欧洲和美洲白人儿童反复肺炎的常见原因,在我国则很少见。

5.先天性心脏病

先心病的患儿易患反复肺炎有几个原因:心脏扩大的血管或房室压迫气管,引起支气管阻塞和肺段分泌物的排出受损,导致肺不张和继发感染;左向右分流和肺血流增加了反复呼吸道感染的易感性,其机制尚不清楚;长期肺水肿伴肺静脉充血使小气道直径变小,肺泡通气减少和分泌物排出减少易于继发感染等。

(三)反复呼吸道感染的原因

1.反复呼吸道吸入

许多原因可以造成反复呼吸道吸入,可能是由于结构或功能的原因不能保护气道,或由于不能把口腔分泌物(食物、液体和口腔分泌物)传送到胃,或由于不能防止胃内容物反流。肺浸润的部位取决于吸入发生时患儿的体位,立位时多发生于中叶或肺底,而仰卧位时则易累及上叶。

吞咽功能障碍可由中枢神经系统疾病、神经肌肉疾病或环咽部的解剖异常引起。闭合性脑损伤或缺氧性脑损伤形成的完全性中枢神经系统功能障碍经常发生口咽分泌物控制不良,通常伴有严重的智能落后和脑性瘫痪。慢性反复发作的癫痫也可导致反复吸入发生。外伤、肿瘤、血管炎、神经变性等引起的脑神经损伤或功能障碍也与吞咽功能受损有关。某些婴儿吞咽反射成熟延迟可以引起环咽肌肉不协调导致反复吸入。神经肌肉疾病如肌营养不良可以有吞咽功能异常,气道保护反射如咳嗽呕吐反射减弱或缺乏,易于反复的微量吸入和感染。上气道的先天性或获得性的解剖损害如腭裂、喉裂和黏膜下裂引起吸入与吞咽反射不协调、气道清除能力下降和喂养困难有关。

食管阻塞或动力障碍也可引起呼吸道反复的微量吸入,血管环是外源性的食管阻塞最常见的原因,经肺增强 CT 和血管重建可确诊。其他较少见原因有肠源性的重复畸形、纵隔囊肿、畸胎瘤、心包囊肿、淋巴瘤和神经母细胞瘤等。食管异物是内源性食管阻塞的最常见原因,最重要的主诉是吞咽困难、吞咽痛和口腔分泌物潴留,部分患儿表现为反复喘鸣和胸部感染。食管蹼和食管狭窄也可引起食管内容物的吸入,表现为反复下呼吸道感染。

气管食管瘘与修复前和修复后的食管运动障碍有关,多数的气管食管瘘在出生后不久诊断,但小的 H 型的瘘可引起慢性吸入导致儿童期反复下呼吸道感染。许多儿童在气管食管瘘修复后仍有吸入是由于残留的问题,如食管狭窄、食管动力障碍、胃食管反流和气管食管软化持续存在。胃食管反流的儿童可表现出慢性反应性气道疾病或反复肺炎。

2.支气管腔内阻塞或腔外压迫

(1)腔内阻塞:异物吸入是儿科患者腔内气道阻塞最常见的原因。常发生于 6 个月至 3 岁,窒息史或异物吸入史仅见于 40% 的患者,肺炎可发生于异物吸入数天或数周,延迟诊断或异物长期滞留于气道是肺炎反复或持续的原因。如 1 例 2 岁女孩,临床表现反复发热、咳嗽 4 个月,家长否认异物吸入史,外院反复诊断左下肺炎。查体左肺背部可闻及管状呼吸音及细湿啰音,杵状指(趾)。胸部 X 线片:左肺广泛蜂窝肺改变,右肺大叶气肿,纤维支气管镜检查为左下异物(瓜子壳)。造成腔内阻塞的其他原因有支气管结核、支气管腺瘤和支气管内脂肪瘤等。

(2)腔外压迫:肿大的淋巴结是腔外气道压迫最常见的原因。感染发生是由于管外压迫导致局部气道狭窄引起黏液纤毛清除下降,气道分泌物在气道远端至阻塞部位的潴留,这些分泌物充当了感染的根源,同时反复抗生素治疗可引起耐药病原菌的感染。

气道压迫最常见原因是结核分枝杆菌感染引起的淋巴结肿大,肿大淋巴结可以发生在支气管旁、隆嵴下和肺门周围区域。在某些地区,真菌感染如组织胞质菌病或球孢子菌病也可引起气道压迫和继发细菌性肺炎。

非感染原因引起的肺淋巴结肿大也可导致外源性气道压迫。结节病可引起淋巴组织慢性非干酪性肉芽肿样损害,往往涉及纵隔淋巴结。纵隔的恶性疾病(如淋巴瘤)偶然引起腔外气道压迫,但以反复肺炎为主要表现并不常见。

心脏和大血管的先天异常也可导致大气道的管外压迫,压迫导致气道狭窄或引起局部的支气管软化,感染的部位取决于血管压迫的区域。这些异常包括双主动脉弓、由右主动脉弓组成的血管环、左锁骨下动脉来源异常、动脉韧带、无名动脉压迫和肺动脉索,其中最常见的是双主动脉弓包围气管和食管,症状通常始于婴儿早期,除了感染并发症外,可能包括喘息、咳嗽和吞咽困难。肺动脉索为一实体,左肺动脉缺如,供应左肺的异常血管来自右肺动脉,这一血管压迫了右支气管。

3.支气管哮喘

支气管肺炎是哮喘的一个常见并发症,同时也有部分反复肺炎患儿实际上是未诊断的哮喘,这在临床并不少见。造成哮喘误诊为肺炎原因是部分哮喘患儿急性发作时,临床表现不典型,如以咳嗽为主要表现,无明显的喘息症状,由于黏液栓阻塞胸部 X 线表现为肺不张,也有部分原因是对哮喘的认识不够。

4.营养不良、微量元素及维生素缺乏

营养不良能引起广泛免疫功能损伤,由于蛋白质合成减少,胸腺、淋巴结萎缩,各种免疫激活剂缺乏,免疫功能全面降低,尤其是细胞免疫异常,营养不良引起免疫功能低下容易导致感染;反复感染又可引起营养吸收障碍而加重营养不良,造成恶性循环。

钙剂能增强气管、支气管纤毛运动,使呼吸道清除功能增强,同时又可提高肺巨噬细胞的吞噬能力,加强呼吸道防御功能。因此,血钙降低必然会影响机体免疫状态导致机体抵抗力下降,以及易致呼吸道感染。当患维生素 D 缺乏性佝偻病时,患儿可出现肋骨串珠样改变、赫氏沟、肋骨外翻、鸡胸等骨骼的改变,能使胸廓的生理活动受到限制而影响小儿呼吸,并加重呼吸肌的负担。

微量元素锌、铁缺乏可影响机体的免疫功能与反复呼吸道感染有关。锌对免疫系统的发育和免疫功能的正常会产生一定的影响。锌参与体内 40 多种酶的合成,并与 200 多种酶活性有关。缺锌可引起体内相关酶的活性下降,导致核酸、蛋白、糖、脂肪等多种代谢障碍。同时缺锌可使机体的免疫器官胸腺、脾脏和全身淋巴器官重量减轻、甚至萎缩,致使 T 细胞功能下降,体液免疫功能受损而削弱机体免疫力而导致反复呼吸道感染。

铁是人体中最丰富的微量元素,婴幼儿正处在生长发育的黄金时期,对铁的需要相对增多,如体内储蓄铁减少,不及时补充,可导致铁缺乏。铁也与多种酶的活性有关,如过氧化氢酶、过氧化物酶、单氨氧化酶等。缺铁时这些酶的活性降低,影响机体的代谢过程及肝内 DNA 的合成,儿茶酚胺的代谢受抑制,并且铁能直接影响淋巴组织的发育和对感染的抵抗力。缺铁性贫血或铁缺乏症儿童的特异性免疫功能(包括细胞和体液免疫功能)和非特异性免疫功能均有一定程度的损害,故易发生反复呼吸道感染。有研究表明,反复呼吸道感染患儿急性期血清铁水平明显低于正常,感染发生频度与血清铁下降程度有关,补充铁剂后感染次数明显减少,再感染症状也明显减轻。

铅暴露对儿童及青少年健康可产生多方面危害,除了对神经系统、精神记忆功能、智商及行为能力等方面的影响外,铅暴露对幼儿免疫系统功能也有影响,且随着血铅水平的增高,这种影响越显著;有研究表明,铅能抑制某些免疫细胞的生长和分化,削弱机体的抵抗力,使机体对细菌、病毒感染的易感性增加;血铅含量与血 IgA、IgG 水平存在较明显的负相关,因此血铅升高也是反复呼吸道感染的一个原因。

维生素 A 对维持呼吸道上皮细胞的分化及保持上皮细胞的完整性具有重要的作用。正常水平的维生素 A 对维持小儿的免疫功能具有重要的作用。而当维生素 A 缺乏时,呼吸道黏膜上皮细胞的生长和组织修复发生障碍,带纤毛的柱状上皮细胞的纤毛消失,上皮细胞出现角化,脱落阻塞气道管腔,而且腺体细胞功能丧失,分泌减少,呼吸道局部的防御功能下降。此时病毒和细菌等微生物易于侵入造成感染。有研究表明,反复呼吸道感染患儿血维生素 A 的水平降低,且降低水平与疾病严重程度呈正相关,回升情况与疾病的恢复水平平行,补充维生素 A 可降低呼吸道感染的发生率。

5.环境因素

环境的变化与呼吸道的防卫有密切关系,尤其是小儿对较大的气候变化的调节能力较差,在北方多见于冬春时,南方多见于夏秋两季气温波动较大时。当白天与夜间温差加大、气温多变、忽冷忽热时,小儿机体内环境不稳定,对外界适应力差,很易患呼吸道感染。此外,空气污染程度与小儿的呼吸道感染密切相关,居住在城镇比在农村儿童发病率高,与城镇内汽车尾气、工业污水、废气等对空气污染有关,家庭内化纤地毯、室内装修、油漆和被动吸烟等,有害气体吸入呼吸道,直接破坏支气管黏膜的纤毛上皮,降低呼吸道黏膜抵抗力,易患呼吸道感染。居住人口密集,人员流动多,空气流动差,也会增加发病率。

家庭中有呼吸系统病患者、入托、家里饲养宠物也是易患反复呼吸道感染的环境因素,原因是这些情况下儿童易受生活环境中病原体的传染、变应原刺激及脱离家庭进入陌生的环境(托儿所)发生心理、生理、免疫方面的改变和缺少了家里父母的悉心照顾。

6.上呼吸道慢性病灶

小儿上呼吸道感染如治疗不及时,可形成慢性病灶(如慢性扁桃体炎、鼻炎和鼻窦炎),细菌长期处于隐伏状态,一旦受凉、过劳或抵抗力下降时,就会引起反复发病。小儿鼻窦炎症状表现不典型,常因鼻涕倒流入咽以致流涕症状不明显,而以咳嗽为主要症状。脓性分泌物流入咽部或吸入支气管导致咽炎、腺样体炎、支气管炎等疾病。因此,慢性扁桃体炎,慢性鼻-鼻窦炎和变应性鼻炎是部分患儿反复呼吸道感染的原因。

三、诊断思路

首先根据我国儿科呼吸组制订的标准确定诊断反复呼吸道感染,然后区分该患儿是反复上呼吸道感染,还是反复下呼吸道感染(支气管炎、肺炎),或者是二者皆有。

对于反复上呼吸道感染患儿,多与免疫功能不成熟或低下、护理不当、入托幼机构的起始阶段、环境因素(居室污染和被动吸烟)、营养因素(微量元素缺乏,营养不良)有关,部分儿童与慢性病灶有关,如慢性扁桃体炎、慢性鼻窦炎和变应性鼻炎等,进一步检查包括血常规、微量元素和免疫功能检查,摄鼻窦 X 线片,请五官科会诊等。

对于反复支气管炎的学前儿童,多由于反复上呼吸道感染治疗不当,使病情向下蔓延,少数有潜在基础疾病,如先天性喉气管支气管软化症,伴有反复喘息的患儿尤其应与婴幼儿哮喘、支气管异物相鉴别。反复支气管炎的学龄儿童,多与反复上呼吸道感染治疗不当、鼻咽部慢性病灶、咳嗽变应性哮喘和免疫功能低下引起一些病原体反复感染有关;进一步的检查包括血常规、免疫功能、变应原筛查、病原学检查(咽培养,支原体抗体等)、肺功能、五官科检查(纤维喉镜),必要时行支气管镜检查。

对于反复肺炎患儿多数存在基础疾病,应进行详细检查,首先根据胸部 X 线平片表现区分是反复或持续的单一部位肺炎还是多部位肺炎,在此基础上结合病史和体征选择必要的辅助检查。对于反复单一部位的肺炎,诊断第一步应进行支气管镜检查,对于支气管异物可达到诊断和治疗目的。也可发现其他的腔内阻塞如结核性肉芽肿、支气管腺瘤或某些支气管先天异常如支气管软化、狭窄,开口异常或变异。如果支气管镜正常或不能显示,胸部 CT 增强和气管血管重建可以明确腔外压迫造成支气管阻塞(纵隔肿物、淋巴结或血管环),支气管扩张和支气管镜不能发现的远端支气管腔阻塞及先天性肺发育异常如肺发育不良、肺隔离症、先天性肺囊肿和先天囊腺瘤样畸形等。

对于反复或持续的多部位的肺炎,如果患儿为婴幼儿,以呛奶、溢奶或呕吐为主要表现,考虑呼吸道吸入为反复肺炎的基础原因,应进行消化道造影、24 小时食管 pH 检测。心脏彩超检查可以排除有无先天性心脏病。免疫功能检查除了常规的 CD 系列和 Ig 系列外,应进行 IgG 亚类、SIgA、补体及 NBT 试验检查。年长儿自幼反复肺炎伴慢性鼻窦炎或中耳炎,应考虑免疫缺陷病、原发纤毛不动综合征或囊性纤维化,应进行免疫功能检查、纤毛活检电镜超微结构检查或汗液试验。反复肺炎伴右肺中叶不张,应考虑哮喘,应进行变应原筛查、气道可逆性试验或支气管激发试验有助于诊断。有输血史,反复间质性肺炎应考虑 HIV 感染进行血 HIV 抗体检测。反复肺炎伴贫血应怀疑特发性肺含铁血黄素沉着症,应进行胃液或支气管肺泡灌洗液含铁血黄素细胞检查。

四、鉴别诊断

(一)支气管哮喘

哮喘常因呼吸道感染诱发,因此常被误诊为反复支气管炎或肺炎。鉴别主要是哮喘往往有家族史、患儿多为特应性体质(如易患湿疹、变应性鼻炎),肺部可多次闻及喘鸣音,变应原筛查阳性,肺功能检查可协助诊断。

(二)特发性肺含铁血黄素沉着症

急性出血等易误诊为反复肺炎,特点为反复发作的小量咯血,往往为痰中带血,同时伴有小细胞低色素性贫血,咯血和贫血不成比例,胸部 X 线片双肺浸润病灶短期内消失。慢性反复发作后胸部 X 线片呈网点状或粟粒状阴影,易误诊为粟粒型肺结核。

(三)闭塞性毛细支气管炎并(或)机化性肺炎

闭塞性毛细支气管炎(BO)、闭塞性毛细支气管炎并机化性肺炎(BOOP)多为特发性,感染、有毒气体或化学物质吸入等也可诱发,临床表现为反复咳嗽、喘息、肺部听诊可闻及喘鸣音和固定的中小水泡音。肺功能提示严重阻塞和限制性通气障碍。胸部 X 线片和高分辨 CT 表现为过度充气,细支气管阻塞及支气管扩张。BOOP 并发肺实变,有时呈游走性。

(四)肺结核

小儿肺结核临床多以咳嗽和发热为主要表现,如纵隔淋巴结明显肿大可压迫气管、支气管出现喘息症状,易于误诊为反复肺炎和肺不张。鉴别主要通过结核接触史、卡介苗接种史和结核菌素试验,以及肺 CT 上有无纵隔和肺门淋巴结肿大等。

五、治疗

小儿反复呼吸道感染病因复杂,因此积极寻找病因,进行针对性的病因治疗是这类患儿的基本的治疗原则。

(一)免疫调节治疗

当免疫功能检查,发现患儿存在免疫功能低下时,可使用免疫调节剂进行免疫调节治疗。所谓免疫调节剂泛指调节、增强和恢复机体免疫功能的药物。此类药物能激活一种或多种免疫活性细胞,增强机体的非特异性和特异性免疫功能,包括增强淋巴细胞对抗原的免疫应答能力,提高机体内 IgA、IgG 水平,从而使患儿低下的免疫功能好转或恢复正常,以达到减少呼吸道感染的次数。目前常用的免疫调节剂有以下几种,在临床中可以根据经验和患儿具体情况选用。

1.细菌提取物

(1) 必思添:含有两个从克雷伯肺炎杆菌中提取的糖蛋白,能增强巨噬细胞的趋化作用和使白细胞介素-1(IL-1)分泌增加,从而提高特异性和非特异性细胞免疫及体液免疫,增加 T、B 淋巴细胞活性,提高 NK 细胞、多核细胞、单核细胞的吞噬功能。用法为每月服用 8 天,停 22 天,第 1 个月为 1 mg,2 次/天;第 2、第 3 个月为 1 mg,1 次/天,空腹口服,连续 3 个月为 1 个疗程。这种疗法是通过反复刺激机体免疫系统,使淋巴细胞活化,并产生免疫回忆反应,达到增强免疫功能的作用。

(2)泛福舒:自 8 种呼吸道常见致病菌(流感嗜血杆菌、肺炎链球菌、肺和臭鼻克雷伯杆菌、金黄色葡萄球菌、化脓性和绿色链球菌、脑膜炎奈瑟菌)提取,具有特异和非特异免疫刺激作用,能提高反复呼吸道感染患儿 T 淋巴细胞反应性及抗病毒活性,能激活黏膜源性淋巴细胞,刺激补体及细胞活素生成及促进气管黏膜分泌分泌型免疫球蛋白。试验表明,口服泛福舒后能提高

IgA 在小鼠血清中的浓度及肠、肺中的分泌。用法为每天早晨空腹口服 1 粒胶囊,连服 10 天,停 20 天,3 个月为 1 个疗程。

(3)兰菌净(lantigen B):为呼吸道常见的 6 种致病菌(肺炎链球菌、流感嗜血杆菌 b 型、卡他布兰汉姆菌、金黄色葡萄球菌、A 组化脓性链球菌和肺炎克雷伯菌)经特殊处理而制成的含有细菌溶解物和核糖体提取物的混悬液,抗原可透过口腔黏膜,进入白细胞丰富的黏膜下层,通过刺激巨噬细胞,释放淋巴因子,激活 T 淋巴细胞和促进 B 淋巴细胞成熟,并向浆细胞转化产生 IgA。研究证实,舌下滴入兰菌净可提高唾液分泌型 IgA(SIgA)水平,尤适用于婴幼儿 RRI。用法为将药液滴于舌下或唇与牙龈之间,<10 岁的患儿 7 滴/次,早晚各 1 次,直至用完 1 瓶 (18 mL),≥10 岁的患儿 15 滴/次,早晚各 1 次,直至用完 2 瓶(36 mL)。用完上述剂量后停药 2 周,不限年龄再用 1 瓶。

(4)卡介苗:系减毒的卡介苗及其膜成分的提取物,能调节体内细胞免疫、体液免疫、刺激单核-吞噬细胞系统,激活单核-巨噬细胞功能,增强 NK 细胞活性,诱生白细胞介素、干扰素来增强机体抗病毒能力,可用于 RRI 治疗。2~3 次/周,每次 0.5 mL(每支 0.5 mg),肌内注射,3 个月为 1 个疗程。

2.生物制剂

(1)丙种球蛋白(IVIG):其成分 95% 为 IgG 及微量 IgA、IgM。IgG 除能防止某些细菌(金葡菌、白喉杆菌、链球菌)感染外,对呼吸道合胞病毒(RSV)、腺病毒(ADV)、埃可病毒引起的感染也有效。IVIG 的生物功能主要是识别、清除抗原和参与免疫反应的调节。用于替代治疗性连锁低丙种球蛋白血症或 IgG 亚类缺陷症,血清 IgG<2.5 g/L 者,常用剂量为每次 0.2~0.4 g/kg, 1 次/月,静脉滴注。也可短期应用于继发性免疫缺陷患儿,补充多种抗体,防治感染或控制已发生的感染。但选择性 IgA 缺乏者禁用。另外需注意掌握适应证,避免滥用。

(2)干扰素(IFN):能诱导靶器官的细胞转录出翻译抑制蛋白(TIP)-mRNA 蛋白,它能指导合成 TIP,TIP 与核蛋白体结合使病毒的 mRNA 与宿主细胞核蛋白体的结合受到抑制,因而妨碍病毒蛋白、病毒核酸以及复制病毒所需要的酶合成,使病毒的繁殖受到抑制。其还具有明显的免疫调节活性及增强巨噬细胞功能。1 次/天,每次 10 万~50 万 U,肌内注射,3~5 天为 1 个疗程。也可用干扰素雾化吸入防治呼吸道感染。

(3)转移因子:是从健康人白细胞、脾、扁桃体提取的小分子肽类物质,作用机制可能是诱导原有无活性的淋巴细胞合成细胞膜上的特异性受体,使之成为活性淋巴细胞,这种致敏淋巴细胞遇到相应抗原后能识别自己,排斥异己而引起一系列细胞反应,致敏的小淋巴细胞变为淋巴母细胞,并进一步增生、分裂,并释放出多种免疫活性递质,以提高和触发机体的免疫防御功能,改善机体免疫状态。用法为 1~2 次/周,每次 2 mL,肌内注射或皮下注射,3 个月为 1 个疗程。转移因子口服液含有多种免疫调节因子,与注射制剂有相似作用,且无明显不良反应,更易被患儿接受。

(4)胸腺素:从动物(小牛或猪)或人胚胸腺提取纯化而得。可使由骨髓产生的干细胞转变成 T 淋巴细胞,它可诱导 T 淋巴细胞分化发育,使之成为效应 T 细胞,也能调节 T 细胞各亚群的平衡,并对白细胞介素、干扰素、集落刺激因子等生物合成起调节作用,从而增强人体细胞免疫功能,用于原发或继发细胞免疫缺陷病的辅助治疗。

(5)分泌型 IgA(SIgA):对侵入黏膜中的多种微生物有局部防御作用,当不足时,可补充 SIgA 制剂。临床应用的 SIgA 制剂如乳清液,为人乳初乳所制成,富含 SIgA。SIgA 可防止细菌、病毒吸附、繁殖,对侵入黏膜中的细菌、病毒、真菌、毒素等具有抗侵袭的局部防御作用。每次

5 mL,2 次/天口服,连服 2～3 周。

3.其他免疫调节剂

(1)西咪替丁:为 H_2 受体阻滞剂,近年发现其有抗病毒及免疫增强作用。15～20 mg/(kg·d),分2～3 次口服,每 2 周连服 5 天,3 个月为 1 个疗程。

(2)左旋咪唑:为小分子免疫调节剂,可激活免疫活性细胞,促进 T 细胞有丝分裂,长期服用可使 IgA 分泌增加,增强网状内皮系统的吞噬能力,因此能预防 RRI。2～3 mg/(kg·d),分 1～2 次口服,每周连服 2～3 天,3 个月为 1 个疗程。

(3)卡慢舒:又名羧甲基淀粉,可使胸腺增大,胸腺细胞增多,选择性刺激 T 细胞,提高细胞免疫功能,增加血清 IgG、IgA 浓度。3 岁以下每次 5 mL;3～6 岁每次 10 mL;7 岁以上每次 15 mL,口服,3 次/天,3 个月为 1 个疗程。

(4)匹多莫德:是一种人工合成的高纯度二肽,能促进非特异性和特异性免疫反应,可作用于免疫反应的不同阶段,在快反应期,它可刺激非特异性自然免疫,增强自然杀伤细胞的细胞毒作用,增强多形性中性粒细胞和巨噬细胞的趋化作用、吞噬作用及杀伤作用;在免疫反应中期,它可调节细胞免疫,促进白介素-2 和 γ-干扰素的产生;诱导 T 淋巴细胞母细胞化,调节 Th/Ts 的比例使之正常化;在慢反应期,可调节体液免疫,刺激 B 淋巴细胞增殖和抗体产生。该药本身不具有抗菌活性,但与抗生素治疗相结合,可有效地改善感染的症状和体征,缩短住院日,因此该药不仅可用于预防感染,也可用于急性感染发作的控制。

4.中药制剂

黄芪是一种常用的扶正中药,具有增强机体和非特异免疫功能的作用,能使脾脏重量及其细胞数量增加,促进抗体生成,增加 NK 细胞活性和单核细胞吞噬功能。其他常用的中成药有玉屏风散(生黄芪、白术、防风等)、黄芪防风散(生黄芪、生牡蛎、山药、白术、陈皮、防风)、健脾粉(黄芪、党参、茯苓、白术、甘草)等。

(二)补充微量元素和各种维生素

铁、锌、钙及维生素 A、B 族维生素、维生素 C、维生素 D 等,可促进体内各种酶及蛋白的合成,促进淋巴组织发育,维持体内正常营养状态和生理功能,增强机体的抗病能力。

(三)去除环境因素,注意加强营养

合理饮食;避免被动吸烟及异味刺激,保持室内空气新鲜,适当安排户外活动及身体锻炼;治疗慢性鼻窦炎和变应性鼻炎,手术治疗先天性肺囊性病和先心病等。

(四)合理使用抗病毒药以及抗菌药物

应严格掌握各种抗菌和抗病毒药的适应证、应用剂量和方法,防止产生耐药性或混合感染。避免滥用激素导致患儿免疫功能下降继发新的感染。

(卢　刚)

第二节　急性感染性喉炎

急性感染性喉炎是喉黏膜急性弥漫性炎症。临床上以犬吠样咳嗽、声嘶、喉鸣、吸气性呼吸困难为特征。可发生于任何季节,以冬春季为多。多见于 5 岁以下,尤其是婴幼儿,新生儿罕见。

一、病因

引起上感的病毒、细菌均可引起急性喉炎。常见的病毒为副流感病毒、流感病毒和腺病毒，常见的细菌为金黄色葡萄球菌、链球菌和肺炎链球菌。患麻疹、百日咳、猩红热、流感、白喉等急性传染病时，也容易并发急性喉炎。由于小儿喉腔狭窄，喉软骨柔软，黏膜下淋巴组织丰富，组织疏松，炎症时易水肿、充血，发生喉梗阻。所以，小儿急性喉炎的病情比成人严重。

二、临床表现

起病急、症状重。患儿可有发热、头痛等上感的全身症状，但多不突出。主要表现有声嘶、咳嗽、喉鸣、吸气性呼吸困难，其特征是犬吠样咳嗽，呈"空、空"的咳声。喉镜检查可见喉黏膜充血、肿胀，尤以声门下区红肿明显，喉腔狭窄，喉黏膜表面可有脓性或黏液性分泌物附着。一般白天症状较轻，夜间入睡后由于喉部肌肉松弛，分泌物阻塞，症状加重，可出现吸气性喉鸣和吸气性呼吸困难、喘憋，甚至出现喉梗阻，严重者可窒息死亡。

喉梗阻按吸气性呼吸困难的轻重，临床上分为 4 度。①Ⅰ度：安静时无症状，仅活动后吸气性喉鸣、呼吸困难，肺呼吸音清晰，心率无改变。②Ⅱ度：安静时也有吸气性喉鸣和呼吸困难，轻度三凹征。不影响睡眠和进食，肺部听诊可闻及喉传导音或病理性呼吸音，心率增快。无明显缺氧的表现。③Ⅲ度：除上述呼吸梗阻症状进一步加重外，患儿因缺氧而出现烦躁不安，口唇、指趾发绀，头面出汗、惊恐面容。听诊呼吸音明显减低，心音低钝，心率快。④Ⅳ度：患儿渐显衰竭、昏睡状态，由于呼吸无力，三凹征可不明显，面色苍白或发灰，肺部听诊呼吸音几乎消失，仅有气管传导音，心音低钝，心律不齐，如不及时抢救可因严重缺氧和心力衰竭而死亡。

三、诊断和鉴别诊断

根据急起的犬吠样咳嗽、声嘶、吸气性喉鸣和吸气性呼吸困难、昼轻夜重等可做出诊断。但需和急性喉痉挛、白喉、呼吸道异物等其他原因引起的喉梗阻鉴别。

四、治疗

(一)保持呼吸道通畅

清除口咽部分泌物，防止缺氧，必要时，可用 1% 麻黄素及肾上腺皮质激素超声雾化吸入，有利于黏膜水肿消退。

(二)积极控制感染

由于病情进展快，难以判断感染系病毒或细菌引起，因此，宜选用足量抗生素治疗。常用者为青霉素类、头孢菌素类及大环内酯类。

(三)肾上腺皮质激素

因其非特异性的抗感染、抗过敏作用，能较快减轻喉头水肿，缓解喉梗阻。应与抗生素同时应用。常用泼尼松每天 1～2 mg/kg，分次口服。严重者可用地塞米松或氢化可的松注射。激素应用时间不宜过长，一般 2～3 天即可。

(四)对症治疗

缺氧者给予氧气吸入；烦躁不安者可应用镇静剂，异丙嗪有镇静和减轻喉头水肿的作用，而氯丙嗪可使喉头肌肉松弛，加重呼吸困难不宜使用；痰多者可止咳祛痰，严重时直接喉镜吸痰。

(五)气管切开

经上述处理,病情不见缓解,缺氧进一步加重,或Ⅲ度以上的喉梗阻,应及时气管切开,以挽救生命。

(李 妍)

第三节 急性毛细支气管炎

急性毛细支气管炎是 2 岁以下婴幼儿特有的一种呼吸道感染性疾病,尤其以 6 个月内的婴儿最为多见,是此年龄最常见的一种严重的急性下呼吸道感染。以呼吸急促、三凹征和喘鸣为主要临床表现。主要为病毒感染,50%以上为呼吸道合胞病毒(RSV),其他副流感病毒、腺病毒亦可引起,RSV 是本病流行时唯一的病原。寒冷季节发病率较高,多为散发性,也可成为流行性。发病率男女相似,但男婴重症较多。早产儿、慢性肺疾病及先天性心脏病患儿为高危人群。

一、诊断

(一)临床表现

1.症状

(1)2 岁以内婴幼儿,急性发病。

(2)上呼吸道感染后 2~3 天出现持续性干咳和发作性喘憋,咳嗽和喘憋同时发生,症状轻重不等。

(3)无热、低热、中度发热,少见高热。

2.体征

(1)呼吸浅快,60~80 次/分,甚至 100 次/分以上;脉搏快而细,常达 160~200 次/分。

(2)鼻翼翕动明显,有三凹征;重症面色苍白或发绀。

(3)胸廓饱满呈桶状胸,叩诊过清音,听诊呼气相呼吸音延长,呼气性喘鸣。毛细支气管梗阻严重时,呼吸音明显减低或消失,喘憋稍缓解时,可闻及弥漫性中、细湿啰音。

(4)因肺气肿的存在,肝脾被推向下方,肋缘下可触及,合并心力衰竭时肝脏可进行性增大。

(5)因不显性失水量增加和液体摄入量不足,部分患儿可出现脱水症状。

(二)辅助检查

1.胸部 X 线检查

可见不同程度的梗阻性肺气肿(肺野清晰,透亮度增加),约 1/3 的患儿有肺纹理增粗及散在的小点片状实变影(肺不张或肺泡炎症)。

2.病原学检查

可取鼻咽部洗液做病毒分离检查,呼吸道病毒抗原的特异性快速诊断,呼吸道合胞病毒感染的血清学诊断,都可对临床诊断提供有力佐证。

二、鉴别诊断

患儿年龄偏小,在发病初期即出现明显的发作性喘憋,体检及 X 线检查在初期即出现明显肺气肿,故与其他急性肺炎较易区别。但本病还需与以下疾病鉴别。

(一)婴幼儿哮喘

婴儿的第一次感染性喘息发作,多数是毛细支气管炎。毛细支气管炎当喘憋严重时,毛细支气管接近于完全梗阻,呼吸音明显降低,此时湿啰音不易听到,不应误认为是婴幼儿哮喘发作。如有反复多次喘息发作,亲属有变态反应史,则有婴幼儿哮喘的可能。婴幼儿哮喘一般不发热,表现为突发突止的喘憋,可闻及大量哮鸣音,对支气管扩张药及皮下注射小剂量肾上腺素效果明显。

(二)喘息性支气管炎

发病年龄多见于 1～3 岁幼儿,常继发于上感之后,多为低至中等度发热,肺部可闻及较多不固定的中等湿啰音、喘鸣音。病情多不重,呼吸困难、缺氧不明显。

(三)血行播散性肺结核

有时呈发作性喘憋,发绀明显,多无啰音。有结核接触史或家庭病史,结核中毒症状,PPD试验阳性,可与急性毛细支气管炎鉴别。

(四)可发生喘憋的其他疾病

如百日咳、充血性心力衰竭、心内膜弹力纤维增生症、吸入异物等。

(1)因肺脏过度充气,肝脏被推向下方,可在肋缘下触及,且患儿的心率与呼吸频率均较快,应与充血性心力衰竭鉴别。

(2)急性毛细支气管炎一般多以上呼吸道感染症状开始,此点可与充血性心力衰竭、心内膜弹力纤维增生症、吸入异物等鉴别。

(3)百日咳为百日咳鲍特菌引起的急性呼吸道传染病,人群对百日咳普遍易感。目前我国百日咳疫苗为计划免疫接种,发病率明显下降。百日咳典型表现为阵发、痉挛性咳嗽,咳嗽后伴1 次深长吸气,发出特殊的高调鸡鸣样吸气性吼声,俗称"回勾"。咳嗽一般持续 2～6 周。发病早期外周血白细胞计数增高,以淋巴细胞为主。采用鼻咽拭子法培养阳性率较高,第 1 周可达90%。百日咳发生喘憋时需与急性毛细支气管炎鉴别,典型的痉咳、鸡鸣样吸气性吼声、白细胞计数增高(以淋巴细胞为主)、细菌培养百日咳鲍特菌阳性可鉴别。

三、治疗

该病最危险的时期是咳嗽及呼吸困难发生后的 48～72 小时。主要死因是过长的呼吸暂停、严重的失代偿性呼吸性酸中毒、严重脱水。病死率为 1%～3%。

(一)对症治疗

吸氧、补液、湿化气道、镇静、控制喘憋。

(二)抗生素

考虑有继发细菌感染时,应想到金黄色葡萄球菌、大肠埃希菌或其他院内感染病菌的可能。对继发细菌感染的重症患儿,应根据细菌培养结果选用敏感抗生素。

(三)并发症的治疗

及时发现和处理代谢性酸中毒、呼吸性酸中毒、心力衰竭及呼吸衰竭。并发心力衰竭时应及时采用快速洋地黄药物,如毛花苷 C。对疑似心力衰竭的患儿,也可及早试用洋地黄药物观察病情变化。

(1)监测心电图、呼吸和血氧饱和度,通过监测及时发现低氧血症、呼吸暂停及呼吸衰竭的发生。一般吸入氧气浓度在 40% 以上即可纠正大多数低氧血症。当患儿出现吸气时呼吸音消失,严重三凹征,吸入氧气浓度在 40％仍有发绀,对刺激反应减弱或消失,血二氧化碳分压升高,应考虑做辅助通气治疗。病情较重的小婴儿可有代谢性酸中毒,需做血气分析。约 1/10 的患者有呼吸性酸中毒。

（2）毛细支气管炎患儿因缺氧、烦躁而导致呼吸、心跳增快,需特别注意观察肝脏有无在短期内进行性增大,从而判断有无心力衰竭的发生。小婴儿和有先天性心脏病的患儿发生心力衰竭的机会较多。

（3）过度换气及液体摄入量不足的患儿要考虑脱水的可能。观察患儿哭闹时有无眼泪,皮肤和口唇黏膜是否干燥,皮肤弹性及尿量多少等,以判断脱水程度。

（四）抗病毒治疗

1.利巴韦林

常用剂量为每天 10～15 mg/kg,分 3～4 次。利巴韦林是于 1972 年首次合成的核苷类广谱抗病毒药,最初的研究认为,它在体外有抗 RSV 作用,但进一步的试验却未能得到证实。目前美国儿科协会不再推荐常规应用这种药物,但强调对某些高危、病情严重患儿可以用利巴韦林治疗。

2.中药双黄连

北京儿童医院采用双盲随机对照方法的研究表明,双黄连雾化吸入治疗 RSV 引起的下呼吸道感染是安全有效的方法。

（五）呼吸道合胞病毒特异治疗

1.静脉用呼吸道合胞病毒免疫球蛋白（RSV-IVIG）

在治疗 RSV 感染时,RSV-IVIG 有两种用法。①一次性静脉滴注 RSV-IVIG 1 500 mg/kg。②吸入疗法,只在住院第 1 天给予 RSV-IVIG 制剂吸入,共 2 次,每次 50 mg/kg,约 20 分钟,间隔 30～60 分钟。2 种用法均能有效改善临床症状,明显降低鼻咽分泌物中的病毒含量。

2.RSV 单克隆抗体

用法为每月肌内注射 1 次,每次 15 mg/kg,用于整个 RSV 感染季节,在 RSV 感染开始的季节提前应用效果更佳。

（六）支气管扩张药和糖皮质激素

1.支气管扩张药

过去认为支气管扩张药对毛细支气管炎无效,目前多数学者认为,用 β 受体兴奋药治疗毛细支气管炎有一定的效果。综合多个研究表明,肾上腺素为支气管扩张药中的首选药。

2.糖皮质激素

长期以来对糖皮质激素治疗急性毛细支气管炎的争议仍然存在,目前尚无定论。但有研究表明,糖皮质激素对毛细支气管炎的复发有一定的抑制作用。

四、疗效分析

（一）病程

一般为 5～15 天。恰当的治疗可缩短病程。

（二）病情加重

如果经过合理治疗病情无明显缓解,应考虑以下方面:①有无并发症出现,如合并心力衰竭者病程可延长。②有无先天性免疫缺陷或使用免疫抑制剂。③小婴儿是否输液过多,加重喘憋症状。

五、预后

本病预后大多良好。婴儿期患毛细支气管炎的患儿易于在病后半年内反复咳喘,随访 2～7 年有20％～50％发生哮喘。其危险因素为过敏体质、哮喘家族史、先天小气道等。

（李　妍）

第四节　急性支气管炎

急性支气管炎为儿科常见病,常继发于上呼吸道感染之后,也为肺炎的早期表现。气管常同时受累,故诊断应为急性气管、支气管炎,是某些急性传染病如麻疹、百日咳、白喉等的常见并发症。

一、病因

病原体多为病毒、细菌,临床多见为细菌和病毒混合感染。凡能引起上呼吸道感染的病原体均可引起支气管炎。

二、临床表现

起病可急可缓。发病早期常有上呼吸道症状,最常见的症状是发热、咳嗽。体温多波动在38.5 ℃左右,可持续 3～5 天。咳嗽初为干咳,以后随分泌物增多而出现咳痰,初期为白色黏痰,随着病情进展渐转成脓痰。婴幼儿晨起时或兴奋时咳嗽加剧,偶有百日咳样阵咳。全身症状表现为精神不振、食欲低下、呼吸急促、呕吐、腹泻等,年长儿全身症状较轻,但可诉有头痛、乏力、咽部不适、胸痛等。体征可有咽部充血,肺部听诊早期为呼吸音粗糙,随病情进展可闻及散在干啰音及粗湿啰音,但啰音的部位多不固定,随着咳嗽及体位改变啰音可减少或消失。

婴幼儿时期有一种特殊类型的支气管炎,称为哮喘性支气管炎,是指婴幼儿时期有哮喘表现的支气管炎。多发生在 2 岁以下,体质虚胖及有湿疹或过敏史的小儿。患儿除有急性支气管炎临床表现外,往往伴有哮喘症状及体征,如呼气性呼吸困难、三凹征阳性、口唇发绀、双肺可闻哮鸣音及少量湿性啰音,以哮鸣音为主,肺部叩诊呈鼓音。本病有反复发作倾向,每次发作症状、体征类同,但一般随年龄增长而发作减少,仅有少数至年长后发展为支气管哮喘。

三、辅助检查

胸部 X 线片显示正常,或者肺纹理增强,肺门阴影增深。病毒感染者周围血白细胞总数正常或偏低,细菌感染或混合感染者周围血白细胞总数及中性粒细胞均可增高。

四、诊断与鉴别诊断

根据临床症状与体征主要为发热、咳嗽及肺部不固定的干、湿啰音,诊断不难。婴幼儿急性支气管炎病情较重时与肺炎早期不易鉴别,应按肺炎处理。哮喘性支气管炎应与支气管哮喘鉴别,后者多见于年长儿,起病急骤,反复发作,用皮质激素等气雾剂可迅速缓解或用肾上腺素皮下注射有效。

五、治疗

(一)一般治疗
同上呼吸道感染,需经常改变体位,使呼吸道分泌物易于排出。

(二)控制感染
对考虑为细菌感染或混合感染者可使用抗生素,首选青霉素类抗生素,如青霉素、氨苄西林、阿莫西林(羟氨苄青霉素),病原菌明确为百日咳杆菌或肺炎支原体、衣原体者选用大环内酯类,如红霉素、罗红霉素、阿奇霉素等。

(三)对症治疗
对频繁干咳者可给镇咳药,而呼吸道分泌物多者一般尽量不用镇咳剂或镇静剂,以免抑制咳嗽反射,影响黏痰咳出。常用止咳祛痰药有复方甘草合剂、急支糖浆、川贝枇杷露。对痰液黏稠者可行超声雾化吸入(布地奈德混悬液、乙酰半胱氨酸溶液等),亦可用 10% 氯化铵,每次 0.1～0.2 mL/kg 口服。对哮喘性支气管炎,可口服氨茶碱,每次 2～4 mg/kg,每 6 小时 1 次,伴有烦躁不安者可与异丙嗪合用,每次 1 mg/kg,每 6 小时 1 次;哮喘严重者可口服泼尼松,或用氢化可的松(或地塞米松)加入 10% 葡萄糖溶液中静脉滴注,疗程 1～3 天。

六、预防

对反复发作者可用气管炎疫苗,在发作间歇期开始注射,每周 1 次,每次 0.1 mL,若无不良反应,以后每次递增 0.1 mL,至每次 0.5 mL 为最大量,10 次为 1 个疗程。效果显著者可再用几个疗程。

(卢　刚)

第五节　支气管哮喘

支气管哮喘是一种以嗜酸性粒细胞、肥大细胞、T 细胞等多种炎性细胞参与的气道慢性炎症性疾病,患者气道具有对各种激发因子刺激的高反应性。临床以反复发作性喘息、呼吸困难、胸闷或咳嗽为特点。常在夜间和/或清晨发作或加剧,多数患者可自行缓解或治疗后缓解。

一、病因

(一)遗传因素
遗传过敏体质(特异反应性体质,Atopy-特应质)对本病的形成关系很大,多数患儿有婴儿湿疹、过敏性鼻炎和/或食物(药物)过敏史。本病多数属于多基因遗传病,遗传度 70%～80%,家族成员中气道的高反应性普遍存在,双亲均有遗传基因者哮喘患病率明显增高。国内报道约 20% 的哮喘患儿家族中有哮喘患者。

(二)环境因素

1.感染

最常见的是呼吸道感染。其中主要是病毒感染,如呼吸道合胞病毒、腺病毒、副流感病毒等。此外,支原体、衣原体及细菌感染都可引起。

2.吸入变应原

如灰尘、花粉、尘螨、烟雾、真菌、宠物、蟑螂等。

3.食入变应原

主要是摄入异类蛋白质,如牛奶、鸡蛋、鱼、虾等。

4.气候变化

气温突然下降或气压降低,刺激呼吸道,可激发哮喘。

5.运动

运动性哮喘多见于学龄儿童,运动后突然发病,持续时间较短。病因尚未完全明了。

6.情绪因素

情绪过于激动,如大笑、大哭引起深吸气,过度吸入冷而干燥的空气可激发哮喘。另外,情绪紧张时也可通过神经因素激发哮喘。

7.药物

如阿司匹林可诱发儿童哮喘。

二、发病机制

(一)速发型哮喘反应(IAR)

进入机体的抗原与肥大细胞膜上的特异性 IgE 抗体结合,而后激活肥大细胞内的一系列酶促反应,释放多种递质,引起支气管平滑肌痉挛而发病。患儿接触抗原后 10 分钟内产生反应,10~30分钟达高峰,1~3 小时变应原被机体清除,自行缓解,往往表现为突发突止。

(二)迟发型哮喘反应(LAR)

变应原进入机体后引起变应性炎症,嗜酸粒细胞、中性粒细胞、巨噬细胞等浸润,炎性递质释放,一方面使支气管黏膜上皮细胞受损、脱落,神经末梢暴露,另一方面使肺部的微血管通透性增加、黏液分泌增加,阻塞气道,使呼吸道狭窄,导致哮喘发作。患儿在接触抗原后一般 3 小时发病,数小时达高峰。24 小时后变应原才能被清除。

此外,无论轻患者或是急性发作的患者,其气道反应性均高,都可有炎症存在,而且这种炎症在急性发作期和无症状的缓解期均存在。

三、临床表现

起病可急可缓。婴幼儿常有 1~2 天的上呼吸道感染表现,年长儿起病较急。发作时患儿主要表现为严重的呼气性呼吸困难,严重时端坐呼吸,患儿焦躁不安,大汗淋漓,可出现发绀。肺部检查可有肺气肿的体征:两肺满布哮鸣音(有时不用听诊器即可听到),呼吸音减低。部分患儿可闻及不同程度的湿啰音,且多在发作好转时出现。

根据年龄及临床特点分为婴幼儿哮喘、儿童哮喘和咳嗽变异性哮喘。

哮喘持续发作超过 24 小时,经合理使用拟交感神经药物和茶碱类药物,呼吸困难不能缓解者,称之为哮喘持续状态。但需要指出,小儿的哮喘持续状态不应过分强调时间的限制,而应以临床症状持续严重为主要依据。

四、辅助检查

(一)血常规
白细胞计数大多正常,若合并细菌感染可增高,嗜酸性粒细胞数增高。

(二)血气分析
一般为轻度低氧血症,严重患者伴有二氧化碳潴留。

(三)肺功能检查
呼气峰流速(PEF)减低,指肺在最大充满状态下,用力呼气时所产生的最大流速;1秒最大呼气量降低。

(四)变应原测定
可作为发作诱因的参考。

(五)X线检查
在发作期间可见肺气肿及肺纹理增重。

五、诊断

支气管哮喘可通过详细询问病史作出诊断。不同类型的哮喘诊断条件如下。

(一)婴幼儿哮喘
(1)年龄<3岁,喘憋发作不低于3次。
(2)发作时双肺闻及以呼气相为主的哮鸣音,呼气相延长。
(3)具有特异性体质,如湿疹、过敏性鼻炎等。
(4)父母有哮喘病等过敏史。
(5)除外其他疾病引起的哮喘。

符合1、2、5即可诊断哮喘;如喘息发作2次,并具有2、5条诊断可疑哮喘或喘息性支气管炎;若同时有3和/或4条者,给予哮喘诊断性治疗。

(二)儿童哮喘
(1)年龄≥3岁,喘息反复发作。
(2)发作时双肺闻及以呼气相为主的哮鸣音,呼气相延长。
(3)支气管舒张剂有明显疗效。
(4)除外其他可致喘息、胸闷和咳嗽的疾病。

疑似病例可选用1‰肾上腺素皮下注射,0.01 mL/kg,最大量不超过每次0.3 mL,或用沙丁胺醇化吸入,15分钟后观察,若肺部哮鸣音明显减少,或FEV上升不低于15%,即为支气管舒张试验阳性,可诊断支气管哮喘。

(三)咳嗽变异性哮喘
各年龄均可发病。临床特点:①咳嗽持续或反复发作超过1个月,特点为夜间(或清晨)发作性的咳嗽,痰少,运动后加重,临床无感染征象,或经较长时间的抗生素治疗无效;②支气管扩张剂可使咳嗽发作缓解(基本诊断条件);③有个人或家族过敏史,变应原皮试可阳性(辅助诊断条件);④气道呈高反应性,支气管舒张试验阳性(辅助诊断条件);⑤除外其他原因引起的慢性咳嗽。

六、鉴别诊断

(一)毛细支气管炎

此病多见于 1 岁以内的婴儿,病原体为呼吸道合胞病毒或副流感病毒,也有呼吸困难和喘鸣,但其呼吸困难发生较慢,对支气管扩张剂反应差。

(二)支气管淋巴结核

可引起顽固性咳嗽和哮喘样发作,但阵发性发作的特点不明显,结核菌素试验阳性,X 线检查有助于诊断。

(三)支气管异物

患儿会出现哮喘样呼吸困难,但患儿有异物吸入或呛咳史,肺部 X 线检查有助于诊断,纤维支气管镜检可确诊。

七、治疗

(一)治疗原则

坚持长期、持续、规范、个体化的治疗原则。

1.发作期

快速缓解症状、抗感染、平喘。

2.持续期

长期控制症状、抗炎、降低气道高反应性、避免触发因素、自我保健。

(二)发作期治疗

1.一般治疗

注意休息,去除可能的诱因及致敏物。保持室内环境清洁,适宜的空气湿度和温度,良好的通风换气足够的和日照时间。

2.平喘治疗

(1)肾上腺素能 β_2 受体激动剂:松弛气道平滑肌,扩张支气管,稳定肥大细胞膜,增加气道的黏液纤毛清除力,改善呼吸肌的收缩力。①沙丁胺醇气雾剂:每撤 100 μg。每次1～2撤,每天3～4次。0.5％水溶液每次 0.01～0.03 mL/kg,最大量 1 mL,用2～3 mL生理盐水稀释后雾化吸入,重症患儿每 4～6 小时1次。片剂每次 0.1～0.15 mg/kg,每天 2～3 次。或小于 5 岁每次0.5～1.0 mg,5～14 岁每次 2 mg,每天3次。②特布他林:每片 2.5 mg,1～2 岁每次1/4～1/3 片,3～5 岁每次1/3～2/3 片,6～14 岁每次2/3～1 片,每天 3 次。③其他 β_2 受体激动剂,如丙卡特罗等。

(2)茶碱类:氨茶碱口服每次 4～5 mg/kg,每 6～8 小时一次,严重者可静脉给药,应用时间长者,应监测血药浓度。

(3)抗胆碱类药:可抑制支气管平滑肌的 M 样受体,引起支气管扩张,也能抑制迷走神经反射所致的支气管平滑肌收缩。以 β_2 受体阻滞剂更为有效。可用溴化羟异丙托品,对心血管系统作用弱,用药后峰值出现在 30～60 分钟,其作用部位以大中气道为主,而 β_2 受体激动剂主要作用于小气道,故两种药物有协同作用。气雾剂每撤20 μg,每次 1～2 撤,每天 3～4 次。

3.肾上腺皮质激素的应用

肾上腺皮质激素可以抑制特应性炎症反应,减低毛细血管通透性,减少渗出及黏膜水肿,降低气道的高反应性,故在哮喘治疗中的地位受到高度重视。除在严重发作或持续状态时可予短期静脉应用地塞米松或氢化可的松外,多主张吸入治疗。常用的吸入制剂:①丙酸培氯松气雾剂

(BDP),每揿 200 μg。②丙酸氟替卡松气雾剂(FP),每揿 125 μg。以上药物根据病情每天 1～3 次,每次 1～2 揿。现认为每天200～400 μg是很安全的剂量,重度年长儿可达到600～800 μg,病情一旦控制,可逐渐减少剂量,疗程要长。

4.抗过敏治疗

(1)色甘酸钠(SOG):能稳定肥大细胞膜,抑制释放炎性递质,阻止迟发性变态反应,抑制气道高反应性。气雾剂每揿 2 mg,每次 2 揿,每天 3～4 次。

(2)酮替芬:为碱性抗过敏药,抑制炎性递质释放和拮抗递质,改善 β 受体功能。对儿童哮喘疗效较成人好,对已发作的哮喘无即刻止喘作用。每片规格是 1 mg。小儿每次 0.25～0.5 mg,1～5 岁 0.5 mg,5～7 岁 0.5～1.0 mg,7 岁以上 1 mg,每天 2 次。

5.哮喘持续状态的治疗

哮喘持续状态是支气管哮喘的危症,需要积极抢救治疗,否则会因呼吸衰竭导致死亡。

(1)一般治疗:保证液体入量。因机体脱水时呼吸道分泌物黏稠,阻塞呼吸道使病情加重。一般补1/5～1/4张液即可,补液的量根据病情决定,一般 24 小时液体需要量为1 000～1 200 mL/m^2。如有代谢性酸中毒,应及时纠正,注意保持电解质平衡。如患儿烦躁不安,可适当应用镇静剂,但应避免使用抑制呼吸的镇静剂(如吗啡、哌替啶)。如合并细菌感染,应用抗生素。

(2)吸氧:保证组织细胞不发生严重缺氧。

(3)迅速解除支气管平滑肌痉挛:静脉应用氨茶碱,肾上腺皮质激素,超声雾化吸入。若经上述治疗仍无效,可用异丙肾上腺素静脉滴注,剂量为 0.5 mg 加入 10% 葡萄糖 100 mL 中(5 μg/mL),开始以每分钟 0.1 μg/kg 缓慢静脉滴注,在心电图及血气监测下,每 15～20 分钟增加0.1 μg/kg,直到氧分压及通气功能改善,或达 6 μg/(kg·min),症状减轻后,逐渐减量维持用药 24 小时。如用药过程中心率达到或超过200 次/分或有心律失常应停药。

(4)机械通气:严重患者应用呼吸机辅助呼吸。

(三)缓解期治疗及预防

(1)增强抵抗力,预防呼吸道感染,减少哮喘发病的机会。

(2)避免接触变应原。

(3)根据不同情况选用适当的免疫疗法,如转移因子、胸腺素、脱敏疗法、气管炎菌苗、死卡介苗。

(4)可用丙酸培氯松吸入,每天不超过 400 μg,长期吸入,疗程达 1 年以上;酮替芬用量同前所述,疗程 3 个月;色甘酸钠长期吸入。

总之,哮喘是一种慢性疾病,仅在发作期治疗是不够的,需进行长期的管理,提高对疾病的认识,配合防治、控制哮喘发作、维持长期稳定,提高患者生活质量,这是一个非常复杂的系统工程。

(卢　刚)

第六节　支气管扩张

支气管扩张是以感染及支气管阻塞为根本病因的慢性支气管病患,分为先天性与后天性两种。前者因支气管发育不良,后者常继发于麻疹、百日咳、毛细支气管炎、腺病毒肺炎、支气管哮喘、局部异物堵塞或肿块压迫。

一、诊断要点

(一)临床表现

慢性咳嗽，痰多，多见于清晨起床后或变换体位时，痰量或多或少，含稠厚脓液，臭味不重，痰液呈脓性，静置后可分层，反复咳血，时有发热。患儿发育差、发绀、消瘦、贫血。病久可有杵状指（趾）、胸廓畸形，最终可致肺源性心脏病。

(二)实验室检查

1.血常规

血红蛋白降低，急性感染时白细胞总数及中性粒细胞增高。可见核左移。

2.痰培养

可获致病菌，多为混合感染。

3.胸部 X 线平片

早期见肺纹理增多，粗而紊乱。典型后期变化为两中下肺野蜂窝状阴影，常伴肺不张、心脏及纵隔移位。继发感染时可见支气管周围炎症改变，必要时可行肺部 CT 检查。

4.支气管造影

示支气管呈柱状、梭状、囊状扩张，是确诊及决定是否手术与手术范围的重要手段，宜在感染控制后进行。

二、鉴别诊断

本病与慢性肺结核、慢性支气管炎、肺脓肿、先天性肺囊肿、肺隔离症、肺吸虫病等的鉴别主要在于 X 线平片的表现不同。此外，痰液检查、结核菌素试验、肺吸虫抗原皮试等也可帮助诊断。

三、治疗

(一)一般治疗

多晒太阳，呼吸新鲜空气，注意休息，加强营养。

(二)排除支气管分泌物

(1)顺位排痰法每天进行 2 次，每次 20 分钟。

(2)痰稠者可服氯化铵，$30\sim60$ mg/(kg·d)，分 3 次口服。

(3)雾化吸入：在雾化液中加入异丙肾上腺素有利痰液排出。

(三)控制感染

急性发作期选用有效抗生素，针对肺炎链球菌及流感嗜血杆菌有效的抗生素，如阿莫西林、磺胺二甲嘧啶、新的大环内酯类药物、二代头孢菌素是合理的选择。疗程不定，至少 7 天。

(四)人免疫球蛋白

对于低丙种球蛋白血症的患儿，人免疫球蛋白替代治疗能够防止支气管扩张病变的进展。

(五)咳血的处理

一般可予止血药，如酚磺乙胺、卡巴克络等。大量咳血可用垂体后叶素 0.3 U/kg，溶于 10%葡萄糖注射液内缓慢静脉滴注。

(六)手术治疗

切除病肺为根本疗法。手术指征:病肺不超过一叶或一侧,反复咳血或反复感染用药物不易控制,体位引流不合作,小儿内科治疗 9～12 个月无效,患儿一般情况日趋恶化者。

(卢　刚)

第七节　气管、支气管异物

气管、支气管异物是一种常见的危急重症,多发生于小儿。当呼吸道吸入异物后,可以并发急性喉炎、哮喘、肺炎、肺脓肿、支气管扩张症、肺气肿、自发性气胸甚至脓胸。体积较大的异物,突然阻塞声门、气管或主支气管会引起呼吸困难,严重者会引起窒息死亡。本病一旦发生,多数病例需在支气管镜下将异物取出。对于一些异物形状特殊者,表面光滑、异物嵌入支气管腔内过深者,经气管镜难以取出,往往需要施行剖胸手术,切开支气管摘除异物,如阻塞远端肺组织已感染实质病变,需行肺叶或全肺切除术。

一、病因

吸入的异物按性质可分为三类:①金属类,如缝针、大头针、安全别针、发夹、注射针头、鱼钩、硬币或钢珠等。②动植物类,如花生米、黄豆、蚕豆、玉蜀黍、瓜子、核桃、骨片等。③塑料和玻璃类,如塑料圆珠笔帽、瓶塞、玻璃串珠、纽扣等。

二、发病机制

(1)由于异物的大小、形状、性质,以及阻塞部位不同,对患者产生的影响也不相同。小而光滑的金属性异物吸入支气管腔内,仅产生轻微的黏膜反应,不会引起呼吸道的阻塞,随着时间的推移,金属会氧化生锈,有时还会穿透支气管壁进入肺实质。但动、植物类异物可产生支气管部分性或完全性梗阻,并引起异物周围严重的局限性炎症。大的异物可以早期引起完全性的气管、支气管阻塞,产生呼吸困难、急性肺不张、纵隔移位,进一步发展为阻塞性肺炎、支气管扩张症及肺脓肿。值得注意的是,小儿气管、支气管异物绝大多数为食物壳仁或塑料玻璃类玩具,因此,小儿应避免玩这类物品,以免发生意外。

(2)异物存留的部位,可能在喉部、气管隆嵴处,但以进入左、右主支气管及其远端多见。右侧支气管异物的发生率较左侧高,这是由于右侧主支气管比左侧粗、短、直,偏斜度较小,而左侧主支气管较细、长、斜,加之隆突位于中线偏左,因此,异物容易落入右侧。异物停留的部位,多在主支气管和下叶支气管,落入上叶及中叶的机会极少。

(3)异物落入支气管,可以产生部分性或完全性阻塞,两者均可导致不同程度肺通气功能减退。部分性阻塞时,异物的阻塞或刺激产生的局部炎症反应肿胀导致形成活瓣机制,空气可以吸入气道远端,但无法呼出,引起阻塞性肺气肿,受累的肺组织过度膨胀,产生纵隔移位、呼吸困难,肺内压力增高甚至可以产生自发性气胸。完全性阻塞时,由于异物的嵌入,加之黏膜肿胀、炎症、腔内分泌物潴留,最终使支气管腔完全阻塞,导致阻塞性肺炎、肺不张、支气管扩张症及肺脓肿。

三、诊断

由于吸入异物种类、大小、形状不同，症状也不同，从无任何呼吸困难症状到严重缺氧、窒息而致死亡均有。本病发生可有明确的吸入异物病史，并出现相关临床症状，表现为呛咳、咳嗽、咳痰、呼吸困难、咯血、发热，严重者可很短时间内窒息死亡。有学者曾遇一例6岁患儿，因口含黄瓜蒂玩耍造成误吸死亡的病例。但无明确病史的患儿，甚至成年患者也不少见。

(一)临床分期

根据异物停留时间的长短，临床上分为3期。

1.急性期(24小时)

有黏膜刺激症状和呼吸困难，并伴有胸痛，少数患者出现发绀及发音困难。

2.亚急性期(2～4周)

由于异物产生呼吸道局部炎症反应，伴随有支气管黏膜刺激症状，出现黏膜溃疡、软骨坏死及蜂窝组织炎等。

3.慢性期(1个月以上)

此时异物反应轻的患者可无症状，如出现较大支气管的完全性或不完全性阻塞，则可出现与局限性肺气肿、肺不张或肺化脓症及脓胸相应的症状。

(二)临床症状

在临床工作中如果发现小儿在进食或口含物品玩耍时发生呛咳、哮喘，甚至呼吸困难、发绀等，要考虑有吸入性异物的可能。对于儿童不明原因的肺炎、肺不张等与常见肺炎临床症状不符时应考虑支气管异物的可能性。

(三)放射诊断

气管、支气管异物最基本的检查方法是胸部正侧位X线平片，对于金属和不透X线的异物可以确定异物位置，对X线不能显示者可以发现异物堵塞区肺炎、肺不张等间接征象。对高度怀疑的患者应行纤维支气管镜检查以明确诊断并能给予及时治疗，少数病例尚需支气管造影、断层扫描、CT检查等，均可显示支气管管腔充盈缺损。

四、治疗

(一)误吸异物家庭自救的方法

(1)立即以示指或拇指突然按压颈段(环状软骨以下至胸骨切迹处)气管，刺激患者咳嗽反射，将异物咳出。

(2)可立即抓住婴幼儿双踝部使倒立位，并行原地转圈，迅速加快，由于离心力作用即可使异物排出。

(二)经支气管镜检查和异物摘除

气管、支气管异物能自动咳出的占1%～2%，因此应积极治疗，以免延误病情，发生并发症。气管、支气管吸入异物后，多数均可通过镜检顺利取出，但也有少数病例取出困难，或者出现窒息等并发症。特殊类型气管异物由于形状特殊、体积较大，一般应选择全身麻醉。全身麻醉可使患儿减少躁动，气管内平滑肌松弛，利于异物的取出。但全身麻醉应达到一定的深度，既保留患儿的自主呼吸，又尽量在置入气管镜和异物出声门时达到肌肉松弛、分泌物少和止痛的要求。

（三）剖胸手术适应证

剖胸手术仅适用于下列情况：①经支气管镜摘除困难或估计摘除过程中有很大危险。②异物已引起肺部明显化脓性感染。

（四）手术

应注意做好术前准备，确定异物形态、性质及停留部位，手术当天应复查胸部 X 线片，以防止异物移位。对于球形、光滑的支气管异物，为预防由于体位变动或操作时异物滑入对侧支气管，可采用双腔管或单侧支气管插管。

手术方式有以下两种。①行支气管膜部切开术时，切开胸膜，显露支气管膜部，在该处扪及异物，纵向切开膜部，取出异物，然后间断缝合膜部切口，并以胸膜覆盖。②肺叶或全肺切除术适用于由于异物停留时间长，已引起严重的肺部不可逆感染或化脓，患部肺功能难以恢复者。

（单伟强）

第八节 肺 炎

肺炎为小儿时期的常见病。引起肺炎的病因是细菌和病毒感染，病毒以呼吸道合胞病毒、腺病毒、流感病毒、副流感病毒为常见，细菌以肺炎链球菌、金黄色葡萄球菌、溶血链球菌、B 型流感嗜血杆菌为常见。此外，真菌、肺炎支原体、原虫、误吸异物及机体变态反应也是引起肺炎的病因。

目前临床上尚无统一的肺炎分类方法，按病理分类可分为大叶性肺炎、支气管肺炎、间质性肺炎；按病原分类分为细菌性、病毒性、真菌性、肺炎支原体性肺炎等。实际应用中若病原确定，即按确诊的病原分类，不能肯定病原时按病理形态分类。对上述两种分类方法诊断的肺炎还可按病程分类，病程在 1～3 个月为迁延性肺炎，3 个月以上为慢性肺炎。

不同病因引起的肺炎，其临床表现的共同点为发热、咳嗽、呼吸急促或呼吸困难、肺部啰音，而其病程、病理特点、病变部位及体征、X 线检查表现各有特点，现分述如下。

一、支气管肺炎

支气管肺炎是婴幼儿期最常见的肺炎，全年均可发病，以冬春寒冷季节多发，华南地区夏季发病为数亦不少。先天性心脏病、营养不良、佝偻病患儿及居住条件差、缺少户外活动或空气污染较严重地区的小儿均较易发生支气管肺炎。

（一）病因

支气管肺炎的病原微生物为细菌和病毒。细菌感染中大部分为肺炎链球菌感染，其他如葡萄球菌、溶血性链球菌、流感嗜血杆菌、大肠埃希菌、绿脓杆菌亦可致病，但杆菌类较为少见；病毒感染主要为腺病毒、呼吸道合胞病毒、流感病毒、副流感病毒的感染。此外，亦可继发于麻疹、百日咳等急性传染病。

（二）病理

支气管肺炎的病理改变因病原微生物不同可表现为两种类型。

1.细菌性肺炎

以肺泡炎症为主要表现。肺泡毛细血管充血,肺泡壁水肿,炎性渗出物中含有中性粒细胞、红细胞、细菌。病变侵袭邻近的肺泡呈小点片状灶性炎症,故又称为小叶性肺炎,此时间质病变往往不明显。

2.病毒性肺炎

以支气管壁、细支气管壁及肺泡间隔的炎症和水肿为主,局部可见单核细胞浸润。细支气管上皮细胞坏死,管腔被黏液和脱落的细胞、纤维渗出物堵塞,形成病变部位的肺泡气肿或不张。

上述两类病变可同时存在,见于细菌和病毒混合感染的肺炎。

(三)病理生理

由于病原体产生的毒素为机体所吸收,因而存在全身性毒血症。

(1)肺泡间质炎症使通气和换气功能均受到影响,导致缺氧和二氧化碳潴留。若肺部炎症广泛,机体的代偿功能不能缓解缺氧和二氧化碳潴留,则病情加重,血氧分压及氧饱和度下降,二氧化碳潴留加剧,出现呼吸功能衰竭。

(2)心肌对缺氧敏感,缺氧及病原体毒素两者作用可导致心肌劳损及中毒性心肌炎,使心肌收缩力减弱,又因缺氧、二氧化碳潴留引起肺小动脉收缩、右心排出阻力增加,可导致心力衰竭。

(3)中枢神经系统对缺氧十分敏感,缺氧和二氧化碳潴留致脑血管扩张、血管通透性增高,脑组织水肿、颅内压增高,表现有神态改变和精神症状,重症者可出现中枢性呼吸衰竭。

(4)缺氧可使胃肠道血管通透性增加,病原体毒素又可影响胃肠道功能,出现消化道症状,重症者可有消化道出血。

(5)肺炎早期由于缺氧,反射性地增加通气,可出现呼吸性碱中毒。机体有氧代谢障碍,酸代谢产物堆积,加之高热,摄入水分和食物不足,均可导致代谢性酸中毒。二氧化碳潴留、血中H^+浓度不断增加,pH降低,产生呼吸性酸中毒。在酸中毒纠正时二氧化碳潴留改善,pH上升,钾离子进入细胞内,血清钾下降,可出现低钾血症。

(四)临床表现

肺炎为全身性疾病,各系统均有症状。病情轻重不一,病初均有急性上呼吸道感染症状。

主要表现为发热、咳嗽、气急。发热多数为不规则型,热程短者数天,长者可持续1～2周;咳嗽频繁,婴幼儿常咳不出痰液,每在吃乳时呛咳,易引起乳汁误吸而加重病情;气急、呼吸频率增加至每分钟40～60次以上,鼻翼翕动、呻吟并有三凹征,口唇、鼻唇周围及指、趾端发绀,新生儿常口吐泡沫。肺部听诊早期仅为呼吸音粗糙,继而可闻及中、细湿啰音,哭闹时及吸气末期较为明显。病灶融合、肺实变时出现管状呼吸音。若一侧呼吸音降低伴有叩诊浊音时应考虑胸腔积液。体弱婴儿及新生儿的临床表现不典型,可无发热、咳嗽,早期肺部体征亦不明显,但常有呛乳及呼吸频率增快,鼻唇区轻度发绀。重症患儿可表现呼吸浅速,继而呼吸节律不齐,潮式呼吸或叹息样、抽泣样呼吸,呼吸暂停,发绀加剧等呼吸衰竭的症状。

1.循环系统

轻症出现心率增快,重症者心率增快可达160次/分以上,心音低钝,面色苍白且发灰,呼吸困难和发绀加剧。若患儿明显烦躁不安,肝脏短期内进行性增大,上述症状不能以体温升高或肺部病变进展解释,应考虑心功能不全。此外,重症肺炎尚有中毒性心肌炎、心肌损害的表现,或由于微循环障碍引起弥散性血管内凝血(DIC)的症状。

2.中枢神经系统

轻者可表现为烦躁不安或精神萎靡,重者由于存在脑水肿及中毒性脑病,可发生痉挛、嗜睡、昏迷,重度缺氧和二氧化碳潴留可导致眼球结膜及视神经盘水肿、呼吸不规则、呼吸暂停等中枢性呼吸衰竭的表现。

3.消化系统

轻者胃纳减退、轻微呕吐和腹泻,重症者出现中毒性肠麻痹、腹胀,听诊肠鸣音消失,伴有消化道出血症状(呕吐咖啡样物并有黑便)。

(五)辅助检查

血白细胞总数及中性粒细胞百分比增高提示细菌性肺炎,病毒性肺炎时白细胞计数大多正常。

1.病原学检查

疑为细菌性肺炎,早期可做血培养,同时吸取鼻咽腔分泌物做细菌培养,若有胸腔积液可做穿刺液培养,这有助于细菌病原体的确定。疑病毒性肺炎可取鼻咽腔洗液做免疫荧光检查、免疫酶检测、病毒分离或双份血清抗体测定以确定病原体。

2.血气分析

对气急显著伴有轻度中毒症状的患儿,均应做血气分析。病程中还需进行监测,有助于及时给予适当处理,并及早发现呼吸衰竭的患儿。肺炎患儿常见的变化为低氧血症、呼吸性酸中毒或混合性酸中毒。

3.X线检查

多见于双肺内带及心膈角区、脊柱两旁小斑片状密度增深影,其边缘模糊,中间密度较深,病灶互相融合成片,其中可见透亮、规则的支气管充气影,伴有广泛或局限性肺气肿。间质改变则表现为两肺各叶纤细条状密度增深影,行径僵直,线条可互相交错或呈两条平行而中间透亮影称为双轨征;肺门区可见厚壁透亮的环状影为袖口征,并有间质气肿,在病变区内可见分布不均的小圆形薄壁透亮区。

(六)诊断与鉴别诊断

根据临床表现有发热、咳嗽、气急,体格检查肺部闻及中、细水泡音即可做出诊断,还可根据病程、热程、全身症状,以及有无心功能不全、呼吸衰竭、神经系统的症状来判别病情轻重,结合X线摄片结果及辅助检查资料初步做出病因诊断。免疫荧光抗体快速诊断法可及时做出腺病毒、呼吸道合胞病毒等病原学诊断。

支气管肺炎应与肺结核及支气管异物相鉴别。肺结核及肺炎临床表现有相似之处,均有发热、咳嗽,粟粒性肺结核患者尚有气促、轻微发绀,但一般起病不如肺炎急,且肺部啰音不明显,X线摄片有结核的特征性表现,结核菌素试验及结核接触史亦有助于鉴别。气道异物患儿有呛咳史,有继发感染或病程迁延时亦可有发热及气促,X线摄片在异物堵塞部位出现肺不张及肺气肿,若有不透光异物影则可明确诊断。此外,尚需与较少见的肺含铁血黄素沉着症等相鉴别。

(七)并发症

以脓胸、脓气胸、心包炎及败血症(包括葡萄球菌脑膜炎、肝脓疡)为多见,常由金黄色葡萄球菌引起,肺炎链球菌、大肠埃希菌亦可引起化脓性并发症。患儿体温持续不降,呼吸急促且伴中毒症状,应摄胸部X线片及做其他相应检查以了解并发症存在情况。

(八)治疗

1.护理

患儿应置于温暖舒适的环境中,室温保持在 20 ℃左右,湿度以 60％为佳,并保持室内空气流通。做好呼吸道护理,清除鼻腔分泌物、吸出痰液,每天 2 次做超声雾化使痰液稀释便于吸出,以防气道堵塞影响通气。配置营养适当的饮食并补充足够的维生素和液体,经常给患儿翻身、叩背、变换体位或抱起活动以利分泌物排出及炎症吸收。

2.抗生素治疗

根据临床诊断考虑引起肺炎的可能病原体,选择敏感的抗菌药物进行治疗。抗生素主要用于细菌性肺炎或疑为病毒性肺炎但难以排除细菌感染者。根据病情轻重和患儿的年龄决定给药途径,对病情较轻的肺炎链球菌性肺炎和溶血性链球菌性肺炎、病原体未明的肺炎可选用青霉素肌内注射,对年龄小而病情较重的婴幼儿应选用两种抗生素静脉用药。疑为金黄色葡萄球菌感染的患儿选用青霉素 P_{12}、头孢菌素、红霉素,革兰阴性杆菌感染选用第三代头孢菌素或庆大霉素、阿米卡星、氨苄西林,绿脓杆菌肺炎选用羧苄西林、阿米卡星或头孢类抗生素,支原体肺炎选用大环内酯类抗生素。一般宜在热降、症状好转、肺炎体征基本消失或 X 线摄片、胸透病变明显好转后 2～7 天才能停药。病毒性肺炎应用抗生素治疗无效,但合并或继发细菌感染需应用抗生素治疗。

3.对症处理

(1)氧疗:无明显气促和发绀的轻症患儿可不予氧疗,但需保持安静。烦躁不安、气促明显伴有口唇发绀的患儿应给予氧气吸入,经鼻导管或面罩、头罩给氧,一般氧浓度不宜超过 40％,氧流量 1～2 L/min。

(2)心力衰竭的治疗:对重症肺炎出现心力衰竭时,除即给吸氧、镇静剂及适当应用利尿剂外,应给快速洋地黄制剂,可选用:①地高辛口服饱和量＜2 岁为 0.04～0.05 mg/kg,＞2 岁为 0.03～0.04 mg/kg,新生儿、早产儿为 0.02～0.03 mg/kg;静脉注射量为口服量的 2/3～3/4。首次用饱和量的 1/3～1/2 量,余量分 2～3 次给予,每 4～8 小时 1 次。对先天性心脏病及心力衰竭严重者,在末次给药后 12 小时可使用维持量,为饱和量的 1/5～1/4,分 2 次用,每 12 小时 1 次。应用洋地黄制剂时应慎用钙剂。②毛花苷 C,剂量为每次 0.01～0.015 mg/kg,加入 10％葡萄糖液 5～10 mL 中静脉推注,必要时间隔 2～3 小时可重复使用,一般用 1～2 次后改用地高辛静脉饱和量法,24 小时饱和。此外,亦可选用毒毛花苷 K,饱和量0.007～0.01 mg/kg,加入 10％葡萄糖 10～20 mL 中缓慢静脉注射。

(3)降温与镇静:对高热患儿应用物理降温,不推荐乙醇擦浴。对乙酰氨基酚10～15 mg/kg或布洛芬 5～10 mg/kg 口服,烦躁不安者应用镇静剂,氯丙嗪和异丙嗪各 0.5～1.0 mg/kg,或用苯巴比妥 5 mg/kg,肌内注射,亦可用地西泮每次0.2～0.3 mg/kg(呼吸衰竭者应慎用)。

(4)祛痰平喘:婴幼儿咳嗽及排痰能力较差,除及时清除鼻腔分泌物及吸出痰液外,可用祛痰剂稀释痰液,用沐舒坦口服或乙酰半胱氨酸雾化吸入,也可选用中药。对咳嗽伴气喘者应用氨茶碱、复方氯喘、爱纳灵等解除支气管痉挛。

(5)对因低钾血症引起腹胀患儿应纠正低钾,必要时可应用胃肠减压。

4.肾上腺皮质激素的应用

一般肺炎不需应用肾上腺皮质激素,尤其疑为金黄色葡萄球菌感染时不应使用,以防止感染播散。重症肺炎、有明显中毒症状或喘憋较甚者,可短期使用,选用地塞米松或氢化可的松,疗程不超过 3～5 天。

5.维持液体和电解质平衡

肺炎患儿应适当补液,按每天 60～80 mL/kg 计算,发热、气促或入液量少的患儿应适当增加入液量,采用生理维持液(1:4)均匀静脉滴注,适当限制钠盐。肺炎伴腹泻有重度脱水者应按纠正脱水计算量的 3/4 补液,速度宜稍慢。对电解质失衡的患儿亦应适当补充。

6.脑水肿的治疗

纠正缺氧,使用脱水剂减轻脑水肿,减低颅压。可采用 20% 甘露醇每次 1.0～1.5 g/kg,每 4～6 小时静脉注射,或酌情短程使用地塞米松,一般疗程不超过 3 天。

7.支持治疗

对重症肺炎、营养不良、体弱患儿应用少量血或血浆做支持疗法。

8.物理疗法

病程迁延不愈者使用理疗,帮助炎症吸收。局部使用微波、超短波或红外线照射,每天 1 次,7～10 天为 1 个疗程,或根据肺部炎症部位不同采用不同的体位叩击背部亦有利于痰液引流和分泌物排出。

9.并发症的治疗

并发脓胸及脓气胸时应给予适当抗生素,供给足够的营养,加强支持治疗,胸腔穿刺排脓,脓液多或稠厚时应作闭合引流。并发气胸时应做闭合引流,发生高压气胸情况紧急时可在第二肋间乳线处直接用空针抽出气体以免危及生命。

(九)预后

轻症肺炎经治疗都能较快痊愈。重症肺炎处理及时,大部分患儿可获痊愈。体弱、营养不良、先天性心脏病、麻疹、百日咳等急性传染病合并肺炎或腺病毒及葡萄球菌肺炎者病情往往危重。肺炎病死者大部分为重症肺炎。

(十)预防

首先应加强护理和体格锻炼,增强小儿的体质,防止呼吸道感染,按时进行计划免疫接种,预防呼吸道传染病,均可减少肺炎的发病。

二、腺病毒肺炎

腺病毒肺炎是小儿发病率较高的病毒性肺炎之一,其特点为重症患者多,病程长,部分患儿可留有后遗症。腺病毒上呼吸道感染及肺炎可在集体儿童机构中流行,出生 6 个月至 2 岁易发本病,我国北方发病率高于南方,病情亦较南方为重。

(一)病因

病原体为腺病毒,我国流行的腺病毒肺炎多数由 3 型及 7 型引起,但 11、5、9、10、21 型亦有报道。临床上 7 型重于 3 型。

(二)病理

腺病毒肺炎病变广泛,表现为灶性或融合性、坏死性肺浸润和支气管炎,两肺均可有大片实变坏死,以两下叶为主,实变以外的肺组织可有明显气肿。支气管、毛细支气管及肺泡有单核细胞及淋巴细胞浸润,上皮细胞损伤,管壁有坏死、出血,肺泡上皮细胞显著增生,细胞核内有包涵体。

（三）临床表现

潜伏期为 3~8 天，起病急骤，体温在 1~2 天内升高至 39~40 ℃，呈稽留不规则高热，轻症者 7~10 天退热，重者持续 2~3 周。咳嗽频繁，多为干咳；同时出现不同程度的呼吸困难及阵发性喘憋。疾病早期即可呈现面色灰白、精神萎靡、嗜睡，伴有纳呆、恶心、呕吐、腹泻等症状，疾病到第 1~2 周可并发心力衰竭，重症者晚期可出现昏迷及惊厥。

肺部体征常在高热 4~7 天后才出现，病变部位出现湿啰音，有肺实变者出现呼吸音减低，叩诊呈浊音，明显实变期闻及管状呼吸音。肺部体征一般在病程第 3~4 周渐渐减少或消失，重症者至第 4~6 周才消失，少数病例可有胸膜炎表现，出现胸膜摩擦音。

部分患儿皮肤出现淡红色斑丘疹，肝、脾大，DIC 时表现皮肤、黏膜、消化道出血症状。

（四）辅助检查

早期胸部 X 线摄片无变化，一般在 2~6 天出现，轻者为肺纹理增粗或斑片状炎症影，重症可见大片状融合影，累及节段或整个肺叶，以两下肺为多见，轻者 3~6 周，重者 4~12 周病变才逐渐消失。部分患儿可留有支气管扩张、肺不张、肺气肿、肺纤维化等后遗症。

周围血常规在病变初期白细胞总数大多减少或正常，以淋巴细胞为主，后期有继发感染时白细胞及中性粒细胞可增多。

（五）诊断

主要根据典型的临床表现、抗生素治疗无效、肺部 X 线摄片显示典型病变来诊断。病原学确诊要依据鼻咽洗液病毒检测、双份血清抗体测定，目前采用免疫荧光法及免疫酶技术作快速诊断有助于及时确诊。

（六）治疗

对腺病毒肺炎尚无特效治疗方法，以综合治疗为主。对症治疗、支持疗法有镇静、退热、吸氧、雾化吸入，纠正心力衰竭，维持水、电解质平衡。若发生呼吸衰竭应及早进行气管插管，并使用人工呼吸机。有继发感染时应适当使用抗生素，早期患者可使用利巴韦林。

腺病毒肺炎病死率为 5%~15%，部分患者易遗留迁延性肺炎、肺不张、支气管扩张等后遗症。

三、金黄色葡萄球菌肺炎

金黄色葡萄球菌肺炎是儿科临床常见的细菌性肺炎之一，病情重，易发生并发症。由于耐药菌株的出现，治疗亦较为困难。全年均可发病，以冬春季为多。近年来发病率有所下降。

（一）病因与发病机制

病原菌为金黄色葡萄球菌，具有很强的毒力，能产生溶血毒素、血浆凝固酶、去氧核糖核酸分解酶、杀白细胞素。病原菌由人体体表或黏膜进入体内，由于上述毒素和酶的作用，使其不易被杀灭，并随血液循环播散至全身，肺脏极易被累及。尚可有其他迁徙病灶，亦可由呼吸道感染后直接累及肺脏导致肺部炎症。

（二）病理

金黄色葡萄球菌肺炎好发于胸膜下组织，以广泛的出血坏死及多个脓肿形成特点。细支气管及其周围肺泡发生的坏死使气道内气体进入坏死区周围肺间质和肺泡，由于脓性分泌物充塞细支气管，成为活瓣样堵塞，使张力渐增加而形成肺大泡（肺气囊肿）。邻近胸膜的脓肿破裂出现脓胸、气胸或脓气胸。

(三)临床表现

本病多见于婴幼儿,病初有急性上呼吸道感染的症状,或有皮肤化脓性感染。数天后突然高热,呈弛张型,新生儿或体弱婴儿可低热或无热。病情发展迅速,有较明显的中毒症状,面色苍白,烦躁不安或嗜睡,呼吸急促,咳嗽频繁伴气喘,伴有消化道症状(如纳呆、腹泻、腹胀),重者可发生惊厥或休克。

患儿有发绀、心率增快。肺部体征出现较早,早期有呼吸音减低或散在湿啰音,并发脓胸、脓气胸时表现呼吸音减低,叩诊浊音,语颤减弱。伴有全身感染时因播散的部位不同而出现相应的体征。部分患者皮肤有红色斑丘疹或猩红热样皮疹。

(四)辅助检查

实验室检查白细胞总数及中性粒细胞均增高,部分婴幼儿白细胞总数可偏低,但中性粒细胞百分比仍高。痰液、气管吸出物及脓液细菌培养获得阳性结果,有助于诊断。

X线摄片早期仅为肺纹理增多,一侧或两侧出现大小不等、斑片状密度增深影,边缘模糊。随着病情进展可迅速出现肺大泡、肺脓肿、胸腔积脓、气胸、脓气胸。重者可有纵隔积气、皮下积气、支气管胸膜瘘。病变持续时间较支气管肺炎为长。

(五)诊断与鉴别诊断

根据病史起病急骤、有中毒症状及肺部X线检查显示,一般均可作出诊断,脓液培养阳性可确诊病原菌。临床上需与肺炎链球菌、溶血性链球菌及其他革兰阴性杆菌引起的肺部化脓性病变相鉴别,主要依据病情和病程及病原菌培养阳性结果。

(六)治疗

金黄色葡萄球菌肺炎一般的治疗原则与支气管肺炎相同,但由于病情均较重,耐药菌株增多,应选用适当的抗生素积极控制感染并辅以支持疗法。及早、足量使用敏感的抗生素,采用静脉滴注以维持适当的血浓度,选用青霉素 P_{12} 或头孢菌素(如头孢唑啉)加用氨基糖苷类药物,用药后应观察3~5天,无效再改用其他药物。对耐甲氧西林或耐其他药物的菌株(MRSA)宜选用万古霉素。经治疗症状改善者,需在热降、胸部X线片显示病变吸收后再巩固治疗1~2周才能停药。

并发脓胸需进行胸腔闭合引流,并发气胸当积气量少者可严密观察,积气量多或发生高压气胸应即进行穿刺排出气体或闭合引流。肺大泡常随病情好转而吸收,一般不需外科治疗。

(七)预后

由于近年来新的抗生素在临床应用,病死率已有所下降,但仍是儿科严重的疾病,体弱儿及新生儿预后较差。

四、衣原体肺炎

衣原体是一类专一细胞内寄生的微生物,能在细胞中繁殖,有独特的发育周期及独特的酶系统,是迄今为止最小的细菌,包括沙眼衣原体、鹦鹉热衣原体、肺炎衣原体和猪衣原体四个种。其中,肺炎衣原体和沙眼衣原体是主要的人类致病原。鹦鹉热衣原体偶可从动物传给人,而猪衣原体仅能使动物致病。衣原体肺炎主要是指由沙眼衣原体和肺炎衣原体引起的肺炎,目前也有鹦鹉热衣原体引起肺炎的报道,但较为少见。

衣原体都能通过细菌滤器,均含有DNA、RNA两种核酸,具有细胞壁,含有核糖体,有独特的酶系统,许多抗生素能抑制其繁殖。衣原体的细胞壁结构与其他的革兰阴性杆菌相同,有内膜和外膜,但都缺乏肽聚糖或胞壁酸。衣原体种都有共同抗原成分脂多糖(LPS)和独特的发育周期,包括具有感染性、细胞外无代谢活性的原体(EB)和无感染性、细胞内有代谢活性的网状体(RB)。具有感染性的原体可通过静电吸引特异性的受体蛋白黏附于宿主易感细胞表面,被宿主细胞通过吞噬作用摄入胞质。宿主细胞膜通过空泡将 EB 包裹,接受环境信号转化为 RB。EB 经摄入 9～12 小时后,即分化为 RB,后者进行二分裂,形成特征性的包涵体,约 36 小时后,RB 又分化为 EB,整个生活周期为 48～72 小时。释放过程可通过细胞溶解或细胞排粒作用或挤出整个包涵体而离开完整的细胞。RB 在营养不足、抗生素抑制等不良条件下并不转化为 EB,从而不易感染细胞,这可能与衣原体感染不易清除有关。这一过程在不同衣原体种间存在着差异,是衣原体长期感染及亚临床感染的生物学基础。

衣原体在人类致病是与免疫相关的病理过程。人类感染衣原体后,诱发机体产生细胞和体液免疫应答,但这些免疫应答的保护作用不强,因此常造成持续感染、隐性感染及反复感染。衣原体在人类致病是与迟发型超敏反应相关的病理过程。有关衣原体感染所造成的免疫病理损伤,现认为至少存在两种情况:①衣原体繁殖的同时合并反复感染,对免疫应答持续刺激,最终表现为迟发型超敏反应(DTH);②衣原体进入一种特殊的持续体(PB),PB 形态变大,其内病原体的应激反应基因表达增加,产生应激反应蛋白,而应激蛋白可参与迟发型超敏反应,且在这些病原体中可持续检到多种基因组。当应激条件去除,PB 可转换为正常的生长周期,如 EB。现发现宿主细胞感染愈合后,可像正常未感染细胞一样,当给予适当的环境条件,EB 可再度生长。有关这一衣原体感染的隐匿过程,尚待阐明。

(一)沙眼衣原体肺炎

沙眼衣原体(CT)用免疫荧光法可分为 12 个血清型,即 A～K 加 B_6 型,A、B、B_6、C 型称眼型,主要引起沙眼,D～K 型称眼-泌尿生殖型,可引起成人及新生儿包涵体结膜炎(副沙眼)、男性及女性生殖器官炎症、非细菌性膀胱炎、胃肠炎、心肌炎及新生儿肺炎、中耳炎、鼻咽炎和女婴阴道炎。

1.发病机制

所有沙眼衣原体感染均可趋向于持续性、慢性和不显性的形式。CT 主要是人类沙眼和生殖系统感染的病原,偶可引起新生儿、小婴儿和成人免疫抑制者的肺部感染。分娩时胎儿通过 CT 感染的宫颈可出现新生儿包涵体性结膜炎和新生儿肺炎。CT 主要经直接接触感染,使易感的无纤毛立方柱状或移行的上皮细胞(如结膜、后鼻咽部、尿道、子宫内膜和直肠黏膜)发生感染。常引起上皮细胞的淋巴细胞浸润性急性炎症反应。一次感染不能产生防止再感染的免疫力。

2.临床表现

活动性 CT 感染妇女分娩的婴儿有 10%～20% 出现肺炎。出生时 CT 可直接感染鼻咽部,以后下行至肺引起肺炎,也可由感染结膜的 CT 经鼻泪管下行到鼻咽部,再到下呼吸道。大多数 CT 感染表现为轻度上呼吸道症状,而症状类似流行性感冒,而肺炎症状相对较轻,某些患者表现为急性起病伴一过性的肺炎症状和体征,但大多数起病缓慢。上呼吸道症状可自行消退,咳嗽伴下呼吸道症状感染体征可在首发症状后数天或数周出现,使本病有一个双病程的表现。CT 肺炎有非常特征性的表现,常见于 6 个月以内的婴儿,往往发生在 1～3 个月龄,通常在生后 2～4 周发病。但目前已经发现有生后 2 周即发病者。常起病隐匿,大多数无发热,起始症状通常是鼻炎,伴鼻腔黏液分泌物和鼻塞。随后发展为断续的咳嗽、也可表现为持续性咳嗽、呼吸急促,听诊可闻及湿啰音,喘息较少见。一些 CT 肺炎病例主要表现为呼吸增快和阵发性单声咳嗽。有时呼吸增快为唯一线索,约半数患儿可有急性包涵体结膜炎,可同时有中耳炎、心肌炎和胸腔积液。

与成熟儿比较,极低出生体重儿的 CT 肺炎更严重,甚至是致死性的,需要长期辅以机械通气,易产生慢性肺部疾病,从免疫力低下的 CT 下呼吸道感染患者体内,可在感染后相当一段时间仍能分离到 CT,现发现毛细支气管炎患者 CT 感染比例较多,CT 是启动抑或加重了毛细支气管炎症状尚待研究。已发现新生儿 CT 感染后,在学龄期发展为哮喘。对婴幼儿 CT 感染 7～8 年再进行肺功能测试,发现大多数表现为阻塞性肺功能异常。CT 与慢性肺部疾病间的关系有待阐明。

3.实验室检查

CT 肺炎患儿外周血的白细胞总数正常或升高,嗜酸性粒细胞计数增多,超过 $400/\mu L$。

CT 感染的诊断为从结膜或鼻咽部等病损部位取材涂片或刮片(取材要带柱状上皮细胞,而不是分泌物)发现 CT 或通过血清学检查确诊。新生儿沙眼衣原体肺炎可同时取眼结膜刮屑物培养和/或涂片直接荧光法检测沙眼衣原体。经吉姆萨染色能确定患者有否特殊的胞质内包涵体,其阳性率分别为:婴儿中可高达 90%,成人包涵体结膜炎为 50%,但在活动性沙眼患者中仅有 10%～30%。对轻症患者做细胞检查无帮助。

采用组织培养进行病原分离是衣原体感染诊断的金标准。一般都是将传代细胞悬液接种在底部放有玻片的培养瓶中,待细胞长成单层后,将待分离的标本种入。经在 CO_2 温箱中孵育并进行适当干预后再用异硫氰酸荧光素标记的 CT 特异性单克隆抗体进行鉴定。常用来观察细胞内形成特异的包涵体及其数目、CT 感染细胞占细胞总数的百分率或折算成使 50% 的组织细胞出现感染病变的 CT 量(TCID50)等指标。研究发现,因为取材木杆中的可溶性物质可能对细胞培养有毒性作用。用以取样的拭子应该是塑料或金属杆,如果在 24 小时内不可能将标本接种在细胞上,应保存在 $4\ ℃$ 或置 $-70\ ℃$ 储存待用。用有抗生素的培养基作为衣原体转运培养基能最大限度地提高衣原体的阳性率和减少其他细菌过度生长。培养 CT 最常用的细胞为用亚胺环己酮处理的 McCoy 或 Hela 细胞。离心法能促进衣原体吸附到细胞上。培养 48～72 小时用 CT 种特异性免疫荧光单克隆抗体和姬姆萨或碘染色可查到胞质内包涵体。

血清抗体水平的测定是目前应用最广泛的诊断衣原体感染的依据。

(1)衣原体微量免疫荧光法(MIF):是衣原体最敏感的血清学检测方法,最常作为回顾性诊断。该试验先用鸡胚或组织细胞培养衣原体,并进一步纯化抗原,将浓缩的抗原悬液加在一块载玻片上,按特定模式用抗原进行微量滴样。将患者的血清进行系列倍比稀释后加在抗原上,然后用间接免疫荧光方法测定每一种衣原体的特异抗原抗体反应。

通用的诊断标准:①急性期和恢复期的两次血清抗体滴度相差 4 倍,或单次血清标本的 IgM 抗体滴度 ≥1:16 和/或单次血清标本的 IgG 抗体滴度 >1:512 为急性衣原体感染。②IgM 滴度 >1:16 且 1:512<IgG<1:16 为既往有衣原体感染。③单次或双次血清抗体滴度 <1:16 为从未感染过衣原体。

(2)补体结合试验:可检测患者血清中的衣原体补体结合抗体,恢复期血清抗体效价较急性期增高 4 倍以上有确诊意义。

(3)酶联免疫吸附法(ELISA):可用于血清中 CT 抗体的检测,由于衣原体种间有交叉反应,不主张单独应用该方法检测血清标本。

微量免疫荧光法(MIF)检查衣原体类抗体是目前国际上标准的且最常用的衣原体血清学诊

断方法,由于可检测出患儿血清中存在的高水平的非母体 IgM 抗体,尤其适用于新生儿和婴儿沙眼衣原体肺炎的诊断。由于不同的衣原体种间可能存在着血清学交叉反应,血清标本应同时检测三种衣原体的抗体并比较抗体滴度,以滴度最高的作为感染的衣原体种,但是不能广泛采用这种检查法。新生儿肺炎患者 IgM 增高,而结膜炎患儿则无 IgM 抗体增高。

分子生物学方法正成为诊断 CT 感染的主要技术手段之一,采用荧光定量聚合酶链反应技术(real time PCR)和巢式聚合酶链反应技术(nested PCR)是诊断 CT 感染的新途径,可早期快速、特异地检测出标本中的 CT 核酸。

4.影像学表现

胸部 X 线片和肺 CT 表现为肺气肿伴间质或肺泡浸润影,多为间质浸润和肺过度充气,也可见支气管肺炎或网状、结节样阴影,偶见肺不张(图 4-1)。

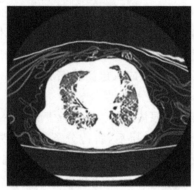

图 4-1 双肺广泛间、实质浸润

5.诊断

根据患儿的年龄、相对特异的临床症状,以及 X 线非特异性征象,并有赖于从结膜或鼻咽部等分离到 CT 或通过血清学检查等实验室手段确定诊断。

6.鉴别诊断

(1)RSV 肺炎:多见于婴幼儿,大多数病例伴有中高热,持续 4～10 天,初期咳嗽、鼻塞,常出现气促、呼吸困难和喘憋,肺部听诊多有细小或粗、中啰音。少数重症病例可并发心力衰竭。胸部 X 线片多数有小点片状阴影,可有不同程度的肺气肿。

(2)粟粒性肺结核:多见于婴幼儿初染后 6 个月内,特别是 3 个月内,起病可急可缓,缓者只有低热和结核中毒症状,多数急性起病,症状以高热和严重中毒症状为主,常无明显的呼吸道症状,肺部缺乏阳性体征,但 X 线检查变化明显,可见在浓密的网状阴影上密度均匀一致的粟粒结节,婴幼儿病灶周围反应显著及易于融合,点状阴影边缘模糊,大小不一而呈雪花状,病变急剧进展可形成空洞。

(3)白色念珠菌肺炎:多发生在早产儿、新生儿、营养不良儿童、先天性免疫功能缺陷及长期应用抗生素、激素,以及静脉高营养患者,常表现为低热、咳嗽、气促、发绀、精神萎靡或烦躁不安,胸部体征包括叩诊浊音和听诊呼吸音增强,可有管音和中小水泡音。X 线检查有点状阴影、大片实变,少数有胸腔积液和心包积液,同时有口腔鹅口疮,皮肤或消化道等部位的真菌病。可同时与大肠埃希菌、葡萄球菌等共同致病。

7.治疗

治疗药物主要为红霉素,新生儿和婴儿的用量为红霉素每天40 mg/kg,疗程 2～3 周,或琥乙红霉素每天 40~50 mg/kg,分 4 次口服,连续 14 天;如果对红霉素不能耐受,度过新生儿期的小婴儿应立即口服磺胺类药物,可用磺胺异噁唑每天 100 mg/kg,疗程 2~3 周;有报道应用阿莫西林、多西环素治疗,疗程1~2 周;或有报道用氧氟沙星,疗程 1 周。但国内目前不主张此类药物用于小儿。

现发现,红霉素疗程太短或剂量太小,常使全身不适、咳嗽等症状持续数天。单用红霉素治疗的失败率是 10%~20%,一些婴儿需要第 2 个疗程的治疗。有研究发现阿奇霉素短疗程20 mg/(kg·d),每天顿服连续 3 天与红霉素连续应用 14 天的疗效是相同的。

此外,要强调呼吸道管理和对症支持治疗也很重要。

由于局部治疗不能消灭鼻咽部的衣原体,不主张对包涵体结膜炎进行局部治疗,这种婴儿仍有发生肺炎或反复发生结膜炎的危险。对 CT 引起的小婴儿结膜炎或肺炎均可用红霉素治疗10~14 天,红霉素用量为每天 50 mg/kg,分 4 次口服。

对确诊为衣原体感染患儿的母亲(及其性伴)也应进行确定诊断和治疗。

8.并发症

衣原体能在宿主细胞内长期处于静止状态。因此多数患者无症状,如果未治疗或治疗不恰当,衣原体结膜炎能持续数月,且发生轻的瘢痕形成,但能完全吸收。慢性结膜炎可以单独发生,也可作为赖特尔综合征的一部分,赖特尔综合征包括尿道炎、结膜炎、黏膜病和反应性关节炎。

9.预防

为了防止孕妇产后并发症和胎儿感染应在妊娠后 3 个月做衣原体感染筛查,以便在分娩前完成治疗。对孕妇 CT 生殖道感染应进行治疗。产前进行治疗是预防新生儿感染的最佳方法。红霉素对胎儿无毒性,可用于治疗。新生儿出生后,立即涂红霉素眼膏,可有效预防结膜炎。

美国 CDC 推荐对于 CT 感染孕妇可阿奇霉素 1 次 1 g;或口服阿莫西林 500 mg,3 次/天,连续 7 天作为一线用药;也可红霉素 250 mg,1 次/天,连续 14 天;或乙酰红霉素 800 mg,3 次/天,连续 14 天是一种可行的治疗手段。

(二)肺炎衣原体肺炎

肺炎衣原体(CP)仅有一个血清型,称 TWAR 型。目前认为 CP 是一个主要的呼吸道病原,CP 感染与哮喘及冠心病的发生存在着一定的关系。CP 在体内的代谢与 CT 相同,在微生物学特征上与 CT 不同的是,其原体为梨形,原体内没有糖原,主要外膜蛋白上没有种特异抗原。

CP 可感染各年龄组人群,不同地区 CP 感染 CAP 的比例是不同的,在 2%~19%波动,与不同人群和选用的检测方法不同有关。大多数研究选用的是血清学方法,儿童下呼吸道感染率的报道波动在0~18%,一个对 3~12 岁采用培养方法的 CAP 多中心研究发现的 CP 感染率为14%,而 MP 感染率是 22%,其中小于 6 岁组 CP 感染率是 15%。大于 6 岁组 CP 感染率是18%,有 20%的儿童同时存在 CP 和 MP 感染,有报道 CP 感染镰状细胞贫血患者 10%~20%出现急性胸部综合征,10%支气管炎症和5%~10%儿童出现咽炎。

1.发病机制

CP 广泛存在于自然界,但迄今感染仅见于人类。这种微生物能在外界环境生存 20~30 小时,动物试验证明:要直接植入才能传播,空气飞沫传播不是 CP 有效的传播方式。临床研究报道发现,呼吸道分泌物传播是其主要的感染途径,无症状携带者和长期排菌状态可能促进这种传播。其潜伏期较长,传播比较缓慢,平均潜伏期为 30 天,最长可达 3 个月。感染没有明显的季节性,儿童时期其感染的性别差异不明显。现已发现,在军队、养老院等同一居住环境中出现人之间的 CP 传播和 CP 感染暴发流行。在某些家庭内 CP 的暴发流行中,婴幼儿往往首先发病,并占发患者数中的多数,甚至有时感染仅在幼儿间传播。初次感染多见于 5～12 岁小儿,但从抗体检查证明整个青少年期和成人期可以又有新的或反复感染,老年期达到顶峰,其中70％～80％血清为阳性反应。血清学流行病学调查显示学龄儿童抗体阳性率开始增加,青少年达30％～45％,提示存在无症状感染。大约在 15 岁前感染率无性别差异。15 岁以后男性多于女性。流行周期为 6 个月到 2～3 年,有少数地方性流行报道。大概成年期感染多数是再感染,同时可能有多种感染。也有研究发现:多数家庭或集体成员中仅有一人出现 CP 感染,这说明不易发生传播。

在 CP 感染的症状期及无症状期均可由呼吸道检出 CP。已经证明在症状性感染后培养阳性的时间可长达 1 年,无症状性感染时常见抗体反应阳性。尚不清楚症状的存在是否会影响病原的传播。

与 CT 仅侵犯黏膜上皮细胞不同,CP 可感染包括巨噬细胞、外周血细胞、动脉血管壁内皮细胞及平滑肌在内的几种不同的细胞。CP 可在外周血细胞中存活并可通过血液循环及淋巴循环到达全身各部位。CP 感染后,细胞中有关炎细胞因子 IL-1、IL-8、IFN-α 及黏附因子 ICAM-1 表达增多,并可诱导白细胞向炎症部位趋化,既可有利于炎症反应的局部清除,同时也会造成组织的损伤。

2.临床表现

青少年和年轻成人 CP 感染可以为流行性,也可为散发性,CP 以肺炎最常见。青少年中约10％的肺炎、5％的支气管炎、5％的鼻窦炎和 1％的喉炎和 CP 感染有关。Saikku 等在菲律宾318 名 5 岁以下的急性下呼吸道感染患者中,发现 6.4％为急性 CP 感染,3.2％为既往感染。Hammerschlag 等对下呼吸道感染的患者,经培养确定 5 岁以下小儿 CP 感染率为 24％,5～18 岁为 41％,最小的培养阳性者仅为 14 个月大。CP 感染起病较缓慢,早期多为上呼吸道感染症状,类似流行性感冒,常合并咽喉炎、声音嘶哑和鼻窦炎,无特异性临床表现。1～2 周后上感症状逐渐减轻而咳嗽逐渐加重,并出现下呼吸道感染征象,肺炎患者症状轻到中等,包括发热、不适、头痛、咳嗽,常有咽炎,多数表现为咽痛、发热、咳嗽,以干咳为主,可出现胸痛、头痛、不适和疲劳。听诊可闻及湿啰音并常有喘鸣音。CP 肺炎临床表现相差悬殊,可从无症状到致死性肺炎。儿童和青少年感染大部分为轻型病例,多表现为上呼吸道感染和支气管炎,肺炎患者较少。而成人则肺炎较多,尤其是在已有慢性疾病或 CP(TWAR)重复感染的老年患者。CP 在免疫力低下的人群可引起重症感染,甚至呼吸衰竭。

CP 感染的潜伏期为 15～23 天,再感染的患者呼吸道症状往往较轻,且较少发展为肺炎。

与支原体感染一样,CP 感染也可引起肺外的表现,如结节性红斑、甲状腺炎、脑炎和Gullain-Barre 综合征等。

CP 可激发哮喘患者喘息发作,囊性纤维化患者病情加重,有报道从急性中耳炎患者的渗液中分离出 CP,CP 往往与细菌同时致病。有 2％～5％的儿童和成人可表现为无症状呼吸道感染,持续 1 年或 1 年以上。

3.实验室检查

诊断 CP 感染的特异性诊断依据组织培养的病原分离和血清学检查。CP 在经亚胺环己酮处理的 HEP-2 和 HL 细胞培养基上生长最佳。标本的最佳取材部位为鼻咽后部,如检查 CT 那样用金属丝从胸腔积液中也分离到该病原。有报道经胰酶和/或乙二胺四乙酸钠(EDTA)处理后的标本 CP 培养的阳性率高。已有从胸腔积液中分离到 CP 的报道。

用荧光抗体染色可能直接查出临床标本中的衣原体,但不是非常敏感和特异。用 EIA 法可检测一些临床标本中的衣原体抗原,因 EIAs 采用的是多克隆抗体或属特异单克隆抗体,可同时检测 CP 和 CT。而微量免疫荧光法(MIF),可使用 CP 单一抗原,而不出现同时检测其他衣原体种。急性 CP 感染的血清学诊断标准如下。

(1)患者 MIF 法双份血清 IgG 滴度 4 倍或 4 倍以上升高或单份血清 IgG 滴度≥1∶512;和/或 IgM 滴度≥1∶16,在排除类风湿因子所致的假阳性后可诊断为近期感染;如果 IgG≥1∶16但≤1∶512提示曾经感染。这一标准主要根据成人资料而定。肺炎和哮喘患者的 CP 感染研究显示有 50%测不到 MIF 抗体。不主张单独应用 IgG 进行诊断。IgG 滴度 1∶16 或以上仅提示既往感染。IgA 或其他抗体水平需双份血清进行回顾分析才能进行诊断,不能提示既往持续感染。

(2)MIF 和补体结合试验方法敏感性在各种方法不一致,CDC 建议应严格掌握诊断标准。

由于与培养的结果不一致,不主张血清酶联免疫方法进行 CP 感染诊断,有关 CP 儿童肺炎和哮喘儿童 CP 感染的研究发现,有 50%儿童培养证实为 CP 感染,而并无血清学抗体发现。而且,单纯应用血清学方法不能进行临床微生物评价。

采用各种聚合酶链反应技术(PCR)如荧光定量 PCR 和 nested PCR 等可早期快速并特异地进行 CP 感染的诊断,已有不少关于其应用并与培养和血清学方法进行对比的研究,有研究报道以 16SrRNA 特异靶序列为目的基因的荧光定量 PCR 方法诊断 CP 感染具有较好的特异性,操作较为简单,且能将标本中的病原体核酸量化,但目前尚无此 PCR 商品药盒。

4.影像学表现

开始主要表现为单侧肺泡浸润,位于肺段和亚段,可见于两肺的任何部位,下叶及肺的周边部多见。以后可进展为双侧间质和肺泡浸润。胸部 X 线表现多较临床症状重。胸部 X 线片示肺叶浸润影,并可有胸腔积液。

5.诊断及鉴别诊断

临床表现上不能与 MP 等引起的非典型肺炎区分开来,听诊可发现啰音和喘鸣音,胸部影像常较患儿的临床表现重,可表现为轻度、广泛的或小叶浸润,可出现胸腔积液,可出现白细胞稍高和核左移,也可无明显的变化。培养是诊断 CP 感染的特异方法,最佳的取材部位是咽后壁标本,也可从痰、咽拭子、支气管灌洗液、胸腔积液等标本中取材进行培养。

CP 感染的表现与 MP 不好区分,CP 肺炎患者常表现为轻到中度的全身症状,如发热、乏力、头痛、咳嗽、持续咽炎,也可出现胸腔积液和肺气肿,重症患者常出现肺气肿。

MP 肺炎多见于学龄儿童及青少年,婴幼儿也不少见,潜伏期 2～3 周,症状轻重不等,主要特点是持续剧烈咳嗽,婴幼儿可出现喘息,全身中毒症状相对较轻,可伴发多系统、多器官损害,X 线所见远较体征显著,外周血白细胞数大多数正常或增高,红细胞沉降率增快,血清特异性抗体测定有诊断价值。

6.治疗

与肺炎支原体肺炎相似,但不同之处在于治疗的时间要长,以防止复发和清除存在于呼吸道的病原体。体外药物敏感试验显示四环素、红霉素及一些新的大环丙酯类(阿奇霉素和克拉红霉素)和喹诺酮类抗生素有活性。对磺胺类耐药。首选治疗为红霉素,新生儿和婴儿的用量为红霉素每天 40 mg/kg,疗程 2～3 周,一般用药 24～48 小时体温下降,症状开始缓解。有报道单纯应用 1 个疗程,部分病例仍可复发,如果无禁忌,可进行第二疗程治疗。也可采用克拉霉素和阿奇霉素治疗,其中阿奇霉素的疗效要优于克拉霉素,用法为克拉霉素疗程 21 天,阿奇霉素疗程 5 天,也可应用利福平、罗红霉素、多西环素进行治疗。

有研究发现,选用红霉素治疗 2 周,甚至四环素或多西环素治疗 30 天者仍有复发病例。可能需要 2 周以上长期的治疗,初步资料显示 CP 肺炎患儿服用红霉素悬液 40~50 mg/(kg·24 h),连续 10~14 天,可清除鼻咽部病原的有效率达 80% 以上。克拉霉素每天 10 mg/kg,分 2 次口服,连续 10 天,或阿奇霉素每天 10 mg/kg,口服 1 天,第 2~5 天阿奇霉素每天 5 mg/kg,对肺炎患者的鼻咽部病原的清除率达 80% 以上。

7.预后

CP 感染的复发较为常见,尤其抗生素治疗不充分时,但较少累及呼吸系统以外的器官。

8.预防

CP 肺炎按一般呼吸道感染预防即可。

(三)鹦鹉热衣原体肺炎

鹦鹉热衣原体(CPs),CPs 和 CT 沙眼衣原体仅有 10% 的 DNA 同源。可通过 CPs 包涵体不含糖原、包涵体形态和对磺胺类药物的敏感性与 CT 沙眼衣原体相鉴别。CPs 有多个不同的种,可感染大多数的鸟类和包括人在内的哺乳动物,目前认为 CPs 菌株至少有 5 个生物变种,单克隆抗体测定显示鸟生物变种至少有 4 个血清型,其中鹦鹉和火鸡血清型是美国鸟类感染的最重要血清型。

1.发病机制

虽然原先命名为鹦鹉热,实际上所有的鸟类,包括家鸟和野鸟均是 CPs 的天然宿主。对人类威胁最大的是家禽加工厂(特别是火鸡加工厂)、饲养鸽子和笼中宠鸟。近几年在美国通过对家禽喂含四环素的饲料和对进口鸟在检疫期用四环素治疗,这种感染率已经降低。这种病原体可存在于鸟排泄物、血、腹腔脏器和羽毛内。引起人类感染的主要机制大概是由于吸入干的排泄物;吸入粪便气溶胶、粪尘和含病原的动物分泌物是感染的主要途径。作为感染源的鸟类可无症状或表现拒食、羽毛竖立、无精打采和排绿水样便。受染的鸟类可以是无症状或仅有轻微症状,但在感染后仍能排菌数月。易患鹦鹉热的高危人群包括养鸟者、鸟的爱好者、宠物店的工作人员。人类感染常见于长期或密切接触者,但据报道约 20% 的鹦鹉热患者无鸟类接触史。但是在家禽饲养场发生鹦鹉热流行时,也有仅接触死家禽、切除死禽内脏者发病。已有报道人类发生反复感染者可持续携带病原体达 10 年之久。

鹦鹉热几乎只是成人的疾病,可能因为小儿接触鸟类或加工厂或在家庭内接触的可能性较少。

病原体吸入呼吸道,经血液循环侵入肝、脾等单核-吞噬细胞系统,在单核吞噬细胞内繁殖后,再血行播散至肺和其他器官。肺内病变常开始于肺门区域,血管周围有炎症反应,并向周围扩散小叶性和间质性肺炎,以肺叶或肺段的下垂部位最为明显,细支气管及支气管上皮引起脱屑和坏死。早期肺泡内充满中性粒细胞及水肿渗出液,不久即被多核细胞所代替,病变部位可产生实变及少量出血,肺实变有淋巴细胞浸润,可出现肺门淋巴结肿大。有时产生胸膜炎症反应。肝脏可出现局部坏死,脾常肿大,心、肾、神经系统以及消化道均可受累产生病变。

有猜测存在人与人之间的传播,但尚未证实。

2.临床表现

鹦鹉热既可以是呼吸道感染,也可以是以呼吸系统为主的全身性感染。儿童鹦鹉热的临床表现可从无症状感染到出现肺炎、多脏器感染不等。潜伏期平均为 15 天,一般为 5～21 天,也可长达 4 周。起病多隐匿,病情轻时如流感样,也可突然发病,出现发热、寒战、头痛、出汗和其他许多常见的全身和呼吸道症状,如不适无力、关节痛、肌痛、咯血和咽炎。发热第一周可达 40 ℃ 以上,伴寒战和相对缓脉,常有乏力、肌肉关节痛、畏光、鼻出血,可出现类似伤寒的玫瑰疹,常于病程 1 周左右出现咳嗽,咳嗽多为干咳,咳少量黏痰或痰中带血等。肺部很少有阳性体征,偶可闻及细湿啰音和胸膜摩擦音,双肺广泛受累者可有呼吸困难和发绀。躯干部皮肤可见一过性玫瑰疹。严重肺炎可发展为谵妄、低氧血症甚至死亡。头痛剧烈,可伴有呕吐,常被疑诊为脑膜炎。

3.实验室检查

白细胞计数常不升高,可出现轻度白细胞计数升高,同时可有门冬氨酸氨基转移酶(谷丙转氨酶)、碱性磷酸酶和胆红素增高。

有报道 25％ 鹦鹉热患者存在脑膜炎,其中半数脑脊液蛋白增高(400～1 135 mg/L),未见脑脊液中白细胞增加。

4.影像学表现

CPs 肺炎胸部 X 线片常有异常发现,肺部主要表现为不同程度的肺部浸润,如弥漫性支气管肺炎或间质性肺炎,可见由肺门向外周放射的网状或斑片状浸润影,多累及下叶,但无特异性。单侧病变多见,也可双侧受累,肺内病变吸收缓慢,偶见大叶实变或粟粒样结节影及胸膜渗出。可出现胸腔积液。肺内病变吸收缓慢,有报道治疗 7 周后有 50％ 的患者病灶不能完全吸收。

5.诊断

由于临床表现各异,鹦鹉热的诊断困难。与鸟类的接触史非常重要,但 20％ 的鹦鹉热患者接触史不详。尚无人与人之间传播的证据。出现高热、严重头痛和肌痛症状的肺炎患者,结合患者有鸟接触史等阳性流行病学资料和血清学检查确定诊断。

从胸腔积液和痰中可培养出病原体,CPs 与 CP、CT 的培养条件是相同的,由于其潜在的危险,鹦鹉热衣原体除研究性实验室外一般不能培养。

实验室检查诊断多数是靠特异性补体结合性抗体检测。特异性补体结合试验或微量免疫荧光试验阳性,恢复期(发病第 2～3 周)血清抗体效价比急性期增高 4 倍或单次效价为 1∶32 或以上即可确定诊断。诊断的主要方法是血清补体结合试验,是种特异性的。

补体结合(CF)抗体试验不能区别是 CP 还是 CPs,如小儿抗体效价增高,更多可能是 CP 感染的血清学反应。

CDC 认为鹦鹉热确诊病例需要符合临床疾病过程、鸟类接触病史,采用以下三种方法之一进行确定:呼吸道分泌物病原学培养阳性;相隔 2 周血 CF 抗体 4 倍上升或 MIF 抗体 4 倍以上升高;MIF 单份血清 IgM 抗体滴度大于或等于 16。

可疑病例必须在流行病学上与确诊病例密切相关,或症状出现后单份 CF 或 MIF 抗体在 1∶32 以上。

由于 MIF 也用于诊断 CP 感染,用 MIF 检测可能存在与其他衣原体种或细菌感染间的交叉反应,早期针对鹦鹉热采用四环素进行治疗,可减少抗体反应。

6.鉴别诊断

(1)MP 肺炎:多见于学龄儿童及青少年,婴幼儿也不少见,潜伏期 2～3 周,症状轻重不等,主要特点是持续剧烈咳嗽,婴幼儿可出现喘息,全身中毒症状相对较轻,可伴发多系统、多器官损害,X 线所见远较体征显著,外周血白细胞数大多数正常或增高,红细胞沉降率增快,血清特异性抗体测定有诊断价值。

(2)结核病:小儿多有结核病接触史,起病隐匿或呈现慢性病程,有结核中毒症状,肺部体征相对较少,X 线所见远较体征显著,不同类型结核有不同特征性影像学特点,结核菌素试验阳性、结核菌检查阳性,可较早出现全身结核播散病灶等明确诊断。

(3)真菌感染:不同的真菌感染的临床表现多样,根据患者有无免疫缺陷等基础疾病、长期应用抗生素、激素等病史、肺部影像学特征、病原学组织培养、病理等检查,经试验和诊断性治疗明确诊断。

7.治疗

CPs 对四环素、氯霉素和红霉素敏感,但不主张四环素在 8 岁以下小儿应用。新生儿和婴儿的用量为红霉素每天 40 mg/kg,疗程 2～3 周。也有采用新型大环内酯类抗生素,应注意鹦鹉热的治疗显效较慢,发热等临床症状一般要在 48～72 小时方可控制,有报道红霉素和四环素这两种抗生素对青少年的用量为每天 2 g,用 7～10 天或热退后继续服用 10 天。复发者可进行第二个疗程,发生呼吸衰竭者,需氧疗和进一步机械呼吸治疗。

多西环素 100 mg,一天 2 次,或四环素 500 mg,一天 1 次,在体温正常后再继续服用 10～14 天,对危重患者可用多西环素 4.4 mg/(kg·d)每 12 小时口服 1 次,每天最大量是 100 mg。对 9 岁以下不能用四环素的小儿,可选用红霉素 500 mg,口服,一天 1 次。由于初次感染往往并不能产生长久的免疫力,有治疗 2 个月后病情仍复发的报道。

8.预后

鹦鹉热患者应予隔离,痰液应进行消毒;应避免接触感染的鹦鹉等鸟类或禽类可预防感染;加强国际进口检疫和玩赏鸟类的管理。未经治疗的病死率是 15%～20%,若经适当治疗的病死率可降至 1% 以下,严重感染病例可出现呼吸衰竭,有报道孕妇感染后可出现胎死宫内。

9.预防

病原体对大多数消毒剂、热等敏感,对酸和碱抵抗。严格鸟类管理,应用鸟笼,并避免与病鸟接触;对可疑鸟类分泌物应进行消毒处理,并对可疑鸟隔离观察 30～45 天;对眼部分泌物多、排绿色水样便或体重减轻的鸟类应隔离;避免与其他鸟类接触,不能买卖。接触的人应严格防护,穿隔离衣,并戴 N95 型口罩。

五、肺炎支原体肺炎

(一)病因

支原体是细胞外寄生菌,属暗细菌门、柔膜纲、支原体目、支原体科（Ⅰ、Ⅱ）、支原体属（Ⅰ、Ⅱ）。支原体广泛寄居于自然界,迄今已发现支原体有 60 余种,可引起动物、人、植物等感染。支原体的大小介于细菌与病毒之间,是能独立生活的病原微生物中最小者,能通过细菌滤器,需要含胆固醇的特殊培养基,在接种 10 天后才能出现菌落,菌落很小,病原直径为 125～150 nm,与黏液病毒的大小相仿,含 DNA 和 RNA,缺乏细胞壁,呈球状、杆状、丝状等多种形态,革兰染色阴性。目前肯定对人致病的支原体有 3 种,即肺炎支原体(MP)、解脲支原体及人型支原体。其中肺炎支原体是人类原发性非典型肺炎的病原体。

(二)流行病学

MP 是儿童时期肺炎或其他呼吸道感染的重要病原之一。本病主要通过呼吸道飞沫传染。全年都有散发感染,秋末和冬初为发病高峰季节,每 2～6 年可在世界范围内同时发生流行。MP

感染的发病率各地报道差异较大,一般认为 MP 感染所致的肺炎在肺炎总数中所占的比例可因年龄、地区、年份,以及是否为流行年而有所不同。

(三)发病机制

1.直接损害

肺炎支原体缺乏细胞壁,且没有其他与黏附有关的附属物,故其依赖自身的细胞膜与宿主靶细胞膜紧密结合。当肺炎支原体侵入呼吸道后,借滑行运动定位于纤毛毡的隐窝内,以其尖端特殊结构(即顶器)牢固的黏附于呼吸道黏膜上皮细胞的神经氨酸受体上,抵抗黏膜纤毛的清除和吞噬细胞的吞噬。与此同时,MP 会释放有毒代谢产物,如氨、过氧化氢、蛋白酶及神经毒素等,从而造成呼吸道黏膜上皮的破坏,并引起相应部位的病变,这是 MP 的主要致病方式。P1 被认为是肺炎支原体的主要黏附素。

2.免疫学发病机制

人体感染 MP 后体内先产生 IgM,后产生 IgG、SIgA。由于 MP 膜上的甘油磷脂与宿主细胞有共同抗原成分,感染后可产生相应的自身抗体,形成免疫复合物,如在出现心脏、神经系统等并发症的患者血中,可测到针对心肌、脑组织的抗体。另外,人体感染 MP 后炎性递质、酸性水解酶、中性蛋白水解酶和溶酶体酶、氧化氢等产生增加,导致多系统免疫损伤,出现肺及肺外多器官损害的临床症状。

肺炎支原体多克隆激活 B 细胞,产生非特异的与支原体无直接关联的抗原和抗体,如冷凝集素的产生。比较而言,肺炎支原体引起非特异性免疫反应比特异的免疫反应明显。

由于肺炎支原体与宿主细胞有共同抗原成分,可能会被误认为是自身成分而允许寄生,逃避了宿主的免疫监视,不易被吞噬细胞摄取,从而得以长时间寄居。

肺炎支原体肺炎的发病机制尚未完全阐明,目前认为肺炎支原体的直接侵犯和免疫损伤均存在,是二者共同作用的结果,但损害的严重程度及作用时间长短不清。

(四)病理表现

支原体肺炎主要病理表现为间质性肺炎和细支气管炎,有些病例病变累及肺泡。局部黏膜充血、水肿、增厚,细胞膜损伤,上皮细胞纤毛脱落,有淋巴细胞、嗜酸性粒细胞、中性粒细胞、巨噬细胞浸润。

(五)临床表现

潜伏期 2～3 周,高发年龄为 5 岁以上,婴幼儿也可感染,目前认为肺炎支原体感染有低龄化趋势。起病一般缓慢,主要症状为发热、咽痛和咳嗽。热度不一,可呈高热、中等度热或低热。咳嗽有特征性,病程早期以干咳为主,呈阵发性,较剧烈,类似百日咳,影响睡眠和活动。后期有痰,黏稠,偶含少量血丝。支原体感染可诱发哮喘发作,一些患儿伴有喘息。若合并中等量以上胸腔积液,或病变广泛尤其以双肺间质性浸润为主时,可出现呼吸困难。婴幼儿的临床表现可不典型,多伴有喘鸣和呼吸困难,病情多较严重,可发生多系统损害。肺部体征少,可有呼吸音减低,病程后期可出现湿性啰音,肺部体征、症状和影像学表现不一致,为支原体肺炎的特征。有学者在临床上发现,肺炎支原体可与细菌、病毒混合感染,尤其是与肺炎链球菌、流感嗜血杆菌、EB病毒等混合感染,使病情加重。

(六)影像学表现

胸部 X 线表现:①间质病变为主。局限性或普遍性肺纹理增浓,边界模糊有时伴有网结状阴影或较淡的斑点阴影,或表现单侧或双侧肺门阴影增大,结构模糊,边界不清,可伴有肺门周围斑片阴影(图 4-2)。②肺泡浸润为主。病变的大小形态差别较大,以节段性浸润常见,其内可夹杂着小透光区,形如支气管肺炎(图 4-3)。也可呈肺段或大叶实变,发生于单叶或多叶,可伴有胸膜积液(图 4-4)。③混合病变。同时有上两型表现。

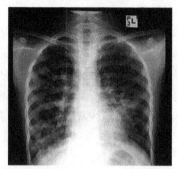

图 4-2　支原体肺炎(间质病变为主)

双肺纹理增浓,边界模糊,伴有网结状阴影
和左肺门周围片状阴影

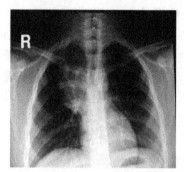

图 4-3　支原体肺炎(肺泡浸润为主)

右上肺浸润,其内夹杂着小透光区

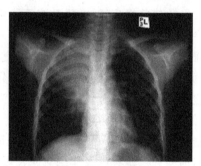

图 4-4　右上肺实变

由于支原体肺炎的组织学特征是急性细支气管炎,胸部 CT 检查除上述表现外,可见网格线影、小叶中心性结节、树芽征,以及支气管管壁增厚、管腔扩张(图 4-5)。树芽征表现反映了有扩大的小叶中心的细支气管,它们的管腔为黏液、液体所嵌顿。在 HRCT 上除这些征象外,还可见马赛克灌注、呼气时空气潴留的气道阻塞。

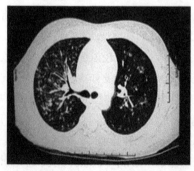

图 4-5　小叶中心性结节、树芽征、支气管管壁增厚、管腔扩张

重症支原体肺炎可发生坏死性肺炎,胸部 CT 强化扫描后可显示坏死性肺炎。影像学完全恢复的时间长短不一,有的肺部病变恢复较慢,病程较长,甚至发生永久性损害。国外文献报道以及临床发现,在相当一部分既往有支原体肺炎病史的儿童中,HRCT 上有提示为小气道阻塞

的异常表现,包括马赛克灌注、支气管扩张、支气管管壁增厚、血管减少,呼气时空气潴留,病变多累及两叶或两叶以上(图 4-6),即遗留 BO 或单纯支气管扩张征象,其部位与全部急性期时胸部 X 线片所示的浸润区位置一致,这些异常更可能发生于支原体抗体滴度较高病例。

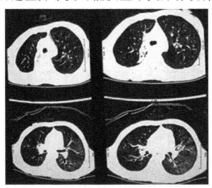

图 4-6　CT 显示马赛克灌注、右肺中叶支气管扩张

难治性或重症支原体肺炎:肺炎支原体肺炎的临床表现、病情轻重、治疗反应,以及影像学表现表现不一。一些病例发病即使早期应用大环内酯类抗生素治疗,体温持续升高,剧烈咳嗽,影像学表现示一个或多个肺叶高密度实变、不张或双肺广泛间质性浸润(图 4-7、图 4-8),常合并中量胸腔积液,支气管镜检查发现支气管内黏稠分泌物壅塞,或伴有坏死黏膜,病程后期亚段支气管部分或完全闭塞,致实变、肺不张难于好转,甚至出现肺坏死,易遗留闭塞性细支气管炎和局限性支气管扩张。双肺间质性改变严重者可发生肺损伤和呼吸窘迫,并可继发间质性肺炎。这些病例为难治性或重症支原体肺炎。

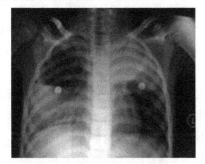

图 4-7　双肺实变 X 线表现

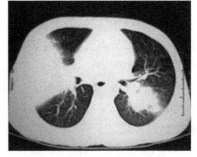

图 4-8　双肺实变 CT 表现

(七)肺外并发症

1.神经系统疾病

在肺炎支原体感染的肺外并发症中,无论国内国外,报道最多的为神经系统疾病。发生率不明。与肺炎支原体感染相关的神经系统疾病可累及大脑、小脑、脑膜、脑血管、脑干、脑神经、脊髓、神经根、周围神经等,表现有脑膜脑炎、急性播散性脑脊髓膜炎、横断性脊髓炎、无菌性脑膜炎、周围神经炎、吉兰-巴雷综合征、脑梗死、Reye 综合征等。有学者在临床发现,肺炎支原体感染引起的脑炎最常见。近期有学者收治1例肺炎支原体肺炎合并胸腔积液患儿,发生右颈内动脉栓塞,导致右半侧脑组织全部梗死,国外有类似的病例报道。神经系统疾病可发生于肺炎支原体呼吸道感染之前、之中、之后,少数不伴有呼吸道感染而单独发生。多数病例先有呼吸道症状,相隔1~3周出现神经系统症状。临床表现因病变部位和程度不同而异,主要表

现为发热、惊厥、头痛、呕吐、神志改变、精神症状、脑神经障碍、共济失调、瘫痪、舞蹈-手足徐动等。脑脊液检查多数正常,异常者表现为白细胞数升高、蛋白升高、糖和氯化物正常,类似病毒性脑炎。脑电图可出现异常。CT 和 MRI 检查多数无明显异常。病情轻重不一,轻者很快缓解,重者可遗留后遗症。

2.泌尿系统疾病

在与肺炎支原体感染相关的泌尿系统疾病中,最常见的为急性肾小球肾炎综合征,类似链球菌感染后急性肾小球肾炎,表现为血尿、蛋白尿、水肿、少尿、高血压,血清补体可降低。与链球菌感染后急性肾小球肾炎相比,潜伏期一般较短,血尿恢复快。文献认为与肺炎支原体感染相关的肾小球肾炎的发生率有升高趋势,预后与其病理损害有关,病理损害重,肾功能损害也重,病程迁延,最终可进展为终末期肾衰竭。病理类型可多种多样,有膜增生型、系膜增生型、微小病变型等。肺炎支原体感染也可引起 IgA 肾病,小管性-间质性肾炎,少数患者可引起急性肾衰竭。

3.心血管系统疾病

肺炎支原体感染可引起心肌炎和心包炎,甚至心功能衰竭。常见的表现为心肌酶谱升高、心律失常(如传导阻滞、室性期前收缩等)。肺炎支原体肺炎可合并川崎病或肺炎支原体感染单独引起川崎病,近年来有关肺炎支原体感染与川崎病的关系已引起国内的关注。此外,肺炎支原体肺炎可引起心内膜炎,有学者曾收治肺炎支原体肺炎合并心内膜炎的患儿,心内膜出现赘生物。

4.血液系统疾病

以溶血性贫血多见。另外,也可引起血小板数减少、粒细胞减少、再生障碍性贫血、凝血异常,出现脑、肢体动脉栓塞及 DIC。国外文献有多例报道肺炎支原体感染合并噬血细胞综合征、类传染性单核细胞增多症。由于目前噬血细胞综合征、传染性单核细胞增多症的发病率有增多趋势,除与病毒感染相关外,肺炎支原体感染的致病作用不容忽视。由于肺炎支原体可与 EB 病毒混合感染,当考虑肺炎支原体为传染性单核细胞增多症的病因时,应慎重。

5.消化系统疾病

可出现腹痛、腹泻、呕吐、肝损害。肺炎支原体肺炎引起的肝功能损害较常见,经保肝治疗,一般能恢复,目前尚未见肝坏死的报道。也可引起上消化道出血、胰腺炎、脾大。

6.皮肤黏膜表现

皮疹多见,形态多样,有红斑、斑丘疹、水疱、麻疹样或猩红热样丘疹、荨麻疹及紫癜等,但以斑丘疹和疱疹为多见,常发生在发热期和肺炎期,持续 1~2 周。最严重的为 Stevens-Johnson 综合征。

7.关节和肌肉病变

表现为非特异性肌痛、关节痛、关节炎。非特异性肌痛多为腓肠肌疼痛。有时关节痛明显,关节炎以大中关节多见,可游走。

(八)实验室检查

目前,国内外采用的 MP 诊断方法主要包括经典的培养法、血清学抗体检测和核酸检测方法。

MP 的分离培养和鉴定可客观反映 MP 感染的存在,作为传统的检测手段,至今仍是支原体鉴定的金标准。其缺点是费时耗力,由于 MP 对培养条件要求苛刻,生长缓慢,做出判定需 3~4 周。当标本中 MP 数量极少、培养基营养标准不够或操作方法不当时,均会出现假阴性。由于

MP培养困难、花费时间长，多数实验室诊断均采用血清学方法，如补体结合试验(CFT或CF)、颗粒凝集试验(PAT或PA)、间接血凝试验(IHT)和不同的ELISA法等。近年多采用颗粒凝集法(PA)测定MP抗体，值得注意其所测得的抗体90％为MP IgM，但也包含了10％左右的MP IgG，PA法阳性为滴度＞1∶80。除MP IgM外还可检测MP IgA抗体，其出现较IgM稍晚，但持续时间长，特异性强，测定MP IgA可提高MP感染诊断的敏感性和特异性。

PCR的优点在于可检测经过处理用于组织学检测的组织，或已污染不能进行分离培养的组织。只需一份标本，1天内可完成检测，与血清学方法比较，可检测更早期的感染，并具有高敏感性的优势，检测标本中的支原体无须是活体。已有报道将实时PCR(real time PCR)技术应用于MP感染诊断，该技术将PCR的灵敏性和探针杂交的特异性合二为一，是目前公认的准确性和重现性最好的核酸分子技术。Matezou等应用此方法在痰液中检测MP，发现22％MP IgM阴性的MP感染病例。有学者认为如果将实时PCR和EIA检测MP IgM相结合，则在MP感染急性期可达到83％阳性检出率。Daxboeck等对29例MP感染致CAP患者的血清用实时PCR技术与常规PCR技术作对比研究显示：所有标本常规PCR均阴性，但实时PCR检出15例MP感染(52％阳性率)，该研究不仅证明实时PCR的敏感性，更对传统观念做了修正，即MP感染存在支原体血症。

（九）诊断

血清IgG抗体呈4倍以上升高或降低，同时MP分离阳性者，有绝对诊断意义。血清IgM抗体阳性伴MP分离阳性者，也可明确MP感染诊断。如仅有4倍以上抗体改变或下降至原来的1/4，或IgM阳性(滴度持续＞1∶160)，推测有近期感染，应结合临床表现进行诊断。目前国内在阳性标准上并不统一，这直接影响到对MP流行病学的评估和资料间比较。

（十）鉴别诊断

1.细菌性肺炎

重症支原体肺炎患儿影像学表现为大叶实变伴胸腔积液，外周血中性粒细胞升高，CRP明显升高，与细菌性肺炎难于鉴别。支原体肺炎的肺泡炎症与间质炎症常混合存在，即在大片实变影周围或对侧有网点状、网结节状阴影，常有小叶间隔增厚、支气管血管束增粗和树芽征等间质性改变，这在细菌性肺炎少见。另外，支原体肺炎的胸腔积液检查常提示白细胞数轻度升高，以淋巴细胞为主。病原学检查如支原体抗体阳性，痰液和胸腔积液细胞培养是可靠的鉴别诊断依据。

2.肺结核

浸润性肺结核见于年长儿，临床表现为发热、咳嗽，肺部体征不多，重者可出现肺部空洞和支气管播散。支气管播散表现为小叶中心结节、树芽征、支气管壁增厚、肺不张等征象。由于浸润性肺结核和支原体肺炎的发病年龄、临床和影像表现相似，二者易混淆。鉴别点：浸润性肺结核出现支气管播散表现病程相对较长，起病缓慢，浸润阴影有空洞形成。支原体肺炎支原体抗体阳性，而浸润性肺结核PPD皮试阳性、痰液结核分枝杆菌检查阳性。支原体肺炎经大环内酯类抗生素有效。另外，因支原体肺炎可引起肺门淋巴结肿大，易误诊为原发性肺结核，但原发性肺结核除肺门淋巴结肿大外，往往伴有气管或支气管旁淋巴结肿大，并彼此融合、PPD皮试阳性。支原体肺炎也可引起双肺类似粟粒样阴影，易误诊为急性血行播散性肺结核，但支原体肺炎粟粒阴影的大小、密度、分布不均匀，肺纹理粗乱、增多或伴网状阴影，重要的鉴别依据仍是PPD皮试、支原体抗体检测及对大环内酯类抗生素的治疗反应。

(十一)预后

国外文献报道,支原体肺炎后可以导致长期的肺部后遗症,如支气管扩张、肺不张、闭塞性细支气管炎(BO)、闭塞性细支气管炎伴机化性肺炎(BOOP)、单侧透明肺、肺间质性纤维化。

(十二)治疗

小儿 MPP 的治疗与一般肺炎的治疗原则基本相同,宜采用综合治疗措施,包括一般治疗、对症治疗、抗生素、糖皮质激素等。

1.抗生素

大环内酯类抗生素、四环素类抗生素、氟喹诺酮类等,均对支原体有效,但儿童主要使用的是大环内酯类抗生素。

大环内酯类药物中的红霉素仍是治疗 MP 感染的主要药物,红霉素对消除支原体肺炎的症状和体征明显,但消除 MP 效果不理想,不能消除肺炎支原体的寄居。常用剂量为 $20\sim30 \text{ mg}/(\text{kg} \cdot \text{d})$,轻者可分次口服,重症考虑静脉给药,疗程 $10\sim14$ 天,严重者可适当延长。红霉素对胃肠道刺激大,并可引起血胆红素及转氨酶升高,以及有耐药株产生的报道。

近年来使用最多的不是红霉素而是阿奇霉素,阿奇霉素在人的细胞内浓度高而在细胞外浓度低。阿奇霉素口服后 $2\sim3$ 小时血药浓度达峰,生物利用率为 37%,具有极好的组织渗透性,组织水平高于血药浓度 $50\sim100$ 倍,而血药浓度只有细胞内水平的 $1/10$,服药 24 小时后巨噬细胞内阿奇霉素水平是红霉素的 26 倍,在中性粒细胞内为红霉素的 10 倍。其剂量为 $10 \text{ mg}/(\text{kg} \cdot \text{d})$,1 次/天。

文献中有许多关于治疗 MPP 的疗效观察文章,有学者认为红霉素优于阿奇霉素;有学者认为希舒美阿奇霉素可代替红霉素静脉滴注;有学者认为克拉霉素在疗程、依从性、不良反应上均优于阿奇霉素;也有学者认为与红霉素比较,阿奇霉素可作为治疗 MPP 的首选药物,但目前这些观察都不是随机、双盲、对照研究,疗效标准几乎都是临床症状的消失,无病原清除率的研究。

2.肾上腺糖皮质激素的应用

目前认为在支原体肺炎的发病过程中,有支原体介导的免疫损伤参与,因此,对重症 MP 肺炎或肺部病变迁延而出现肺不张、支气管扩张、BO 或有肺外并发症者,可应用肾上腺皮质激素治疗。根据国外文献及临床总结,糖皮质激素在退热、促进肺部实变吸收、减少后遗症方面有一定作用。可根据病情,应用甲泼尼龙、氢化可的松、地塞米松或泼尼松。

3.支气管镜治疗

根据临床观察,支原体肺炎病程中呼吸道分泌物黏稠,支气管镜下见黏稠分泌物阻塞支气管,常合并肺不张。因此,有条件者,可及时进行支气管镜灌洗。

4.肺外并发症的治疗

目前认为并发症的发生与免疫机制有关。因此,除积极治疗肺炎、控制 MP 感染外,可根据病情使用激素,针对不同并发症采用不同的对症处理办法。

（刘志胜）

第九节 肺 水 肿

肺水肿是一种肺血管外液体增多的病理状态,浆液从肺循环中漏出或渗出,当超过淋巴引流时,多余的液体即进入肺间质或肺泡腔内,形成肺水肿。

一、临床表现

起病或急或缓。胸部不适,或有局部痛感。呼吸困难和咳嗽为主要症状。常见苍白、青紫及惶恐神情,咳嗽时往往吐出泡沫性痰液,并可见少量血液。初起时,胸部物理征主要见于后下胸,如轻度浊音及多数粗大水泡音,逐渐发展到全肺。心音一般微弱,脉搏速而微弱,当病变进展可出现倒气样呼吸,呼吸暂停,周围血管收缩,心搏过缓。

二、病理生理

基本原因是肺毛细血管及间质的静水压力差(跨壁压力差)和胶体渗透压差间的平衡遭到破坏所致。肺水肿常见病因如下。

(1)肺毛细血管静水压升高:即血液动力性肺水肿。①血容量过多。②左室功能不全、排血不足,致左房舒张压增高。③肺毛细管跨壁压力梯度增加。

(2)血浆蛋白渗透压降低。

(3)肺毛细血管通透性增加,亦称中毒性肺水肿或非心源性肺水肿。

(4)淋巴管阻塞,淋巴回流障碍也是肺水肿的原因之一。

(5)肺泡毛细血管膜气液界面表面张力增高。

(6)其他原因形成肺水肿:①神经源性肺水肿。②高原性肺水肿。③革兰阴性菌败血症。④呼吸道梗阻,如毛细支气管炎和哮喘。

间质性肺水肿及肺泡角新月状积液时,多不影响气体交换,但可能引起轻度肺顺应性下降。肺泡大量积液时可出现下列变化:①肺容量包括肺总量、肺活量及残气量减少。②肺顺应性下降,气道阻力及呼吸功能增加。③弥散功能障碍。④气体交换障碍导致动静脉分流,结果动脉血氧分压减低。气道出现泡沫状液体时,上述通气障碍及换气障碍更进一步加重,大量肺内分流出现,低氧血症加剧。当通气严重不足时,动脉血二氧化碳分压升高,血液氢离子浓度增加,出现呼吸性酸中毒。若缺氧严重,心排血量减低,组织血灌注不足,无氧代谢造成乳酸蓄积,可并发代谢性酸中毒。

三、诊断

间质肺水肿多无临床症状及体征。肺泡水肿时,肺顺应性减低,首先出现症状为呼吸增快,动脉血氧降低,$PaCO_2$ 由于通气过度可下降,表现为呼吸性碱中毒。肺泡水肿极期时,上述症状及体征进展,缺氧加重,如抢救不及时可因呼吸循环衰竭而死亡。

X线检查间质肺水肿可见索条阴影;淋巴管扩张和小叶间隔积液各表现为肺门区斜直线条和肺底水平条状的 Kerley A 和 B 线影。肺泡水肿则可见小斑片状阴影。随病程进展,阴影多融合在肺门附近及肺底部,形成典型的蝴蝶状阴影或双侧弥漫片絮状阴影,致心影模糊不清。可伴叶间及胸腔积液。

四、鉴别诊断

肺水肿需与急性肺炎、肺不张及成人呼吸窘迫综合征等相鉴别。

五、治疗

治疗的目的是改善气体交换,迅速减少液体蓄积和去除病因。

(一)改善肺脏通气及换气功能、缓解缺氧

首先抽吸痰液保持气道通畅,对轻度肺水肿缺氧不严重者可给鼻导管低流量氧。如肺水肿严重,缺氧显著,可相应提高吸氧浓度,甚至开始时用100%氧吸入。在下列情况用机械通气治疗:①有大量泡沫痰、呼吸窘迫。②动静脉分流增多时,当吸氧浓度虽增至50%~60%而动脉血氧分压仍低于8.0 kPa(60 mmHg)时,表示肺内动静脉分流量超过30%。③动脉血二氧化碳分压升高。应用人工通气前,应尽量将泡沫吸干净。如间歇正压通气用50%氧吸入而动脉氧分压仍低8.0 kPa(60 mmHg)时,则应用呼气末正压呼吸。

(二)采取措施,将水肿液驱回血循环

(1)快速作用的利尿剂如呋塞米对肺水肿有良效,在利尿前症状即可有好转,这是由于肾外效应,血重新分布,血从肺循环到体循环去。注射呋塞米5~15分钟后,肺毛细血管压可降低,然后较慢出现肾效应:利尿及排出钠、钾,大量利尿后,肺血量减少。

(2)终末正压通气,提高了平均肺泡压,使肺毛细血管跨壁压力差减少,使水肿液回流入毛细血管。

(3)肢体缚止血带及头高位以减少静脉回心血量,可将增多的肺血量重新分布到周身。

(4)吗啡引起周围血管扩张,减少静脉回心血量,降低前负荷。又可减少焦虑,降低基础代谢。

(三)针对病因治疗

如针对高血容量采取脱水疗法;针对左心衰竭应用强心剂,用α受体阻滞剂(如酚妥拉明)5 mg静脉注射,使血管扩张,减少外周循环阻力及肺血容量,效果很好。近年来有用静脉滴注硝普钠以减轻心脏前后负荷,加强心肌收缩能力,降低高血压。

(四)降低肺毛细血管通透性

激素对毛细血管通透性增加所致的非心源性肺水肿,如吸入化学气体、呼吸窘迫综合征及感染性休克的肺水肿有良效。可用氢化可的松5~10 mg/(kg·d)静脉点滴。病情好转后及早停用。使用抗生素对因感染中毒引起的肺毛细血管通透性增高所致肺水肿有效。

(五)其他治疗

严重酸中毒若适当给予碳酸氢钠或三羟甲基氨基甲烷(THAM)等碱性药物,酸中毒纠正后收缩的肺血管可舒张,肺毛细血管静水压降低,肺水肿减轻。

当肺损伤可能因有毒性的氧自由基引起时可用抗氧化剂治疗,以清除氧自由基,减轻肺水肿。

(王兴花)

第十节　特发性肺含铁血黄素沉着症

特发性肺含铁血黄素沉着症(idiopathic pulmonary hemosiderosis,IPH)是一组肺泡毛细血管出血性疾病,常反复发作,并以大量含铁血黄素积累于肺内为特征。多见于儿童。病因未完全明了。

弥漫性肺泡出血的特征为咯血、呼吸困难、胸部 X 线片肺部渗出和程度不同的贫血。肺出血后使肺泡巨噬细胞在肺出血的 36～72 小时内把血红蛋白的铁转换为含铁血黄素。因此,命名为含铁血黄素沉着症。含铁血黄素细胞在肺内存在持续 4～8 周。弥漫性肺泡出血包括很广,而特发性肺含铁血黄素沉着症是指无特殊原因的弥漫性肺出血。

广义地说,肺含铁血黄素沉着可分原发性和继发性两大组,其分类可归纳如下。

原发性可分为 4 个亚型:特发性肺含铁血黄素沉着症、与牛奶过敏共同发病、与心肌炎或胰腺炎共同发病、与出血性肾小球肾炎共同发病。

继发性多继发于下述病理情况:①各种原因所致左心房高压的后果;②肺血管炎和结缔组织疾病;③化学药物过敏(如含磷的杀虫剂);④食物过敏,如麦胶蛋白。

一、病因及发病机制

IPH 的病因目前仍然不明。存在多种假说,遗产学、自身免疫方面、环境方面、过敏机制等,但是没有一种假说被证实。

(一)环境因素

环境因素可能参与 IPH 的发病。Etzel 等提出某些真菌可能在婴幼儿的发病过程中起着重要的作用。在美国的克利夫兰曾有一组集中发病的 10 例 IPH 患儿报道,这些患儿家中葡萄状穗霉菌的浓度与对照人群相比显著增高。同时,大部分患儿在搬至新居后,疾病得到缓解,从而进一步证明在 IPH 的发病中葡萄状穗霉菌至少起着部分作用。这些霉菌可以产生某种毒素,主要是单端孢霉烯毒素。它们是一种强烈的蛋白质合成抑制物,在上皮细胞基底膜快速形成的过程中,这些毒素可能使毛细血管变得脆弱。因此,这些患儿面临着应力出血的风险。Vesper 等也证实了黑色葡萄状穗霉菌产生的溶血素对特发性肺含铁血黄素沉着症的发病也起着一定的作用。早先还发现,IPH 的发生与暴露的杀虫剂有关。

(二)遗传因素

文献曾报道有两对同胞患儿,且其中一对的祖母有咯血及缺铁性贫血史。希腊曾报道26例患儿,其中 13 例家族住在有近亲通婚习俗的地区,这些表明,本病发病有遗传因素存在。

(三)免疫机制

多数学者认为,该病的发病机制与免疫有关。抗原-抗体复合物介导的肺泡自身免疫性损伤,致肺泡毛细血管通透性增加,导致肺小血管出血,可能是最为重要的发病机制。对激素及免疫抑制剂的良好反应也表明了免疫机制参与了其发病。目前,肺组织的免疫组化并不支持 IPH 免疫学上的发病机制,但有趣的是该病的一部分患者最终竟发展成了某些形式的自身免疫疾病。

Tedeschi 等学者通过对血清中组胺释放活性的检测,从而进一步证实了免疫系统在该病的发病过程中被激发,且为肺泡毛细血管损害导致肺泡出血提供了免疫学基础。他们发现,IPH患者急性期血清可以使正常人血液中嗜碱性粒细胞的组胺释放活性增加,而接受治疗后处于缓解期的血清却无此现象,且发现血清中分子量<100 kDa 的物质可以使嗜碱性粒细胞的组胺释放活性增加,>100 kDa 的物质无此功能。由此,Tedeschi 等提出,IPH 患者免疫系统的激活造成肺泡损伤可能是细胞因子的作用,而不是免疫球蛋白的作用,但具体为何种细胞因子,尚不清楚。

(四)过敏机制

牛奶过敏引起的肺泡出血(Heiner 综合征)患者血清中,可检测到抗牛乳的自身抗体。在一些肺出血婴幼儿血浆中发现抗牛乳蛋白的抗体,且这些患儿在给予了免牛乳蛋白的饮食后症状得到了显著改善,其机制可能为牛奶过敏,也可能为免疫复合物沉淀所致。近年发现,IPH 患者通常会伴发肠道免疫疾病,且免麸质饮食对其发病的控制可能有一定益处。但共同的发病机制不能确定。

(五)其他

也有文献报道,该病与感染机制之间可能存在一种联系。部分文献报道,病毒引发的上呼吸道感染可激发肺泡急性出血。也有学者认为,肺泡反复出血可能是由于肺泡上皮细胞发育和功能异常,破坏了肺泡毛细血管的稳定所造成。

二、病理

可分 3 期,其过程和临床及放射线所见亦往往一致。

(一)急性期

急性期肺组织呈棕黄色实变,肺泡上皮细胞增生,肺泡腔内有不同程度的出血,是由于肺泡小毛细血管出血所致,很少来自较大血管;肺泡有水肿、甚至透明膜形成。急性出血后 48 小时开始见不同程度含铁血黄素在巨噬细胞内;肺门淋巴结出血、肿大及滤泡增生。

(二)慢性期

慢性期病变主要是肺泡间质大量含铁血黄素沉着,肺泡间质纤维组织增生。也可有小叶间隔及肺泡壁增厚,病变多为双侧性,但分布可不平均,亦可不对称。反复发作的后期,部分肺泡壁断裂,弹力纤维包裹含铁血黄素,由于巨噬细胞的吞噬作用形成异物肉芽肿。在存有大量含铁血黄素的巨噬细胞中亦可本身坏死,溢出含铁物质,破坏基膜组织,进一步引起肺泡内出血,这可以解释为什么有些病例症状很顽固,且病变持续进行较久。小血管内皮细胞肿胀、增生。肺内纤维化可形成肺内高压而继发左心或右心肥大,甚至有肺源性心脏病。

(三)后遗症期

后遗症期肺内形成广泛的间质纤维化。电镜显示肺泡毛细血管基膜失去正常结构,呈灶性破裂,并有胶原纤维沉积。

三、临床表现

主要在小儿时期发病,大多是幼儿。临床常以反复肺出血和贫血同时存在为特点。可以急性起病,突然出现咳嗽、气促,伴咯血或呕血;也可以反复贫血伴嗜睡、衰弱,咯血并不明显或偶有痰中带血。

(一)急性出血期

发病突然,常见发作面色苍白伴乏力和体重下降。咳嗽、低热,咳嗽时痰中带血丝或暗红色小血块。亦可见呼吸急促、发绀、心悸及脉搏加速。肺部体征不尽相同,可无阳性体征,亦可闻及呼吸音减弱或呈支气管呼吸音,少数可闻及干、湿性啰音或喘鸣音;严重病例可出现呼吸困难、血红蛋白急剧下降。急性起病的胸部 X 线片可见肺野中有边缘不清、密度浓淡不一的云絮状阴影,见图 4-9A。病灶可自米粒大小至小片融合,多涉及双侧,一般右侧较多;亦可呈透光度一致性减低的磨玻璃样改变,肺尖多不受累。在追踪观察中可见片絮状阴影,于 2~4 天内即可消散,但亦可在短期重现。约半数病例可见肺门增大,2/3 病例由于淋巴回流受阻可见右侧叶间膜增厚。胸部 X 线片中还可见 2/3 病例有心脏扩大。肺部 CT 扫描可见磨玻璃影或实变影,见图 4-9B、图 4-10A。CT 扫描较胸部 X 线片能更好地显示肺泡出血征象。

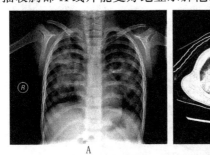

图 4-9　特发性肺含铁血黄素沉着症急性期影像学表现
A.胸部 X 线片可见弥漫性实变影;B.肺 CT 可见实变影

(二)慢性反复发作期

急性期过后大部分患儿可能进入此期。症状为反复发作,常有肺内异物刺激所致的慢性咳嗽、胸痛、低热、哮喘等;咯出物有少量较新鲜的血丝或陈旧小血块。胸部 X 线片呈现两侧肺纹理粗重,纹理可见境界不清的细网状、网粒状或粟粒状阴影,多为双侧,较多见于两肺中野内带,肺尖及肋膈角区很少受累,亦可同时并存新鲜出血灶。肺部 CT 检查在此期可见小结节影(图 4-10B),磨玻璃影。此种典型 X 线所见多显示其病程已久,一般在 6~12 个月,此期病程甚至可达 10 年以上。

(三)静止期或后遗症期

静止期指肺内出血已停止,无明显临床症状。后遗症期指由于反复出血已形成较广泛的肺间质纤维化。临床表现为有多年发作的病史及不同程度的肺功能不全,小支气管出现不同程度的狭窄、扭曲,反复发作多年的儿童还有通气功能障碍;可见肝脾大,杵状指(趾)及心电图异常变化。胸部 X 线片显示纹理增多而粗糙,可有小囊样透亮区或纤维化,并可有肺不张、肺气肿、支气管扩张或肺源性心脏病等,肺部 CT 扫描可见弥漫小结节影、小叶间隔增厚(图 4-10C),甚至蜂窝肺。

四、辅助检查

(一)含铁血黄素巨噬细胞检查

痰内或幼儿胃液内及支气管肺泡灌洗液内找到有含铁血黄素巨噬细胞。巨噬细胞转变为含铁血黄素细胞需要 2~3 天,含铁血黄素细胞在第 14 天时达峰值,2~4 周后下降至正常水平。

(二)血常规检查

急性期显示不同程度的小细胞低色素性贫血。北京某医院患儿入院时有重度贫血(血红蛋白 30~60 g/L)约占 1/3,中度(血红蛋白 60~90 g/L)占 45%。末梢血片中网织红细胞增加,最高可达 23%,超过 3%的占 70%。嗜酸性粒细胞在部分病例中可增加,超过 3%者约占 1/3。血小板正常。

(三)肺功能检查

本病严重时最大通气量及时间肺活量减低。肺纤维化者可有弥散功能损害及低氧血症。年龄较大的儿童,可能出现限制性通气障碍。对慢性反复发作的患儿应定期做肺功能测定,结合胸部 X 线平片结果随诊病程的进展。

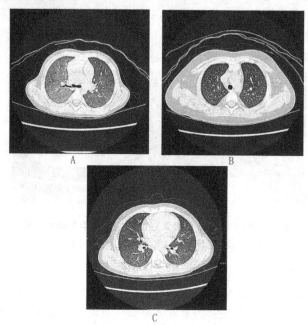

图 4-10 特发性肺含铁血黄素沉着症 CT 表现

A.急性出血期,肺内可见弥漫性的磨玻璃影和实变影;B.1 年半后反复发作期肺 CT,可见
结节影和小叶间隔增厚;C.5 年后出血静止后 3 年肺 CT,可见小叶间隔增厚

(四)心电图及超声心动图检查

超声心动图可用于协助诊断二尖瓣狭窄、左心房高压、肺循环淤血所致的继发性肺含铁血黄素沉着症。如果心电图或超声心动图提示肺动脉高压,则一定要做肺静脉闭塞综合征、血管瘤及左心衰竭等疾病的相关检查,以便对原发病做进一步诊断。

(五)纤维支气管镜检查

支气管镜不仅可用于寻找其他引起肺出血的原因,如黏膜炎症出血、血管网异常,且支气管镜肺泡灌洗液的普鲁士蓝染色找到大量肺含铁血黄素细胞为确诊肺泡出血的依据。特发性肺含铁血黄素沉着症的急性出血期支气管镜肺泡灌洗液可为血性或洗肉水样的外观,病史较长,气道黏膜色黄。

五、诊断

IPH 的诊断为排除性的。首先要确立弥漫性肺泡出血的存在。需具有典型的临床症状,可见 3 个特点:①咯血、呕血或幼儿胃液中有陈旧性出血;②低色素小细胞性贫血;③胸部 X 线片或 CT 扫描呈现肺出血样改变,即双肺弥漫性片絮样或磨玻璃样阴影。这 3 个特点可先后出现,其严重程度可不成比例,部分病例严重可出现呼吸急促或呼吸困难,并无咯血的症状,有些幼儿仅以贫血来就诊。

临床如遇以下情况要想到本病:①患儿有反复性缺铁性贫血伴呼吸道症状,如咳嗽、少量咯血;原因不明的幼儿吐血或反复贫血均须拍胸部 X 线片与本病鉴别。由于婴幼儿可将肺部出血吞入胃内,然后吐出,甚至不吐出,亦无咳嗽、咯血的表现。②如肺片显示云絮状影或弥散性点状影,以肺炎不能解释时,亦应高度怀疑本病。

临床常依据痰液、胃液或支气管灌洗液病理检查中找到较多含铁血黄素细胞,既可做出肺泡出血的诊断。胃液、痰液中肺含铁血黄素细胞的阳性率远较支气管肺泡灌洗液低。研究显示,胃液找肺含铁血黄素细胞的敏感性为 30%,支气管肺泡灌洗液的敏感性为 92%。因此,现在多采用支气管肺泡灌洗液中找到大量的肺含铁血黄素细胞来确诊肺泡出血。

确诊肺泡出血后,还需要排除其他弥漫性肺泡出血的疾病,如自身免疫性疾病、血管炎。可采用血清学检查,如抗核抗体,抗双链的 DNA 及抗中性粒细胞胞浆抗体、抗基底膜抗体,部分病例需要做肺活检,IPH 的肺组织无肉芽肿、血管炎/毛细血管炎,也无其他器质性肺疾病。除了HE 染色,还需要做免疫荧光或免疫组化来排除免疫蛋白和/或免疫复合物的沉着。国内很少肺活检。

本病的诊断中,还应注意排除出血性体质、血液病、异物、肺结核、反复支气管肺炎、支气管扩张、血管畸形等引起咯血的疾病。采用肺部增强 CT 血管重建可发现肺静脉缺如。血管造影可发现一些血管畸形(如支气管动脉肺动脉瘘),同时可进行栓塞治疗。

六、治疗

仔细寻找可能致病的原因或诱因,如对牛奶过敏、对食物或化学物质过敏、合并心肌炎和肾炎等仍属首要。症状治疗大致有以下几方面。

(一)急性发作期治疗

由于大量肺出血,患儿出现呼吸困难及血红蛋白急剧下降时应卧床休息,间歇正压供氧。严重贫血者可少量多次输新鲜血。肾上腺皮质激素在急性期控制症状的疗效已较肯定,为目前最常用的疗法,可用甲泼尼龙 2 mg/(kg·d)或氢化可的松 5～10 mg/(kg·d)静脉点滴治疗,出血控制后,可口服泼尼松 2 mg/(kg·d),症状完全缓解(2～3 周)后上述剂量渐减,至最低维持量,以能控制症状为标准,维持时间一般为 3～6 个月,也有小剂量激素长期维持,取得了不错的疗效。症状较重、X 线病变未静止及减药过程中有反复的患儿,疗程应延长至 1 年,甚或 2 年。停药过早易出现复发。但长期用药亦非良策,故停药应缓慢而慎重,并继续严密观察。

急性肺泡大出血时,大剂量激素如甲泼尼龙 10～30 mg/(kg·d)冲击治疗可起到控制病情、挽救生命的作用。

对发病年龄较小的婴儿及并发变态反应性疾病(如湿疹、喘息性支气管炎)的患儿,应考虑并有牛奶或其他食物过敏的可能,最好停用牛奶及其制品 2～3 个月,以豆浆等代乳品,有时可获良好效果。

(二)慢性反复发作期治疗

长期的糖皮质激素治疗在儿童和青少年因不良反应及激素减量/中断时的高复发率不推荐使用。吸入激素也应用于临床,但疗效尚不能确定。免疫抑制剂包括硫唑嘌呤、羟氯喹、环磷酰胺、甲氨蝶呤的治疗得到了不同效果。常用的为硫唑嘌呤,从 $1\sim2$ mg/(kg·d)增加到 $3\sim5$ mg/(kg·d),一般维持约 1 年。硫唑嘌呤和糖皮质激素联用在预防 IPH 急性加重取得一定的疗效。

国内也试用中药(活血化瘀及促进免疫功能的方剂)及去铁药物,可用去铁胺(又称去铁敏),每天 1.6 g,分 3 次肌内注射,24 小时尿铁排出量显著增加,缺铁性贫血也有改善的可能。铁络合剂毒性作用明显,故国内外文献对此类药物评价不一。目前已很少应用。

(三)静止期治疗

病变静止时或症状大部分消失后应重视日常肺功能锻炼,并注意生活护理。

(卢 刚)

第十一节 严重急性呼吸综合征

严重急性呼吸综合征(SARS)是变异的冠状病毒引起的,以突发高热、咳嗽、呼吸困难为主要症状的综合征。SARS 自 2002 年 11 月中旬在中国广东省暴发流行开始,当地称为"传染性非典型肺炎",至 2003 年 5 月在中国内地达到流行高峰,全国累计病例数达 5 327 例,死亡 343 例。此次流行中国报道儿童的 SARS 病例不足 80 例,以广东、北京地区为主。

一、流行病学

(一)传染源

(1)SARS 的最初传染源仍未被确定。已知中国广东省珠江三角洲是最初病例的发生地区。

(2)SARS 流行期间的传染源是 SARS 患者。目前尚未发现普遍存在 SARS 隐性感染或健康的 SARS 病毒携带者。处于潜伏期的病例似乎无传染性。

(3)SARS 病例在发病后 $7\sim10$ 天,病毒负荷量最大、传染性最强。曾有 1 例患者传播给百余人发病的报道,被称为超级传播者。而病程早、晚期传染性弱,恢复期患者多没有传染性。

(二)传播途径

(1)主要通过近距离呼吸道飞沫及密切接触传播。特别是给危重患者行气管插管、气管切开等操作的医护人员,直接暴露于患者大量呼吸道飞沫环境下极易获得感染,曾有医护人员聚集被感染 SARS 的现象。

(2)其他可能传播方式:SARS 患者的粪便、尿液、血液中曾检出病毒,因此其他传播方式,如粪口传播等尚不能排除。如香港淘大花园的暴发流行,出现 1 例伴有腹泻的 SARS 患者,4 周内,在该住宅区的328 人发生 SARS,而且大部分病例都有腹泻症状,最终经当地排除建筑物内食物或饮用水的污染,而很可能系粪便排水管道系统地面下水口"U"形聚水器干涸而不能起到隔气作用,导致污水气化而发生病毒传播。

(三)易患人群

凡未患 SARS 的个体均为易感者,但以青壮年为主。临床和血清学调查显示,健康人或其他疾病患者的血清中均无 SARS 病毒抗体,说明既往在人类中并未发生过 SARS。但流行期间,的确可使大部分人受染而产生抗体,具有一定免疫力从而减弱流行趋势。

二、病原学

经世界卫生组织确认冠状病毒的一个变种是引起 SARS 的病原体。变种的冠状病毒与流感病毒有亲缘关系,但它非常独特,以前从未在人类身上发现,科学家将其命名为"SARS 病毒",冠状病毒感染在世界各地极为普遍。

到目前为止,大约有 15 种不同冠状病毒株被发现,能够感染多种哺乳动物和鸟类,有些可使人发病。冠状病毒引起的人类疾病主要是呼吸系统感染。该病毒对温度很敏感,在 33 ℃时生长良好,但 35 ℃就使之受到抑制。由于这个特性,冬季和早春是该病毒疾病的流行季节。冠状病毒是成人普通感冒的主要病原之一,儿童感染率较高,主要是上呼吸道感染,一般很少波及下呼吸道。另外,还可引起婴儿和新生儿急性肠胃炎,主要症状是水样大便、发热、呕吐,每天可排便 10 余次,严重者甚至出现血水样便,极少数情况下也引起神经系统综合征。

在 SARS 开始流行,病原学上不清楚期间,曾有衣原体、人类偏肺病毒、副黏病毒和鼻病毒可能是其致病微生物的报道,但最终均肯定地被排除,而且在 SARS 发病中无协同作用,但衣原体可能与多种细菌一样是 SARS 病程后期发生合并感染的病原。

三、发病机制

由于 SARS 临床和尸体病理解剖的研究病例数有限,目前对其发布机制并未完全了解。但是集中的 SARS 病例临床表现和实验室检查及尸体解剖结果已经显示了其主要的病理生理机制。

(一)肺组织的病理

可见下列三种炎症性变化。

1.重症肺炎样改变

弥漫性肺实变:肉眼显示广泛实变,镜下为肺泡细胞变性、坏死、灶性出血,肺泡腔内可见脱落的肺泡细胞,泡内含病毒包涵体。

2.急性呼吸窘迫综合征样改变

弥漫渗出性炎症:肺泡毛细血管明显扩张,肺泡内较多渗出的蛋白和透明膜、炎性细胞,包括单核细胞、淋巴细胞和浆细胞。

3.肺纤维化样改变

增生性炎症:脱落的肺泡细胞增生形成多核或合体细胞,肺泡周围血管机化性变化形成机化性肺炎。

上述肺组织的广泛渗出、实变、严重水肿和坏死、增生可以是病毒感染引起的直接损害,也可以是病毒感染后期合并继发感染所致的损害。其病理生理机制有全身或脏器局部炎症反应综合征、感染免疫性血管炎、弥散性血管内凝血和感染所致的嗜血细胞反应。

(二)病毒感染直接引起免疫抑制

下列表现提示 SARS 病毒可直接对机体免疫系统造成损害:周围血常规白细胞计数减少,尤其是淋巴细胞显著减少。$CD4^+$ 和 $CD8^+$ T 淋巴细胞显著减低,提示该病毒可能直接感染、破坏这些细胞,使机体免疫功能受抑制。脾脏和淋巴结中所见的病理改变支持此点推测,也可解释为何 SARS 患者早期的特异性 IgM 抗体出现迟,且阳性率低。

四、临床表现

根据有限的病例资料得出,SARS 的潜伏期 2～14 天,中位数 7 天。起病急,以高热为首发症状,70%～80%患儿体温在 38.5 ℃以上,偶有畏寒,可伴有头痛、关节酸痛、乏力,有明显的呼吸道症状包括咳嗽、少痰或干咳,也可伴有血丝痰。重症病例发生呼吸衰竭、ARDS、休克和多脏器功能衰竭。也有 SARS 病例并发脑炎的症状和体征。

一项研究显示,儿童病例也有近 100%发热,体温多达 38.5 ℃以上,偶有寒战,个别病例低热,可伴有头痛、关节痛、乏力、腹泻等症状。重症病例可出现呼吸急促及发绀,少数有肺部湿性啰音或肺部实变体征。根据广州、北京和香港等文献报道,儿童病例的临床表现比成人轻,几乎没有发生严重呼吸困难,恢复比较顺利。在流行病学统计资料中有 1 例儿童 SARS 死亡,但未见相关的临床资料。

五、辅助检查

(一)血常规
检查显示外周白细胞总数正常或减低,淋巴细胞绝对值计数降低。

(二)胸部 X 线
大多数病例在发病 1 周左右可见肺部斑片状或絮状浸润阴影,多为双侧。胸部 CT 扫描可见肺部有累及数个肺小叶的"棉花团"影和磨玻璃样改变,恢复期可留有条索状阴影或肺纹理增粗。

(三)免疫学检查
早期即显示 $CD3^+$、$CD4^+$ 和 $CD8^+$ T 淋巴细胞减少。有资料显示,一组 SARS 患者的上述 T 淋巴细胞降低的幅度较一组 HIV 感染的水平还低,提示 SARS 病毒感染直接引起免疫细胞抑制。

(四)特异性病原学实验室检查
特异性病原学实验室检查包括病毒分离、鼻咽分泌物的实时动态聚合酶链反应(RT-PCR)、特异性抗体检测、免疫组化法抗原检测法等实验室检查。但上述技术尚缺乏多家实验室标准化后,因此对其特异性、敏感性等准确度尚有待评估。

六、诊断

对于一种新出现的,已造成流行的疾病给予统一的诊断标准是完全必要的,尽管这种诊断主要是经验性的。而经验性的诊断主要依据是临床表现和流行病学资料,并尽力排除类似表现的其他疾病。

(一)诊断依据
1.流行病学史

与发病者有密切接触史或来自发病区域者;属于群体发病之一;有明确的传染他人的证据者。

2.症状与体征

起病急,发热为首发症状,体温高于 38 ℃;有咳嗽、呼吸急促、肌肉酸痛,肺部可闻及干、湿啰音等。

3.辅助检查

外周血白细胞计数不高或降低,淋巴细胞计数下降,C 反应蛋白不增高。胸部 X 线片可见单侧或双侧斑片样阴影。

(二)世界卫生组织(WHO)的诊断标准
1.疑似病例

(1)发热(体温 38 ℃以上)。

(2)咳嗽或呼吸困难。

(3)症状发生前 10 天有以下一种或多种暴露史:①与可疑或临床诊断 SARS 病例密切接触史;②近期到 SARS 局部传播地区旅游史;③近期在 SARS 局部传播的地区居住史。

2.临床诊断病例

(1)可疑病例:有与肺炎或呼吸窘迫综合征的胸部 X 线变化类似的改变。

(2)可疑病例:存在一种或多种实验室检测阳性结果。

(3)可疑病例:尸检结果与呼吸窘迫综合征的病理改变一致,但无明确病因。

七、鉴别诊断

与其他病毒性肺炎、支原体、衣原体、细菌性或真菌性肺炎、肺结核、流行性出血热、肺嗜酸细胞浸润性肺炎等进行鉴别。

八、治疗

(一)一般治疗

环境通风,患者多休息、多饮水,加强营养。

(二)高热

物理降温或给予布洛芬等解热药,禁用阿司匹林。

(三)抗病毒治疗

可用利巴韦林 10～15 mg/(kg·d),静脉或口服 7～10 天。

(四)免疫调节剂

丙种球蛋白 400 mg/(kg·d),静脉给药 3～5 天。

(五)激素

首先需严格排除激素的禁忌证,严格掌握应用指征、时机和剂量、疗程,但尚存在意见分歧。重症病例可用甲泼尼龙 2 mg/(kg·d),2～3 天后逐渐减停。

(六)抗生素

抗生素的作用是治疗继发的细菌感染或防止免疫功能下降者继发感染。

(七)重症病例治疗

按危重监护专业常规对 ARDS、感染性休克和多脏器功能障碍进行给氧、心肺支持和脏器功能支持治疗。

九、儿童病例治疗

全国报告儿童 SARS 病例近 80 例,相对低于成人,临床表现均较轻,均给予综合治疗。包括隔离、环境通风、休息、加强营养、低流量吸氧、清热解毒中药及预防性抗生素等治疗。香港报道的 10 例 SARS 患儿均以利巴韦林 20 mg/kg、口服泼尼松或静脉滴注甲泼尼龙 10～20 mg/kg 治疗,抗病毒治疗 1～2 周,激素使用 2～4 周后减量停药,其中 4 例给氧、2 例行辅助呼吸机治疗,均康复。SARS 流行病学资料有1 例小儿死亡病例,但未见相关报道,亦未见后遗症报道。

(李　妍)

第十二节　急性肺损伤

急性肺损伤(acute lunginjury,ALI)和急性呼吸窘迫综合征(acute respiratory distress syndrome,ARDS)是儿科常见和潜在危害极大的疾病之一。ALI是ARDS的早期阶段,重度的ALI即发展为ARDS。国内最新调查显示,ARDS患儿的病死率达60%以上。只有在疾病早期有效地控制ALI的发展进程,才能遏制ARDS的产生和发展,提高ARDS的存活率。小儿ALI/ARDS正成为临床危重医学的研究重点。

一、病因及发病机制

引起ALI的病因可分为直接和继发两个方面,一个是吸入胃内容物、毒性气体和毒性液体、严重的肺部感染等,可直接造成弥漫性肺泡毛细血管膜(ACM)损伤;另一个是全身炎症反应继发性损伤ACM。近年来特别强调炎症反应在ALI发病中的地位。这一地位虽已确定,但仍有许多问题尚不明了,如诸多细胞因子具有广泛的生物活性,在炎症反应中相互刺激诱生,形成复杂的调控网络。各种原因引起的炎性肺损伤都有大量细胞因子产生,如TNF、IL-1、IL-6、IL-8、IL-10、IL-12等,这些细胞因子引起一系列的炎症级链反应,参与肺损伤过程。

肿瘤坏死因子(TNF)是重要的启动因子,TNF主要由单核细胞、巨噬细胞产生,它可活化中性粒细胞(PMN),使PMN黏附并脱颗粒及呼吸暴发,释放氧自由基,趋化并促进Fb分裂,刺激IL-1、IL-6、IL-8、IL-12及血小板活化因子(PAF)的产生。静脉或腹腔注射内毒素后可产生大量的TNF,用TNF可复制出急性肺损伤模型。单核细胞、PMN等细胞可产生IL-1,IL-1能趋化PMN,刺激内皮细胞产生PAF并表达细胞间黏附分子-1(ICAM-1),促进Fb分裂。健康人外周血单核细胞受LPS刺激后IL-1、IL-2产生明显上升。TNF还可影响再构建或脱酰基-再酰基来降低棕榈酸和卵磷酸酯的合成,降低磷脂酰胆碱的合成,从而抑制肺泡Ⅱ型细胞表面活性物质的合成。

炎症过程中黏附分子起重要作用,黏附分子大致可分为4类,即免疫球蛋白超家族、选择素家族、整合素家族和血管附着素家族。PMN黏附血管壁时,首先是在血管内皮上滚动,这是由内皮细胞表面的E-选择素、P-选择素和PMN表面的L-选择素之间相互介导产生的并不强的作用,使PMN在内皮细胞上难以黏附;在滚动的基础上,PMN表面的CD11/CD18与内皮细胞表面的ICAM-1相互作用,加强了PMN与血管内皮细胞的黏附作用。ICAM-1又称CD54,是免疫球蛋白超家族成员,可出现在活化的T细胞、巨噬细胞、血管内皮细胞、胸腺上皮细胞及成纤维细胞等细胞表面,它由5个同源区的单链糖蛋白构成,相对分子质量为90~115 kD,其受体是淋巴细胞功能相关抗原-1(LFA-1),LFA-1主要表达在淋巴细胞及PMN。已知ICAM-1和LFA-1参与淋巴细胞间、白细胞与内皮细胞间、嗜酸性粒细胞与内皮细胞间的黏附。人类PMN用金黄色葡萄球菌或TNF刺激,经细胞荧光分析法证实,ICAM-1表达上升。

肺部细胞能产生多种环氧化物和脂氧化物的代谢产物,参与肺损伤的病理过程。患者肺泡灌洗液(BALF)中白三烯(LTB_4)、LTC_4、LTD_4及血中血栓素(TXB_2)和6-Keto-$PGF_{1\alpha}$增加。LTs类是强力炎症介质,可明显增加小气道的通透性,LTB_4可致PMN聚集并脱颗粒,还可直接导致肺水肿。TXB_2 能促进血小板与 PMN 在微血管床中聚集,并引起血管收缩,PGI_2 可引起血管扩张,抵抗其他缩血管物质的作用。PAF 由 PMN、内皮细胞、血小板、肥大细胞等产生,是很强的趋化因子,能促进炎性细胞聚集,激活 PMN 释放氧自由基等。

内毒素可刺激内皮细胞产生过量的 NO,NO 可导致内皮细胞损伤和死亡。内毒素、TNF、IL-1 等可诱导 NOs 表达,使 NO 生成过量,导致血管过度扩张,并失去对去甲肾上腺素等缩血等物质的反应。有实验证明 NO 参与了肺损伤过程。

氧自由基亦是重要的炎症介质,PMN、单核细胞、巨噬细胞及嗜酸性粒细胞均能产生氧自由基,并参与肺损伤,它可引起脂质过氧化,形成新的氧自由基;脂质产物丙二醛与蛋白酶发生交链反应,并与毗邻的蛋白质交链,使氨基酸遭到破坏;氧自由基增加 PLA_2 的活性,催化花生四烯酸的合成和释放;激活并释放 PMN 溶酶体酶,以损伤血管内皮细胞,使肺毛细血管通透性增加。

机体存在炎症反应的同时又存在着代偿性抗炎症反应,由单核细胞等炎性细胞产生的 PGE_2 便具有抑制炎症反应的作用。PGE_2 可抑制 Th 细胞分化成 Th_1 细胞而促使其分化成 Th_2 细胞,还能抑制 IL-1、IL-2、TNF 和 IFN 的释放,并诱导单核细胞和 Th_2 细胞产生 IL-4、IL-10、IL-11、IL-13 和 GM-CSF 等抗炎介质。

NO 既参与肺损伤,又具有抗炎作用,能阻止血小板、PMN 黏附于内皮细胞,并能抑制 IL-4、IL-6、IL-8 的释放。

糖皮质激素通过受体能抑制 PMN 的黏附,抑制 TNF、IL-1 的释放及淋巴细胞的凋亡。在细胞内与胞浆受体结合成复合物,进入核内抑制 IFN、白细胞介素类和细胞黏附分子的基因转录。去甲肾上腺素对 LPs 诱导的炎症介质的释放也有抑制作用。IL-1 受体阻滞药、可溶性 TNF-α 受体、超氧化物歧化酶、$α_1$ 蛋白酶抑制剂等的存在,可不同程度地阻断或减轻细胞因子等炎性介质的作用,使炎症反应适度,不致造成严重组织损伤。炎症过程自始至终贯穿着致炎与抗炎这一对基本矛盾。

急性肺损伤时以 LBs、细胞核、核仁等连续变化为主要特征的 AT Ⅱ 细胞超微结构的改变是时间依赖性的。AT Ⅱ 细胞在 48 小时和 72 小时破坏严重,这可能导致肺表面活性物质合成不足和肺动态平衡的不稳定造成 ALI。地塞米松可能促进 AT Ⅱ 型上皮细胞的胞吐作用,增加 LBs 数量,使 LBs 重新绕核排列以便增强防御能力,保持肺的动态平衡。

合成和分泌肺表面活性物质的肺泡 Ⅱ 型上皮细胞是肺泡上皮最重要的组成部分。肺泡 Ⅱ 型上皮细胞的正常结构和肺表面活性物质合成与代谢的动态平衡是肺正常生理活动所必需的。

Tesfaigzi 和其同事报道在 ALI 早期由 LPS 诱导的肺泡 Ⅱ 型上皮细胞的凋亡明显增强。由 LPS 所致的肺泡 Ⅱ 型上皮细胞凋亡的诱导不需要 TNF-α。在 ALI 时,由 LPS 所致的肺泡 Ⅰ 型上皮细胞的损伤不能靠肺泡 Ⅰ 型上皮细胞自身再生,肺泡 Ⅰ 型上皮细胞的恢复依赖于肺泡 Ⅱ 型上皮细胞的转化。LPS 产生的对肺泡 Ⅱ 型上皮细胞的损伤是 Au 发展和恢复的关键环节。

二、诊断条件的评价

AU 的诊断条件:①急性起病;②$PaO_2/FiO_2 \leqslant 40.0$ kPa(300 mmHg);③正位胸部 X 线片显示双肺有弥漫浸润影;④肺动脉楔压 $\leqslant 2.4$ kPa(18 mmHg)或无左心房压力增高的临床证据。该标准主要特点是 ALI 包括过去 ARDS 早期至终末期全部动态连续过程,并未将机械通气和 PEEP 水平纳入诊断标准,这样有利于早期诊断。参考上述标准,诊断肺炎合并 ALI 应有以下条件:①急性肺炎;②病情迅速恶化,或一度好转后又明显加重;③正位胸部 X 线片显示,在肺炎的基础上,双肺出现弥漫浸润阴影;④$PaO_2/FiO_2 \leqslant 40.0$ kPa(300 mmHg);⑤排除左心衰竭。若

将上述标准中的 PaO_2/FiO_2 测值改为 26.7 kPa(200 mmHg),就成为 ARDS 的诊断条件。

诊断条件十分明确,但在实际运用过程中却有许多困惑,如急性起病是指几小时还是指几天;反映肺气体交换功能的 PaO_2/FiO_2 不具有特异性;严重肺炎可因肺微血管通透性增加而造成双肺浸润影,但未必都是 ALI;ARDS 病例中有一部分患者可伴有心功能异常,并使肺动脉楔压 >2.4 kPa(18 mmHg),因而使 ALI 或 ARDS 被排除而出现假阴性。上述情况提示,符合上述标准未必一定是 ALI,可见"标准"带有一定局限性或机械性,应用"标准"最重要的还是要结合临床进行综合分析。肺组织病理检查有助于确诊,因系创伤性检查而不常用于临床。各种反映血管内皮损伤的标志物,包括内皮素、循环内皮细胞、Ⅷ因子相关抗原和血管紧张素转化酶等,在 ALI 时血中水平明显增高,可预测 ALI 或 ARDS 的发生,但又不具有特异性。测定肺血管外水分含量的各种方法,对 ALI 早期诊断无意义。放射性核素标记流动体外检测技术,测量 ACM 通透性超过正常值 4~5 倍,虽有助于 ALI 的早期诊断,但尚不能普及。

三、治疗

地塞米松治疗:实验发现地塞米松能够抑制由 Fas 抗体和 IFN-γ 诱导的肺上皮的凋亡。地塞米松除能够抑制炎症介质和细胞因子相互作用外,还能够抑制抗原和抗体的结合,干扰 LPS 引发的杀菌素的激活。地塞米松同时也能够稳定细胞膜和溶酶体膜,致使上皮组织被保护。一份研究提示,肺泡Ⅱ型上皮细胞的"胞吐"现象证明在应用地塞米松 24 小时肺表面活性物质的合成和分泌被激活并被加速。线粒体为肺表面活性物质的合成与分泌,以及板层小体的排列提供了大量能量,以至于线粒体在 48 小时受到严重损害。线粒体的过度代偿导致线粒体的肿胀和嵴断裂。由线粒体提供能量使板层小体像指环一样围绕核排列。这些表明地塞米松的作用减少了肺损伤程度,并促进肺泡上皮从损伤向恢复方向发展和肺功能的恢复。肺泡Ⅱ型上皮细胞是肺上皮的干细胞,其为肺上皮从损伤向恢复和重建提供了可能性。在地塞米松治疗组临床表现与肺泡Ⅱ型上皮细胞的改善相一致。

按 ARDS 的原则治疗:器官系统的功能障碍是 SIRS 的常见并发症,其中包括 ALI、休克、肾衰竭和多系统器官功能衰竭(MSOF)等。据认为,约有 25% 的 SIRS 患者发生 ARDS。近年来提出,应从 SIRS→器官功能障碍→多器官功能衰竭,这一动态过程去考虑 ALI 和 ARDS,认为肺是这一连串病理过程中最容易受损害的首位靶器官,MSOF 则是这一过程的严重结局。因此,维护和支持肺及肺外器官功能至关重要。治疗 ALI 与处理 ARDS 的原则基本相同,强调积极处理原发病、机械通气、纠正缺氧,包括液体通气、注意液体管理、防治感染等综合性措施。值得提出的是,近年来有一些新的见解,如机械通气主张应用较小潮气量(5~9 mL/kg)、气道压力限制在 2.9 kPa(30 cmH$_2$O)以下,以避免大潮气量、高气道压 2.9~3.9 kPa(30~40 cmH$_2$O)引起的肺泡过度膨胀,进而加重 ALI。亦不主张吸入高浓度氧,因为氧中毒时肺脏首先受累。更不主张作血液透析,因为当白细胞通过透析膜时被激活,并扣押于肺毛细血管内,释放炎性介质,损伤 ACM。近年来主张应用持续静脉-静脉血液过滤法,可清除血液中的炎性介质,减轻炎症反应,改善预后。

(刘志胜)

第五章

小儿循环系统常见病

第一节　病毒性心肌炎

病毒性心肌炎是病毒侵犯心脏所致的以心肌炎性病变为主要表现的疾病,可伴有心包或心内膜炎症改变。近年来国内发病有增多趋势,是小儿常见的心脏疾病。本病临床表现轻重不一,预后大多良好,少数可发生心力衰竭、心源性休克,甚至猝死。

一、病因

近年来动物试验及临床观察表明,可引起心肌炎的病毒有 20 余种,其中以柯萨奇 B 组病毒(1～6 型)最常见。另外,柯萨奇 A 组病毒、埃可病毒、脊髓灰质炎病毒、腺病毒、传染性肝炎病毒、流感和副流感病毒、麻疹病毒、单纯疱疹病毒及流行性腮腺炎病毒等也可引起本病。

二、发病机制

本病的发病机制尚不完全清楚。一般认为与病毒直接侵犯心脏和免疫反应有关:①疾病早期,病毒及其毒素可经血液循环直接侵犯心肌细胞,产生变性、坏死。临床上可从心肌炎患者的鼻咽分泌物或粪便中分离出病毒,并在恢复期血清中检出相应的病毒中和抗体有 4 倍以上升高;从心肌炎死亡病例的心肌组织中可直接分离出病毒,用荧光抗体染色技术可在心肌组织中找到特异性病毒抗原,电镜检查可发现心肌细胞有病毒颗粒。这些均强有力地支持病毒直接侵犯心脏的学说。②病毒感染后可通过免疫反应造成心肌损伤。临床观察,在病毒感染后经过一定潜伏期才出现心脏受累征象,符合变态反应规律;患者血清中可测到抗心肌抗体增加;部分患者表现为慢性心肌炎,部分可转成扩张性心肌病,符合自身免疫反应;尸体解剖病例免疫荧光检查在心肌组织中有免疫球蛋白(IgG)及补体沉积。以上现象说明本病的发病机制中还有变态反应或自身免疫参与。

三、临床表现

发病前 1～3 周常有呼吸道或消化道病毒感染史,患者多有轻重不等的前驱症状,如发热、咽痛、肌痛等。

临床表现轻重不一,轻型患儿一般无明显自觉症状,仅表现心电图异常,可见期前收缩或

ST-T 改变。心肌受累明显时,可有心前区不适、胸闷、气短、心悸、头晕及乏力等症状,心脏有轻度扩大,伴心动过速、心音低钝或奔马律,心电图可出现频发期前收缩、阵发性心动过速或二度以上房室传导阻滞,可导致心力衰竭及昏厥等。反复心力衰竭者,心脏明显扩大,可并发严重心律失常。重症患儿可突然发生心源性休克,表现为烦躁不安、面色苍白、皮肤发花、四肢湿冷、末梢发绀、脉搏细弱、血压下降、闻及奔马律等,可在数小时或数天内死亡。

体征主要为心尖区第一音低钝,心动过速,部分有奔马律,一般无明显器质性杂音,伴心包炎者可听到心包摩擦音,心界扩大。危重病例可有脉搏微弱、血压下降、两肺出现啰音及肝脏肿大,提示循环衰竭。

四、辅助检查

(一)心电图检查

常有以下几种改变:①ST 段偏移,T 波低平、双向或倒置。②QRS 低电压。③房室传导阻滞或窦房传导阻滞、束支传导阻滞。④各种期前收缩,以室性期前收缩最常见,也可见阵发性心动过速、房性扑动等。

(二)X 线检查

轻者心脏大小正常,重者心脏向两侧扩大,以左侧为主,搏动减弱,可有肺淤血或肺水肿。

(三)心肌酶测定

血清肌酸磷酸激酶(CK)早期多有增高,其中以来自心肌的同工酶(CK-MB)特异性强,且较敏感。血清谷草转氨酶(AST)、d-羟丁酸脱氢酶(d-HBDH)、乳酸脱氢酶(LDH)在急性期也可升高,但恢复较快,其中乳酸脱氢酶特异性较差。

(四)病原学诊断

疾病早期可从咽拭子、咽冲洗液、粪便、血液、心包液中分离出病毒,但需结合血清抗体测定才有意义。恢复期血清抗体滴度比急性期增高 4 倍以上或病程早期血中特异性 IgM 抗体滴度在 1∶128 以上均有诊断意义。应用聚合酶链反应(PCR)或病毒核酸探针原位杂交法自血液中查到病毒核酸可作为某一型病毒存在的依据。

五、诊断

全国小儿心肌炎心肌病学术会议对病毒性心肌炎诊断标准进行了重新修订。

(一)临床诊断依据

(1)心功能不全、心源性休克或心脑综合征。

(2)心脏扩大(X 线、超声心动图检查具有表现之一)。

(3)心电图改变:以 R 波为主的 2 个或 2 个以上主要导联(Ⅰ、Ⅱ、aVF,V$_5$)ST-T 改变持续 4 周以上伴动态变化,出现窦房、房室传导阻滞,完全性右束支或左束支传导阻滞,成联律、多形、多源、成对或并行期前收缩,非房室结及房室折返引起的异位心动过速,低电压(新生儿除外)及异常 Q 波。

(4)血清 CK-MB 升高或心肌肌钙蛋白(cTnI 或 cTnT)阳性。

(二)病原学诊断依据

1.确诊指标

自患儿心内膜、心肌、心包(活检、病理)或心包穿刺液中发现以下之一者可确诊为病毒性心肌炎:①分离到病毒。②用病毒核酸探针查到病毒核酸。③特异性病毒抗体阳性。

2.参考指标

有以下之一者结合临床可考虑心肌炎系病毒引起:①自患儿粪便、咽拭子或血液中分离到病毒,且恢复期血清同型抗体滴度较第 1 份血清升高或降低 4 倍以上。②病程早期患儿血清型特异性 IgM 抗体阳性。③用病毒核酸探针自患儿血中查到病毒核酸。

如具备临床诊断依据 2 项,可临床诊断。发病同时或发病前 2~3 周有病毒感染的证据支持诊断:①同时具备病原学确诊依据之一者,可确诊为病毒性心肌炎。②具备病原学参考依据之一者,可临床诊断为病毒性心肌炎。③凡不具备确诊依据,应给予必要的治疗或随诊,根据病情变化,确诊或除外心肌炎;④应除外风湿性心肌炎、中毒性心肌炎、先天性心脏病、结缔组织病,以及代谢性疾病的心肌损害、甲状腺功能亢进症、原发性心肌病、原发性心内膜弹力纤维增生症、先天性房室传导阻滞、心脏自主神经功能异常、β 受体功能亢进及药物引起的心电图改变。

六、治疗

本病目前尚无特效疗法,可结合病情选择下列处理措施。

(一)休息

急性期至少应休息到热退后 3~4 周,有心功能不全及心脏扩大者应绝对卧床休息,以减轻心脏负担。

(二)营养心肌及改善心肌代谢药物

1.大剂量维生素 C 和能量合剂

维生素 C 能清除氧自由基,增加冠状动脉血流量,增加心肌对葡萄糖的利用及糖原合成,改善心肌代谢,有利于心肌炎恢复,一般每次 100~150 mg/kg 加入 10% 葡萄糖液静脉滴注,1 次/天,连用 15 天。能量合剂有加强心肌营养、改善心肌功能的作用,常用三磷酸腺苷(ATP)、辅酶 A、维生素 B_6 与维生素 C 加入 10% 葡萄糖液中一同静脉滴注。因 ATP 能抑制窦房结的自律性,抑制房室传导,故心动过缓、房室传导阻滞时禁用。

2.泛癸利酮(辅酶 Q_{10})

有保护心肌作用,每次 10 mg,3 岁以下 1 次/天,3 岁以上 2 次/天,肥胖年长儿 3 次/天,疗程 3 个月。部分患者长期服用可致皮疹,停药后可消失。

3.1,6-二磷酸果糖(FDP)

FDP 是一种有效的心肌代谢酶活性剂,有明显保护心肌代谢作用。150~250 mg/(kg·d)静脉滴注,1 次/天,10~15 天为 1 个疗程。

(三)维生素 E

维生素 E 为抗氧化剂,小剂量短疗程应用,每次 5 mg,3 岁以下 1 次/天,3 岁以上 2 次/天,疗程 1 个月。

(四)抗生素

急性期应用青霉素清除体内潜在细菌感染病灶,20×10^4 U/(kg·d)静脉滴注,疗程 7~10 天。

(五)肾上腺皮质激素

在病程早期(2 周内),一般病例及轻型病例不主张应用,因其可抑制体内干扰素的合成,促进病毒增殖及病变加剧。对合并心源性休克、心功能不全、心脏明显扩大、严重心律失常(高度房室传导阻滞、室性心动过速）等重症病例仍需应用，有抗炎、抗休克作用，可用地塞米松 0.2～1.0 mg/kg或氢化可的松15～20 mg/kg静脉滴注，症状减轻后改用泼尼松口服，1.0～ 1.5 mg/(kg·d)，逐渐减量停药，疗程3～4周。对常规治疗后心肌酶持续不降的病例可试用小剂量泼尼松治疗，0.5～1.0 mg/(kg·d)，每2周减量1次，共6周。

(六)积极控制心力衰竭

由于心肌炎患者对洋地黄制剂极为敏感，易出现中毒现象，故多选用快速或中速制剂，如毛花苷C或地高辛等，剂量应偏小，饱和量一般用常规量的1/2～2/3，洋地黄化量时间不能短于24小时，并需注意补充氯化钾，因低钾时易发生洋地黄中毒和心律失常。

(七)抢救心源性休克

静脉推注大剂量地塞米松0.5～1.0 mg/kg或大剂量维生素C 200～300 mg/kg常可获得较好效果。及时应用血管活性药物，如多巴胺[(1 mg/kg加入葡萄糖液中用微泵3～4小时输完，相当于5～8 mg/(kg·min)]、间羟胺等可加强心肌收缩力、维持血压及改善微循环。持续氧气吸入，烦躁者给予苯巴比妥、地西泮或水合氯醛等镇静剂。适当输液，维持血液循环。

(八)纠正心律失常

对严重心律失常除上述治疗外，应针对不同情况及时处理。①房性或室性期前收缩：可口服普罗帕酮每次5～7 mg/kg，每隔6～8小时服用1次，足量用2～4周。无效者可选用胺碘酮，5～10 mg/(kg·d)，分3次口服。②室上性心动过速：普罗帕酮每次1.0～1.5 mg/kg加入葡萄糖液中缓慢静脉推注，无效者10～15分钟后可重复应用，总量不超过5 mg/kg。③室性心动过速：多采用利多卡因静脉滴注或推注，每次0.5～1.0 mg/kg，10～30分钟后可重复使用，总量不超过5 mg/kg。对病情危重，药物治疗无效者，可采用同步直流电击复律。④房室传导阻滞：可应用肾上腺皮质激素消除局部水肿，改善传导功能，地塞米松0.2～0.5 mg/kg，静脉注射或静脉滴注。心率慢者口服山莨菪碱(654-2)、阿托品或静脉注射异丙肾上腺素。

（卢　刚）

第二节　原发性心肌病

原发性心肌病分为扩张(充血)型心肌病、肥厚型心肌病和限制型心肌病。扩张型以心肌细胞肥大、纤维化为主，心脏和心腔扩大，心肌收缩无力。肥厚型以心肌肥厚为主，心室腔变小，舒张期容量减少。若以心室壁肥厚为主，为非梗阻性肥厚型心肌病；以室间隔肥厚为主，左心室流出道梗阻，为梗阻性肥厚型心肌病。限制型以心内膜及心内膜下心肌增厚、纤维化，心室以舒张障碍为主，此型小儿少见。

一、诊断要点

(一)扩张(充血)型心肌病

1.临床表现

多见于学龄前及学龄儿童，部分病例可能是病毒性心肌炎发展而来。缓慢起病，早期活动时感乏力，头晕，进而出现呼吸困难、咳嗽、心慌、胸闷、水肿、肝大等心力衰竭症状。心动过速，心律失常,心尖部第一心音减弱,有奔马律,脉压低。易出现脑、肺及肾栓塞。

2.X 线平片

心影增大如球形,心搏减弱,肺淤血。

3.心电图

左心室肥大最多,ST 段、T 波改变,可有室性期前收缩、房室传导阻滞等。

4.超声心动图

心腔普遍扩大,左心室为著。左心室壁运动幅度减低。

(二)肥厚型心肌病

1.临床表现

可有家族史,缓慢起病,非梗阻型症状较少,以活动后气喘为主。梗阻型则有气促、乏力、头晕、心绞痛或昏厥,可致猝死。心脏向左扩大,胸骨左缘 2～4 肋间有收缩期杂音。

2.X 线平片

心影稍大,以左心室增大为主。

3.心电图

左心室肥厚及 ST 段、T 波改变,Ⅰ、aVL 及 V$_5$、V$_6$ 导联可出现 Q 波(室间隔肥厚所致),室性期前收缩等心律失常。

4.超声心动图

心肌非对称性肥厚,向心腔突出;室间隔厚度与左心室后壁厚度的比值>1.3∶1;左心室流出道狭窄,左心室内径变小;收缩期二尖瓣前叶贴近增厚的室间隔。

(三)限制型心肌病

1.临床表现

缓慢起病,活动后气促。以右心室病变为主者,出现类似缩窄性心包炎表现,如肝大、腹水、颈静脉怒张及水肿;以左心室病变为主者,有咳嗽、咳血、端坐呼吸等。

2.X 线平片

心影扩大,肺淤血。

3.心电图

P 波高尖,心房肥大,房性期前收缩,心房颤动,ST-T 改变,PR 间期延长及低电压。

4.超声心动图

示左、右心房扩大;心室腔正常或略变小;室间隔与左心室后壁有向心性增厚;心内膜回声增粗;左心室舒张功能异常。

二、鉴别诊断

(1)扩张(充血)型心肌病应与风湿性心脏病、先天性心脏病、心包积液相鉴别。风湿性心脏病有风湿热及瓣膜性杂音;先心病常较早出现症状,心脏杂音大多较响;心包积液在超声心动图检查时可见积液。

(2)肥厚型心肌病应与主动脉瓣狭窄相鉴别。主动脉瓣狭窄有主动脉瓣区收缩期喷射性杂音,第二心音减弱,X 线平片示升主动脉可见主动脉瓣狭窄后扩张,超声心动图检查示主动脉瓣开口小。

(3)限制型心肌病应与缩窄性心包炎相鉴别。缩窄性心包炎有急性心包炎病史,X 线平片示心包膜钙化,超声心动图示心包膜增厚。

三、治疗

(1)有感染时应积极控制感染。

(2)有心律失常时,治疗心律失常。

(3)促进心肌能量代谢药,如三磷酸腺苷、辅酶 A、细胞色素 C、辅酶 Q_{10}、维生素 C、极化液(10%葡萄糖注射液 250 mL、胰岛素 6 U、10%氯化钾 5 mL),有辅助治疗作用。

(4)心力衰竭时按心力衰竭处理,但洋地黄类药剂量宜偏小(用一般量的 1/2～2/3),并宜长期服用维持量。

(5)对发病时间较短的早期患儿,或并发心源性休克、严重心律失常或严重心力衰竭者,可用泼尼松开始量 2 mg/(kg·d),分 3 次口服,维持 1～2 周逐渐减量,至 8 周左右减量至 0.3 mg/(kg·d),并维持此量至 16～20 周,然后逐渐减量至停药,疗程半年以上。

(6)梗阻性肥厚型心肌病,可用 β-受体阻滞药降低心肌收缩力,以减轻流出道梗阻,并有抗心律失常作用,可选用普萘洛尔 3～4 mg/(kg·d),分 3 次口服,根据症状及心律调节剂量,可增加到每天 120 mg,分 3 次服。一旦确诊,调节适当剂量后,应长期服用。因洋地黄类药及异丙肾上腺素等可加重流出道梗阻,应避免使用,利尿药和血管扩张药物均不宜用。流出道梗阻严重的可行手术治疗或心脏移植。

(卢　刚)

第三节　感染性心内膜炎

一、病因及发病机制

(一)病因

1.心脏的原发病变

感染性心内膜炎患儿中绝大多数均有原发性心脏病,其中以先天性心脏病最为多见。室间隔缺损最易罹患心内膜炎,其他依次为法洛四联症、主动脉瓣狭窄、主动脉瓣二叶畸形,动脉导管未闭、肺动脉瓣狭窄等。后天性心脏病中,风湿性瓣膜病占 14%,通常为主动脉瓣及二尖瓣关闭不全。二尖瓣脱垂综合征也可并发感染性心内膜炎。发生心内膜炎的心脏病变常因心室或血管内有较大的压力差,产生高速的血液激流,而经常冲击心膜面使之遭受损伤所致。心内膜下胶原组织暴露,血小板及纤维蛋白在此凝聚、沉积,形成无菌性赘生物。当菌血症时,细菌在上述部位黏附、定居并繁殖,形成有菌赘物,受累部位多在压力低的一例,如室间隔缺损感染性赘生物在缺损的右缘,三尖瓣的隔叶与肺动脉瓣、动脉导管未闭在肺动脉侧,主动脉关闭不全在左心室等。约 8%的患儿无原发性心脏病变,通常由于毒力较强的细菌或真菌感染引起,如金黄色葡萄状球菌、念珠菌等,见于 2 岁以下婴儿及长期应用免疫抑制剂者。

2.病原体

过去以草绿色(即溶血性)链球菌最多见,占半数以上。近年来,葡萄球菌有增多趋势;其次为肠球菌、肺炎双球菌、β溶血性链球菌,还有大肠埃希菌、绿脓杆菌及嗜血杆菌。真菌性心内膜炎的病原体以念珠菌属、曲霉菌属及组织胞浆菌属较多见。人工瓣膜及静脉注射麻醉剂的药瘾者,以金黄色葡萄球菌、绿脓杆菌及念珠菌属感染多见。

3.致病因素

在约1/3的患儿的病史中可追查到致病因素,主要为纠治牙病及扁桃体摘除术。口腔及上呼吸道手术后发生的心内膜炎多为草绿色链球菌感染;脓皮病、甲沟炎、导管检查及心脏手术之后的心内膜炎,常为金黄色或白色葡萄球菌感染;而肠道手术后的心内膜炎,则多为肠球菌或大肠埃希菌感染。

(二)发病机制

1.喷射和文丘里效应

机械和流体力学原理在发病机制中似乎很重要。试验证明,将细菌气溶胶通地文丘里管喷至气流中,可见高压源将感染性液体推向低压槽中,形成具有特征性的菌落分布。在喷出高压源小孔后的低压槽中总是出现最大的沉淀环。这一模型有助于解释发生在不同心瓣膜和室间隔病损分布,亦可解释二尖瓣关闭不全发生感染性心内膜炎时瓣膜心房面邻近部位的特征性改变。当血流从左心室通过关闭不全的二尖瓣膜时,可发生文丘里效应,即血流通过狭窄的瓣膜孔后,压强降低,射流两侧产生涡流,悬浮物沉积两侧,使心房壁受到损害。主动脉瓣关闭不全时赘生物易发生在主动脉小叶心室面或腱索处。小型室内隔缺损,损害常发生右室面缺损处周围或与缺损相对的心室壁,后者为高速血流喷射冲击引起的损伤。其他如三尖瓣关闭不全、动静脉瘘、动脉导管未闭亦可根据文丘里效应预测其心内膜受损的部位。心脏先天性缺损血液分流量小或充血性心力衰竭时,因缺损两侧压力阶差不大,故不易发生心内膜炎,这可能就是为什么单纯性房间隔缺损罕见心内膜炎,而小型室间隔缺损较易发生的原因。

2.血小板-纤维素栓

喷射文丘里效应损伤心脏心内膜面。在此基础上发生血小板-纤维素栓,而形成无菌性赘生物。

3.菌血症和凝集抗体

正常人可发生一过性菌血症,多无临床意义。但当侵入细菌的侵袭力强,如有循环抗体凝集素可有大量细菌黏附于已有的血小板-纤维素血栓上定居、繁殖,即可发病。

4.免疫学因素

感染性心内膜炎的发病与免疫学因素有关。许多感染性心内膜患者血液中 IgG、IgM、巨球蛋白、冷球蛋白升高,类风湿因子阳性。肾脏损害,动脉内膜炎均支持免疫发病机制。有人对该症的淤血、条纹状出血、皮下小结作镜检,发现血管用围有细胞浸润及其他血管炎的表现,认为可能为过敏性血管炎。

二、临床表现及辅助检查

(一)临床表现

1.病史

大多数患者有器质性心脏病,部分患者发病前有龋齿、扁桃体炎、静脉插管或心内手术史。

2.临床症状

可归纳为 3 个方面:①全身感染症状;②心脏症状;③栓塞及血管症状。

（1）一般起病缓慢，开始时仅有不规则发热，患者逐渐感觉疲乏、食欲减退，体重减轻，关节痛及肤色苍白。病情进展较慢，数天或数周后出现栓塞征象，瘀点见于皮肤与黏膜，指甲下偶尔见线状出血，或偶尔在指、趾的腹面皮下组织发生小动脉血栓，可摸到隆起的紫红色小结节，略有触痛，称欧氏小结。病程较长者则见杆状指、趾，故非青紫型先天性心脏病患儿出现杵状指、趾时，应考虑本病。

（2）心脏方面若原有杂音的，其性质可因心瓣膜的赘生物而有所改变，变为较响较粗；原无杂音者此时可出现杂音，杂音特征为乐音性且易多变。约一半患者由于心瓣膜病变、中毒性心肌炎、心肌脓肿等而导致充血性心力衰竭。

（3）其他症状：视栓塞累及的器官而异，一般为脾脏增大、腹痛、便血、血尿等，脾增大有时很显著，但肝的增大则不明显。并发于先天性心脏病时，容易发生肺栓塞，则有胸部剧痛、频咳与咯血，叩诊有实音或浊音，听诊时呼吸音减弱，须与肺炎鉴别。常出现胸腔积液，可呈血色，并在短期内屡次发作上述肺部症状，约 30% 的患者发生脑动脉栓塞，出现头痛、呕吐，甚至偏瘫、失语、抽搐及昏迷等。由脑栓塞引起的脑膜炎，脑脊液细曲培养往往阴性，糖及氯化物也可正常，与结核性或病毒性脑膜炎要仔细鉴别。神经症状的出现一般表示患者垂危。

（4）毒力较强的病原体（如金黄色葡萄球菌感染），起病多急骤，有寒战、高热、盗汗及虚弱等全身症状，以脓毒败血症为主：肝、肾、脾、脑及深部组织可发生脓疡，或并发肺炎、心包炎、脑膜炎、腹膜炎及骨髓炎等，累及心瓣膜时可出现新杂音、心脏扩大及充血性心力衰竭，栓塞现象较多见。病情进展急剧时，可在数天或数周危及生命。如早期抢救，可在数周内恢复健康。心瓣膜损伤严重者，恢复后可遗留慢性心脏瓣膜病。

（二）辅助检查

1.一般血液检查

常见的血常规结果为进行性贫血与白细胞计数增多，中性粒细胞升高。血沉增快，C 反应蛋白阳性。血清球蛋白常增多，甚至清蛋白、球蛋白比例倒置，免疫球蛋白升高，循环免疫复合物及类风湿因子阳性。

2.血培养

血液培养是确诊的关键，对疑诊者不应急于用药，宜于早期重复地做血培养，并保留标本至 2 周之久，从而提高培养的阳性率，并做药敏试验。有人认为，在体温上升前 1～2 小时，10～15 分钟采血 1 次，连续 6 次，2 天内多次血培养的阳性率较分散于数天做血培养为高。血培养阳性率可达 90%，如已用抗生素治疗，宜停用抗生素 3 天后采取血标本做培养。

3.超声心动图

能检出赘生物的额外回波，>2 mm 的赘生物可被检出。应用 M 型超声心动图仪或心脏超声切面实时显像可探查赘生物的大小及有关瓣膜的功能状态，后者显示更佳。超声检查为无害性方法，可重复检查，观察赘生物大小及瓣膜功能的动态变化，了解瓣膜损害程度，对决定是否做换瓣手术有参考价值。诊断依据以上临床表现，实验室检查栓塞现象和血培养阳性者即可确诊。

三、治疗

（一）抗生素

应争取及早应用大剂量抗生素治疗，不可因等待血培养结果而延期治疗，但在治疗之前必先做几次血培养，因培养出的病原菌及其药物敏感试验的结果，对选用抗生素及剂量有指导意义；

抗生素选用杀菌力强,应两种抗生素联合使用,一般疗程为 4～6 周。对不同的病原菌感染应选用不同的抗生素,参考如下。

1.草绿色链球菌

首选青霉素 G(20～30)×10⁴ U/(kg·d),最大量 20×10⁶ U/d,分 4 次静脉滴注,6 小时 1 次,疗程 4～6 周。并加用庆大霉素 4～6 mg/(kg·d),静脉滴注,8 小时 1 次,疗程 2 周。疗效不佳,可于 5 天后加大青霉素用量。对青霉素过敏者,可换用头孢菌素类或万古霉素。

2.金黄色葡萄球菌

对青霉素敏感者选用青霉素 20×10⁶ U/d,加庆大霉素,用法同草绿色链球菌治疗,青霉素疗程 6～8 周。耐药者用新青霉素 B 或新青霉素Ⅲ 200～300 mg/(kg·d),分 4 次静脉滴注,6 小时 1 次,疗程 6～8 周,加用庆大霉素静脉滴注 2 周。或再加利福平口服 15～30 mg/(kg·d),分 2 次,疗程 6 周。治疗不满意或对青霉素过敏者可用头孢菌素类,选用头孢菌素Ⅰ(头孢噻吩)、头孢菌素Ⅴ(头孢唑啉)或头孢菌素Ⅳ(头孢雷定)200 mg/(kg·d),分 4 次,每 6 小时静脉滴注,疗程 6～9 周,或用万古霉素 40～60 mg/(kg·d),每天总量不超过 2 g,1 次/(8～12 小时),分 2～3 次静脉滴注,疗程 6～8 周。表皮葡萄球菌感染治疗同金黄色葡萄球菌。

3.革兰阴性杆菌或大肠埃希菌

用氨苄西林 300 mg/(kg·d)。分 4 次静脉滴注,6 小时 1 次,疗程 4～6 周;或用第 2 代头孢菌素类,选用头孢哌酮或头孢曲松 200 mg/(kg·d),分 4 次静脉滴注,6 小时 1 次;头孢曲松可分 2 次注射,疗程 4～6 周;并加用庆大霉素 2 周,绿脓杆菌感染也可加用羟苄西林 200～400 mg/(kg·d),分 4 次静脉滴注。

4.肠球菌

用青霉素 20×10⁶ U/d,或氨苄西林 300 mg/(kg·d),分 4 次,6 小时 1 次静脉滴注,疗程 6～8 周,并加用庆大霉素。对青霉素过敏者,可换用万古霉素或头孢菌素类。

5.真菌

用两性霉素 B,开始用量 0.1～0.25 mg/(kg·d),以后每天逐渐增加 1 mg/(kg·d),静脉滴注 1 次。可合用 5-氟胞嘧啶 50～150 mg/(kg·d),分 3～4 次服用。

6.病菌不明或术后者

用新青霉素Ⅲ加氨苄西林及庆大霉素;或头孢菌素类头孢曲松或头孢哌酮;或用万古霉素。

(二)其他治疗

其他治疗包括休息、营养丰富的饮食、铁剂等,必要时可输血。并发心力衰竭时,应用洋地黄、利尿剂等。并发于动脉导管未闭的感染性动脉内膜炎病例,经抗生素治疗仍难以控制者,手术矫正畸形后,继续抗生素治疗常可迅速控制并发动脉内膜炎。

在治疗过程中,发热先退,自觉症状好转,瘀斑消退,尿中红细胞消失较慢,约需 1 个月或更久;白细胞计数恢复也较慢,血沉恢复需 1.5 个月左右,终止治疗的依据:体温、脉搏正常,自觉情况良好,体重增加,栓塞现象消失,血常规及血沉恢复正常等,如血培养屡得阴性,则更可靠。停止治疗后,应随访 2 年。以便对复发者及时治疗。

(卢 刚)

第四节　动脉导管未闭

动脉导管是胎儿赖以生存的肺动脉与主动脉之间的生理性血流通道,通常于生后10~20小时呈功能性关闭。多数婴儿在出生后4周左右动脉导管闭合,退化为动脉导管韧带。由于某种原因造成的婴儿动脉导管未能闭合,称之为动脉导管未闭。

一、病理解剖

动脉导管组织结构与动脉不同,中层缺乏弹力纤维,主要为排列紊乱的呈螺旋状的平滑肌细胞组成,内膜增厚并有许多黏液样结构,其收缩时有利于闭合管腔。婴儿出生后,肺血管阻力下降、动脉血氧含量增加,以及缓激肽组织等物质的产生,均促使动脉导管的闭合。上述因素如果发生改变,可影响动脉导管的闭合。

二、病理生理

在胎儿时期血液中前列腺素维持动脉导管的开放。出生时呼吸使氧分压增高,抑制前列腺素合成酶,降低循环中前列腺素水平,引起动脉导管收缩。未闭导管是体-肺循环的异常血流通道,从而产生主动脉向肺动脉的连续性左向右分流,分流量大小取决于导管的直径与主肺动脉间的压力阶差。左向右分流使肺循环血流增加,左心回血量增多,左心容量负荷增加;再加上体循环血流减少,左心室代偿性做功,可导致左心室扩大、肥厚,直至出现左心室衰竭。

长期的分流使肺循环血量增加,肺小动脉反射性痉挛,肺动脉压力增高,右心室排血受阻,后负荷增加,右心室逐渐肥厚。初期肺动脉高压为动力性,如果分流未能及时阻断,随着上述病理生理的改变加重,血管阻力增加,可导致肺小动脉发生硬化阻塞等器质性改变。当肺动脉压等于或超过主动脉压时,可产生双向或右向左分流,成为埃森曼格综合征,临床上出现差异性发绀。

三、临床表现

(一)症状

患者的症状取决于导管的大小、肺血管阻力,以及合并的心内畸形。小的动脉导管未闭,患儿可以无症状。中等大小的动脉导管未闭,分流量随着出生后数月肺血管阻力下降显著增加,患儿常表现为发育迟缓、反复呼吸道感染、乏力。大的动脉导管未闭婴儿可在出生后数周内发生心力衰竭伴呼吸急促、心动过速和喂养困难。早产儿大的动脉导管未闭常伴有呼吸窘迫,并需要插管和呼吸机支持。个别患者可能并发感染性心内膜炎,伴有相应的临床表现。动脉导管未闭引起的肺动脉高压症状表现为劳力性气急,无左心衰表现。肺动脉扩张可压迫左喉返神经导致声音嘶哑,如患者常有咯血,则预后较差。

(二)体征

典型杂音为胸骨左缘第1、2肋间连续性机械样杂音,向左锁骨下传导。心前区心脏冲动增强,脉压增大。导管未闭所致的右向左分流,使患者出现差异性发绀。

四、辅助检查

(一)一般检查

化验检查:血尿常规、肝肾功能、血糖、离子、肝炎病毒、凝血五项、HIV＋TPHA＋RPR、冷凝集试验。

(二)特殊检查

胸部正侧位 X 线片、心电图、心脏超声心动图。诊断不十分明确或可能合并有其他畸形者还需行心导管或冠脉 CT 检查。

1.心电图检查

正常或左心室肥大,肺动脉高压时则左、右心室肥大。

2.X 线检查

心影增大,左心缘向左下延长;主动脉结突出,呈漏斗状;肺动脉圆锥平直或隆出,肺血管影增粗。

3.超声心动图检查

左心房和左心室内径增大,二维切面可显示未闭动脉导管,多普勒超声能发现异常血流信号。

五、治疗

(一)手术适应证与禁忌证

1.适应证

早产儿和婴幼儿反复发生肺炎、呼吸窘迫、心力衰竭或喂养困难者,应及时手术。无明显症状者,多主张学龄前择期手术。

2.禁忌证

艾森曼格综合征是手术禁忌证。

(二)手术方法

手术方法有结扎或钳闭术、切断缝合术、内口缝合术等。目前临床上多采用结扎法。此法可取左后外切口或腋下直切口。以腋下直切口为例,其具体方法:全麻成功后,气管插管,取右侧卧位,左侧上肢悬吊。常规消毒、铺无菌敷布。取左腋中线直切口,长 7 cm 左右,切开皮肤后改用电刀切开皮下、肌肉,经第 3 肋间入胸腔。探查见:肺充血,肺动脉表面可触及震颤,张力增高。用盐水纱布将肺压至前下方,沿降主动脉剪开后纵隔胸膜,锐钝交替游离动脉导管,动脉导管多为管状,用直角钳引过 2 根 10 号线,待血压降至 13.3 kPa(100 mmHg)左右时,10 号线双重结扎动脉导管。结扎后肺动脉表面震颤消失,血压回升。用含庆大霉素 16 万单位的生理盐水冲洗胸腔,缝合后纵隔胸膜,彻底胀肺、止血,经腋后线 7 肋间留置胸腔引流管一枚,肠线捆扎肋骨,丝线缝合肌肉和皮下,可吸收线缝合皮肤。

(三)手术后并发症及处理

(1)出血:应用止血药物,必要时行开胸止血术。

(2)肺不张、肺部感染。

(3)喉返神经损伤。

(4)乳糜胸:禁食水,必要时行开胸探查术。

（5）假性动脉瘤：必要时行开胸手术。

（6）动脉导管再通：再次行开胸手术。

（7）术后高血压：术后应用降压药物。

（单伟强）

第五节　肺动脉瓣狭窄

肺动脉瓣狭窄指单纯性肺动脉瓣狭窄，是一种较常见的心脏畸形，占先天性心脏病的 8%～10%。肺动脉瓣狭窄原因未明，单纯性肺动脉瓣狭窄在同胞中发病率较高。

一、病理解剖

肺动脉瓣为 3 个半月瓣，瓣叶交界处完全分隔，瓣环和右室漏斗部肌肉相连接。肺动脉瓣狭窄大部分可见完整的瓣叶结构及交界，但 3 个交界互相融合成圆顶状隔膜向肺动脉内突起，瓣口位于中央或偏于一侧，严重者瓣口直径仅 1 mm，近乎闭锁。也有二瓣交界融合畸形或单瓣化，即瓣膜为中央穿孔的隔膜而肺动脉干扩张。

少数有肺动脉瓣及瓣环发育不良，瓣环小，瓣叶僵硬，发育不全、不相融合的瓣叶明显增厚，使右室流出道阻塞，有时右室流出道包括瓣膜上、下均有狭窄，肺动脉干可无明显扩张。重症单纯肺动脉瓣狭窄可伴有漏斗部继发性肥厚，单纯漏斗部狭窄可位于漏斗部入口或出口，狭窄由纤维肌性所致，漏斗部管状狭窄由漏斗部四周肌肉肥厚形成。

肺动脉瓣以上各分支亦可发生不同程度狭窄。由于右室流出道射血受阻，引起右室向心性肥厚，重症病例右室腔容量减少，心内膜下心肌可有缺血性改变，三尖瓣可增厚、闭合浅，三尖瓣关闭不全。

肺动脉瓣的形态学分为 6 种不同的解剖亚型。这些亚型包括穹顶型、三叶瓣、二叶瓣、单一瓣融合、瓣发育不良和瓣环发育不良。不论何种亚型，瓣叶通常增厚，且在多数亚型，瓣交界融合。瓣发育不良型，占单纯性肺动脉瓣狭窄的 10%～20%。瓣发育不良的瓣膜常不融合，瓣环亦发育不良，且瓣上肺动脉和瓣下漏斗部亦狭窄。

多数病例肺动脉瓣狭窄后肺动脉干扩张。扩张程度与狭窄程度无关。狭窄后扩张在中度狭窄的较年长病例明显。右室肥厚主要是由于右室压力负荷增加所致。

二、病理生理

新生儿重症肺动脉瓣狭窄肺动脉瓣多呈三叶，交界融合，开口极小。在胎儿发育期，由于较少血液流经右心室，右心室发育受限。50%重度肺动脉狭窄新生儿伴三尖瓣和右室发育不良，且右室通常严重肥厚。重度肺动脉狭窄伴冠状动脉瘘较少见，小部分病例存在右室依赖型冠状循环。重度肺动脉狭窄新生儿肺动脉血流完全依赖于动脉导管。动脉导管的关闭导致肺血流下降、进行性发绀、酸中毒、心力衰竭，导致出生后早期死亡。

婴儿及儿童肺动脉瓣狭窄的病理生理与右室流出道狭窄程度直接相关。主要是由于梗阻的进行性加重而得不到纠正引发的继发性形态学改变。狭窄进展并不发生于所有病例，其根本机制未明,可能由于体格生长发育引起的心排血量需求增加而肺动脉瓣膜开口面积狭小、不变。不断增高的右室压力负荷引起肌束肥厚,增加心肌氧耗量,同时由于心排血量的降低氧传递受限,导致心内膜下缺血和心肌梗死。随之发生右室顺应性降低和右房压力增高。心房水平交通时可发生右向左分流,出现发绀。

三、临床表现

轻度狭窄可无症状表现。中度狭窄在2~3岁内无症状,但年长后活动时易感疲惫及气促。呼吸困难和心动过速是重度肺动脉狭窄的典型临床表现,呼吸窘迫、发绀和代谢情况不断恶化。听诊胸骨左上缘闻及较响收缩期杂音,但在重症病例由于房内分流减少和心排血量降低,杂音较为轻柔。三尖瓣反流常见,在胸骨左下缘可闻全收缩期杂音,而在胸骨左上缘闻动脉导管杂音。在心前区叩诊可及右房位置心界扩大。

中度狭窄病例以活动费力为明显症状。早期症状为乏力和活动后气急。晚期右室梗阻和较大房间隔缺损可显发绀。其他严重肺动脉狭窄不常见的症状有胸痛、昏厥和室性心律失常。轻度或中度肺动脉狭窄的听诊可闻及正常第一心音后的特征性的喷射性咯喇音。第二心音常分裂,分裂程度与狭窄程度相关。广泛、固定的第二音分裂是伴有房间隔缺损的标志。在严重肺动脉狭窄见颈静脉怒张。此类病例常有肝脏肿大和搏动。心前区可及抬举感,胸骨左缘第2肋间或胸骨上窝伴震颤。

四、辅助检查

(一)一般检查

化验检查:血尿常规、肝肾功能、血糖、离子、肝炎病毒、凝血五项、HIV＋TPHA＋RPR、冷凝集试验。

(二)特殊检查

胸部正侧位X线片、心电图、心脏超声心动图。诊断不十分明确或可能合并其他畸形者还需行心导管或冠脉CT检查。

1.X线检查

双肺野清晰,肺血管纹理减少,右心室、右心房增大,心尖圆钝,肺动脉圆锥隆突。右室漏斗部狭窄时肺动脉段隆突不明显。

2.心电图检查

心电轴右偏,右心室肥大劳损,T波倒置和P波高尖等表现。

3.超声心动图检查

肺动脉瓣狭窄显示肺动脉主干增宽、瓣叶增厚、回声增强、开放受限和右室壁增厚,漏斗部狭窄则表现为右室流出狭小,肌小梁和肌柱增粗,第三心室形成。多普勒超声能显示狭窄部位的高速血流信号。

五、治疗

(一)手术适应证

轻度狭窄不需手术。中度以上狭窄,有明显临床症状,心电图显示右心室肥大,右心室与肺动脉间压力阶差＞6.7 kPa(50 mmHg),应择期手术。重度狭窄出现晕厥或已有继发性右心室流出道狭窄者需尽早手术。

(二)手术步骤

全麻成功后取仰卧位,行动脉和颈静脉穿刺,取胸骨正中切口,常规皮肤消毒,铺无菌巾,切开皮肤,同时经静脉给予肝素抗凝,电刀切开皮下、肌层,电锯纵劈胸骨,开张器撑开胸骨,游离胸腺,倒 T 字形切开心包,并将心包悬吊于两侧胸壁,先行心外探查,查看心脏改变及畸形情况。开始建立体外循环。在升主动脉缝合烟包,行主动脉插管,游离上、下腔静脉后壁,上阻断带。在上腔静脉入口处缝合烟包,行上腔静脉插管,在下腔静脉入右心房上方缝合烟包,行下腔静脉插管,在右肺上静脉入左房处行烟包缝合,行左心房插管,在升主动脉根部行烟包缝合,行心脏停搏液灌注管插入。体外循环开始转流并降温,体温 32 ℃时阻断上、下腔静脉,30 ℃时阻断升主动脉,经升主动脉根部灌注心脏停搏液,心脏停搏后,根据狭窄部位不同,选择不同的术式。瓣膜狭窄者通常切开肺动脉,施行瓣膜交界切开术。漏斗部狭窄者则切开右室流出道前壁,切除纤维环或肥厚的壁束和隔束,疏通右室流出道。若右室流出道疏通不满意,可用自体心包或涤纶织片加宽流出道。肺动脉主干或瓣环狭窄者需切开狭窄的主干或瓣环,跨越瓣环行右室流出道至肺动脉的补片加宽术。(也可在体外循环心脏搏动下施行心内直视手术。)然后,开放升主动脉,缝合右房切口,心脏自动复跳或电击除颤复跳,开放上、下腔静脉,复温。各项指标许可后,停止体外循环,经静脉给鱼精蛋白中和肝素。依次拔出左心房引流管、上腔静脉插管、下腔静脉插管、升主动脉插管及灌注管,各创面彻底止血后(部分病例需在右室前壁缝合临时心外膜起搏导线),钢丝缝合胸骨,心包腔内与胸骨后各置引流管一枚,依次缝合肌层、皮下、皮肤。

(三)术后处理

同房间隔缺损。

（单伟强）

第六节　房间隔缺损

房间隔缺损(ASD)是患儿在胚胎期由于原始心房分割过程中间隔发育障碍或吸收过多,导致间隔缺损,引起左右心房间的分流的畸形。房间隔缺损为常见的先天性心脏疾病,可分为原发孔缺损和继发孔缺损两类,以后者居多,占先天性心脏病的 10% 左右。房间隔缺损可单独存在,也可合并其他畸形。

一、病理解剖

房间隔缺损根据发生部位分为原发孔房间隔缺损和继发孔房间隔缺损。

(一)原发孔型房间隔缺损

由于原发房间隔过早停止生长,不与心内膜垫融合而遗留的孔隙即成为原发孔缺损(或第一孔缺损)。

(二)继发孔型房间隔缺损

胚胎发育中原始房间隔吸收过多或继发性房间隔发育障碍,导致左右房间隔存在通道。继发孔型房间隔缺损可分为 4 型。

168

（1）中央型：临床上最常见（占 76％左右），呈椭圆形。

（2）静脉窦型：缺口位于上腔静脉入口处为上腔型，常伴有肺静脉异位引流。缺口位置低、下缘阙如位于下腔静脉入口处为下腔型。

（3）冠状静脉窦型：房间隔本身完整，只有冠状静脉窦与左房之间无间隔，左房血可经冠状静脉窦与右房相通。

（4）混合型：缺损巨大，兼有上腔型和下腔型的特点，临床上少见。

二、病理生理

心房水平分流的方向和程度取决于房间隔缺损的大小和左右心房间的压力差。一般情况下，左心房的压力高于右心房，导致左向右分流。大量的左向右分流导致肺血管床的病理改变，肺血管阻力升高，引起肺动脉高压，严重者可能引起三尖瓣反流甚至肺动脉瓣反流。房间隔缺损导致的埃森曼格综合征临床上非常罕见。

三、临床表现

（一）症状

单纯房间隔缺损的临床症状不典型，大多数患者因为查体时发现心脏杂音而就诊。部分患者有活动后心悸、气短，多数在成人期发生。极少数患者在婴幼儿期会出现呼吸急促、多汗、活动受限，充血性心力衰竭罕见。部分患者由于并发的房性心律失常而就诊，多为室上性期前收缩或心房扑动、心房颤动。发绀罕见。

（二）体征

可出现心前区隆起。典型杂音为胸骨左缘第 2、3 肋间Ⅱ～Ⅲ级柔和的收缩期杂音，以及第二心音固定分裂。肺动脉压力增高者可有肺动脉瓣区第二心音亢进，缺损较大的患者可有相对性三尖瓣狭窄所致的舒张期隆隆样杂音。

四、辅助检查

（一）一般检查

化验检查：血尿常规、肝肾功能、血糖、离子、肝炎病毒、凝血五项、HIV＋TPHA＋RPR、冷凝集试验。

（二）特殊检查

胸部正侧位 X 线片、心电图、心脏超声心动图。诊断不十分明确或可能合并有其他畸形者还需行心导管或冠脉 CT 检查。

1.胸部正侧位 X 线片检查

主要表现为心脏扩大，尤以右心房和右心室最明显；肺动脉段突出，肺门阴影增深，肺野充血，晚期可有钙化形成；主动脉弓缩小。

2.心电图检查

典型的房间隔缺损常显示 P 波增高，电轴右偏。大部分病例可有不完全性或完全性右束支传导阻滞和右心室肥大，伴有肺动脉高压者可有右心室劳损。

3.心脏超声心动图检查

继发孔缺损可明确显示缺损位置、大小、心房水平分流的血流信号,右心房、右心室扩大。

五、治疗

(一)手术适应证和禁忌证

1.适应证

具有气急、心悸症状或曾发生心力衰竭者;虽无症状,但有右心扩大和肺充血现象者。手术不应该受到年龄限制,最好争取早日手术,对老年病例发生症状者,亦应考虑手术治疗,但45岁以上者死亡率高。心力衰竭和肺动脉高压是病情相当严重的表现,施行手术的危险性较高,但并非手术的绝对禁忌证。

2.禁忌证

艾森曼格综合征是手术禁忌证。

(二)手术步骤

全麻成功后取仰卧位,行动脉和颈静脉穿刺,取胸骨正中切口,常规皮肤消毒,铺无菌巾,切开皮肤,同时经静脉给予肝素抗凝,电刀切开皮下、肌层,电锯纵劈胸骨,开张器撑开胸骨,游离胸腺,倒 T 字形切开心包,并将心包悬吊于两侧胸壁,先行心外探查,查看心脏改变及畸形情况。开始建立体外循环。在升主动脉缝合烟包,行主动脉插管,游离上、下腔静脉后壁,上阻断带。在上腔静脉入口处缝合烟包,行上腔静脉插管,在下腔静脉入右心房上方缝合烟包,行下腔静脉插管,在右肺上静脉入左房处行烟包缝合,行左心房插管,在升主动脉根部行烟包缝合,行心脏停搏液灌注管插入。体外循环开始转流并降温,体温 32 ℃时阻断上、下腔静脉,30 ℃时阻断升主动脉,经升主动脉根部灌注心脏停搏液,心脏停搏后,切开右心房,探查房间隔缺损位置、大小及有无其他畸形。根据不同房间隔缺损位置、大小可直接缝合或使用自体心包片或涤纶补片修补缺损(也可在体外循环并行下,在心脏搏动下,切开右房,直接缝合房间隔缺损)。然后,开放升主动脉,缝合右房切口,心脏自动复跳或电击除颤复跳,开放上、下腔静脉,复温。各项指标许可后,停止体外循环,经静脉给鱼精蛋白中和肝素。依次拔出左心房引流管、上腔静脉插管、下腔静脉插管、升主动脉插管及灌注管,各创面彻底止血后(部分病例需在右室前壁缝合临时心外膜起搏导线),钢丝缝合胸骨,心包腔内与胸骨后各置引流管一枚,依次缝合肌层、皮下、皮肤。

(三)手术后处理

1.术后早期处理

补充血容量,增强心肌收缩力,纠正心律失常,平衡水和电解质,维持正常体温,呼吸管理,应用抗生素、洋地黄、利尿剂、激素等,饮食管理。

2.手术后常见并发症及防治

(1)术后出血:术后初期渗血量较多,第 1 小时可达 300 mL,以后则见减少。如在 3～4 小时后每小时排出血量,10 岁以下的小儿仍为 50 mL,成人在 100 mL 以上则可能有胸内出血。在处理上,必须鉴别出血的原因是凝血异常还是止血不彻底。如果化验结果基本正常,失血原因系由于止血不彻底,经短期非手术疗法而无停止趋向,应果断地及早剖胸止血。

(2)出血性心脏压塞:①出血性急性心脏压塞,如系心包引流管血块堵塞,引流不畅所引起,可拔出引流管,在床边拆除部分切口下端缝线,用血管钳和示指插入心包腔,张开心包切口。如疑似心脏切口失血或活动性出血,须及早施行心包切开探查术,清除血块积血,并进行止血。②出血性延期心脏压塞,可先行剑突下心包穿刺术。

(3)胃肠道出血:内科治疗除输新鲜血液补充失血量和纠正贫血外,同时应用胃酸抑制剂等。预防此并发症的发生至关重要。

(4)低心排血量综合征:治疗低心排血量综合征的主要措施是提高左心室充盈压,即增加前负荷;改进心收缩力;舒张血管,降低血管阻力,即减轻后负荷。

(5)感染:①胸骨哆开和纵隔炎,胸骨哆开的诊断一旦确立,应当即行手术。②感染性心内膜炎,明确诊断后,首先采用药物疗法,需根据血培养出的菌株和药敏试验选择适当的抗微生物药物,而且要选用能穿透赘生物的灭菌药物。

(6)心律失常处理原则:如在手术前或手术时发生较严重的心律失常,应采取积极措施,按心律失常的类型、出现时间、诱发或伴发心律失常的心脏异常和病因,给予不同的治疗方法,必须注意在抗心律失常的同时,消除或改善导致心律失常的原因,如心力衰竭、缺氧等。

(7)心力衰竭治疗原则:为防止和治疗能诱发或加重心力衰竭的各种原因;减轻心脏的做功;提高心肌的收缩效能。

(8)胸腔、肺部并发症:①一般并发症,如气胸、胸膜腔积液(术后早期积血、较晚出现的血浆性渗出液、乳糜胸)、肺不张、肺炎。②急性呼吸衰竭,其处理主要是施行机械换气,维持氧需,并去除肺间隙液,使萎陷的肺泡重新开放。

(9)肾衰竭:①心脏手术后如出现少尿,可静脉注射呋塞米 $20\sim40$ mg,隔 $15\sim30$ 分钟后,如无正性反应,再注射加倍的剂量;②限制水的摄入量;③防止高血钾;④氮分解代谢的处理;⑤调整药物剂量等。

(10)脑损害:脑组织一旦发生严重的损害,治疗结果很有限。术后并发脑损害的患者,如心血管和呼吸状况不稳定,应优先积极处理。待平稳后,再根据损害的性质和程度,以及伴有的神经体征,斟酌采用相应的措施。

(11)气栓:冠状动脉气栓与脑气栓。

(12)心包切开综合征:治疗方法是休息和服用水杨酸等药物,可先服用阿司匹林 0.1 g,每天 3 次。

(单伟强)

第七节 室间隔缺损

先天性心室间隔缺损(VSD)是指由于胎儿期心脏发育异常而导致室间隔组织部分缺损引起左、右心室间交通的一种先天性心脏病。可单独存在也常作为复杂先天性心脏病的组成部分,本节仅对单纯性室间隔缺损进行阐述。室间隔缺损是最常见的先天性心脏病之一,其发病率为 $0.15\%\sim0.20\%$,占先天性心脏病的 40% 左右。

一、病理解剖

在胚胎第 1 个月末,单腔的管型心脏即有房、室之分。第 2 个月初,原始心腔开始分隔,在心房间隔形成的同时,各部位室间隔亦逐渐融合形成完整的心室间隔。单纯心室间隔缺损的形成,主要是由于各部位室间隔包括圆锥间隔、主动脉干间隔、膜部间隔、窦部间隔、小梁部间隔之间融合不良或发育不全而造成的。因此,室间隔缺损的部位、大小、数目变异较大,与之比邻的重要结构,如传导束、三尖瓣、主动脉瓣等的关系也不尽相同,明确这些解剖要点对手术治疗本病非常重要。室间隔缺损分类方法有多种,从外科手术治疗角度,常分为膜周部缺损、漏斗部缺损和肌部缺损3种类型,每种类型又有若干亚型。

(一)膜周部室间隔缺损

该类型为最常见的室间隔缺损类型,约80%室间隔缺损属此类型。特点是缺损的后上缘为三尖瓣环,其余边缘为肌性组织或残留的膜部间隔组织。其亚型有以下3种。

1.单纯膜部缺损

该型指局限于膜部室间隔的缺损,缺损边缘均为纤维组织,有时局部附着的腱索融合成片而形成膜部瘤。

2.嵴下型缺损

缺损位于室上嵴下方,其后下缘常有部分残留的膜样间隔组织,上缘距主动脉瓣右冠窦较近。

3.隔瓣后缺损

缺损位于三尖瓣隔瓣后方,其前缘常有部分残留的膜样间隔组织,距主动脉瓣稍远而紧邻希氏束。

(二)漏斗部缺损

1.干下型缺损

缺损上缘直接与肺动脉瓣及主动脉右冠窦相邻,而无肌性组织。经缺损可见主动脉瓣叶,主动脉瓣叶可能脱垂入缺损形成主动脉瓣关闭不全。分流的血液可直接进入肺动脉。

2.嵴内型

缺损位于室上嵴结构之内,四周均为肌性组织。分流的血液直接进入右室流出道。

(三)肌部缺损

缺损位于肌部室间隔的小梁部,其发生率低,但有多发的特点。在不同的报告中,多发室间隔缺损的发生率差别很大。

由于室间隔缺损与邻近重要组织结构的关系因缺损类型而异,熟悉室间隔缺损类型及其周围的解剖关系对安全修补缺损意义重大。

房室结位于冠状窦和膜部室间隔心房部之间的中点处。希氏束由此向膜部间隔走行,而后经三尖瓣环的后方,于膜部间隔和肌部间隔之间进入心室。希氏束隐行于膜周部缺损后下缘的左室面心内膜下,此处切忌进针过深和过于靠近缺损边缘缝合,而膜部间隔和室间隔缺损边缘的纤维环中无传导组织,可放心缝合。

干下型室间隔缺损,距传导组织较远但上缘紧邻主动脉右冠窦和无冠窦交界,以及肺动脉瓣。明确此种关系,有助于避免损伤主动脉瓣而造成关闭不全。

二、病理生理

室间隔缺损引起的血流动力学异常主要是由于缺损处心室水平左向右分流,分流一方面直接增加左、右心室的容量负荷,导致心脏增大,同时由于肺循环血量增加,引起肺动脉高压,久之发生肺血管病变。

正常情况下,左心室收缩压可达 16.0 kPa(120 mmHg)而右心室收缩压仅为 4.0 kPa (30 mmHg),分流量的多少取决于缺损的大小和左右心室的压差。大的室间隔缺损其直径大于主动脉根部半径或等于主动脉根部直径,造成大量左向右分流;中等室间隔缺损其直径为主动脉根部直径的 1/4~1/2,产生中至大量左向右分流;小的室间隔缺损直径小于主动脉根部直径的 1/4,左向右分流量小。左、右心室容量负荷增加的多少,与自左向右分流的大小成正比,中等以上分流患者除右心房外,其余三个心腔的容量负荷均增加,引起该三个心腔的扩大与腔壁增厚,特别是左、右心室。分流量大者,使右心室、肺循环和左心房压力升高,肺静脉血回流受阻,导致肺间质液体有不同程度增加,患儿易反复发生呼吸道感染。另一方面,由于肺间质水肿和肺血管周围水肿,肺顺应性降低,一般认为左心房平均压超过 2.0 kPa(15 mmHg)即可引起肺顺应性降低,呼吸做功增加,加上心脏做功消耗,小儿喂养困难,生长发育延迟。

肺循环血流量的增加可引起肺小血管痉挛性收缩,使肺循环阻力增大,共同引起肺动脉高压。久之,肺小血管继发内膜和中层增生、管腔部分阻塞、间质纤维化等改变,使肺循环阻力进一步增加,终致右室压力超过左心室而产生右向左分流,即所谓 Eisenmenger 综合征,临床表现为静息发绀、右心衰竭。

三、临床表现

(一)症状

小的缺损分流量少,一般无明显症状;中等大小的缺损,婴儿期常易反复发作呼吸道感染,伴有多汗、心动过速、活动后心悸气促等症状;大型缺损者,小儿喂养困难,生长发育延迟,肺部感染和充血性心力衰竭尤为显著,二者互为因果,病情发展快;当肺动脉阻力增高,分流量减小后,肺部感染和充血性心力衰竭的发生次数减少,而呼吸困难、心悸则明显,可有咯血症状;大龄患儿合并严重肺动脉高压,则可出现活动严重受限、发绀等症状。

(二)体征

小的室间隔缺损在胸骨左缘第 3~4 肋间可闻及收缩期杂音,部分可伴震颤;中至大量分流的室间隔缺损患儿多瘦小、呼吸急促,颈外静脉充盈、心前区隆起、心界扩大、心前区弥散性搏动,震颤明显,除可在胸骨左缘 3、4、5 肋间闻及收缩期杂音外,还可在心尖部闻及舒张期杂音(此为二尖瓣口血流量增加所引起),肺动脉瓣区第二音亢进;合并严重肺高压患者,心脏杂音轻微甚或消失,但肺动脉瓣区第二音明显亢进,伴发绀。

四、辅助检查

(一)一般检查

化验检查:血尿常规、肝肾功能、血糖、离子、肝炎病毒、凝血五项、HIV+TPHA+RPR、冷凝集试验。

(二)特殊检查

胸部正侧位 X 线片、心电图、心脏超声心动图。诊断不十分明确或可能合并有其他畸形者还需行心导管或冠脉 CT 检查。

1.胸部正侧位 X 线片检查

主要表现为心脏扩大,左心缘向左下延长,肺动脉段突出,肺门阴影增深,肺野充血;主动脉弓缩小。梗阻性肺动脉高压时,肺门血管阴影明显增粗,肺外周纹理减少,甚至肺血管影呈残根征。

2.心电图检查

缺损小者显示正常心电图或有电轴左偏。缺损大者显示左室高电压、左心室肥大。肺动脉高压者表现为双心室肥大、右心室肥大或伴劳损。

3.超声心动图检查

左心房、左心室内径扩大或双室扩大,二维超声可显示室间隔缺损部位及大小。多普勒超声能判断血液分流方向和分流量,并可了解肺动脉压力。

五、治疗

(一)手术适应证

缺损和分流量大,婴幼儿期即有喂养困难、反复肺部感染、充血性心力衰竭或肺动脉高压者,应尽早手术。缺损较小,已有房室扩大者需在学龄前手术。肺动脉瓣下缺损易并发主动脉瓣叶脱垂所致主动脉关闭不全,应及时手术。

(二)手术禁忌证

艾森门格综合征是手术禁忌证。

(三)手术步骤

全麻成功后取仰卧位,行动脉和颈静脉穿刺,取胸骨正中切口,常规皮肤消毒,铺无菌巾,切开皮肤,同时经静脉给予肝素抗凝,电刀切开皮下、肌层,电锯纵劈胸骨,开张器撑开胸骨,游离胸腺,倒T字形切开心包,并将心包悬吊于两侧胸壁,先行心外探查,查看心脏改变及畸形情况。开始建立体外循环。在升主动脉缝合烟包,行主动脉插管,游离上、下腔静脉后壁,上阻断带。在上腔静脉入口处缝合烟包,行上腔静脉插管,在下腔静脉入右心房上方缝合烟包,行下腔静脉插管,在右肺上静脉入左房处行烟包缝合,行左心房插管,在升主动脉根部行烟包缝合,行心脏停搏液灌注管插入。体外循环开始转流并降温,体温32℃时阻断上、下腔静脉,30℃时阻断升主动脉,经升主动脉根部灌注心脏停搏液,心脏停搏后,根据室间隔缺损的部位,选择肺动脉切口、右心房切口或右心室切口显露缺损,多发性肌部缺损有时需使用平行于室间沟的左心室切口才能显露。缺损小者可直接缝合,缺损≥1 cm或位于肺动脉瓣下者,需用自体心包片或涤纶织片补片修补。手术时应避免损伤主动脉瓣和房室传导束。然后,开放升主动脉,缝合右房切口,心脏自动复跳或电击除颤复跳,开放上、下腔静脉,复温。各项指标许可后,停止体外循环,经静脉给鱼精蛋白中和肝素。依次拔出左心房引流管、上腔静脉插管、下腔静脉插管、升主动脉插管及灌注管,各创面彻底止血后(部分病例需在右室前壁缝合临时心外膜起搏导线),钢丝缝合胸骨,心包腔内与胸骨后各置引流管一枚,依次缝合肌层、皮下、皮肤。

(四)术后处理

同房间隔缺损。

(单伟强)

第六章

小儿消化系统常见病

第一节　先天性食管闭锁及气管食管瘘

先天性食管闭锁及气管食管瘘是一种严重的发育畸形,发病率为 1∶(3 000～4 500)。多见于早产婴和未成熟儿,常伴有其他系统畸形。男女之比为(1.25～1.7)∶1。

一、病因及发病机制

发病机制目前仍不清楚。尽管有很多理论解释病因,但是没有统一的理论。目前研究认为食管起源于前肠,前肠的异常发育是导致食管闭锁及气管食管瘘的根本原因。

病理分型有重要的临床意义。通常国际上根据食管闭锁位置的高低及是否伴有与气管相通的瘘管将其分为五型。

Ⅰ型:约占 6%,食管上、下段均闭锁,无气管食管瘘,两盲端距离较远。

Ⅱ型:占 0.5%～1%,食管上段有瘘管与气管相通,食管下段盲端。

Ⅲ型:占 85%～90%,最常见。此型食管上段盲端,食管下段与气管之间有瘘管相通。两盲端距离>2 cm 者为Ⅲa 型,距离<2 cm 的为Ⅲb 型。

Ⅳ型:约占 1%,食管上下段均有瘘管与气管相通。

Ⅴ型:约占 6%,食管无闭锁,但有气管食管瘘。因瘘管呈前高后低位,故又称"H"或"N"型。瘘管通常在颈部食管与气管之间。

二、诊断

(一)症状

(1)母亲常有羊水过多史。常合并早产和低出生体重。

(2)新生儿出生后有唾液过多,表现为泡沫样物从口腔、鼻腔溢出。

(3)典型症状为患儿第一次进食后出现呛咳、呼吸困难及发绀症状,抽出口腔及呼吸道分泌物后症状缓解,再次进食时反复出现。

(4)Ⅴ型患儿可表现为进食后反复出现呛奶、呛咳症状。

(5)新生儿肺炎症状,发热、呼吸困难、鼻翼扇动。

(6)伴发畸形:50%以上伴发其他畸形。大多为多发畸形。如 VACTERL 综合征即脊柱

（V）、肛门（A）、心脏（C）、气管（T）、食管（E）、肾脏（R）和四肢（L）畸形。25％的畸形是危及生命或需要急诊处理的，如肛门闭锁、肠旋转不良、肠闭锁等，使治疗更加复杂。

（二）体征

（1）合并有肺炎患儿可有鼻翼扇动、口周和面色发绀，双肺可闻及啰音。

（2）胃管不能进入胃腔，用8～10号硅胶或橡胶胃管经口或鼻孔插入食管于10 cm左右处受阻，再下行困难，或屡次从口腔返出。

（3）Ⅰ、Ⅱ型下段食管无气管瘘，胃肠道无气，腹部呈平坦或舟状腹样。Ⅲ、Ⅳ型患儿，腹部可有膨胀，叩诊为鼓音。

（4）注意检查其他系统合并畸形，如先心病、脊柱、肛门闭锁等。

（三）实验室及辅助检查

（1）产前B超检查：发现羊水增多和小胃泡或胃泡消失是发现食管闭锁的重要依据，但阳性诊断价值不高，发现上颈部盲袋征更可靠。

（2）血常规检查，合并肺炎者白细胞总数及CRP可升高。

（3）胸部X线平片：疑似者可插入胃管并行胸腹联合立位片，如胃管在胸腔有折返即可诊断。可于1～3胸椎处见到下行受阻的弯曲胃管影，该部约为上段食管盲端的位置。同时腹腔有肠气者可诊为Ⅲ型，无肠气者可疑为Ⅰ型。

（4）食管造影：可用少量（1～2 mL）泛影葡胺或碘油行食管造影明确诊断，可根据食管、气管显影的情况判断分型。

（5）三维螺旋CT＋重建：Ⅲ、Ⅳ型患儿术前可行此检查了解两盲端距离，检查前应使患儿呈立位或按压腹部使下段食管盲端充气。

（6）纤维支气管镜检查：可以了解气管食管瘘的位置并发现少见的Ⅱ、Ⅳ型食管闭锁。

（四）鉴别诊断

Ⅴ型患儿：注意与胃食管反流病引起的呛咳鉴别。

三、治疗

手术是唯一的治疗方法，术前需行充分术前准备，可视患儿一般情况于入院后12～24小时施行手术治疗，并力争一期食管吻合。

（一）术前准备

（1）禁食。

（2）口腔、食管上段持续吸引，减少口腔、食管上段分泌物。

（3）吸氧：有呼吸困难者可给予持续吸氧，必要时给予气管插管呼吸支持。

（4）盐酸氨溴索（沐舒坦）（7.5 mg＋2 mL DDW，每4～6小时一次）超声雾化吸入，雾化后吸痰，减少呼吸道分泌物。

（5）抗感染治疗。

（6）补液：补充生理需要量（去钾糖维，40～70 mL/kg，生后1～3天）。

（7）保温：预防新生儿硬肿。

（8）术前还应争取尽早明确重要的合并畸形（如消化道其他部位梗阻、心血管系统畸形）。对重大畸形的矫治应予食管闭锁手术同时考虑和妥善安排。

(二)手术治疗

于患儿一般情况稳定后施行。

(1)食管两盲端距离<2 cm者,可行经胸膜外(或经胸)食管端端吻合术。

(2)食管两盲端距离>2 cm者,环形肌切开(Livaditis法)食管上段使其拉长,再行Ⅰ期食管端端吻合术。

(3)如两盲端距离过长,则行瘘管结扎及胃造瘘,行延期食管吻合术。

(4)经胸腔手术者,术后留置胸腔闭式引流管。

(5)合并右位心的应考虑从左侧入路进胸。

(三)术后治疗及护理

(1)心电监测、持续吸氧。

(2)禁食,胃管自然引流。

(3)盐酸氨溴索(7.5 mg+2 mL DDW,每4~6小时一次)超声雾化吸入,雾化后吸痰,减少呼吸道分泌物。

(4)术后24小时复查胸部X线片(床旁)、血气分析。

(5)静脉营养支持。

(6)抗感染治疗。

(7)吻合口张力高者,术后必要时给予镇静,减少哭闹和呛咳。

(8)注意观察有无吻合口漏发生。

(9)术后7天行泛影葡胺食管造影,如无吻合口漏,则可开始经口喂养;如有吻合口漏,持续胸腔负压引流,继续抗感染和全身支持治疗,绝大多数可自行愈合。

(四)预后

手术治疗效果与食管闭锁的类型、出生体重(是否<1.5 kg)、伴发畸形(是否有严重先天性心脏病等)和肺炎的严重程度等因素有关。体重2 500 g,无严重合并畸形者,手术成活率90%。娴熟的手术技术和良好的围术期管理是提高术后存活率的重要条件。

(单伟强)

第二节　食管裂孔疝

由于先天性原因导致膈肌食管裂孔、膈下食管段、胃之间结构发生异常,出现膈下食管、贲门、胃底随腹压上升而进入纵隔以及胃内容物向食管反流称为食管裂孔疝。

一、病因及发病机制

食管裂孔疝根据病理分为以下3种类型。

(一)食管裂孔滑疝

食管裂孔滑疝是指由于膈肌韧带、膈肌角、胃悬韧带发育不良和松弛,使食管裂孔增大,当卧位或腹压升高时,食管腹腔段、贲门及部分胃底进入胸腔。立位或腹腔内压降低时则回到腹腔,故称为滑疝,常合并胃食管反流。占新生儿食管裂孔疝的70%。

（二）食管裂孔旁疝

食管裂孔旁疝是胚胎早期发育过程中食管两侧隐窝持续存在,食管裂孔后方膈肌出现缺损,胃底、胃大弯及部分胃体疝入胸腔,而贲门位置仍在膈下。仅占 3.5%。

（三）混合型

食管裂孔扩大明显,膈食管韧带松弛,贲门、胃底可在食管裂孔上下滑动,胃底疝入胸腔并可扭转,同时横结肠、大网膜或小肠同时疝入。临床常表现为巨大疝。

二、诊断

（一）症状

(1)反复呕吐,当有反流性食管炎时,可有呕血和便血,严重者可出现吞咽困难。

(2)营养不良、生长发育迟缓。

(3)反复呼吸道感染、窒息。

(4)食管裂孔旁疝胃底进入胸腔,胃排气不畅,发生潴留性胃炎、溃疡、出血,胃底可发生扭转甚至嵌顿,出现梗阻症状。

（二）体征

消瘦、营养不良貌,无特异性体征。

（三）实验室及辅助检查

1.血常规检查

严重者可有贫血。

2.胸部 X 线片

胃泡位于胸腔内。

3.上消化道造影

钡餐检查透视下可见胃疝入胸腔。

4.B 超检查

食管裂孔部可见胃黏膜位于胸腔内,提示胃底或胃体疝入胸腔。

5.食管测压和 24 小时 pH 监测

观察胃食管反流、LES 和食管蠕动功能。

三、治疗

（一）保守治疗

随着新生儿的生长发育、饮食结构调整及体位改变,症状可消失,故新生儿期应首先采取保守治疗。

(1)饮食:少量多餐,黏稠食物(糕干奶)。

(2)体位:睡眠时头高脚低位。

(3)纠正营养不良及贫血症状:静脉营养支持。

(4)适当使用 H_2 受体拮抗剂或质子泵抑制剂。

（二）手术治疗

1.适应证

(1)保守治疗 3 个月无效者。

（2）严重喂养困难,体重持续下降,影响生长发育。

（3）反复便血或呕血至严重贫血者。

（4）食管裂孔旁疝和混合疝由于有胃出血、穿孔、梗阻、扭转危险应及时手术。

2.手术方法

经胸、经腹或经腹腔镜胃底折叠术。

四、并发症及处理

可有复发或胃食管反流症状。

五、预后

保守治疗有 50％以上可治愈,手术有 90％～95％可获得满意效果。

（单伟强）

第三节　胃食管反流病

胃食管反流病(GER)是指胃内容物反流入食管,分生理性和病理性两种。生理情况下,由于小婴儿食管下端括约肌(LES)发育不成熟或神经肌肉协调功能差,可出现反流,往往出现于日间餐时或餐后,又称"溢乳"。病理性反流是由于 LES 的功能障碍和/或与其功能有关的组织结构异常,以致 LES 压力低下而出现的反流,常发生于睡眠、仰卧及空腹时,引起一系列临床症状和并发症,即胃食管反流病(GERD)。

一、病因和发病机制

(一)食管下端括约肌(LES)

(1)LES 压力降低是引起 GER 的主要原因。LES 是食管下端平滑肌形成的功能高压区,是最主要的抗反流屏障。正常吞咽时 LES 反射性松弛,静息状态保持一定的压力使食管下端关闭,如因某种因素使上述正常功能发生紊乱时,LES 短暂性松弛即可导致胃内容物反流入食管。

(2)LES 周围组织作用减弱。例如,缺少腹腔段食管,致使腹内压增高时不能将其传导至 LES 使之收缩达到抗反流的作用;小婴儿食管角(由食管和胃贲门形成的夹角,即 His 角)较大(正常为 30°～50°);膈肌食管裂孔钳夹作用减弱;膈食管韧带和食管下端黏膜瓣解剖结构存在器质性或功能性病变时,以及胃内压、腹内压增高等,均可破坏正常的抗反流功能。

(二)食管与胃的夹角(His 角)

由胃肌层悬带形成,正常是锐角,胃底扩张时悬带紧张使角度变锐起瓣膜作用,可防止反流。新生儿 His 角较钝,易反流。

(三)食管廓清能力降低

正常情况下,食管廓清能力是依靠食管的推动性蠕动、唾液的冲洗、对酸的中和作用、食丸的重力和食管黏膜细胞分泌的碳酸氢盐等多种因素发挥作用。当食管蠕动减弱、消失或出现病理性蠕动时,食管清除反流物的能力下降,这样就延长了有害的反流物质在食管内停留时间,增加了对黏膜的损伤。

(四)食管黏膜的屏障功能破坏

屏障作用是由黏液层、细胞内的缓冲液、细胞代谢及血液供应共同构成的。反流物中的某些物质,如胃酸、胃蛋白酶及十二指肠反流入胃的胆盐和胰酶使食管黏膜的屏障功能受损,引起食管黏膜炎症(图 6-1)。

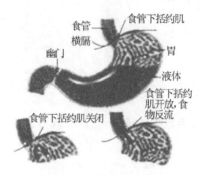

图 6-1 胃食管反流模式图

(五)胃、十二指肠功能失常

胃排空能力低下,使胃内容物及其压力增加,当胃内压增高超过 LES 压力时可使 LES 开放。胃容量增加又导致胃扩张,致使贲门食管段缩短,使其抗反流屏障功能降低。十二指肠病变时,幽门括约肌关闭不全则导致十二指肠胃反流。

二、临床表现

(一)呕吐

新生儿和婴幼儿以呕吐为主要表现。多数发生在进食后,呕吐物为胃内容物,有时含少量胆汁,也有表现为漾奶、反刍或吐泡沫。年长儿以反胃、反酸、嗳气等症状多见。

(二)反流性食管炎常见症状

1.烧心

见于有表达能力的年长儿,位于胸骨下端,饮用酸性饮料可使症状加重,服用抗酸剂症状减轻。

2.咽下疼痛

婴幼儿表现为喂奶困难、烦躁、拒食,年长儿诉咽下疼痛,如并发食管狭窄则出现严重呕吐和持续性咽下困难。

3.呕血和便血

食管炎严重者可发生糜烂或溃疡,出现呕血或黑便症状。严重的反流性食管炎可发生缺铁性贫血。

(三)Barrette 食管

由于慢性 GER,食管下端的鳞状上皮被增生的柱状上皮所替代,抗酸能力增强,但更易发生食管溃疡、狭窄和腺癌。症状为咽下困难、胸痛、营养不良和贫血。

(四)其他全身症状

1.呼吸系统疾病

流物直接或间接可引发反复呼吸道感染、吸入性肺炎、难治性哮喘、早产儿窒息或呼吸暂停及婴儿猝死综合征等。

2.营养不良

主要表现为体重不增和生长发育迟缓、贫血。

3.其他

如声音嘶哑、中耳炎、鼻窦炎、反复口腔溃疡、龋齿等。部分患儿可出现精神神经症状。①Sandifer 综合征：是指病理性 GER 患儿呈现类似斜颈样的一种特殊"公鸡头样"的姿势。此为一种保护性机制，以期保持气道通畅或减轻酸反流所致的疼痛，同时伴有杵状指、蛋白丢失性肠病及贫血。②婴儿哭吵综合征：表现为易激惹、夜惊、进食时哭闹等。

三、诊断

GER 临床表现复杂且缺乏特异性，单一检查方法都有局限性，故诊断需采用综合技术。凡临床发现不明原因反复呕吐、咽下困难、反复发作的慢性呼吸道感染、难治性哮喘、生长发育迟缓、营养不良、贫血、反复出现窒息、呼吸暂停等症状时都应考虑到 GER 的可能及严重病例的食管黏膜炎症改变。

四、辅助检查

(一)食管钡餐造影

适用于任何年龄，但对胃滞留的早产儿应慎重。可对食管的形态、运动状况、钡剂的反流和食管与胃连接部的组织结构做出判断，并能观察到食管裂孔疝等先天性疾病，检查前禁食 3~4 小时，分次给予相当于正常摄食量的钡剂。

(二)食管 pH 动态监测

将微电极放置在食管括约肌的上方，24 小时连续监测食管下端 pH，如有酸性 ER 发生则 pH 下降。通过计算机分析可反映 GER 的发生频率、时间，反流物在食管内停留的状况及反流与起居活动、临床症状之间的关系，借助一些评分标准，可区分生理性和病理性反流，是目前最可靠的诊断方法。

(三)食管动力功能检查

应用低顺应性灌注导管系统和腔内微型传感器导管系统等测压设备，了解食管运动情况及 LES 功能。对于 LES 压力正常患儿应连续测压，动态观察食管运动功能。

(四)食管内镜检查及黏膜活检

可确定是否存在食管炎病变及 Barrette 食管。内镜下食管炎可分为 3 度：Ⅰ 度为充血；Ⅱ 度为糜烂和/或浅溃疡；Ⅲ 度为溃疡和域狭窄。

(五)胃-食管同位素闪烁扫描

口服或胃管内注入含有 ^{99m}Tc 标记的液体，应用 R 照相机测定食管反流量，可了解食管运动功能，明确呼吸道症状与 GER 的关系。

(六)超声学检查

B 型超声可检测食管腹段的长度、黏膜纹理状况、食管黏膜的抗反流作用，同时可探查有无食管裂孔疝。

五、鉴别诊断

(1)以呕吐为主要表现的新生儿、小婴儿应排除消化道器质性病变，如肠旋转不良、肠梗阻、先天性幽门肥厚性狭窄、胃扭转等。

（2）对反流性食管炎伴并发症的患儿，必须排除由于物理性、化学性、生物性等致病因素引起组织损伤而出现的类似症状。

六、治疗

治疗的目的是缓解症状，改善生活质量，防治并发症。

（一）一般治疗

1.体位治疗

将床头抬高 15°～30°，婴儿采用仰卧位，年长儿左侧卧位。

2.饮食治疗

适当增加饮食的稠厚度，少量多餐，睡前避免进食。低脂、低糖饮食，避免过饱。肥胖患儿应控制体重。避免食用辛辣食品、巧克力、酸性饮料、高脂饮食。

（二）药物治疗

包括 3 类，即促胃肠动力药、抑酸药、黏膜保护剂。

1.促胃肠动力药

能提高 LES 张力，增加食管和胃蠕动，促进胃排空，从而减少反流。①多巴胺受体拮抗剂：多潘立酮为选择性、周围性多巴胺受体拮抗剂，促进胃排空，但对食管动力改善不明显。常用剂量为每次 0.2～0.3 mg/kg，每天 3 次，饭前半小时及睡前口服。②通过乙酰胆碱起作用的药物：西沙必利，为新型全胃肠动力剂，是一种非胆碱能非多巴胺拮抗剂。主要作用于消化道壁肌间神经丛运动神经元的 5-羟色胺受体，增加乙酰胆碱释放，从而诱导和加强胃肠道生理运动。常用剂量为每次 0.1～0.2 mg/kg，3 次/天口服。

2.抗酸和抑酸药

主要作用为抑制酸分泌以减少反流物对食管黏膜的损伤，提高 LES 张力。①抑酸药：H_2 受体拮抗剂，常用西咪替丁、雷尼替丁；质子泵抑制剂，奥美拉唑。②中和胃酸药：如氢氧化铝凝胶，多用于年长儿。

3.黏膜保护剂

黏膜保护剂如硫酸铝、硅酸铝盐、磷酸铝等。

4.外科治疗

采用上述治疗后，大多数患儿症状能明显改善和痊愈。具有下列指征可考虑外科手术：①内科治疗6～8周无效，有严重并发症（消化道出血、营养不良、生长发育迟缓）。②严重食管炎伴溃疡、狭窄或发现有食管裂孔疝者。③有严重的呼吸道并发症，如呼吸道梗阻、反复发作吸入性肺炎或窒息、伴支气管肺发育不良者。④合并严重神经系统疾病。

（朱　莹）

第四节　周期性呕吐综合征

周期性呕吐综合征（cyclic vomiting syndrome，CVS）又称再发性呕吐综合征（recurrent vomiting syndrome，RVS），是一种严重影响患儿和家长身心健康和生活质量的临床综合征。近年来被明确归入功能性胃肠道疾病，目前公认的定义为 3 次或反复多次的发作性顽固的恶心和呕吐,每次发作持续数小时至数天,2次发作间期有长达数周至数天的完全无症状间隙期。CVS常于儿童期发病,主要在学龄前期,除胃食管反流症外,CVS被认为是引起儿童反复呕吐的第二位常见原因。CVS患者不存在任何代谢、神经及消化等系统的异常。

一、CVS 流行病学

CVS可发生在各个民族和种族,但真正的流行病学和发生率尚不完全清楚。CVS通常在儿童起病,主要在学龄前期,儿童平均发病年龄是4.8岁,国外资料显示,多数有偏头痛家族史。男女均可发病,女稍多于男(55∶45)。

二、CVS 的病因和发病机制

CVS的发病机制还不十分清楚,近年来的研究认为与偏头痛、线粒体、离子通道、脑肠轴、内分泌激素异常及自主神经功能不良有关,也有认为与遗传有关。

(一)偏头痛及相关因素

CVS与偏头痛存在广泛的临床联系,二者的发作有惊人的相似之处,即均呈刻板、周期性发作,可持续数小时至数天,有面色苍白、嗜睡、恶心、厌食及畏寒等,均为自限性疾病。发作间期完全健康。CVS家族成员中有较高的偏头痛发病率,部分CVS以后可进展为偏头痛,抗偏头痛药物普遍被推荐用于治疗CVS,并取得很好的疗效。

(二)下丘脑-垂体-肾上腺轴和刺激应答

由下丘脑-垂体-肾上腺素轴(HPA)调节的应激反应显示对CVS发病起作用。感染、生理和心理因素已被鉴定为CVS的触发因素。研究发现CVS患儿发病前有过度的HPA激活,表现为血清促肾上腺皮质激素(CRF)、糖皮质激素水平升高及随后血清血管升压素、前列腺素 E_2 和血尿儿茶酚胺水平增加,部分患儿表现发病时有高血压及液体潴留。目前较为注意的是CRF在CVS中的发病作用。CRF的清晨峰值也可解释CVS多于清晨发作的原因。

(三)自主神经功能不良

自主神经系统对CVS既有中枢性又有周围性的作用。CVS发病时许多症状如苍白、发热、嗜睡、恶心、呕吐及过量流涎等都为自主神经功能紊乱症状。近年研究发现,与对照组相比CVS显示有明显增高的交感神经心血管张力。

三、CVS 临床表现

(一)CVS 分期和分级

CVS分为4个时期。①间歇期:几乎没有症状。②前驱期:有接近于发作的表现,通过药物尚能控制。③呕吐期:持续而强烈的恶心、呕吐、干呕和其他症状。④恢复期:恶心很快停止,患者恢复食欲及精神状态。

按发病严重程度不同分为3级。①轻度:不影响学习和生活。②中度:学习和生活有困难。③重度:不能学习,生活受到很大影响。

(二)CVS 临床表现特点

CVS以反复发生、刻板发作的剧烈恶心、呕吐为特征,持续数小时到数天。间歇期无症状,可持续数周到数月。每天发作时间比较固定,通常在晚上或凌晨。一旦发作,在最初的数小时内便达到最大强度,发作和停止却非常快速,呈一种"开-关"刻板模式。

发作时常伴有自主神经和胃肠道症状:如苍白、嗜睡、虚弱、流涎,对光、声音、气味不耐受,少数有高血压,胃肠道症状除呕吐外,腹痛、干呕、厌食及恶心是最常见症状,80%的病例存在诱发因素,包括生理、心理应激和感染。心理应激包括正面因素(生日和节日)和负面因素(家庭和学校因素),饮食因素及体力消耗和缺乏睡眠,月经期女孩也是典型的诱发因素。

四、CVS 的诊断和鉴别诊断

(一)诊断 CVS 需注意的问题

虽然 CVS 有较独特的临床表现,但因呕吐症状为非特异性,因此诊断 CVS 前先要求排除常见的或较易治疗的疾病和器质性疾病。详细询问病史在 CVS 的诊断中非常重要。文献提示:以下关键问题的答复是肯定的,则诊断 CVS 的可能性占 70%以上:"患者是否以前有过≥3 次类似呕吐、间隙期完全正常,每次发作都类同,呕吐最严重时超过 1 次/15 分钟,伴面色苍白、嗜睡、腹痛、厌食和恶心;有偏头痛家族史。"

(二)CVS 诊断标准

1.伦敦 CVS 国际诊断标准(1994 年)

(1)必需条件:①3 次或以上发作性呕吐,持续数小时至数天;②发作间歇期无症状,长达数周至数月;③刻板的反复发作,有相同的发作时间和症状持续时间;④无器质疾病因素(缺少实验室或影像学证据)。

(2)支持条件:①发作具有自限性;②伴随症状包括恶心、腹痛、头痛、运动病、畏光及倦怠;③相关体征有发热、苍白、脱水、过度流涎及社交不能。其中恶心和倦怠被认为具有诊断价值。

2.罗马Ⅱ标准(1999 年)

小儿 CVS 诊断标准:①3 个或 3 个周期以上剧烈的恶心、顽固性呕吐,持续数小时到数天,间隙期持续数天到数月;②排除代谢性、胃肠道及中枢神经系统器质性疾病。

3.罗马Ⅲ标准(2006 年)

小儿 4 岁婴幼儿及儿童、青少年(4～18 岁)周期性呕吐综合征诊断标准必须符合:①2 次或以上发作性剧烈恶心、顽固性呕吐,持续数小时甚至数天;②间歇期为健康状态,可持续数周到数月。

(三)鉴别诊断

CVS 的诊断需排除胃肠疾病、胃肠外疾病,同时必须注意与慢性呕吐相区别。

五、CVS 的治疗

因 CVS 的病因和发病机制尚未完全明确,目前尚无特殊治疗方法证明对 CVS 绝对有效。尽管有争议,综合的经验治疗仍是有效控制、减少及缩短发作的手段。治疗分为发作期支持治疗和预防用药治疗。

(一)急性发作期治疗

1.支持治疗

给予舒适安静的环境,避免光及强声刺激等不良触发因素,补液,纠正水电解质紊乱和酸碱平衡,保证热量供应。

2.药物治疗

可应用 5-羟色胺 3(5-HT$_3$)受体阻滞剂静脉止吐,同时使用镇静药(如地西泮)或抗组胺药(苯海拉明)效果较好。效果不佳可联合给氯丙嗪和异丙嗪或氯丙嗪和苯海拉明。

Olden 等发现静脉滴注地西泮可改善许多患儿的症状,尤其是劳拉西泮每 0.5～1.0 小时静脉滴注 1～2 mg。持续 24～72 小时,这可能是该药作用于肠道神经和中枢神经的 γ-氨基酪氨酸受体减轻症状。此外,可用 H_2 组胺受体拮抗剂(雷尼替丁)或质子泵抑制剂(奥美拉唑)减轻腹痛或不舒适导致的持续性干呕和呕吐。

(二)缓解预防期治疗

治疗目的是减少呕吐发作频率,如果发作频率 1 个月超过 1 次或发作延长每次持续 3～7 天时,推荐预防治疗。预防治疗药物:抗组胺药(赛庚啶)、抗抑郁药(阿米替林)及 β 受体拮抗剂(普萘洛尔)等。5 岁或更大儿童推荐用抗抑郁药物(如阿米替林)。普萘洛尔在两个年龄组都被推荐为二线用药。

普萘洛尔 0.6～1.5 mg/(kg·d),分 3 次口服,最大剂量 3 mg/(kg·d),通常有效剂量为 10 mg,每天 3 次。禁忌证:哮喘、心力衰竭、心脏传导阻滞及雷诺综合征。

阿米替林从 0.2～0.4 mg/(kg·d)开始,睡前服,剂量可每周逐渐增加 10 mg 到最大剂量 1.5 mg/(kg·d)。禁忌证:青光眼、癫痫发作及严重心脏病。

赛庚啶 0.25～0.4 mg/(kg·d),分 2～3 次口服,最大剂量 0.5 mg/(kg·d)。禁忌证:哮喘、青光眼或泌尿系统梗阻。

(三)精神治疗

CVS 不仅对患儿,对整个家庭都是一种威胁。由于反复发病使他们感到沮丧和压抑,所以除了使用药物治疗外,还应让家长了解家庭环境不良的情绪均可诱发呕吐发作,积极给予心理治疗。

(朱　莹)

第五节　胃　炎

胃炎是指由各种物理性、化学性或生物性有害因子引起的胃黏膜或胃壁炎症性改变的一种疾病。在我国小儿人群中胃炎的确切患病率不清。根据病程分为急性和慢性两种,后者发病率高。

一、诊断依据

(一)病史

1.发病诱因

对于急性胃炎应首先了解患儿近期有无急性严重感染、中毒、创伤及精神过度紧张等,有无误服强酸、强碱及其他腐蚀剂或毒性物质等。对于慢性胃炎而言不良的饮食习惯是主要原因,应了解患儿饮食有无规律、有无偏食、挑食;了解患儿有无过冷、过热饮食,有无食用辣椒、咖啡、浓茶等刺激性调味品,有无食用粗糙的难以消化的食物;了解患儿有无服用非甾体抗炎药或肾上腺皮质激素类药物等;还要了解患儿有无对牛奶或其他奶制品过敏等。

2.既往史

有无慢性疾病史,如慢性肾炎、尿毒症、重症糖尿病、肝胆系统疾病、儿童结缔组织疾病等;有无家族性消化系统疾病史;有无十二指肠-胃反流病史等。

(二)临床表现

1.急性胃炎

多急性起病,表现为上腹饱胀、疼痛、嗳气、恶心及呕吐,呕吐物可带血呈咖啡色,也可发生较多出血,表现为呕血及黑便。呕吐严重者可引起脱水、电解质及酸碱平衡紊乱。失血量多者可出现休克表现。有细菌感染者常伴有发热等全身中毒症状。

2.慢性胃炎

常见症状有腹痛、腹胀、呃逆、反酸、恶心、呕吐、食欲缺乏、腹泻、无力、消瘦等。反复腹痛是小儿就诊的常见原因,年长儿多可指出上腹痛,幼儿及学龄前儿童多指脐周不适。

(三)体格检查

1.急性胃炎

可表现为上腹部或脐周压痛。呕吐严重者可出现脱水、酸中毒体征,如呼吸深快、口渴、口唇黏膜干燥且呈樱红色、皮肤弹性差、尿少等。并发较大量消化道出血时可有贫血或休克表现。

2.慢性胃炎

一般无明显特殊体征,部分患儿可表现为消瘦、面色苍黄、舌苔厚腻、腹胀、上腹部或脐周轻度压痛等。

(四)并发症

长期慢性呕吐、食欲缺乏可引起消瘦或营养不良,严重呕吐可引起脱水、酸中毒和电解质紊乱,长期慢性小量失血可引起贫血,大量失血可引起休克。

(五)辅助检查

1.胃镜检查

可见黏膜广泛充血、水肿、糜烂、出血,有时可见黏膜表面的黏液斑或反流的胆汁。幽门螺杆菌(Hp)感染性胃炎时,可见到胃黏膜微小结节形成(又称胃窦小结节或淋巴细胞样小结节增生)。同时可取病变部位组织进行 Hp 检查或病理学检查。

2.X 线上消化道钡餐造影

胃窦部有浅表炎症者有时可呈胃窦部激惹征,黏膜纹理增粗、迂曲、锯齿状,幽门前区呈半收缩状态,可见不规则痉挛收缩。气、钡双重造影效果较好。

3.实验室检查

(1)幽门螺杆菌检测方法有胃黏膜组织切片染色与培养、尿素酶试验、血清学检测、核素标记尿素呼吸试验。

(2)胃酸测定:多数浅表性胃炎患儿胃酸水平与胃黏膜正常小儿相近,少数慢性浅表性胃炎患儿胃酸降低。

(3)胃蛋白酶原测定:一般萎缩性胃炎中影响其分泌的程度不如盐酸明显。

(4)内因子测定:检测内因子水平有助于萎缩性胃炎和恶性贫血的诊断。

二、诊断中的临床思维

典型的胃炎根据病史、临床表现、体检、X 线钡餐造影、纤维胃镜及病理学检查基本可确诊。但由于引起小儿腹痛的病因很多,急性发作的腹痛必须与外科急腹症、肝、胆、胰、肠等腹内脏器的器质性疾病及腹型过敏性紫癜等鉴别。慢性反复发作的腹痛应与肠道寄生虫、肠痉挛等鉴别。

(一)急性阑尾炎

该病疼痛开始可在上腹部,常伴有发热,部分患儿呕吐,典型疼痛部位以右下腹为主,呈持续性,有固定压痛点、反跳痛及腹肌紧张、腰大肌试验阳性等体征,白细胞总数及中性粒细胞数增高。

(二)过敏性紫癜

腹型过敏性紫癜由于肠壁水肿、出血、坏死等可引起阵发性剧烈腹痛,常位于脐周或下腹部,可伴有呕吐或吐咖啡色物,部分患儿可有黑便或血便。但该病患儿可出现典型的皮肤紫癜、关节肿痛、血尿及蛋白尿等。

(三)肠蛔虫症

常有不固定腹痛、偏食、异食癖、恶心、呕吐等消化道功能紊乱症状,有时出现全身过敏症状。往往有吐、排虫史,粪便查找虫卵,驱虫治疗有效等可协助诊断。

(四)肠痉挛

婴儿多见,可出现反复发作的阵发性腹痛,腹部无特异性体征,排气、排便后可缓解。

(五)心理因素所致非特异性腹痛

心理因素所致非特异性腹痛是一种常见的儿童期身心疾病。病因不明,与情绪改变、生活事件、精神紧张、过度焦虑等有关。表现为弥漫性、发作性腹痛,持续数十分钟或数小时而自行缓解,可伴有恶心、呕吐等症状。临床及辅助检查往往无阳性发现。

三、治疗

(一)急性胃炎

1.一般治疗

病儿应注意休息,进食清淡流质或半流质饮食,必要时停食 1～2 餐。药物所致急性胃炎首先停用相关药物,避免服用一切刺激性食物。及时纠正水、电解质紊乱。有上消化道出血者应卧床休息,保持安静,检测生命体征及呕吐与黑便情况。

2.药物治疗

分 4 类。

(1)H_2 受体拮抗剂:常用西咪替丁,每天 10～15 mg/kg,分 1～2 次静脉滴注或分 3～4 次每餐前或睡前口服;雷尼替丁,每天 3～5 mg/kg,分 2 次或睡前 1 次口服。

(2)质子泵抑制剂:常用奥美拉唑,每天 0.6～0.8 mg/kg,清晨顿服。

(3)胃黏膜保护剂:可选用硫糖铝、十六角蒙脱石粉、麦滋林-S 颗粒剂等。

(4)抗生素:合并细菌感染者应用有效抗生素。

3.对症治疗

主要针对腹痛、呕吐和消化道出血的情况。

(1)腹痛:腹痛严重且除外外科急腹症者可酌情给予抗胆碱能药,如 10％颠茄合剂、甘颠散、溴丙胺太林、山莨菪碱、阿托品等。

(2)呕吐:呕吐严重者可给予爱茂尔、甲氧氯普胺、多潘立酮等药物止吐。注意纠正脱水、酸中毒和电解质紊乱。

(3)消化道出血:可给予卡巴克洛或凝血酶等口服或灌胃局部止血,必要时内镜止血。注意补充血容量,纠正电解质紊乱等。有休克表现者,按失血性休克处理。

(二)慢性胃炎

1.一般治疗

慢性胃炎又称特发性胃炎,缺乏特殊治疗方法,以对症治疗为主。养成良好的饮食习惯及生活规律,少吃生冷及刺激性食物。停用能损伤胃黏膜的药物。

2.病因治疗

对感染性胃炎应使用敏感的抗生素。确诊为 Hp 感染者可给予阿莫西林、庆大霉素等口服治疗。

3.药物治疗

分4类。

(1)对症治疗:有餐后腹痛、腹胀、恶心、呕吐者,用胃肠动力药。如多潘立酮,每次0.1 mg/kg,3~4次/天,餐前15~30分钟服用。腹痛明显者给予抗胆碱能药,以缓解胃肠平滑肌痉挛。可用硫酸阿托品,每次0.01 mg/kg,皮下注射。或溴丙胺太林,每次0.5 mg/kg,口服。

(2)黏膜保护剂:枸橼酸铋钾,6~8 mg/(kg·d),分2次服用。大剂量铋剂对肝、肾和中枢神经系统有损伤,故连续使用本剂一般限制在4~6周之内为妥。硫糖铝,10~25 mg/(kg·d),分3次餐前2小时服用,疗程4~8周,肾功能不全者慎用。麦滋林-S,每次30~40 mg/kg,口服3次/天,餐前服用。

(3)抗酸药:一般慢性胃炎伴有反酸者可给予中和胃酸药,如氢氧化铝凝胶、复方氢氧化铝片,于餐后1小时服用。

(4)抑酸药:仅用于慢性胃炎伴有溃疡病、严重反酸或出血时,疗程不超过2周。H_2 受体拮抗剂,西咪替丁10~15 mg/(kg·d),分2次口服,或睡前一次服用。雷尼替丁4~6 mg/(kg·d),分2次服或睡前一次服用。质子泵抑制剂,如奥美拉唑0.6~0.8 mg/kg,清晨顿服。

四、治疗中的临床思维

(1)绝大多数急性胃炎患儿经治疗在1周左右症状消失。

(2)急性胃炎治愈后若不注意规律饮食和卫生习惯,或在服用能损伤胃黏膜的药物时仍可急性发作。在有严重感染等应急状态下更易复发,此时可短期给予 H_2 受体拮抗剂预防应急性胃炎的发生。

(3)慢性胃炎患儿因缺乏特异性治疗,消化系统症状可反复出现,造成患儿贫血、消瘦、营养不良、免疫力低下等。可酌情给予免疫调节药治疗。

(4)小儿慢性胃炎胃酸分泌过多者不多见,因此要慎用抗酸药。主要选用饮食治疗。避免医源性因素,如频繁使用糖皮质激素或非甾体抗炎药等。

(朱 莹)

第六节 消化性溃疡

消化性溃疡是指胃和十二指肠的慢性溃疡。各年龄均可发病,学龄儿童多见,婴幼儿多为继发性溃疡,胃溃疡和十二指肠溃疡发病率相近;年长儿多为原发性十二指肠溃疡,男孩多于女孩。

一、病因和发病机制

原发性消化性溃疡的病因复杂,与诸多因素有关,确切发病机制至今尚未完全阐明,目前认为溃疡的形成是由于对胃和十二指肠黏膜有损害作用的侵袭因子(酸、胃蛋白酶、胆盐、药物、微生物及其他有害物质)与黏膜自身的防御因素(黏膜屏障、黏液重碳酸盐屏障、黏膜血流量、细胞更新、前列腺素、表皮生长因子等)之间失去平衡的结果。

(一)胃酸和胃蛋白酶

胃酸和胃蛋白酶是胃液的主要成分,也是对胃和十二指肠黏膜有侵袭作用的主要因素。十二指肠溃疡患者基础胃酸、壁细胞数量及壁细胞对刺激物质的敏感性均高于正常人,且胃酸分泌的正常反馈抑制亦发生缺陷,故酸度增高是形成溃疡的重要原因。因胃酸分泌随年龄而增加,因此年长儿消化性溃疡发病率较婴幼儿为高。胃蛋白酶不仅能水解食物蛋白质的肽链,也能裂解胃液中的糖蛋白、脂蛋白及结缔组织、破坏黏膜屏障。消化性溃疡患者胃液中蛋白酶及血清胃蛋白酶原水平均高于正常人。

(二)胃和十二指肠黏膜屏障

胃和十二指肠黏膜在正常情况下,被其上皮所分泌的黏液覆盖,黏液与完整的上皮细胞膜及细胞间连接形成一道防线,称黏液-黏膜屏障,能防止食物的机械摩擦,阻抑和中和腔内 H^+ 反渗至黏膜,上皮细胞分泌黏液和 HCO_3^-,可中和弥散来的 H^+。在各种攻击因子的作用下,这一屏障功能受损,即可影响黏膜血循环及上皮细胞的更新,使黏膜缺血、坏死而形成溃疡。

(三)幽门螺杆菌感染

小儿十二指肠溃疡幽门螺杆菌检出率为 $52.6\%\sim62.9\%$,被根除后复发率即下降,说明幽门螺杆菌在溃疡病发病机制中起重要作用。

(四)遗传因素

消化性溃疡属常染色体显性遗传病,$20\%\sim60\%$ 患儿有家族史,O 型血的人十二指肠溃疡或胃溃疡发病率较其他型的人高,2/3 的十二指肠溃疡患者家族血清胃蛋白酶原升高。

(五)其他

外伤、手术后、精神刺激或创伤;暴饮暴食,过冷、油炸食品;对胃黏膜有刺激性的药物如阿司匹林、非甾体抗炎药、肾上腺皮质激素等。继发性溃疡是由于全身疾病引起的胃、十二指肠黏膜局部损害,见于各种危重疾病所致的应激反应。

二、病理

新生儿和婴儿多为急性溃疡,溃疡为多发性,易穿孔,也易愈合。年长儿多为慢性,单发。十二指肠溃疡好发于球部,胃溃疡多发生在胃窦、胃体交界的弯侧。溃疡大小不等,胃镜下观察呈圆形或不规则圆形,也有呈椭圆形或线形,底部有灰白苔,周围黏膜充血、水肿。球部因黏膜充血、水肿,或因多次复发后,纤维组织增生和收缩而导致球部变形,有时出现假憩室。胃和十二指肠同时有溃疡存在时称复合溃疡。

三、临床表现

年龄不同,临床表现多样,年龄越小,越不典型。

（一）年长儿

以原发性十二指肠溃疡多见，主要表现为反复发作脐周及上腹部胀痛、烧灼感，饥饿时或夜间多发；严重者可出现呕血、便血、贫血；部分病例可有穿孔，穿孔时疼痛剧烈并放射至背部。也有仅表现为贫血、粪便潜血试验阳性者。

（二）学龄前期

多数为十二指肠溃疡。上腹部疼痛不如年长儿典型，常为不典型的脐周围疼痛，多为间歇性。进食后疼痛加重，呕吐后减轻。消化道出血亦常见。

（三）婴幼儿期

十二指肠溃疡略多于胃溃疡。发病急，首发症状可为消化道出血或穿孔。主要表现为食欲差，进食后呕吐。腹痛较为明显，不很剧烈。多在夜间发作，吐后减轻，腹痛与进食关系不密切。可发生呕血、便血。

（四）新生儿期

应激性溃疡多见，常见原发病有：早产儿窒息缺氧、败血症、低血糖、呼吸窘迫综合征和中枢神经系统疾病等。多数为急性起病，呕血、黑便。生后 24～48 小时亦可发生原发性溃疡，突然出现消化道出血、穿孔或两者兼有。

四、并发症

主要为出血、穿孔和幽门梗阻。常可伴发缺铁性贫血。重症可出现失血性休克。如溃疡穿孔至腹腔或邻近器官，可出现腹膜炎、胰腺炎等。

五、实验室及辅助检查

（一）粪便隐血试验
素食 3 天后检查，阳性者提示溃疡有活动性。

（二）胃液分析
用五肽胃泌素法观察基础酸排量和酸的最大分泌量，十二指肠溃疡患儿明显增高。但有的胃溃疡患者胃酸正常或偏低。

（三）幽门螺杆菌检测方法
可通过胃黏膜组织切片染色与培养，尿素酶试验，核素标记尿素呼吸试验检测 Hp。或通过血清学检测抗 Hp 的 IgG～IgA 抗体，PCR 法检测 Hp 的 DNA。

（四）胃肠 X 线钡餐造影
发现胃和十二指肠壁龛影可确诊；溃疡对侧切迹，十二指肠球部痉挛、畸形对本病有诊断参考价值。

（五）纤维胃镜检查
纤维胃镜检查是当前公认诊断溃疡病准确率最高的方法。内窥镜观察可估计溃疡灶大小、溃疡周围炎症的轻重、溃疡表面有无血管暴露和评估药物治疗的效果，同时又可采取黏膜活检做病理组织学和细菌学检查。

六、诊断和鉴别诊断

诊断主要依靠症状、体征、X 线检查及纤维胃镜检查。由于小儿消化性溃疡的症状和体征不如成人典型,常易误诊和漏诊,对有临床症状的患儿应及时进行胃镜检查,尽早明确诊断。有腹痛者应与肠痉挛、蛔虫症、结石等鉴别;有呕血者在新生儿和小婴儿与新生儿出血症、食管裂孔疝、败血症鉴别;年长儿与食管静脉曲张破裂及全身出血性疾病鉴别。便血者与肠套叠、憩室、息肉、过敏性紫癜鉴别。

七、治疗

原则是消除症状,促进溃疡愈合,防止并发症的发生。

(一)一般治疗

饮食定时定量,避免过饥、过饱、过冷,避免过度疲劳及精神紧张。注意饮食,禁忌吃刺激性强的食物。

(二)药物治疗

1.抗酸和抑酸剂

目的是减低胃、十二指肠液的酸度,缓解疼痛,促进溃疡愈合。

(1)H_2 受体拮抗剂:可直接抑制组织胺、阻滞乙酰胆碱和胃泌素分泌,达到抑酸和加速溃疡愈合的目的。常用西咪替丁,$10\sim15$ mg/(kg·d),分 4 次于饭前 10 分钟至 30 分钟口服;雷尼替丁,$3\sim5$ mg/(kg·d),每 12 小时一次,或每晚一次口服;或将上述剂量分 $2\sim3$ 次,用 $5\%\sim10\%$葡萄糖液稀释后静脉滴注,肾功能不全者剂量减半。疗程均为 $4\sim8$ 周。

(2)质子泵抑制剂:作用于胃黏膜壁细胞,降低壁细胞中的 H^+、K^+-ATP 酶活性,阻抑 H^+从细胞质内转移到胃腔而抑制胃酸分泌。常用奥美拉唑,剂量为 0.7 mg/(kg·d),清晨顿服,疗程2~4周。

2.胃黏膜保护剂

(1)硫糖铝:常用剂量为 $10\sim25$ mg/(kg·d),分 4 次口服,疗程 $4\sim8$ 周。肾功能不全者禁用。

(2)枸橼酸铋钾:剂量 $6\sim8$ mg/(kg·d),分 3 次口服,疗程 $4\sim6$ 周。本药有导致神经系统不可逆损害和急性肾衰竭等不良反应,长期大剂量应用时应谨慎,最好有血铋监测。

(3)呋喃唑酮:剂量 $5\sim10$ mg/(kg·d),分 3 次口服,连用 2 周。

(4)蒙脱石粉:麦滋林-S(marzulene-S)颗粒剂亦具有保护胃黏膜、促进溃疡愈合的作用。

3.抗幽门螺杆菌治疗

幽门螺杆菌与小儿消化性溃疡的发病密切相关,根除幽门螺杆菌可显著地降低消化性溃疡的复发率和并发症的发生率。临床上常用的药物:枸橼酸铋钾 $6\sim8$ mg/(kg·d);阿莫西林 50 mg/(kg·d);克拉霉素 $15\sim30$ mg/(kg·d);甲硝唑 $25\sim30$ mg/(kg·d)。

由于幽门螺杆菌栖居部位环境的特殊性,不易被根除,目前多主张联合用药(二联或三联)。以铋剂为中心药物的治疗方案:枸橼酸铋钾 6 周＋阿莫西林 4 周,或＋甲硝唑 $2\sim4$ 周,或＋呋喃唑酮 2 周。亦有主张使用短程低剂量二联或三联疗法者,即奥美拉唑＋阿莫西林或克拉霉素 2 周,或奥美拉唑＋克拉霉素＋甲硝唑 2 周,根除率可达 95％以上。

(三)外科治疗

外科治疗的指征:①急性大出血;②急性穿孔;③器质性幽门梗阻。

(朱 莹)

第七节 上消化道出血

上消化道出血指屈氏韧带以上的消化道，包括食管、胃、十二指肠、上段空肠及肝、胆、胰腺等病变引起的出血，包括胃空肠吻合术后的空肠病变出血，排除口腔、鼻咽、喉部出血和咯血。上消化道出血是儿科临床常见的急症。其常见原因为消化性溃疡、急慢性胃炎、肝硬化合并食管或胃底静脉曲张破裂、胃瘤、应激性溃疡等。消化道出血可发生在任何年龄。临床表现为呕血、便血，大量的消化道出血可导致急性贫血及出血性休克。

一、诊断步骤

(一)病史采集要点

上消化道出血可以是显性出血，也可以是隐性出血。其主要症状是呕血。呕血是指上消化道疾病（屈氏韧带以上的消化器官，包括食管、胃、十二指肠、肝、胆、胰疾病）或全身性疾病所致的急性上消化道出血，血液经口腔呕出。呕血或呕红色血液提示上消化道出血常为急性出血，通常来源于动脉血管或曲张静脉。呕咖啡样血系因出血缓慢或停止，红色的血红蛋白受胃酸作用变成褐色的正铁血红素所致。便血常提示下消化道出血，也可因活动性上消化道出血迅速经肠道排出所致。黑便通常提示上消化道出血，但小肠或右半结肠的出血也可有黑便。通常上消化道出血量达 100～200 mL 时才会出现黑便，在一次严重的出血后黑便可持续数天之久，不一定表示持续性出血。隐血试验阴性的黑色粪便可能因摄入铁剂、铋剂或各种食物所致，不应误认为出血所致的黑便。长期隐性出血可发生于消化道的任何部位。

小儿各年龄组消化道出血的常见病因有所不同。新生儿期出血多为出生时咽下母血或新生儿出血症、新生儿败血症、新生儿坏死性小肠结肠炎、新生儿血小板减少性紫癜、胃坏死出血及严重的酸中毒等。1 个月至 2 岁多为消化性溃疡、反流性食管炎等。2 岁以上多为消化道溃疡、胆管出血。此外，还见于血小板减少性紫癜、过敏性紫癜、血友病及白血病、胃肠道畸形等，可发生于任何年龄。

有进食或服用制酸剂可缓解的上腹部疼痛史的患者，提示消化性溃疡病。然而许多溃疡病出血的患者并无疼痛史。出血前有呕吐或干呕提示食管的 Mallory-Weiss 撕裂（胃贲门黏膜撕裂综合征），然而有 50% 的撕裂症患者并无这种病史。出血史（如紫癜、瘀斑、血尿）可能表明是一种出血素质（如血友病）。服药史可揭示曾使用过破坏胃屏障和损害胃黏膜的药物（如阿司匹林、非甾体抗炎药），服用这些药物的数量和持续时间是重要的。

(二)体格检查

在对患者的生命体征作出评估后，体格检查应包括检查鼻咽部以排除来自鼻和咽部的出血。应寻找外伤的证据，特别是头、胸及腹部。蜘蛛痣、肝脾大和腹水是慢性肝病的表现。动静脉畸形尤其是胃肠黏膜的动静脉畸形可能与遗传性出血性毛细血管扩张症（Rendu-Osler-Weber 综合征）有关，其中消化道多发性血管瘤是反复发作性血管瘤的原因。皮肤指甲床和消化道的毛细血管扩张可能与硬皮病或混合性结缔组织病有关。

(三)门诊资料分析

急性消化道出血时,门诊化验应包括血常规、血型、出凝血时间、大便或呕吐物的隐血试验、肝功能及血肌酐、尿素氮等。

对疑有上消化道出血的患者应作鼻胃吸引和灌洗,血性鼻胃吸引物提示上消化道出血,但约10%的患者鼻胃吸引物阴性;咖啡样吸引物表明出血缓慢或停止;持续的鲜红色吸引物提示活动性大量出血。鼻胃吸引还有助于监测出血状况。

(四)进一步检查项目

1.内镜检查

在急性上消化道出血时,胃镜检查安全可靠,是当前首选的诊断方法,其诊断价值比 X 线钡剂检查为高,阳性率一般达 90%以上。对一些 X 线钡剂检查不易发现的贲门黏膜撕裂症、糜烂性胃炎、浅溃疡,内镜可迅速作出诊断。X 线检查所发现的病灶(尤其存在两个病灶时),难以辨别该病灶是否为出血原因。而胃镜直接观察,即能确定,并可根据病灶情况作相应的止血治疗。

做纤维胃镜检查时应注意:①胃镜检查的最好时机是在出血后 24~48 小时内进行。如若延误时间,一些浅表性黏膜损害部分或全部修复,从而使诊断的阳性率大幅下降。②处于失血性休克的患者,应首先补充血容量,待血压有所平稳后做胃镜较为安全。③事先一般不必洗胃准备,但若出血过多,估计血块会影响观察时,可用冰水洗胃后进行检查。

2.X 线钡剂造影

尽管内镜检查的诊断价值比 X 线钡剂造影优越,但并不能取而代之。对已确定有上消化道出血而全视式内镜检查阴性或不明确的患者,也可考虑进行上消化道钡餐检查,因为一些肠道的解剖部位不能被一般的内镜窥见,而且由于某些内镜医师经验不足,有时会遗漏病变,这些都可通过 X 线钡剂检查得以补救。但在活动性出血后不宜过早进行钡剂造影,否则会引起再出血或加重出血。一般主张在出血停止、病情稳定 3 天后谨慎操作。注意残留钡剂可干扰选择性动脉造影及内镜的检查。

3.放射性核素扫描

经内镜及 X 线检查阴性的病例,可做放射性核素扫描。其方法是采用核素(如^{99m}Tc)标记患者的红细胞后,再从静脉注入患者体内。当有活动性出血,而出血速度能达到 0.1 mL/min,核素便可以显示出血部位。注射一次^{99m}Tc 标记的红细胞,可以监视患者消化道出血达 24 小时。经验证明,若该项检查阴性,则选择性动脉造影检查亦往往阴性。

4.选择性动脉造影

当消化道出血经内镜和 X 线检查未能发现病变时,应做选择性动脉造影。若造影剂外渗,能显示出血部位,则出血速度至少在 0.5~1.0 mL/min(750~1 500 mL/d)。故最适宜于活动性出血时做检查,阳性率可达 50%~77%。而且,尚可通过导管滴注血管收缩剂或注入人工栓子止血。禁忌证是碘过敏或肾衰竭等。

二、诊断对策

(一)诊断要点

1.首先鉴别是否消化道出血

临床上常须鉴别呕血与咯血(表 6-1)。

表 6-1 呕血与咯血的鉴别

项目	咯血	呕血
病因	TB、支扩、肺炎、肺脓肿、肺癌、心脏病	消化性溃疡、肝硬化、胃癌
出血前症状	喉部痒感、胸闷、咳嗽	上腹不适、恶心、呕吐等
颜色	鲜红	棕黑、暗红、有时鲜红
出血方式	咯出	呕出
血中混合物	痰,泡沫	食物残渣、胃液
反应	碱性	酸性
黑便	除非咽下,否则没有	有,可为柏油便、呕血停止后仍持续数天
出血后痰性状	常有血痰数天	无痰

2.失血量的估计

对进一步处理极为重要。一般每天出血量在 5 mL 以上,大便色不变,但隐血试验就可以为阳性,50 mL 以上出现黑便。以呕血、便血的数量作为估计失血量的资料,不太精确。因为呕血与便血常分别混有胃内容与粪便,另一方面部分血液尚贮留在胃肠道内,仍未排出体外。因此可以根据血容量减少导致外周循环的改变,作出判断。

(1)一般状况:失血量少,血容量轻度减少,可由组织液及脾贮血所补偿,循环血量在 1 小时内即得改善,故可无自觉症状。当出现头晕、心慌、冷汗、乏力、口干等症状时,表示急性失血量较大;如果有晕厥、四肢冰凉、尿少、烦躁不安时,表示出血量大,若出血仍然继续,除晕厥外,尚有气短、无尿。

(2)脉搏:脉搏的改变是失血程度的重要指标。急性消化道出血时血容量锐减、最初的机体代偿功能是心率加快。小血管反射性痉挛,使肝、脾、皮肤血窦内的储血进入循环,增加回心血量,调整体内有效循环量,以保证心、肾、脑等重要器官的供血。一旦由于失血量过大,机体代偿功能不足以维持有效血容量时,就可能进入休克状态。所以,当大量出血时,脉搏快而弱(或脉细弱),脉搏每分钟增至 100 次以上,再继续失血则脉搏细微,甚至扪不清。有些患者出血后,在平卧时脉搏、血压都可接近正常,但让患者坐或半卧位时,脉搏会马上增快,出现头晕、冷汗,表示失血量大。如果经改变体位无上述变化,测中心静脉压又正常,则可以排除有过大出血。

(3)血压:血压的变化同脉搏一样,是估计失血量的可靠指标。当急性失血占总血量的 20% 以上时,收缩压可正常或稍升高,脉压缩小。尽管此时血压尚正常,但已进入休克早期,应密切观察血压的动态改变。急性失血占总血量的 20%～40% 时,收缩压可降至 9.3～10.7 kPa(70～80 mmHg),脉压小。急性失血占总血量的 40% 时,收缩压可降至 6.7～9.3 kPa(50～70 mmHg),更严重的出血,血压可降至零。

(4)血常规:血红蛋白测定、红细胞计数、血细胞压积可以帮助估计失血的程度。但在急性失血的初期,由于血浓缩及血液重新分布等代偿机制,上述数值可以暂时无变化。一般需组织液渗入血管内补充血容量,即 3～4 小时后才会出现血红蛋白下降,平均在出血后 32 小时,血红蛋白可被稀释到最大限度。如果患者出血前无贫血,血红蛋白在短时间内下降至 7 g 以下,表示出血量大。大出血后 2～5 小时,白细胞计数可增高,但通常不超过 15×10^9/L。然而在肝硬化、脾功能亢进时,白细胞计数可以不增加。

(5)尿素氮:上消化道大出血后数小时,血尿素氮增高,1～2 天达高峰,3～4 天内降至正常。

如再次出血,尿素氮可再次增高。尿素氮增高是由于大量血液进入小肠,含氮产物被吸收。而血容量减少导致肾血流量及肾小球滤过率下降,则不仅尿素氮增高,肌酐亦可同时增高。如果肌酐在133 μmol/L(1.5 mg％)以下,而尿素氮＞14.28 mmol/L(40 mg％),则提示上消化道出血量大。

3.失血恢复的评价

绝大多数消化道出血患者可自动停止(如约80％无门脉高压的上消化道出血患者可自行停止)。大量出血常表现为脉率＞110 次/分,收缩压＜13.3 kPa(100 mmHg),直立位血压下降≥2.1 kPa(16 mmHg),少尿、四肢湿冷和由于脑血流灌注减少所致的精神状态的改变(精神错乱、定向力障碍、嗜睡、意识丧失、昏迷)。血细胞比容是失血的有价值指标,但若出血在几小时前发生,则不一定准确,因为通过血液稀释完全恢复血容量需要数小时。若有进一步出血的危险、血管并发症、合并其他病态或严重疾病者,通常需要输血使血细胞比容维持在30左右。在血容量适量恢复后,还需严密观察继续出血的征象(如脉搏加快、血压下降、呕新鲜血液、再次出现稀便或柏油样便等)。

(二)临床类型

消化道出血病因大致可归纳为3类。

1.出血性疾病

新生儿自然出血、过敏性出血(特别是过敏性紫癜)、血友病、白血病等。

2.感染性疾病

新生儿败血症、出血性肠炎、肠伤寒出血、胆管感染出血等。

3.胃肠道局部病变出血

常见病因有食管静脉曲张(门静脉压增高症)、婴幼儿溃疡病出血、异位或迷生胰、胃肠道血管瘤等。

(三)鉴别诊断要点

1.有严重消化道出血的患者

胃肠道内的血液尚未排出体外,仅表现为休克,此时应注意排除心源性休克(急性心肌梗死)、感染性或过敏性休克,以及非消化道的内出血(宫外孕或主动脉瘤破裂)。若发现肠鸣音活跃,肛检有血便,则提示为消化道出血。

2.出血的病因诊断

对消化道大出血的患者,应首先治疗休克,然后努力查找出血的部位和病因,以决定进一步的治疗方针和判断预后。上消化道出血的原因很多,大多数是上消化道本身病变所致,少数是全身疾病的局部表现。常见的病因包括溃疡病、肝硬化所致的食管、胃底静脉曲张破裂和急性胃黏膜损害。其他少见的病因有食管裂孔疝、食管炎、贲门黏膜撕裂症、十二指肠球炎、胃平滑肌瘤、胃黏膜脱垂、胆管出血等。

(1)消化性溃疡病:出血是溃疡病的常见并发症。溃疡病出血约占上消化道出血病例的50％,其中尤以十二指肠球部溃疡居多。致命性出血多属十二指肠球部后壁或胃小弯穿透溃疡腐蚀黏膜下小动脉或静脉所致。部分病例可有典型的周期性、节律性上腹疼痛,出血前数天疼痛加剧,出血后疼痛减轻或缓解。这些症状,对溃疡病的诊断很有帮助。但有30％溃疡病合并出血的病例并无上述临床症状。溃疡病除上腹压痛外,无其他特异体征,尽管如此,该体征仍有助于鉴别诊断。

(2)食管、胃底静脉曲张破裂：绝大部分病例是由于肝硬化、门静脉高压所致。临床上往往出血量大，呕出鲜血伴血块，病情凶险，病死率高。如若体检发现有黄疸、肝掌、蜘蛛痣、脾大、腹壁静脉怒张、腹水等体征，诊断肝硬化不难。但确定出血原因并非容易。一方面大出血后，原先肿大的脾脏可以缩小，甚至扪不到，造成诊断困难；另一方面肝硬化并发出血并不完全是由于食管、胃底静脉曲张破裂，有 1/3 病例合并溃疡病或糜烂性胃炎出血。肝硬化合并溃疡病的发生率颇高。肝硬化合并急性糜烂性胃炎，可能与慢性门静脉淤血造成缺氧有关。因此，当临床不能肯定出血病因时，应尽快作胃镜检查，以便及时作出判断。

(3)急性胃黏膜损害：急性胃黏膜损害包括急性应激性溃疡病和急性糜烂性胃炎两种疾病。而两者主要区别在于病理学，前者病变可穿透黏膜层，以致胃壁穿孔；后者病变表浅，不穿透黏膜肌层。以前的上消化道出血病例中，诊断急性胃黏膜损害仅有 5%。自从开展纤维胃镜检查，使急性胃黏膜损害的发现占上消化道出血病例的 15%～30%。①急性糜烂性胃炎：应激反应、酗酒或服用某些药物（如阿司匹林、吲哚美辛、利血平、肾上腺皮质激素等）可引起糜烂性胃炎。病灶表浅，呈多发点、片状糜烂和渗血。②急性应激性溃疡：这是指在应激状态下，胃和十二指肠，以及偶尔在食管下端发生的急性溃疡。应激因素常见有烧伤、外伤或大手术、休克、败血症、中枢神经系统疾病，以及心、肺、肝、肾衰竭等严重疾病。

严重烧伤所致的应激性溃疡称柯林（Curling）溃疡，颅脑外伤、脑肿瘤及颅内神经外科手术所引起的溃疡称库欣（Cushing）溃疡，应激性溃疡的发生机制是复杂的。严重而持久的应激会引起交感神经强烈兴奋，血中儿茶酚胺水平增高，导致胃、十二指肠黏膜缺血。在许多严重应激反应的疾病中，尤其是中枢神经系统损伤时，可观察到胃酸和胃蛋白酶分泌增高（可能是通过丘脑下部-垂体-肾上腺皮质系统兴奋或因颅内压增高直接刺激迷走神经核所致）从而使胃黏膜自身消化。至于应激反应时出现的胃黏膜屏障受损和胃酸的 H^+ 回渗，亦在应激性溃疡的发病中起一定作用。归结起来是由于应激反应造成神经-内分泌失调，造成胃、十二指肠黏膜局部微循环障碍，胃酸、胃蛋白酶、黏液分泌紊乱，结果形成黏膜糜烂和溃疡。溃疡面常较浅，多发，边缘不规则，基底干净。临床主要表现是难以控制的出血，多数发生在疾病的第2～15天。因患者已有严重的原发疾病，故预后多不良。

(4)食管-贲门黏膜撕裂症：本症是引起上消化道出血的重要病因，约占8%。有食管裂孔疝的患者更易并发本症。多数发生在剧烈干呕或呕吐后，造成贲门或食管下端黏膜下层的纵行性裂伤，有时可深达肌层。常为单发，亦可多发，裂伤长度一般 0.3～2.0 cm。出血量有时较大甚至发生休克。

(5)食管裂孔疝：多属食管裂孔滑动疝，食管胃连接处经横膈上的食管裂孔进入胸腔。由于食管下段、贲门部抗反流的保护机制丧失，易并发食管黏膜水肿、充血、糜烂，甚至形成溃疡。食管炎以及疝囊的胃出现炎症可出血。以慢性渗血多见，有时大量出血。

(6)胆管出血：肝化脓性感染、肝外伤、胆管结石及出血性胆囊炎等可引起胆管出血。临床表现特点是出血前有右上腹绞痛，若同时出现发热、黄疸，则常可明确为胆管出血。出血后血凝块可阻塞胆管，使出血暂停。待胆汁自溶作用，逐渐增加胆管内压，遂把血凝块排出胆管，结果再度出血。因此，胆管出血有间歇发作倾向。此时有可能触及因积血而肿大的胆囊，积血排出后，疼痛缓解，肿大的胆囊包块亦随之消失。

三、治疗对策

(一)治疗原则

呕血、黑便或便血在被否定前应被视为急症。在进行诊断性检查之前或同时,应采用输血和其他治疗方法以稳定病情。所有患者需要有完整的病史和体格检查、血液学检查包括凝血功能检查(血小板计数、凝血酶原时间及部分凝血酶原时间)、肝功能试验(胆红素、碱性磷酸酶、白蛋白、谷丙转氨酶、谷草转氨酶)及血红蛋白和血细胞比容的反复监测。

1.一般治疗

加强护理,密切观察,安静休息,大出血者禁食。

2.补充有效循环血量

(1)补充晶体液及胶体液。

(2)中度以上出血,根据病情需要适量输血。

3.根据出血原因和性质选用止血药物

(1)炎症性疾病引起的出血:可用 H_2 受体拮抗剂,质子泵抑制剂。

(2)亦可用冰水加去甲肾上腺素洗胃。

(3)食管静脉曲张破裂出血:用三腔管压迫止血;同时以垂体后叶素静脉注射,再静脉滴注维持直至止血。

(4)凝血酶原时间延长者:可以静脉注射维生素 K_1,每天 1 次,连续使用 3～6 天;卡巴克洛,肌内注射或经胃管注入胃腔内,每 2～4 小时用 1 次。以适量的生理盐水溶解凝血酶,使成每毫升含50～500 U的溶液,口服或经胃镜局部喷洒,每 1～6 小时用 1 次。

4.内镜下止血

(1)食管静脉曲张硬化剂注射。

(2)喷洒止血剂。

(3)高频电凝止血。

(4)激光止血。

(5)微波组织凝固止血。

(6)热凝止血。

5.外科治疗

经保守治疗,活动性出血未能控制,宜及早考虑手术治疗。

(二)治疗计划

上消化道大出血的治疗原则是在积极抢救休克的同时进一步查明出血原因,随时按可能存在的病因做必要的检查和化验。一般是尽可能以非手术方法控制出血,纠正休克,争取条件确定病因诊断及出血部位,为必要的手术做好准备。在活动性消化道出血,特别是有咽反射功能不全和反应迟钝或意识丧失的患者中,由吸入血液所致的呼吸道并发症常可成为该病发病率和病死率的主要原因。为了防止意识改变患者的这种并发症,应考虑做气管内插管以保证呼吸道畅通。

除按照一般原则抢救休克外,大出血的抢救尚须从下列 4 个方面考虑。

1.镇静疗法

巴比妥类为最常用的镇静剂。吗啡类药物对出血效果较好,但须注意对小儿抑制呼吸中枢的危险性。应用冬眠合剂(降温或不降温方法),对严重出血患儿有保护性作用。但应特别注意对休克或休克前期患儿的特殊抑制作用,一般镇静剂均可使休克患儿中枢衰竭而致死亡,因此应先输液、输血、纠正血容量后,再给镇静剂。使用冬眠快速降温常可停止出血,延长生命,有利于抢救。

2.输液、输血疗法

等量快速输液、输血为抢救大出血的根本措施。一般靠估计失血量,以半小时内30~50 mL/kg速度加压输入。输完第一步血后测量血压如不升,可再重复半量为第二步,以后可再重复半量(20~30 mL/kg),直至血压稳定为止。一般早期无休克之出血,可以输浓缩红细胞,有利于预防继续出血;晚期有休克时,应先输碱性等渗液及低分子右旋糖苷后再输浓缩红细胞,以免增加血管内凝血的机会。血红蛋白低于60 g/L则需输浓缩红细胞。一般输血输液后即可纠正休克,稳定血压;如仍不能升压,则应考虑出血不止而进行必要的止血手术。大量出血有时较难衡量继续出血的速度、肠腔内存血情况及休克引起心脏变化等。血容量是否已恢复,是否仍需输血输液,可借助于中心静脉压的测定。静脉压低,就可大量快速加压输血(液)每次20~30 mL/kg,以后再测静脉压,如仍低则再输血或输液,直至动脉压上升,中心静脉压正常为止。如果动脉压上升而中心静脉压仍低,则需再输一份,以防血压再降,休克复发。如静脉压过高,则立刻停止静脉输血,此时如估计血容量仍未补足,动脉压不升,则应改行动脉输血或输液,一份血(液)量仍为20~30 mL/kg。同时根据外周循环情况使用多巴胺、654-2、山莨菪碱等血管舒张药,根据心脏功能迅速使用速效强心剂,如毛花苷C或毒毛花苷K等,使心脏迅速洋地黄化。这样可以比较合理地控制输血量、心脏与动静脉活动情况。

3.止血药的应用

一般是从促进凝血方面用药。大出血,特别是曾使用大量代血浆或枸橼酸血者,同时给予6-氨基己酸为宜(小儿一次剂量为1~2 g,静脉滴注时浓度为6-氨基己酸2 g溶于50 mL葡萄糖或生理盐水中);也可用对羧基苄胺,其止血作用与前药相同,但作用较强,每次100 mg可与生理盐水或葡萄糖液混合滴入。新生儿出血宜使用维生素K_1肌内注射。出血患儿准备进行可能导致一些损伤的检查或手术以前,注射酚磺乙胺可减少出血。疑有其他凝血病或出血病者,按情况使用相应药物如凝血酶原。疑为门脉压高而出血者,可注射垂体后叶素,以葡萄糖水稀释滴入。疑为幽门溃疡出血者,可静脉注射阿托品0.05 mg/kg,或山莨菪碱等类似药物。局部用药如凝血酶及凝血质,中药云南白药等均可口服或随洗胃注入胃内;引起呕吐者,则应避免口服。

4.止血术

对有局限出血病灶者,首先考虑内镜检查同时止血,一般食管、胃、十二指肠及胆管出血均可鉴别,并能进行必要的处理。如无内镜条件,或患儿不能耐受内镜,最可靠的止血术是外科手术止血。但外科手术需要一定的条件,最起码的条件是出血部位的大致确定,从而决定手术途径及切口的选择。至少要区别食管出血或胃肠出血,以决定进行开胸或开腹探查。使用气囊导尿管或三腔气囊管,成人用管也可用于小儿,但需根据食管的长度,适当减短食管气囊上方的长度,以防压迫气管。在止血的同时还可对出血部位进行鉴别。经鼻(婴儿可经口)插入胃中,吹起气囊,拉紧后将管粘在鼻翼上或加牵引,使压住贲门,而把胃与食管分隔成两室。然后以另一鼻孔将另一导尿管插入食管,用盐水冲洗(注意小量冲洗,以免水呛入气管)。如果食管内无出血,则可很快洗清。如果冲洗时仍有不同程度的出血,则可判断为食管(静脉曲张)出血。查完食管后,还可再经过该管的胃管冲洗,如能很快冲洗成清水,则可说明胃内无出血。如始终有鲜血洗出,则不能排除胃、十二指肠段出血,则需开腹探查胃、十二指肠(切开探查)、胆管、胰腺。屈氏韧带下用肠钳闭合空肠后冲洗。如果洗胃证明出血不在胃、十二指肠,则可直接探查小肠。小肠出血一般透过肠壁可以看到,但大量出血时,常不易看出原出血灶,则需采取分段夹住肠管后穿刺冲洗肠腔的办法。

一般消化道大出血,绝大多数可经非手术治疗而止血,当呕血、便血停止,排出正常黄色大便,或留置胃管的吸出物已无血时,应立即检查大便及胃液有无潜血。出血停止后,一般情况恢复,条件许可时,应再做如下检查:①钡餐 X 线检查若怀疑为上消化道出血,如食管静脉曲张、胃及十二指肠溃疡,可行上消化道钡餐 X 线检查。②纤维内镜检查胃、十二指肠镜可诊断与治疗胃、十二指肠病变及逆行胆管造影诊断肝胆病变。不少大出血患儿一次出血后,查不出任何原因,并且也不再发生出血。即使有过一两次大出血发作,而无明确的局部出血灶病变者,均不宜采取手术探查。但宜努力检查,争取明确诊断。只有出血不止,威胁生命,或屡次出血,严重影响健康(贫血不能控制)时,才考虑诊断性探查手术。

(三)治疗方案的选择

1.迅速补充血容量

大出血后,患者血容量不足,可处于休克状态,此时应首先补充血容量。在着手准备输血时,立即静脉输液。强调不要一开始单独输血而不输液,因为患者急性失血后血液浓缩,血较黏稠,此时输血并不能更有效地改善微循环的缺血、缺氧状态。因此主张先输液,或者紧急时输液、输血同时进行。当收缩压在6.7 kPa(50 mmHg)以下时,输液、输血速度要适当加快,甚至需加压输血,以尽快把收缩压升高至10.7～12.0 kPa(80～90 mmHg)水平,血压能稳住则减慢输液速度。输入库存血较多时,每 600 mL 血应静脉补充葡萄糖酸钙 10 mL。对肝硬化或急性胃黏膜损害的患者,尽可能采用新鲜血。对于有心、肺、肾疾病患者,要防止因输液、输血量过多、过快引起的急性肺水肿。因此,必须密切观察患者的一般状况及生命体征变化,尤其要注意颈静脉的充盈情况,最好通过测定中心静脉压来监测输入量。血容量已补足的指征有下列几点:四肢末端由湿冷、青紫转为温暖、红润;脉搏由快、弱转为正常、有力;收缩压接近正常,脉压>4.0 kPa(30 mmHg);肛温与皮温差从>3 ℃转为<1℃;尿量>30 mL/h;中心静脉压恢复正常 0.5～1.3 mmHg(5～13 cmH$_2$O)。

2.止血

应针对不同的病因,采取相应的止血措施。

(1)非食管静脉曲张出血的治疗。①组胺 H$_2$ 受体拮抗剂和抗酸剂:胃酸在上消化道出血发病中起重要作用,因此抑制胃酸分泌及中和胃酸可达到止血的效果。消化性溃疡、急性胃黏膜损害、食管裂孔疝、食管炎等引起的出血,用该法止血效果较好。组胺 H$_2$ 受体拮抗剂有西咪替丁(Cimetidine)及雷尼替丁(Ranitidine)等,已在临床广泛应用。西咪替丁口服后小肠吸收快,1～2 小时血浓度达高峰,抑酸分泌6 小时。一般用口服,禁食者用静脉制剂。雷尼替丁抑酸作用比西咪替丁强 6 倍。抑酸作用最强的药是质子泵阻滞剂奥美拉唑。②灌注去甲肾上腺素:去甲肾上腺素可以刺激 α-肾上腺素能受体,使血管收缩而止血。胃出血时可用去甲肾上腺素8 mg,加入冷生理盐水 100～200 mL,经胃管灌注或口服,每 0.5～1.0 小时灌注1 次,必要时可重复3～4 次。应激性溃疡或出血性胃炎避免使用。③内镜下止血法:内镜下直接对出血灶喷洒止血药物;高频电凝止血,必须确定出血的血管方能进行,决不能盲目操作。因此,要求病灶周围干净。如若胃出血,电凝止血前先用冰水洗胃。对出血凶猛的食管静脉曲张出血,电凝并不适宜。操作方法是用凝固电流在出血灶周围电凝,使黏膜下层或肌层的血管凝缩,最后电凝出血血管。单极电凝比双极电凝效果好,首次止血率为88%,第二次应用止血率为94%。激光止血,近年可供作止血的激光有氩激光(argon laser)及石榴石激光(Nd:YAG)两种。止血原理是由于光凝作用,使照射局部组织蛋白质凝固,小血管内血栓形成。止血成功率在80%~90%,对治疗食管静脉曲张出血的疗效意见尚有争议。激光治疗出血的并发症不多,有报道个别发生穿孔、气腹以及照射后形成溃疡,导致迟发性大出血等。局部注射血管收缩药或硬化剂经内镜用稀浓度即1/10 000肾上腺素作出血灶周围黏膜下注射,使局部血管收缩,周围组织肿胀压迫血管,起暂时止血作用。继之局部注射硬化剂如1%十四烃基硫酸钠,使血管闭塞。有人用纯酒精作局部注射止血。该法可用于不能耐受手术的患者。放置缝合夹子内镜直视下放置缝合夹子,把出血的血管缝夹止血,伤口愈合后金属夹子会自行脱落,随粪便排出体外。该法安全、简便、有效,可用于消化性溃疡或应激性溃疡出血,特别对小动脉出血效果更满意。动脉内灌注血管收缩药或人工栓子经选择性血管造影导管,向动脉内灌注垂体加压素,0.1~0.2 U/min连续20分钟,仍出血不止时,浓度加大至0.4 U/min。止血后8~24小时减量。注入人工栓子一般用明胶海绵,使出血的血管被堵塞而止血。

(2)食管静脉曲张出血的治疗。①气囊填塞:一般用三腔二囊管或四腔二囊管填塞胃底及食管中、下段止血。其中四腔二囊管专有一管腔用于吸取食管囊以上的分泌物,以减少吸入性肺炎的发生。食管囊和胃囊注气后的压力要求在4.7~5.3 kPa(35~40 mmHg),使之足以克服门脉压。初压可维持12~24小时,以后每4~6小时放气一次,视出血活动程度,每次放气5~30分钟,然后再注气,以防止黏膜受压过久发生缺血性坏死。另外要注意每1~2小时用水冲洗胃腔管,以免血凝块堵塞孔洞,影响胃腔管的使用。止血24小时后,放气观察1~2天才拔管。拔管前先喝些花生油,以便减少气囊与食管壁的摩擦。气囊填塞对中、小量食管静脉曲张出血效果较佳,对大出血可作为临时应急措施。止血有效率在40%~90%。②垂体加压素:该药使内脏小血管收缩,从而降低门静脉压力以达到止血的目的。对中、小量出血有效,大出血时需配合气囊填塞。近年采用周围静脉持续性低流量滴注法,剂量0.2~0.3 U/min,止血后减为0.1~0.2 U/min维持8~12小时后停药,当有腹痛出现时可减慢速度。③内镜硬化治疗:近年不少报道用硬化治疗食管静脉曲张出血,止血率在86%~95%。有主张在急性出血时做,但多数意见主张先用其他止血措施,待止血12小时或1~5天后进行。硬化剂有1%十四烃基硫酸钠、5%鱼肝油酸钠及5%油酸乙醇胺等多种。每周注射1次,4~6周为1个疗程。并发症主要有食管穿孔、狭窄、出血、发热、胸骨后疼痛等。一般适于对手术不能耐受的患者。胃底静脉曲张出血治疗较难,有使用血管黏合剂止血成功。④抑制胃酸及其他止血药虽然控制胃酸不能直接对食管静脉曲张出血起止血作用,但严重肝病时常合并应激性溃疡或糜烂性胃炎,故肝硬化发生上消化道出血时可给予控制胃酸的药物。雷尼替丁对肝功能无明显影响,较西咪替丁为好。

3.手术治疗

在消化道大出血时做急症手术往往并发症及病死率比择期手术高,所以尽可能先采取内科止血治疗。只有当内科止血治疗无效,而出血部位明确时,才考虑手术治疗止血。手术疗法在上消化道出血的治疗中仍占重要的地位,尤其是胃十二指肠溃疡引起的出血,如经上述非手术疗法不能控制止血,患者的病情稳定,手术治疗的效果是令人满意的。凡对出血部位及其病因已基本弄清的上消化道出血病例,经非手术治疗未能奏效者,可改用手术治疗。手术的目的是首先控制出血,然后根据病情许可对病变部位做彻底的手术治疗。如经各种检查仍未能明确诊断而出血仍不停止者,可考虑剖腹探查,找出病因,针对处理。

(朱 莹)

第八节　先天性肥厚性幽门狭窄

先天性肥厚性幽门狭窄是新生儿期常见的消化道畸形,由于新生儿幽门环肌肥厚、增生使幽门管腔狭窄而引起的上消化道不完全梗阻性疾病。发病率为 10/10 万~33/10 万,占消化道畸形的第 3 位。第一胎多见,男孩多于女孩,男女发病率之比约为 5:1,多为足月儿,未成熟儿较少见。

一、诊断

(一)临床表现

呕吐是本症主要的症状,一般在出生后 2~4 周,少数于生后 1 周发病,也有迟至生后 2~3 个月发病者。开始为溢乳,逐渐加重呈喷射性呕吐,几乎每次奶后均吐,多于喂奶后半小时内即吐,自口鼻中涌出;吐出物为带凝块的奶汁,不含胆汁,少数患儿因呕吐频繁使胃黏膜毛细血管破裂出血,吐出物含咖啡样物或带血。患儿食欲旺盛,呕吐后即饥饿欲食。呕吐严重时,大部分食物被吐出,致使大便次数减少,尿少。

(二)体格检查

1.胃蠕动波

常见,但非本症特有体征。蠕动波从左季肋下向右上腹部移动,到幽门即消失。在喂奶时或呕吐前较易看到,轻拍上腹部常可引出。

2.右上腹肿块

为本症特有体征,具有诊断意义。检查方法是用指端在右季肋下腹直肌外缘处轻轻向深部按摸,可触及橄榄大小、质地较硬的肿块,可以移动。

3.黄疸

少数患儿可以伴有黄疸。可能与饥饿和肝功能不成熟,胆红素肝肠循环增加等有关。

(三)并发症

1.消瘦

反复呕吐、营养物质及水分摄入不足,致使患儿体重不增,以后下降,逐渐出现营养不良、消瘦。

2.脱水和电解质紊乱

由于呕吐使 H^+ 和 Cl^- 大量丢失,造成脱水、酸碱平衡失调及电解质紊乱等。

3.继发感染

由于呕吐营养物质摄入不足使患儿免疫功能下降,同时呕吐易造成患儿胃内容物误吸,易出现反复感染,特别是下呼吸道感染等。

(四)辅助检查

1.腹部超声

腹部 B 超可发现幽门肥厚肌层为一环形低回声区,相应的黏膜层为高密度回声,并可测量肥厚肌层的厚度、幽门直径和幽门管长度,如果幽门肌层厚度≥4 mm、幽门前后径≥13 mm、幽门管长≥17 mm,即可诊断为本症。

2.腹部 X 线检查及钡餐造影

透视下可见胃扩张,钡剂通过幽门排出时间延长,胃排空时间延长。仔细观察可见幽门管延长,向头侧弯曲,幽门胃窦呈典型的鸟嘴状改变,管腔狭窄如线状,为诊断本病特有的 X 线征象。

3.内镜检查

可见幽门管呈菜花样狭窄,镜头不能通过幽门管,有胃潴留等。

二、鉴别诊断

(一)幽门痉挛

多在出生后即出现间歇性不规则呕吐,非喷射性,量不多,无进行性加重,偶见幽门蠕动波,但右上腹摸不到肿块。一般情况较好,无明显脱水、营养不良,B 超检查幽门层不肥厚,用阿托品、氯丙嗪等解痉镇静药治疗有效。

(二)胃扭转

出生后数周内出现呕吐,移动体位时呕吐加剧。X 线钡餐检查可见:食管与胃黏膜有交叉现象;胃大弯位于小弯之上;幽门窦位置高于十二指肠球部;双胃泡、双液平面;食管腹段延长,且开口于胃下方。胃镜检查可达到诊断和治疗目的(胃镜下整复)。

(三)胃食管反流

呕吐为非喷射性,上腹无蠕动波,无可触及的右上腹橄榄样肿块。采用体位疗法和稠厚食物喂养可减轻症状。X 线钡餐检查、食管 24 小时 pH 监测和食管动力功能检查可协助确诊。

(四)贲门松弛和食管裂孔疝

出生后几天即出现呕吐,非喷射性、呕吐量不大,呕吐与体位有关,竖立位不吐。腹部无阳性体征,钡餐造影有助于诊断。

(五)喂养不当

由于喂奶过多、过急;人工喂养时将奶瓶倾斜将奶瓶内气体吸入胃内;喂奶后小儿放置不当等,均为新生儿呕吐的常见原因。

三、治疗

(一)外科治疗

诊断明确,早期行幽门环肌切开术。手术前应先纠正水、电解质紊乱,治疗贫血,改善全身状况。腹腔镜治疗创伤小、疗效好。

(二)内科治疗

对诊断未明确,或发病晚,有其他并发症暂时不能手术者,可试用内科治疗:①抗痉挛治疗,用1:1 000新配制的阿托品溶液,奶前 30 分钟口服,每次自 1 滴增加到 2～6 滴,至皮肤发红为止,应注意其不良反应;②适当减少奶量,使用稠厚奶汁;③纠正水、电解质紊乱;④预防感染;⑤内镜气囊扩张术治疗。

四、预后

(1)能及早诊断,未合并其他器官畸形,经手术治疗后预后良好。

(2)诊断治疗不及时,可合并营养不良及肺部感染,严重者可导致死亡。　　　　（刘志胜）

第九节　胆 道 闭 锁

胆道闭锁是新生儿胆汁淤积最常见的原因。以肝内、外胆管进行性炎症和纤维性梗阻为特征。发病率在活产儿中为 1/(10 000～15 000)，女性稍多于男性。

一、病因及发病机制

胆道闭锁的病因目前不十分清楚，目前认为是新生儿肝胆系统受胚胎期和围生期多种因素影响所致，比较公认的是由病毒(巨细胞病毒、轮状病毒)所激发，造成机体细胞免疫紊乱，随之带来围生期胆道上皮的一系列病理改变，如肝脏纤维化、胆管上皮凋亡、细胞内胆汁淤积。

当前广泛采用的为葛西(Kasai)分类法。将胆道闭锁分为三个基本型：Ⅰ型为胆总管闭锁，Ⅱ型为肝管闭锁，Ⅲ型为肝门部闭锁。Ⅰ型为可能吻合型(占 5%～10%)，Ⅱ型、Ⅲ型为所谓不可能吻合型(占 85%以上)。

二、诊断

(一)症状

(1)黄疸：多为足月产婴儿，生后 1～2 周多无异常，大便颜色正常。黄疸在生后 2～3 周开始逐渐明显，亦可生后即有黄疸，常作为生理性黄疸处理，以后黄疸不退反而进一步加重。

(2)大便色白：可由黄色变成淡黄色及陶土色。小便呈深黄浓茶样。

(3)初期全身情况尚良好，但有不同程度的营养不良，病程达 4～5 个月者常精神萎靡，有出血倾向和脂溶性维生素缺乏症状。

(二)体征

皮肤、巩膜黄染，肝脏肿大，质地变硬。早期脾不大。晚期病例皮肤、巩膜呈金黄色，腹大，肝大达脐下，质硬，伴有腹水及门静脉高压症。

(三)实验室及辅助检查

1.血清胆红素的动态观察

每周测定 1 次。胆红素持续升高，以直接胆红素升高为主，提示胆道闭锁。

2.十二指肠引流

用带金属头的十二指肠引流管置入十二指肠内抽吸十二指肠液，进行胆红素测定，有胆红素存在则可排除胆道闭锁。

3.B 超检查

作为快速、安全无创伤的检查对评价黄疸有较高的实用价值。在 B 超下胆囊小而皱缩多提示胆道闭锁。探及肝门部的三角形纤维块具有诊断特异性。

4.^{99m}Tc 肝胆道造影检查

在胆道闭锁患儿，不能见到核素排泄到肠道。在新生儿肝炎中，核素由于肝实质性的病变而延迟排泄至小肠。

5.MRCP

肝脏磁共振扫描,了解肝内胆管发育情况。

6.腹腔镜探查＋胆道造影检查

最终的确诊方法。

(四)鉴别诊断

1.新生儿肝炎

胆道闭锁早期与新生儿肝炎综合征极难鉴别,尤其是新生儿肝炎处于阻塞期时。鉴别依据:①肝炎男婴较女婴多;②肝脏肿大明显,4 cm、质地韧硬、边缘突出清晰者,胆道闭锁可能性大;③血清直接胆红素动态变化,4～5 天测定一次,持续上升者胆道闭锁可能性大;④碱性磷酸酶40 U(金氏),对胆道闭锁诊断有意义;⑤血清谷氨酰胺转肽酶(γ-GT)300 U/L,考虑胆道闭锁。

2.先天性胆总管囊肿

B 超、MRCP 检查可见肝门区的囊肿。

3.遗传代谢性疾病

应注意除外肝窦状核变性、α-抗胰蛋白酶等内科疾病。

三、治疗

(1)手术治疗:本病一经诊断,应争取在生后 40～60 天内手术。对可能吻合型的胆总管闭锁做肝管-空肠 R-Y 吻合术,对不可能吻合型则行 Kasai 手术(肝门-空肠 R-Y 吻合术)。90 天以内者应争取作 Kasai 手术,手术失败可做肝移植。超过 90 天者,可创造条件行肝移植术。

(2)术后常规用利胆药、糖皮质激素和抗生素。可加用中药退黄治疗。

四、预后

目前公认 Kasai 手术是胆道闭锁的首选治疗,可使部分患儿获得治愈,或为肝移植赢得宝贵时间。经 Kasai 手术治疗失败或年龄过大、有条件者可考虑实施肝移植手术。

(单伟强)

第十节　急性胆囊炎

儿童急性胆囊炎(acute cholecystitis,AC)是由于胆囊管阻塞和细菌侵袭而引起胆囊发生的急性化学性和/或细菌性炎症,好发年龄为 8～12 岁。可与胆石症合并存在。发病急骤,主要表现为右上腹剧痛或绞痛,常伴有呕吐、发热、寒战。

一、病因

急性胆囊炎的主要病因是胆汁滞留和细菌感染。急性胆囊炎的危险因素包括蛔虫、肥胖、胆石症等。短期服用纤维素类、噻嗪类、第三代头孢菌素类、红霉素、氨苄西林等药物,长期应用奥曲肽、激素替代治疗均可能诱发急性胆囊炎。

(一)胆囊管梗阻

胆囊管常因结石、寄生虫、先天性狭窄、先天性胆总管畸形而形成梗阻。梗阻导致大量胆汁淤积于胆囊内,部分水分被囊壁吸收,胆汁浓缩,胆盐浓度增加,刺激胆囊黏膜,引起胆囊的化学性炎症;同时磷脂酶作用于胆汁内的卵磷脂,产生溶血卵磷脂,产生化学性炎症。急性胆囊炎有结石性和非结石性之分。儿童结石性胆囊炎少见,但有上升趋势。非结石性胆囊炎的病因尚不清楚,如胆囊管过长、扭曲,管腔被蛔虫、黏液、胆囊带蒂息肉等阻塞,或胆道系统功能失调,胆囊管痉挛或梗阻均可能导致胆囊炎。国内农村地区胆道蛔虫症及所致的胆道感染呈减少趋势。

(二)细菌感染

细菌感染是儿童急性胆囊炎的重要病因,致病菌多为肠源性细菌。革兰阴性细菌约占2/3,为大肠埃希菌、铜绿假单胞菌、肺炎克雷伯杆菌;其次为革兰阳性菌,多为粪肠球菌、屎肠球菌、表皮葡萄球菌。部分患儿可合并厌氧菌感染的混合感染。胆汁淤积利于细菌繁殖。细菌侵入的主要途径如下:①由十二指肠经胆总管上行侵入,最常见的有蛔虫钻入胆管,携带细菌进入;②经门静脉血入肝和胆囊,见于危重症时肠道菌群移位;③经淋巴管入肝及胆囊;④经动脉血入胆囊动脉至胆囊,少见。

(三)其他

胰液反流、胆汁成分改变、胆囊供血不足、创伤、精神因素等均可影响胆囊功能。急性胆囊炎发病与胆汁淤滞密切相关。严重创伤、烧伤、长期静脉营养等易发生胆汁淤积诱发急性胆囊炎。免疫抑制的患儿可发生机会性微生物感染导致急性胆囊炎。

二、病理变化

初始胆囊黏膜充血、水肿,继而波及胆囊壁各层,囊壁增厚,纤维蛋白渗出。严重感染时,囊壁有化脓灶。胆囊管或胆总管口括约肌痉挛,胆囊或胆总管膨胀,可发生局限性缺血和坏疽而引起穿孔、胆汁性腹膜炎。

三、临床表现

急性胆囊炎起病多与饱食、吃油腻食物、劳累及精神因素等有关,常突然发病。

(1)腹痛:起病急,主要表现为上腹痛,初为阵发性疼痛,后呈持续性胀痛,右上腹明显;出现胆囊管梗阻,呈阵发性绞痛。大龄儿童可述疼痛向右肩背部放射。患儿呈急性病容,腹式呼吸减弱,右上腹明显压痛,墨菲征阳性,有时可触及肿大的胆囊伴有触痛。合并腹膜炎可出现右上腹腹肌紧张或全腹压痛和腹肌紧张。个别重症患儿以脓毒性休克为起病,治疗后出现腹胀、全腹压痛和肌紧张等腹膜炎体征。

(2)大多数患儿伴有恶心、呕吐。多因结石或蛔虫阻塞胆囊管或胆总管扩张所致。恶心呕吐严重者可引起水、电解质紊乱。

(3)常伴有高热、寒战。其程度与炎症严重程度有关。轻型病例常有畏寒和低热。重型病例则可有寒战和高热,体温可达 39 ℃以上,并可出现谵妄,甚至休克、昏迷。

(4)少数患儿出现黄疸,系炎症和水肿、膨胀的胆囊直接压迫胆管或并发胆管炎、胰腺炎所致。

四、辅助检查

(一)血常规检查

显示白细胞总数和中性粒细胞计数增高,CRP 升高(≥30 mg/L)。应进行胆汁和血液培养。一般血清胆红素无明显变化,或轻度升高。肝酶轻度升高,可有血清淀粉酶轻微升高。

(二)影像学检查

B 超可见胆囊明显增大,胆囊壁水肿增厚呈"双边征",胆囊腔内有絮状物或胆泥样沉积,胆囊颈部结石嵌顿,胆囊周围积液,B 超检查的墨菲征阳性具有诊断意义。CT 检查显示胆囊周围液体聚集、胆囊增大、胆囊壁增厚。MRI 检查:胆囊增大、胆囊壁增厚、胆囊周围脂肪组织出现条索状高信号。放射性核素检查对诊断急性胆囊炎的敏感性为 100%,特异性为 95%,具有诊断价值,儿童应用较少。

五、诊断

一般根据上腹或右上腹疼痛及右上腹压痛的病史及体征,结合发热,CRP 升高,白细胞计数升高,以及影像学检查(超声、CT、MRI)发现胆囊增大,胆囊壁增厚,胆囊颈部结石嵌顿、胆囊周围积液等表现,即可诊断。

急性胆囊炎的严重程度不同,治疗方法和预后也不同。

急性胆囊炎的并发症:胆囊穿孔、胆汁性腹膜炎、胆囊周围脓肿、急性胰腺炎、胆囊十二指肠瘘或胆囊结肠瘘等。急性胆囊炎患儿一旦出现并发症,往往提示预后不佳。

鉴别诊断应与引起腹痛(特别是右上腹痛)的疾病进行鉴别,主要有急性胰腺炎、右下肺炎、急性膈胸膜炎、胸腹部带状疱疹早期、急性阑尾炎等。

六、治疗

(一)非手术治疗

主要措施有解痉、止痛、利胆、抗感染治疗和维持体液平衡。

急性胆囊炎抗菌药物治疗,轻度急性胆囊炎常为单一的肠道致病菌感染,应使用单一抗菌药物,首选第一代或二代头孢菌素;中重度急性胆囊炎可使用含 β-内酰胺酶抑制剂的复合制剂、第三代及四代头孢菌素。应根据药敏试验结果选择合适的抗菌药物进行目标治疗。

解痉止痛:阿托品每次 0.01 mg/kg,最大不超过 0.4 mg。止痛治疗可适当使用非类固醇类抗炎药物,可逆转胆囊炎症和胆囊收缩功能的失调。

急性胆囊炎抗菌治疗 3~5 天后,如果急性感染症状、体征消失,体温和白细胞计数正常可以考虑停药。若出现体温持续不降、腹痛加重或患儿一般情况不改善或恶化,应立即手术治疗。

(二)手术治疗

1.适应证

化脓性坏疽性胆囊炎;单纯性胆囊炎经非手术治疗病情恶化者;有并发症出现;急性腹膜炎,高度怀疑胆囊病变,经非手术治疗无好转者。

2.手术方式

手术方式可根据患儿一般情况及局部情况决定。

(1)腹腔镜胆囊切除术:主要适应于合并有胆囊结石的单纯性胆囊炎或反复发作的非结石性

单纯性胆囊炎。该方式患儿痛苦小,恢复快。

(2)B超引导下经皮穿刺胆囊置管引流术:主要适应于化脓性坏疽性胆囊炎、病变局限并且患儿一般情况较差时。引流通畅后,病情会很快得到改善。对婴幼儿,应在全身麻醉下进行。

(3)胆囊切除术:胆囊周围的水肿和粘连,手术中应仔细操作。当胆囊切除难以进行,应及时改行简单有效的胆囊造瘘术。胆囊穿孔合并有胆汁性腹膜炎者应行胆囊造瘘和腹腔引流术。伴有胆总管梗阻炎症或穿孔时则需行胆总管引流,同时行腹腔引流。

(刘志胜)

第十一节　急性坏死性肠炎

急性坏死性肠炎是以小肠为主的急性炎症,因常有广泛性出血,又称急性出血性肠炎。临床上发病突然,以腹痛、腹泻、便血、呕吐、发热、迅速出现感染性休克为特征,如不及时抢救,易致死亡。本病多见于3~9岁小儿,以农村小儿常见。全年均可发病,夏秋季较多见,呈散发性发病,亦可在同一季节和地区发生多例。新生儿期发病称新生儿坏死性小肠结肠炎。

一、病因

尚未完全明确,有人认为是由于C型产气荚膜梭状芽孢杆菌及其所产生的β肠毒素(可致组织坏死)所引起。此菌可产生耐热芽孢,在污染的食物中繁殖并产生肠毒素,摄入后可致病。蛋白质营养不良者,蛋白酶(特别是胰蛋白酶)分泌减少,长期食用含有蛋白酶抑制物的食物(如花生、大豆、蚕豆、甘薯或桑椹等)可使胰蛋白酶活性降低;肠道蛔虫能分泌胰蛋白酶抑制物,可能是本病的一个诱发因素。这些因素使胰蛋白酶破坏肠毒素能力减弱,更易于发病。新生儿坏死性小肠结肠炎则与产气荚膜杆菌、大肠埃希菌、表皮葡萄球菌和轮状病毒感染有关,多见于有窒息史的早产儿。红细胞增多症、高渗牛乳、喂食过多过快也与发病有关。

二、病理

从食管到结肠均可受累,但多见于空肠和回肠。病变呈散在灶性或节段性,可发生在一段或两段以上,长度从数厘米甚至全部小肠。受累肠管扩张,呈暗红色或紫红色,与正常肠段分界清楚,肠管多积气,有血性内容物,肠壁增厚,较硬,黏膜皱襞肿胀,黏膜表面有散在的坏死灶,脱落后形成浅表溃疡。可有肠壁囊样积气,肠腔内有脓性或血性渗出液。镜下见充血、水肿、出血、坏死、小动脉壁纤维素样坏死、血流停滞、血栓形成和炎症细胞浸润。肌层平滑肌变性、断裂,肌间神经节细胞退变甚至消失。浆膜层可有纤维素性渗出。多数病例仅累及黏膜和黏膜下层,病变轻者可只充血、水肿和小灶性坏死出血,严重者可达肌层和浆膜层,引起肠壁全层坏死,甚至发生肠穿孔及腹膜炎。病变恢复后,不遗留慢性病变,但由于腹腔内的纤维素性渗出,可发生腹腔内粘连。

三、临床表现

起病急骤,主要表现为腹痛、呕吐、腹胀、腹泻、便血和毒血症等。病情轻重不一,严重者常出现中毒性休克。常以腹痛开始,逐渐加重,呈持续性钝痛伴不同程度阵发性加剧,早期以上腹部及脐周疼痛明显,后期常涉及个腹,早期腹痛部位常与病变部位和范围相符、发病不久即开始腹泻,便血,次数不一,每天2～3次至数十次不等。初为黄色稀便,少量黏液,无脓,无里急后重。以后排血便,呈暗红色糊状,或呈赤豆汤样血水便,有时可见灰白色坏死物质,有特殊腥味,血量多少不一。腹痛同时伴有恶心,呕吐,开始吐出胃内容物及黄绿色胆汁,以后可呈咖啡样物或吐小蛔虫。由于大量的液体和血液渗入肠腔和腹腔,即使在肠梗阻时无粪便排出,也可导致脱水、血容量减少、电解质紊乱和酸中毒等。发病早期即有不同程度毒血症症状,如寒战、高热、疲倦、嗜睡、面色发灰,食欲缺乏等。重者病情发展迅速,常于起病后1～3天病情突然恶化,出现严重中毒症状和休克。可伴发弥散性血管内凝血和败血症,少数病例可在血便出现前即发生中毒性休克。

早期或轻症患儿腹部体征表现为腹部稍胀,柔软,可有轻度压痛,但无固定压痛点,以后腹胀加重,可出现固定压痛,早期由于炎症刺激引起肠痉挛,肠鸣音亢进。晚期肠壁肌层坏死出血,肠管运动功能障碍引起肠麻痹、肠鸣音逐渐减弱或消失,以后者多见,当肠管坏死累及浆膜或肠穿孔时,出现局限性或弥漫性腹膜炎症状,如明显腹胀,腹肌紧张,压痛和反跳痛等。有肠穿孔者肝浊音界消失。但休克患儿反应迟钝,虽有腹膜炎而腹肌紧张和压痛可不明显,应仔细观察。

婴幼儿症状多不典型,易误诊。病初烦躁、呕吐、腹胀、蛋花样腹泻,伴有明显中毒症状,并易发生广泛性肠坏死、腹膜炎和中毒性休克。

新生儿坏死性小肠结肠炎特点:发病多在出生后2周内,以2～10天为高峰;临床以腹胀、呕吐、腹泻、血便为主;呕吐物带胆汁或为咖啡色,粪便一天数次或10余次,稀薄或带血,隐血试验阳性;重者腹胀显著,可看到肠形,可发生肠穿孔和腹膜炎,并常见精神萎靡、体温不稳定、面色苍白或青紫、黄疸。休克、代谢性酸中毒、DIC等感染中毒表现,可出现呼吸暂停。

本病一般病程7～14天,若能及时诊治,治愈后可恢复正常。危重者起病急、发展快,迅速出现中毒性休克,应密切观察,及时抢救。

四、实验室检查

(一)血常规

白细胞总数增多,中性粒细胞增多,核左移,可见中毒性颗粒。血小板数常减少,可有失血性贫血,重症更明显。血培养可有非特异性细菌生长,如葡萄球菌、肠球菌、产碱杆菌等。

(二)大便

隐血试验强阳性。镜检有大量红细胞和少量白细胞。革兰染色可见较多阳性粗短杆菌、厌氧菌培养多数分离出产气荚膜芽孢梭菌。偶尔还可培养出大肠埃希菌、志贺菌、沙门菌、铜绿假单胞菌等。大便胰蛋白酶活性显著降低。

五、X线检查

常见动力性肠梗阻征象,可见小肠呈局限性扩张充气,肠间隙增宽,黏膜皱襞变粗。或见病变肠管僵直,间或有张力的胀气肠襻,部分病例出现机械性肠梗阻表现,直立位有散在短小液平面,结肠呈无气状态,亦有呈麻痹型胀气表现者。有时可见到由于大段肠管坏死所造成的一堆致密影、有些病例可见肠壁积气,尤以新生儿和小婴儿多见。肠穿孔后可出现气腹。一般忌做钡餐或钡剂灌肠检查,以免肠穿孔;因本病易发生休克,检查时应避免过多搬动,一般采取仰卧位,可以侧卧位水平投照代替直立位。

六、诊断

无特殊诊断方法,主要依靠病史,典型临床表现和X线检查。若起病急,突发腹痛,腹泻。便血、呕吐及有中毒症状者应考虑本病。结合血、大便化验检查和X线特征性改变即可诊断。对不典型的病例,应严密观察病情变化以明确诊断。并应注意和中毒型细菌性痢疾,腹型过敏性紫癜及急性肠套叠相鉴别。中毒性细菌性痢疾早期可出现高热、惊厥甚至休克,腹痛多不重,腹胀较轻,有里急后重,大便为脓血便,血量不多,主要是黏液和脓,且常在中毒症状之后出现;腹型过敏性紫癜虽有腹痛和血便,但无发热和全身中毒症状,血便无特殊腐败的腥臭味;肠套叠常见于婴儿,右侧腹部或脐上多能触及腊肠样肿块,腹部X线检查提示肠梗阻征象,一般无发热和感染中毒症状。

新生儿坏死性小肠结肠炎的诊断常根据病史特点,诱发因素、临床表现和X线检查等,不难诊断。

七、治疗

本病轻重不一,病情变化快,应采取综合治疗措施。原则是抢救休克,改善中毒症状,控制感染,增强机体抵抗力,减轻消化道负担,并促进其正常功能恢复。

(一)禁食

为重要的治疗措施。疑诊本病即应禁食,确诊后继续禁食。以利胃肠休息,待大便隐血阴性,腹胀好转和腹痛减轻后,逐渐恢复饮食,以流质、半流质、少渣饮食逐渐恢复到正常饮食;恢复饮食宜慎重,过早过急可使病情恶化或延长病程,但也不宜过晚,以免营养不足,不利于疾病的恢复。在腹胀和便血期间同时应采取胃肠减压。

(二)维持水和电解质平衡及补充营养

由于吐泻、进食少,易发生脱水、酸中毒和电解质紊乱,故要及时纠正。因禁食时间较长,应精确计算液体出入量及能量需要,可少量多次输血,必要时给予肠道外静脉营养。

(三)抗休克

本病易发生休克,是死亡的主要原因,早期发现和及时处理是治疗的重要环节。休克多属失血和中毒的混合型。应迅速补充血容量,改善微循环,包括补液、右旋糖酐。应用调整血管紧张度的药物如异丙肾上腺素、多巴胺等,必要时输血和血浆。肾上腺皮质激素可减轻中毒症状,抑制变态反应,但使用过久(超过1周)可促进肠坏死,有发生肠穿孔的危险,并可掩盖症状的出现,在中毒性休克时可早期短程使用,一般不超过5天。

中毒性休克患儿肠管病变多严重而广泛,经抢救效果不明显或不稳定者多主张早期手术,以减少产生毒素的来源。

(四)抗生素

控制肠内细菌感染对于减轻肠道损害和休克是有利的。选用对肠道细菌有效的抗生素,如氨苄西林、卡那霉素或头孢菌素类等静脉滴注。

(五)胰蛋白酶

每次0.1 mg/kg,每天3次,以破坏产气荚膜杆菌的毒素。

(六)对症治疗

腹痛剧烈而腹胀不明显时,可肌内注射山莨菪碱,按每次 0.3～0.5 mg/kg,每天 2～3 次,腹胀严重者应早做胃肠减压。出血者可静脉滴注维生素 C,或服云南白药每次 0.3～0.9 g,每天 3 次。高热可用物理降温或解热药物。

(七)手术治疗

如果肠梗阻症状明显,疑有腹膜炎、肠穿孔、肠坏死者,应考虑手术治疗。

(刘志胜)

第十二节　急性阑尾炎

急性阑尾炎发病率虽较成人低,但仍是小儿外科急腹症中最常见的疾病。新生儿罕见,5 岁以后随年龄增长为发病高峰。小儿急性阑尾炎病情发展快,症状不典型,容易误诊和发生穿孔,文献报高达 40%,因而早期诊断和治疗极为重要。

一、病因

(一)解剖因素

小儿阑尾的生长比系膜快,容易扭曲,呈盲管状,容易因引流不畅而发生炎症。当肠内容物、异物、小的肠石等进入阑尾腔后易发生梗阻。阑尾动脉是终末血管,腔内压力高血运易受阻碍,坏死穿孔率较高。小儿大网膜发育差,穿孔后不易包裹局限,易形成弥漫性腹膜炎。

(二)细菌侵袭

阑尾黏膜损伤、破溃时,肠道细菌可直接侵犯而产生炎症,也可因上呼吸道感染等其他部位的多血流进入阑尾。阑尾黏膜下淋巴组织丰富,血液中的细菌未被滤过而停留在阑尾壁内淋巴组织导致炎症。儿童的急性阑尾炎多由金黄色葡萄球菌、大肠埃希菌及链球菌感染引起。近来晚期穿孔者病例报告感染较多,最常见的是脆弱拟杆菌。

(三)免疫因素

临床发现化脓性阑尾炎发作前有病毒感染的病史,有人认为这是病毒感染抑制机体免疫功能,内细菌过度繁殖而发生炎症。

(四)神经反射

因精神紧张、生活环境的改变等因素,使受神经支配的阑尾肌肉和血管发生反射性痉挛,导致环障碍并加重阑尾腔梗阻,引起阑尾急性炎症。

二、病理

根据阑尾炎症病理发展过程,可分为 4 种类型。

(一)卡他性阑尾炎

病变主要在黏膜。阑尾表面充血、水肿,可有少量纤维素渗出物。黏膜充血、水肿,黏膜下层有多核细胞及嗜酸性粒细胞浸润,且有淋巴滤泡增生。

(二)化脓性阑尾炎

病变累及浆肌层,阑尾红肿明显。黏膜及浆肌层均有炎性浸润、破坏,黏膜面溃疡明显,阑尾腔内可积液或积脓,张力增高后可并发穿孔。婴幼儿的阑尾化脓性病变不重,而阑尾周围可出现较多脓性分泌。

(三)坏疽性阑尾炎

阑尾壁全层广泛坏死呈暗紫或黑色。阑尾硬肿,浸润广泛。由于炎性渗出及脓性物刺激,阑尾粘连。阑尾系膜明显水肿,可有血管栓塞。常可穿孔而导致腹膜炎

(四)梗阻性阑尾炎

阑尾仅有轻度充血,但腔内有蛔虫、蛲虫、肠石、异物而形成梗阻。组织切片仅见嗜酸性粒细浸润及淋巴滤泡增生。小儿阑尾炎的浆膜外反应较成人早,渗出液较多。年龄越小,反应越早。因而,婴幼儿阑尾炎虽未穿孔,腹腔内也可见有一定量的渗出液。

三、临床表现

(一)全身反应
1.精神异常
病变初期多表现为烦躁和哭闹,继而由于炎症和疼痛的刺激引起大脑皮层的抑制可出现精神不振、无力、活动减少、嗜睡等。

2.发热
婴幼儿一般均有发热,体温可高达 39～40 ℃,少数营养差并发阑尾穿孔腹膜炎的患儿可能出现体温下降,提示病情危重。

(二)腹部及消化道症状
1.腹痛
较大儿童的典型病例,可与成人一样诉说有转移性右下腹痛的病史。初期上腹部有轻度疼痛,逐渐阵发性加重,数小时后炎症累及阑尾壁浆膜时,疼痛由上腹、脐周、转入右下腹阑尾部位。年龄越小,症状愈不典型。婴幼儿仅表现为阵发性哭闹、呻吟、拒食或静卧不动,触摸腹部时哭闹明显,易被误诊。

2.恶心、呕吐
早期呕吐多是胃肠反射性反应,呕吐物多为食物。较晚期患儿出现呕吐系腹膜炎所致,呕吐物可含胆汁、胃肠液,呕吐量多。婴幼儿阑尾炎时,呕吐常出现于腹痛前。

3.腹泻、便秘
小儿阑尾炎常发生稀便或腹泻,这可能与盆腔阑尾炎或盆腔内积脓刺激肠道及直肠,或合并肠炎等因素有关。个别患儿可因发热、呕吐及体液丢失而出现便秘。

(三)体征
1.固定的体位
由于盲肠转动或下垂可加剧疼痛,因此患儿选择某一疼痛最轻的体位很少改变,如侧屈髋位。

2.腹部体征
腹部体征包括以下 5 个方面。①腹部压痛:由于小儿盲肠移动性较大,阑尾位置不固定,有时压痛可在右中腹、脐部附近、下腹中部,穿孔腹膜炎时全腹压痛。②反跳痛:炎症刺激腹膜后可

出现反跳痛。③腹肌紧张：阑尾炎症弥漫形成周围炎及腹膜炎时，腹肌反射性收缩引起肌紧张。婴幼儿腹肌发育不完善肌紧张不如年长儿明显。阑尾穿孔腹膜炎可出现全腹性肌紧张。小儿不合作，哭闹可干扰腹肌紧张的检查，因此需分散小儿注意力，反复检查，必要时可使用适量镇静剂待小儿安静后进行检查，以确定腹肌紧张程度。④皮肤过敏：有些阑尾炎早期患儿合并阑尾腔梗阻，右下腹皮肤可出现感觉过敏，蛲虫性阑尾炎患儿更明显，这是内脏、躯干神经相互反射的表现。⑤多数患儿可有腹胀，听诊肠鸣音减弱，年龄越小越明显。⑥阑尾周围出现脓肿时右下腹可扪及包块，较大包块可触及波动感。

3.其他体征

其他体征包括：①直肠指诊可有右前方触痛，甚至可触及肿胀的条索状阑尾。②腰大肌试验患儿左侧卧位，右髋过伸，腰大肌受到刺激疼痛，盲肠后位阑尾更明显。③闭孔肌试验患儿仰卧，屈血并内旋右髋关节后出现右下腹疼痛，是由于较长阑尾尖端刺激闭孔内肌所引起的疼痛。④Rovsing 征在小儿诊断上帮助不大。

(四)实验室及其他检查

1.血常规

白细胞数$>10\times10^9$/L，中性粒细胞可高达 80% 以上。

2.尿常规

一般无特殊，但有时阑尾炎刺激输尿管或膀胱后尿常规可见少量红细胞和白细胞。

3.X 线检查

有利于排除肠穿孔、肠梗阻。

4.B 超检查

可发现肿大变形的阑尾及阑尾脓肿。

5.血清 C 反应蛋白(CRP)

有助于坏疽及穿孔性阑尾炎的诊断。

四、诊断

根据典型的转移性右下腹痛史及压痛、反跳痛、腹肌紧张体征，结合实验室检查白细胞计数刁高等情况，一般可以作出诊断。婴幼儿或临床表现体征不典型者需反复、耐心、多次检查，有时需根据动态观察结果才能诊断。在检查时需注意以下方面。

能说话的患儿要在家属的配合下尽量争取合作，正面回答医师的询问，了解发病的时间，疼痛的性质。检查时注意手和听诊器都不要太凉。观察患儿的精神状态，如精神愉快，嬉笑自然，活动多而灵巧，触诊腹部时压痛位置不固定或不能肯定有肌紧张时不急于手术。

采用对比检查腹部方法：①检查者两手分别按压左、右下腹，并交替加重用力，观察患儿哭闹反应，如下重压哭闹明显加剧，则以同样方法按压右上或右下腹进行对比；②患儿母亲握住患儿一手(一般握右手)，允许另一手自由活动，同上述方法交替按左、右下腹，如患儿用自由手抵抗检查右侧按压说明右侧有压痛；③检查者一手重压右下腹痛点，患儿全力抵抗右侧按压之手，检查者另一手乘机按压全腹其他各处，如患儿均置之不理，则可知除右下腹外它处无压痛。为了明确压痛紧张的固定性，检查至少反复三次，第一次常选择在就诊时，第二次在血常规检查后，第三次在初步处理后(处方或收入院)。三次检查中最好有一次检查是在安静或安睡时，必要时可在使用镇静剂后进行检查。睡眠后皮肤痛觉过敏消失，对深压痛与肿块检查较重要。小儿骨盆小，直肠触诊与检查下腹比成人便利,可了解阑尾肿胀浸润的程度与范围。

诊断仍困难时,可考虑腹腔穿刺检查 X 线检查。右下腹抽出液为血性、臭脓性或涂片有大量的细菌者为坏疽性阑尾炎。脓稀无臭,有脓球而无细菌者无需急诊手术。穿刺未得渗液时,可注入50 mL生理盐水再吸出检查。X 线检查对鉴别诊断肠梗阻、坏死性肠炎、胃肠穿孔有帮助。

五、鉴别诊断

(一)肠痉挛症性腹痛

病因不明,好发于学龄儿,常突然发生腹痛,呈剧烈绞痛,持续时间不长,多为 10～20 分钟,很少超过2 小时。体检腹软,偶有压痛但不固定,也无发热或白细胞数升高。此症发生率比阑尾炎高,不需手术,无须特殊治疗,一般均可自愈,但可反复发作。

(二)肠系膜淋巴结炎

多与上呼吸道感染同时存在,腹痛较阑尾炎轻,多无阵发性加重,病程发展较慢,压痛不固定,主要在脐周,无明显腹肌紧张,反复腹部检查可确诊。本症不需手术,因此对鉴别困难体征较轻的患者,可暂用抗生素观察治疗数小时。

(三)急性胃肠炎

常有不洁生凉饮食史,腹痛呈阵发性、痉挛性,多位于脐周、上腹或下腹,无固定压痛点及腹肌紧张,有腹泻。

(四)美克耳憩室炎

症状、体征与阑尾炎相似,如病情允许,可作放射性核素扫描,如显示有异位黏膜的梅克耳憩室影可确诊。鉴别确有困难需手术时应作探查切口,术中如发现阑尾正常,应常规探查末端回肠 100 cm 范围,找到憩室后予以切除。

六、治疗

(一)治疗原则

阑尾炎诊断明确,尽可能早期手术。但就诊 3 天以上症状无恶化及家属拒绝手术或其他特殊原因时,可用药物治疗。

阑尾脓肿以药物治疗为主。在药物治疗中需密切观察发热、疼痛、压痛范围等是否趋向好转。病情加重应手术引流,并发肠梗阻者引流脓肿后可得到缓解。

患儿观察 3 天以上症状稳定好转,显示腹膜炎已局限,双合诊又能摸到浸润块,应避免手术,以免感染扩散。待自然吸收或脓肿形成后再酌情引流或延期进行阑尾切除术。

(二)抗生素治疗

常选针对球菌和革兰阳性杆菌及厌氧菌的药物。临床上目前小儿多用青霉素及氨苄西林、头孢类和甲硝唑静脉注射。如有药敏试验结果则根据药敏情况选用抗生素。

(三)手术方法

1.尽量选麦氏切口

切除阑尾后应清除腹腔脓液,阑尾病变不明显者需探查回肠末端 100 cm(防止梅克尔憩室炎被遗漏)及盆腔器官。

2.放置腹腔引流

适应证：①阑尾穿孔，腹腔积脓、坏疽性阑尾炎；②阑尾残端处理不满意而影响愈合者；③切除阑尾或分离阑尾粘连后渗血不止可放置香烟引流或纱布填压引流；④已局限的阑尾脓肿。

（四）腹腔镜阑尾切除

小儿腹腔镜阑尾切除术在国内、国外均有大宗病例报告，目前大多医院腹腔镜阑尾已成常规手术。腹腔镜阑尾切除具有创伤小、患儿痛苦少、术后肠功能恢复快、住院时间短、腹部创口疤痕小等优点。小儿腹腔镜多选用穿刺 Trocar，直径 5～10 mm，手术操作时气腹内压保持在 1.1～1.3 kPa(8～10 mmHg)，手术时间在 30 分钟左右。

（刘志胜）

第十三节　腹　　泻

腹泻是一组由多病原、多因素引起的以腹泻为主要临床表现的消化道疾病。近年来本病发病率及病死率已明显降低，但仍是婴幼儿的重要常见病和死亡病因。2 岁以下多见，约半数为 1 岁以内。

一、病因

（一）易感因素

(1)婴幼儿期生长发育快，所需营养物质相对较多，胃肠道负担重，经常处于紧张的工作状态，易发生消化功能紊乱。

(2)消化系统发育不成熟，胃酸和消化酶分泌少，消化酶活性低，对食物质和量的变化耐受力差；胃内酸度低，胃排空较快，对进入胃内的细菌杀灭能力弱。

(3)血清免疫球蛋白(尤以 IgM 和 IgA)和肠道分泌型 IgA 均较低。

(4)正常肠道菌群对入侵的病原体有拮抗作用，而新生儿正常肠道菌群尚未建立，或因使用抗生素等引起肠道菌群失调，易患肠道感染。

(5)人工喂养：母乳中含有大量体液因子(SIgA、乳铁蛋白)、巨噬细胞和粒细胞、溶菌酶、溶酶体，有很强的抗肠道感染作用。家畜乳中虽有某些上述成分，但在加热过程中被破坏，而且人工喂养的食物和食具极易受污染，故人工喂养儿肠道感染发生率明显高于母乳喂养儿。

（二）感染因素

1.肠道内感染

肠道内感染可由病毒、细菌、真菌、寄生虫引起，以前两者多见，尤其是病毒。

(1)病毒感染：人类轮状病毒是婴幼儿秋冬季腹泻的最常见的病原；诺沃克病毒多侵犯儿童及成人；其他如埃可病毒、柯萨奇病毒、腺病毒、冠状病毒等都可引起肠道内感染。

(2)细菌感染(不包括法定传染病)。①致病性大肠埃希菌：近年来由此菌引起的肠炎已较少见，但仍可在新生儿室流行。②产毒性大肠埃希菌：是较常见的引起肠炎的病原。③出血性大肠埃希菌：可产生与志贺菌相似的肠毒素而致病。④侵袭性大肠埃希菌：可侵入结肠黏膜引起细菌性痢疾样病变和临床症状。⑤黏附-集聚性大肠埃希菌：黏附于下段小肠和结肠黏膜而致病。

⑥空肠弯曲菌：又名螺旋菌或螺杆菌，是肠炎的重要病原菌，可侵入空肠、回肠、结肠。有些菌株可产生肠毒素。⑦耶尔森菌：为引起肠炎较常见的致病菌。

其他细菌和真菌：鼠伤寒杆菌、变形杆菌、绿脓杆菌和克雷伯杆菌等有时可引起腹泻，在新生儿较易发病。长期应用广谱抗生素引起肠道菌群失调，可诱发白色念珠菌、金葡菌、难辨梭状芽孢杆菌、变形杆菌、绿脓杆菌等引起的肠炎。长期用肾上腺皮质激素使机体免疫功能下降，易发生白色念珠菌或其他条件致病菌肠炎。

（3）寄生虫感染：如梨形鞭毛虫、结肠小袋虫等。

2.肠道外感染

患中耳炎、上呼吸道感染、肺炎、肾盂肾炎、皮肤感染、急性传染病等可出现腹泻。肠道外感染的某些病原体（主要是病毒）也可同时感染肠道引起腹泻。

（三）非感染因素

1.饮食因素

（1）喂养不当可引起腹泻，多为人工喂养儿。

（2）过敏性腹泻，如对牛奶或大豆过敏而引起腹泻。

（3）原发性或继发性双糖酶（主要为乳糖酶）缺乏或活性降低，肠道对糖的消化吸收不良而引起腹泻。

2.气候因素

腹部受凉使肠蠕动增加，天气过热使消化液分泌减少，而由于口渴、吃奶过多，增加消化道负担而致腹泻。

3.精神因素

精神紧张致胃肠道功能紊乱，也可引起腹泻。

二、发病机制

导致腹泻的机制有以下几种。①渗透性腹泻：因肠腔内存在大量不能吸收的具有渗透活性的物质而引起的腹泻。②分泌性腹泻：肠腔内电解质分泌过多而引起的腹泻。③渗出性腹泻：炎症所致的液体大量渗出而引起的腹泻。④动力性腹泻：肠道运动功能异常而引起的腹泻。但临床上不少腹泻并非由某种单一机制引起，而是在多种机制共同作用下发生的。

（一）非感染性腹泻

由于饮食量和质不恰当，食物消化、吸收不良，积滞于小肠上部，致酸度减低，肠道下部细菌上窜并繁殖（即内源性感染），使消化功能更加紊乱。在肠内可产生小分子短链有机酸，使肠腔内渗透压增高，加之食物分解后腐败性毒性产物刺激肠道，使肠蠕动增加，而致腹泻。

（二）感染性腹泻

1.细菌肠毒素作用

有些肠道致病菌分泌肠毒素，细菌不侵入肠黏膜组织，仅接触肠道表面，一般不造成肠黏膜组织学损伤。肠毒素抑制小肠绒毛上皮细胞吸收 Na^+、Cl^- 及水，促进肠腺分泌 Cl^-，使肠液中 Na^+、Cl^-、水分增加，超过结肠的吸收限度而导致腹泻，排大量无脓血的水样便，并可导致脱水、电解质紊乱。

2.细菌侵袭肠黏膜作用

有些细菌可侵入肠黏膜组织，造成广泛的炎症反应，如充血、水肿、炎症细胞浸润、溃疡、渗出。大便初为水样,后以血便或黏冻状大便为主。大便常规检查与菌痢同。可有高热、腹痛、呕吐、里急后重等症状。

3.病毒性肠炎

轮状病毒颗粒侵入小肠绒毛的上皮细胞,小肠绒毛肿胀缩短、脱落,绒毛细胞毁坏后其修复功能不全,使水、电解质吸收减少,而导致腹泻。肠腔内的碳水化合物分解吸收障碍,又被肠道内细菌分解,产生有机酸,增加肠内渗透压,使水分进入肠腔而加重腹泻。轮状病毒感染仅有肠绒毛破坏,故粪便镜检阴性或仅有少量白细胞。

三、临床表现

(一)各类腹泻的临床表现

1.轻型腹泻

多为饮食因素或肠道外感染引起。每天大便多在 10 次以下,呈黄色或黄绿色,稀糊状或蛋花汤样,有酸臭味,可有少量黏液及未消化的奶瓣。大便镜检可见大量脂肪球。无中毒症状,精神尚好,无明显脱水、电解质紊乱。多在数天内痊愈。

2.重型腹泻

多由肠道内感染所致。有以下 3 组症状。

(1)严重的胃肠道症状:腹泻频繁,每天大便 10 次以上,多者可达数十次。大便水样或蛋花汤样,有黏液,量多,倾泻而出。粪便镜检有少量白细胞。伴有呕吐,甚至吐出咖啡渣样物。

(2)全身中毒症状:发热、食欲低下、烦躁不安、精神萎靡、嗜睡,甚至昏迷、惊厥。

(3)水、电解质、酸碱平衡紊乱症状。

1)脱水:由于吐泻丧失体液和摄入量减少所致。由于体液丢失量的不同及水与电解质丢失的比例不同,可造成不同程度、不同性质的脱水。

2)代谢性酸中毒:重型腹泻都有代谢性酸中毒,脱水越重酸中毒也越重,原因如下。①腹泻时,大量碱性物质如 Na^+、K^+ 随大便丢失。②进食少和肠吸收不良,使脂肪分解增加,产生大量中间代谢产物——酮体。③失水时血液变稠,血流缓慢,组织缺氧引起乳酸堆积和肾血流量不足,排酸保碱功能低下。

3)低钾血症:胃肠道分泌液中含钾较多,呕吐和腹泻可致人量失钾;腹泻时进食少,钾的人量不足;肾脏保钾的功能比保留钠差,在缺钾时,尿中仍有一定量的钾排出;由于以上原因,腹泻患儿都有不同程度的缺钾,尤其是久泻和营养不良者。但在脱水、酸中毒未纠正前,体内钾的总量虽然减少,而血钾多数正常。其主要原因:①血液浓缩。②酸中毒时钾从细胞内向细胞外转移。③尿少使钾排出量减少。随着脱水、酸中毒的纠正,血钾被稀释,输入的葡萄糖合成糖原使钾从细胞外向细胞内转移;同时由于利尿后钾排出增加,腹泻不止时从大便继续失钾,因此血钾继续降低。

4)低钙和低镁血症:进食少,吸收不良,由大便丢失钙、镁,使体内钙、镁减少,但一般为轻度缺乏。久泻或有活动性佝偻病者血钙低。但在脱水时,由于血液浓缩,体内钙总量虽低,而血钙浓度不低;酸中毒可使钙离子增加,故可不出现低钙症状。脱水和酸中毒被纠正后,血液稀释,离子钙减少,可出现手足搐搦和惊厥。极少数久泻和营养不良者,偶见低镁症状,故当输液后出现震颤、手足搐搦或惊厥,用钙治疗无效时,应想到可能有低镁血症。

3.迁延性和慢性腹泻

病程连续超过 2 周者称迁延性腹泻,超过 2 个月者称慢性腹泻。多与营养不良和急性期未彻底治疗有关,以人工喂养儿多见。凡迁延性腹泻,应注意检查大便中有无真菌孢子和菌丝及梨形鞭毛虫。应仔细查找引起病程迁延和转为慢性的原因。

(二)不同病因所致肠炎的临床特点

1.轮状病毒肠炎

轮状病毒肠炎又称秋季腹泻。多发生在秋冬季节。多见于 6 个月至 2 岁小儿,起病急,常伴发热和上呼吸道感染症状,多先有呕吐,每天大便 10 次以上甚至数十次,量多,水样或蛋花汤样,黄色或黄绿色,无腥臭味,常出现水及电解质紊乱。近年报道,轮状病毒感染亦可侵犯多个脏器,偶可产生神经系统症状,如惊厥等;50%左右患儿血清心肌酶谱异常,提示心肌受累。本病为自限性疾病,病程多为 3～8 天。大便镜检偶见少量白细胞。血清抗体一般在感染后 3 周上升。

2.三种类型大肠埃希菌肠炎

(1)致病性大肠埃希菌肠炎:以 5～8 月份多见。年龄多小于 1 岁,起病较缓,大便每天 5～10 次,黄绿色蛋花汤样,量中等,有霉臭味和较多黏液。镜检有少量白细胞。常有呕吐,多无发热和全身症状。重者可有脱水、酸中毒及电解质紊乱。病程 1～2 周。

(2)产毒性大肠埃希菌肠炎:起病较急。重者腹泻频繁,大便量多,呈蛋花汤样或水样,有黏液,镜检偶见白细胞。可发生脱水、电解质紊乱、酸中毒。也有轻症者。一般病程 5～10 天。

(3)侵袭性大肠埃希菌肠炎:起病急,高热,腹泻频繁,大便黏冻状,含脓血。常有恶心、呕吐、腹痛,可伴里急后重。全身中毒症状严重,甚至休克。临床症状与大便常规化验不能与菌痢区别,需做大便细菌培养加以鉴别。

3.鼠伤寒沙门菌小肠结肠炎

鼠伤寒沙门菌小肠结肠炎是小儿沙门菌感染中最常见者。全年均有发生,以 6～9 月发病率最高。年龄多为 2 岁以下,小于 1 岁者占 1/3～1/2。很多家禽、家畜、鼠、鸟、冷血动物是自然宿主。蝇、蚤可带菌传播。经口感染。起病较急,主要症状为腹泻,有发热、厌食、呕吐、腹痛等。大便一般每天 6～10 次,重者每天可达 30 次以上。大便初为黄绿色稀水便或黏液便,病程迁延时呈深绿色黏液脓便或脓血便。大便镜检有多量白细胞及红细胞。轻症排出数次不成形大便后即痊愈。腹泻频繁者迅速出现严重中毒症状、明显脱水及酸中毒,甚至发生休克和 DIC。少数重者呈伤寒败血症症状,并出现化脓灶。一般病程 2～4 周。

4.金黄色葡萄球菌肠炎

多因长期应用广谱抗生素引起肠道菌群失调,使耐药的金葡菌在肠道大量繁殖,侵袭肠壁而致病。腹泻为主要症状,轻症日泻数次,停药后即逐渐恢复。重症腹泻频繁,大便有腥臭味,水样,黄或暗绿似海水色,黏液较多,有假膜出现,少数有血便,伴有腹痛和中毒症状,如发热、恶心、呕吐、乏力、谵妄,甚至休克。大便镜检有大量脓细胞和成簇的革兰阳性球菌。大便培养有金葡菌生长,凝固酶阳性。

5.真菌性肠炎

多见于 2 岁以下,常为白色念珠菌所致。主要症状为腹泻,大便稀黄,有发酵气味,泡沫较多,含黏液,有时可见豆腐渣样细块(菌落),偶见血便。大便镜检可见真菌孢子和假菌丝,真菌培养阳性,常伴鹅口疮。

四、实验室检查

(一)轮状病毒检测

1.电镜检查

采集急性期(起病 3 天以内)粪便的滤液或离心上清液染色后电镜检查,可查见该病毒。

2.抗体检查

(1)补体结合反应:以轮状病毒阳性大便作抗原,作补体结合试验,阳性率较高。

(2)酶联免疫吸附试验(ELISA):能检出血清中 IgM 抗体。较补体结合法更敏感。

(二)细菌培养

可从粪便中培养出致病菌。

(三)真菌检测

(1)涂片检查:从大便中找真菌,发现念珠菌孢子及假菌丝则对诊断有帮助。

(2)可做培养和病理组织检查。

(3)免疫学检查。

五、诊断和鉴别诊断

根据发病季节、病史(包括喂养史和流行病学资料)、临床表现和大便性状可以作出临床诊断。必须判定有无脱水(程度和性质)、电解质紊乱和酸碱失衡。积极寻找病因,需要和以下疾病鉴别。

(一)生理性腹泻

多见于 6 个月以下婴儿,外观虚胖,常有湿疹。生后不久即腹泻,但除大便次数增多外,无其他症状,食欲好,生长发育正常,到添加辅食后便逐渐转为正常。

(二)细菌性痢疾

常有接触史,发热、腹痛、脓血便、里急后重等症状及大便培养可资鉴别。

(三)坏死性肠炎

中毒症状严重,腹痛、腹胀、频繁呕吐、高热。大便初为稀水黏液状或蛋花汤样,后为血便或"赤豆汤样"便,有腥臭味,隐血强阳性,重症常有休克。腹部 X 线检查有助于诊断。

六、治疗

治疗原则:调整饮食,预防和纠正脱水,合理用药,加强护理,防治并发症。

(一)饮食疗法

应强调继续饮食,满足生理需要。轻型腹泻停止喂不易消化的食物和脂肪类食物。吐泻严重者应暂时禁食,一般不禁水。禁食时间一般不超过 4 小时。母乳喂养者继续哺乳,暂停辅食。人工喂养者可先给米汤、稀释牛奶、脱脂奶等。

(二)护理

勤换尿布,冲洗臀部,预防上行性尿路感染和红臀。感染性腹泻注意消毒隔离。

(三)控制感染

病毒性肠炎不用抗生素,以饮食疗法和支持疗法为主。非侵袭性细菌所致急性肠炎除对新生儿、婴儿、衰弱儿和重症者使用抗生素外,一般也不用抗生素。侵袭性细菌所致肠炎一般需用抗生素治疗。

水样便腹泻患儿多为病毒及非侵袭性细菌所致,一般不用抗生素,应合理使用液体疗法,选用微生态制剂和黏膜保护剂。如伴有明显中毒症状不能用脱水解释者,尤其是对重症患儿、新生儿、小婴儿和衰弱患儿(免疫功能低下)应选用抗生素治疗。

黏液、脓血便患者多为侵袭性细菌感染,应根据临床特点,针对病原经验性选用抗菌药物,再根据大便细菌培养和药敏试验结果进行调整。针对大肠埃希菌、空肠弯曲菌、耶尔森菌、鼠伤寒沙门菌所致感染选用庆大霉素、卡那霉素、氨苄西林、红霉素、氯霉素、头孢霉素、诺氟沙星、环丙沙星、呋喃唑酮、复方新诺明等。均可有疗效,但有些药如诺氟沙星、环丙沙星等喹诺酮类抗生素小儿一般禁用,卡那霉素、庆大霉素等氨基糖苷类抗生素又可致使耳聋或肾损害,故6岁以下小儿禁用。金黄色葡萄球菌肠炎、假膜性肠炎、真菌性肠炎应立即停用原使用的抗生素,根据症状可选用万古霉素、新青霉素、利福平、甲硝唑或抗真菌药物治疗。

(四)液体疗法

1.口服补液

世界卫生组织推荐的口服补液盐(ORS)可用于腹泻时预防脱水,以及纠正轻、中度患儿的脱水。新生儿和频繁呕吐、腹胀、休克、心肾功能不全等患儿不宜口服补液。补液步骤除无扩容阶段外,与静脉补液基本相同。

(1)补充累积损失:轻度脱水约为50 mL/kg,中度脱水为80~100 mL/kg,在8~12小时内服完。

(2)维持补液阶段:脱水纠正后将ORS溶液加等量水稀释后使用。口服液量和速度根据大便量适当增减。

2.静脉补液

中度以上脱水或吐泻严重或腹胀者需静脉补液。

(1)第一天(24小时)补液包括输液总量、溶液种类等。

1)输液总量:包括补充累积损失量、继续损失量及生理需要量。按脱水程度定累积损失量,按腹泻轻重定继续损失量,将3项加在一起概括为以下总量,可适用于大多数病例,轻度脱水90~120 mL/kg,中度脱水120~150 mg/kg,重度脱水150~180 mL/kg。

2)溶液种类:按脱水性质而定。补充累积损失量等渗性脱水用1/2~2/3张含钠液,低渗性脱水用2/3张含钠液,高渗性脱水用1/3张含钠液,补充继续损失量用1/3~1/2张含钠液,补充生理需要量用1/5~1/4张含钠液。根据临床表现判断脱水性质有困难时,可先按等渗性脱水处理。

3)补液步骤及速度:主要取决于脱水程度和继续损失的量及速度。

4)扩容阶段:重度脱水有明显外周循环障碍者首先用2:1等张含钠液(2份生理盐水+1份1.4%$NaHCO_3$液)20 mg/kg(总量不超过300 mL),于30~60分钟内静脉注射或快速点滴,以迅速增加血容量,改善循环功能和肾功能。

5)以补充累积损失量为主的阶段:在扩容后根据脱水性质选用不同溶液(扣除扩容液量)继续静脉补液。中度脱水无明显外周循环障碍者不需扩容,可直接从本阶段开始。本阶段(8~12小时)滴速宜稍快,一般为每小时8~10 mL/kg。

6)维持补液阶段:经上述治疗,脱水基本纠正后尚需补充继续损失量和生理需要量。输液速度稍放慢,将余量于12~16小时内滴完,一般约每小时5 mL/kg。

各例病情不同,进水量不等,尤其是大便量难以准确估算,故需在补液过程中密切观察治疗后的反应,随时调整液体的成分、量和滴速。

7)纠正酸中毒:轻、中度酸中毒一般无需另行纠正,因在输入的溶液中已有一部分碱性液,而且经过输液后循环和肾功能改善,酸中毒随即纠正。对重度酸中毒可另加碳酸氢钠等碱性液进行纠正。

8)钾的补充:一般患儿按 3～4 mmol/(kg·d)[相当于氯化钾 200～300 mg/(kg·d)],缺钾症状明显者可增至 4～6 mmol/(kg·d)[相当于氯化钾 300～450 mg/(kg·d)]。必须在肾功能恢复较好(有尿)后开始补钾。含钾液体绝对不能静脉推注。若患儿已进食,食量达正常一半时,一般不会缺钾。

9)钙和镁的补充:一般患儿无需常规服用钙剂。对有营养不良或佝偻病者应早给钙。在输液过程中如出现抽搐,可给 10%葡萄糖酸钙 5～10 mL 静脉缓注,必要时重复使用。若抽搐患儿用钙剂无效,应考虑低血镁的可能,可测血清镁,用 25%硫酸镁每次 0.1 mL/kg,深部肌内注射,每 6 小时一次,每天3～4 次,症状缓解后停用。

(2)第二天以后(24 小时后)的补液:经过 24 小时左右的补液后,脱水、酸中毒、电解质紊乱已基本纠正。以后的补液主要是补充生理需要量和继续损失量,防止发生新的累积损失,继续补钾,供给热量。一般生理需要量按 60～80 mL/(kg·d),用 1/5 张含钠液补充;继续损失量原则上丢多少补多少,如大便量一般,可在 30 mL/(kg·d)以下,用 1/3～1/2 张含钠液补充。生理需要量和继续损失量可加在一起于 12～24 小时内匀速静脉滴注。无呕吐者可改为口服补液。

(五)对症治疗

1.腹泻

对一般腹泻患儿不宜用止泻剂,应着重病因治疗和液体疗法。仅在经过治疗后一般状态好转、中毒症状消失、而腹泻仍频者,可用鞣酸蛋白、次碳酸铋、氢氧化铝等收敛剂。微生态疗法有助于肠道正常菌群的生态平衡,有利于控制腹泻。常用制剂有双歧杆菌、嗜酸乳酸杆菌和粪链球菌制剂。肠黏膜保护剂如蒙脱石粉能吸附病原体和毒素,维持肠细胞的吸收和分泌功能,增强肠道屏障功能,阻止病原微生物的攻击。

2.腹胀

多为肠道细菌分解糖产气而引起,可肌内注射新斯的明,肛管排气。晚期腹胀多因缺钾,宜及早补钾预防。若因中毒性肠麻痹所致腹胀除治疗原发病外可用酚妥拉明。

3.呕吐

多为酸中毒或全身中毒症状,随着病情好转可逐渐恢复。必要时可肌内注射氯丙嗪。

(六)迁延性和慢性腹泻的治疗

迁延性腹泻常伴有营养不良等症,应仔细寻找引起病程迁延的原因,针对病因治疗。

(1)对于肠道内细菌感染,应根据大便细菌培养和药敏试验选用抗生素,切忌滥用,以免引起肠道菌群失调。

(2)调整饮食不宜过快,母乳喂养儿暂停辅食,人工喂养儿可喂酸乳或脱脂乳,口服助消化剂如胃蛋白酶、胰酶等。应用微生态调节剂和肠黏膜保护剂。或辅以静脉营养,补充各种维生素。

(3)有双糖酶缺乏时,暂停乳类,改喂豆浆或发酵奶加葡萄糖。

(4)中医辨证论治,并可配合中药、推拿、捏脊、针灸等。

(李 妍)

第十四节　慢性便秘

慢性便秘主要是指粪便干结、排便困难或不尽感及排便次数减少等症状持续 1 个月以上。儿童患病率 3％～8％,根据病因分为器质性便秘和功能性便秘(functional constipation,FC),其中 90％为功能性便秘,仅小部分是由于器质性疾病导致,后者包括肛门直肠畸形、手术、外伤、先天性巨结肠、脊膜膨出症、脊髓损伤、脑瘫、内分泌代谢性疾病和药物等。本病占儿科普通门诊的 3％～5％,儿科消化门诊的 25％。可见于各个年龄段儿童,多在婴儿期以后起病,2～4 岁儿童为发病高峰,随着年龄增长有升高趋势,部分存在家族史。根据发病机制的不同,功能性便秘可以分为慢传输型和出口梗阻型两个基本类型,同时具备两者特征则为混合型。功能性便秘是一个良性疾病,但可以长期存在,有些情况下可严重影响患儿及家庭的生活质量,甚至患儿的生长发育。

一、诊断

功能性便秘的症状类型与不同亚型各自的发病机制密切相关。

(一)症状

(1)慢传输型:大便干结、排便费力、大便次数减少和腹胀等。

(2)出口梗阻型:排便艰难(不一定有大便干结)、排便时间延长、便意少(直肠壁感觉阈值异常)、排便不净和肛门直肠下坠感等。

(3)两者特点兼备,但程度上可有所侧重。

部分患儿可与反酸、胃灼热、上腹胀、早饱、厌食、恶心和呕吐等上胃肠症状相重叠。

(二)体征

1.慢传输型便秘

严重者可出现腹胀、下腹部粪块及继发肛裂和出血。

2.出口梗阻型便秘

直肠指诊有助于了解肛门括约肌功能,并判断大便性状及有无直肠肿块。

(三)辅助检查

1.放射学检查

钡剂灌肠造影可鉴别先天性巨结肠症和肛门直肠畸形,并可观察结肠形态(肠腔扩张、结肠冗长等)和粪块。排粪造影能动态观察肛门直肠的解剖和功能变化。

2.肛门直肠压力测定

肛门直肠压力测定对于出口梗阻型便秘意义较大。能显示肛门括约肌有无排便生物力学的异常,又可同时了解直肠感觉功能。结合超声内镜检查更为直观可靠。气囊排出试验可反映肛门直肠对排出气囊的能力。

3.会阴神经或肌电图检查

会阴神经或肌电图检查能分辨便秘是肌源性或是神经源性,协助判断盆底肌功能。

4.胃肠传输试验

胃肠传输试验对判断有无慢传输型便秘有帮助,包括核素和钡条排空法,前者为金标准,但操作烦琐,多用于科研,临床少用。后者为服用不透 X 线标志物 20 根后 48 小时拍摄腹部 X 线平片,正常时 90％标志物抵达直肠或已经排出体外。

5.其他相关检查

内分泌代谢检查(甲状腺功能、血糖和血钙等)、中毒、自身抗体和感染指标应酌情选择。脊髓和脑的 MRI 检查可以除外神经系统病变。

二、诊断标准

2006 年美国洛杉矶 Rome Ⅲ 诊断标准如下。

对于无腹痛、腹部不适或者腹痛、腹部不适与排便不相关的儿童,必须满足以下 2 条或更多条,并持续至少 2 个月以上(4 岁以下患儿持续 1 个月以上),方可诊断儿童功能性便秘(必须除外器质性疾病导致的便秘症状):①每周排便≤2 次;②每周至少出现 1 次大便失禁;③有过度克制排便的病史;④有排便疼痛和费力史;⑤直肠内存在大的粪块;⑥大的粪块曾堵塞厕所。

三、鉴别诊断

对于具有慢性便秘症状的儿童,应结合病史、查体,选择合适的检查手段排除器质性疾病,方能考虑功能性便秘的诊断。

四、治疗

对于器质性便秘,首先应去除基础病因,同时配合对症治疗,脊髓神经病变导致便秘者可考虑盲肠造瘘术。

功能性便秘应该综合治疗与个体化治疗相结合。功能性便秘治疗的目的不仅仅是通便和清除结直肠内粪块,更主要的是去除病因,改善饮食习惯和膳食成分、恢复正常的胃肠传输排空功能,改善粪便性状,恢复正常的排便行为。应该区分是慢传输型还是出口梗阻型,然后选择相应的干预措施。治疗时首先,尽快解除粪便嵌塞,解除症状,随后进行一系列序贯的维持治疗措施。部分顽固性便秘患儿可能需要手术干预。

(一)去除结直肠内聚积的粪便

对合并粪便嵌塞的患儿,可清洁灌肠或短期使用刺激性泻剂解除嵌塞、快速缓解症状,在此基础上,再选用膨松剂或渗透性药物,保持排便通畅。开塞露可润滑肠壁,软化大便,去除结直肠内积聚的粪便,可用于急性期缓解症状,但不主张长期反复使用。儿童应避免肥皂液灌肠。

目前,北美小儿胃肠病、肝脏病及营养学会(NASPGHAN)推荐的灌肠方法。①磷酸盐灌肠:为渗透性灌肠剂,2 岁以下患儿避免应用,2 岁以上患儿 6 mL/kg,最大 135 mL,疗效肯定。磷酸盐灌肠在肾功能不全患儿中易发生高磷血症、低钙血症及手足搐搦,应用时应注意患儿肾功能情况。②等渗氯化钠液灌肠:较为安全、简便,临床常用,可在 500 mL 氯化钠液中加入 30～60 mL甘油,但疗效欠佳。③聚乙二醇电解质溶液(PEG Lyte):为临床常用的导泻剂,通常在灌肠清理粪便后进行,儿童剂量 25 mL/(kg·h)(最大剂量 1 000 mL/h)持续泵入,应经鼻胃管内用药,疗效肯定,但有时会导致恶心、腹胀和呕吐,主张短期应用,且需要住院密切观察,不适合在门诊治疗,建议治疗后定期监测腹部 X 线平片,观察粪便聚积情况。常规灌肠方法欠佳时,应人工掏出积聚的粪块。

(二)维持治疗

1.一般治疗

适用于对轻型便秘和解除粪便嵌塞的维持治疗。重点包括宣传教育、饮食调整及排便训练3个方面。首先向患儿家长进行耐心细致的宣传教育,解释排便的生理过程和便秘的发病机制,配合医师共同加强对患儿排便生理和肠道管理的教育。其次,采取合理的饮食习惯,纠正偏食挑食,多吃水果和蔬菜,增加食物非水溶性膳食纤维素的含量和饮水量,以加强对结肠的刺激,但目前对于膳食纤维的治疗价值尚存争议,对于严重结肠无力的顽固性便秘患儿,增加膳食纤维的摄入反而可能加重症状,应及时调整饮食,不能过于教条。对于婴幼儿,应咨询营养师,选择合适的配方奶及喂养食谱,调整碳水化合物的性质、摄入量。最后,应养成良好的排便习惯,饭后定时如厕,家长要有耐心,循序渐进,不要催促、责骂患儿。对合并心理行为障碍的患儿需积极给以相应治疗。此过程需要临床医师、心理医师、营养师、家长及患儿的多方配合。

2.通便药(缓泻剂)应用

常用于慢传输型便秘,包括渗透性(乳果糖、山梨醇、镁乳和聚乙二醇)、膨松剂(麦麸、膳食纤维、欧车前)、肠动力剂(西沙必利和红霉素)、润滑剂(植物油和液状石蜡)及刺激性(番泻叶、甘油栓和吡沙可啶肠溶片)五大类,以前三类最为常用。乳果糖剂量 $1\sim3$ mL/(kg·d),肠内不直接吸收,作用温和,无严重不良反应,长期服用耐受性好。聚乙二醇通过其氢键固定水分保留于结肠腔内,软化粪便,不在消化道内分解代谢,不改变肠道 pH,不产生有机酸和气体,可长期用药,与乳果糖比较,聚乙二醇更有效、也更易被接受,不含电解质的聚乙二醇更有效,而且依从性高。肠动力剂有促进结肠运动的作用,可以与乳果糖或聚乙二醇联合应用,病情平稳后减量维持,一直到患儿恢复正常的排便功能。润滑剂可影响脂溶性维生素 K、维生素 A、维生素 D 的吸收,不能长期使用,尤其对小婴儿。使用液状石蜡时应注意儿童服药不配合而导致吸入性脂质肺炎的危险。番泻叶长期使用可损伤结肠壁神经丛,造成结肠黑变病,应避免长期滥用。

3.益生菌制剂

慢性便秘患儿常存在肠菌群失调,导致肠道内 pH 上升,肠功能紊乱和蠕动减慢。益生菌可降低肠道 pH,从而刺激肠蠕动和改善排便。常用制剂有乳酸菌素片、双歧三联活菌(培菲康)、金双歧及整肠生等。

4.生物反馈及心理认知行为治疗

对于出口梗阻型便秘,用力排便时出现括约肌矛盾性收缩者,可采取生物反馈治疗,改善排便时肛门括约肌、腹肌和盆底肌群活动协调性。对直肠感觉阈值异常者,应重视对排便反射的重建和调整对便意感知的训练。

5.其他保守疗法

其他保守疗法包括骶神经调节、中医针灸、推拿及胃肠电起搏等方法,尚需要进一步的动物实验和临床试验进行验证。

(三)外科手术

手术指征:顽固性便秘、规范化的非手术治疗无效;严重影响学习、生活质量;出现巨直肠、肛门直肠肌瘤及结肠冗长无力症。多采用肛门直肠肌瘤切除术或结肠次全切术,前者既有诊断价值,同时也有治疗价值。但是,仅极少数功能性便秘患儿需行手术,目前方法尚不成熟,疗效亦不肯定,应严格掌握手术适应证。

(李　妍)

第十五节　小肠淋巴管扩张症

　　小肠淋巴管扩张症(intestinal lymphangiectasia,IL)是一种少见的蛋白丢失性肠病,以小肠淋巴管回流受阻、乳糜管扩张及绒毛结构扭曲为特征,淋巴管回流障碍及小肠淋巴管内压力的升高可导致淋巴液漏到肠腔,引起吸收不良和蛋白丢失。原发性 IL 有时与常染色体隐性遗传性疾病伴发。IL 是临床上少见的蛋白丢失性胃肠病,多在幼年或青年发病,因病程隐匿,表现多种多样,以及病变位于小肠,检查方法受限,故诊治过程中易被忽视。

　　IL 的发病机制尚不完全清楚。肠淋巴管分布于黏膜固有层、黏膜下层和浆膜层,主要经乳糜池、胸导管回流,入左静脉角,进入血液循环。各种因素导致淋巴管阻塞和淋巴管内压力升高后,淋巴管扩张伴瓣膜功能受损,根据梗阻部位的不同,导致淋巴液漏入肠腔、腹腔或胸腔(导致乳糜泻和乳糜性腹水、胸腔积液),淋巴液中含有大量的蛋白质、脂质及淋巴细胞,从而导致上述3 种成分大量丢失,患者出现低蛋白血症、低脂血症和淋巴细胞绝对计数减少。

一、分类

　　IL 根据病因可分为原发性和继发性两类。PIL 病因不明,常由巨淋巴管症或先天性淋巴系统发育不良所致,多发生于儿童和青少年,90％患者在 30 岁以前起病,平均起病年龄为 11 岁,无性别差异,家庭集聚提示遗传因素,但多散发。继发性多见于成人,常继发于各种导致淋巴管阻塞的疾病,包括腹膜后肿瘤、淋巴瘤、腹膜后纤维化、慢性胰腺炎、肉瘤、结核、克罗恩病、布加综合征、Whipple 病、肾病综合征、心功能不全等。

二、诊断

(一)症状

　　IL 的临床表现多样,主要表现为腹泻、水肿、脂肪泻和营养不良。其中腹泻发生率约 93％,水肿约 95％,脂肪泻约 20％,可在出生后立即或者生后成长过程中逐渐出现,轻重程度也有所不同。因蛋白丢失造成的钙吸收障碍引起血钙降低可导致抽搐。乳糜性胸腔积液、腹水随着病程的进展可逐渐发生,分别为 33％、43％。腹痛少见,约 10％。腹部包块及消化道出血等也可出现,但较少见。由于肠壁水肿增厚,压迫肠腔可导致机械性肠梗阻。

(二)体征
　　主要包括下肢水肿、腹胀、腹水征和营养不良等。

(三)辅助检查

　　IL 的诊断手段有多种,包括实验室检查、内镜检查、病理学检查、影像学、淋巴管造影和核素淋巴管显像等。

　　1.实验室检查

　　特征性异常改变包括人血白蛋白、球蛋白、纤维蛋白原、铜蓝蛋白、脂蛋白、抗胰蛋白酶不同程度的丢失,即非选择性低蛋白血症。本病引起的低蛋白血症,比由肝脏疾病或肾脏疾病引起的更为严重,最低可达 8 g/L,同时本疾病的血浆白蛋白与球蛋白下降程度相当,这不同于肾脏疾病常以丢失人血白蛋白为主,具有一定的特征性。红细胞、铁、叶酸等也可能漏入肠道,因此许多IL患者有贫血表现。此外,90%的患者伴有淋巴细胞绝对值减少。由于富含血脂的淋巴液由扩张的淋巴管大量丢失入胃肠道,故血清甘油三酯、胆固醇水平多减低或正常,此种化验表现与肾病综合征恰恰相反,可利于鉴别。

2.影像学检查

小肠造影可见空肠和回肠皱襞均匀增厚,可见光滑的小结节状突起或多数细小针尖样充盈缺损,空肠轻度扩张伴有液气平面。

3.内镜检查

胃镜、小肠镜或胶囊内镜下观察小肠黏膜有如下特点:黄白色绒毛、散在黄白色斑点、结节及黏膜下层隆起,IL内镜表现有一定的特征性,即使黏膜活检阴性,如有上述表现也应考虑IL。由于IL的病变部位通常位于小肠,胃、十二指肠镜和结肠镜有时难以发现病灶。双气囊小肠镜检查整个小肠可找到病变部位,最终经病理检查确诊为IL。随着胶囊内镜的发展,IL的诊断率有所提高,尤其对临床可疑而胃镜、结肠镜范围内未见病变或病理报告阴性的患者,可能是由于病变肠段为阶段性、局限性,胶囊内镜检查对病变肠段表面的清晰图像显示有很好的诊断价值,不仅可以协助确定病变范围,还有助于指导手术切除病变肠段。胶囊内镜诊断IL时需与乳糜泻鉴别,后者往往表现为小肠绒毛的变短萎缩及小肠皱襞的减少或消失。

4.病理学

IL的组织学特征是小肠黏膜层和黏膜下层的淋巴管扩张,病变可以仅波及局部,亦可累及整个肠道,既可以仅波及黏膜和黏膜下层,亦可累及肌层和浆膜层,IL具有特征性组织学改变,但因病变并非连续,取材可能假阴性,建议多部位、多点取活检,提高病理阳性率。

5.淋巴管造影术和核素显像

淋巴管造影术可以发现下肢淋巴系统发育不良,肠系膜或主动脉旁淋巴结、淋巴管变形或梗阻。淋巴管核素显像不是诊断IL的常规有效方法,经病理确诊为IL的患者中,仅有不到50%核素淋巴管显像为阳性。

三、诊断标准

IL的诊断应包括:①典型的临床表现为腹泻、水肿等;②外周血淋巴细胞绝对计数减少;③血浆白蛋白与IgG同时降低,即非选择性低蛋白血症;④内镜活检或手术标本病理证实有淋巴管扩张;⑤实验证明肠道蛋白质丢失增多。具备前3条者应疑诊,具备后两条即可确诊。

四、鉴别诊断

约20%的IL患者没有消化系统症状,并非所有病例均有腹泻表现,如果仅出现低蛋白血症但没有腹泻时,容易误诊为肝病、肾病等。此外,患者水肿的轻重程度与血浆白蛋白降低的程度并不平行。若在幼年即出现不对称性水肿,则高度提示IL。对于临床表现为水肿、低蛋白血症的患者,在除外肝脏合成功能障碍、营养不良、肾病、恶性慢性病之后,需要考虑本病可能。

五、治疗

治疗方案制订取决于不同的病因和病情严重程度。

（一）内科治疗

目前对该病的治疗首选内科治疗，通常予以正常热量、高蛋白、低脂肪、限制长链甘油三酸酯（LCT）、补充中链甘油三酯（MCT）的饮食治疗方案，因中链脂肪酸不经淋巴管输送，可在一定程度上降低淋巴管内压力，可很好地改善临床症状。

（二）静脉营养支持

病情严重时可予部分或完全静脉营养支持治疗。同时予支持治疗：补充血浆白蛋白、球蛋白，纠正贫血及电解质紊乱等。

（三）手术治疗

对于病变局限者、或症状严重内科治疗无效、反复发生并发症的 IL 仍需考虑外科治疗，包括病变肠段切除手术，使病情得到缓解。必要时通淋巴管-静脉分流术降低淋巴管的压力，缓解症状。

（四）药物治疗

少量的研究报道提倡奥曲肽治疗，但是目前疗效尚不明确。

（五）原发病治疗

继发性 IL 在上述饮食治疗的同时，还需针对原发病治疗。

（李　妍）

第十六节　肠　梗　阻

肠梗阻指肠内容物的正常运行受阻，通过肠道发生障碍，为小儿外科常见的急腹症。由于它变化快，需要早期作出诊断、处理。诊治的延误可使病情发展加重，甚至出现肠坏死、腹膜炎，甚至中毒性休克、死亡等严重情况。

一、病因

（一）机械性肠梗阻

机械性肠梗阻是肠管内或肠管外器质性病变引起的肠管堵塞，梗阻原因包括先天性畸形及后天性因素。梗阻类型分为肠腔内梗阻及肠腔外梗阻。

1.肠腔内梗阻

多由先天性肠闭锁及肠狭窄、先天性肛门闭锁等先天性疾病引起。也可由肠套叠、蛔虫性肠梗阻、肠管内异物及粪石、肠壁肿瘤等后天性疾病造成。

2.肠腔外梗阻

引起肠梗阻的先天性疾病包括先天性肠旋转不良、嵌顿性腹股沟斜疝、腹内疝、先天性纤维索条、梅克尔憩室索条、胎粪性腹膜炎后遗粘连等。后天性疾病包括手术后粘连、腹膜炎后粘连、结核性粘连、胃肠道外肿瘤压迫、肠扭转等。

（二）动力性肠梗阻

为胃肠道蠕动功能不良致使肠内容传递运转作用低下或丧失，多因中毒、休克、缺氧及肠壁神经病变造成，常见于重症肺炎、肠道感染、腹膜炎及败血症的过程中。梗阻类型分为麻痹性肠梗阻及痉挛性肠梗阻,前者发生在腹腔手术后、腹部创伤或急性腹膜炎患儿,后者可见于先天性巨结肠患儿。

二、病理

肠梗阻发生后,肠腔内因积聚大量气体和液体而致使肠膨胀,引起肠腔内压增高,肠壁变薄,肠壁血循环受到严重障碍。梗阻持久时,肠壁张力持续升高,导致肠坏死、肠穿孔。

三、临床表现

各种类型肠梗阻虽有不同的病因,但共同的特点是肠管的通畅性受阻,肠内容物不能正常地通过,因此,有程度不同的临床表现。

(一)症状

1.腹痛

机械性肠梗阻呈阵发性剧烈绞痛,腹痛部位多在脐周,发作时年长儿自觉有肠蠕动感,且有肠鸣,有时见到隆起的肠形。婴儿表现为哭闹不安、手足舞动、表情痛苦。绞窄性肠梗阻由于有肠管缺血和肠系膜箝闭,腹痛往往是持续性伴有阵发性加重,疼痛较剧烈。绞窄性肠梗阻也常伴有休克及腹膜炎症状。麻痹性肠梗阻的腹胀明显,腹痛不明显,阵发性绞痛尤为少见。

2.腹胀

腹胀发生于腹痛之后。高位小肠梗阻常表现上腹部饱满;低位梗阻的腹胀较高位梗阻为明显,表现为全腹膨胀;闭襻式肠梗阻出现局限性腹胀;麻痹性肠梗阻呈全腹膨胀。

3.呕吐

高位梗阻的呕吐出现较早且频繁,呕吐物为食物或胃液,其后为十二指肠液和胆汁;低位梗阻呕吐出现迟,初为胃内容物,静止期较长,后期的呕吐物为积蓄在肠内并经发酵、腐败呈粪样带臭味的肠内容物;绞窄性肠梗阻呕吐物呈血性或咖啡样;麻痹性肠梗阻呕吐次数少,呈溢出性。低位小肠梗阻的呕吐出现较晚。

4.排便排气停止

排便排气停止是完全性肠梗阻的表现,梗阻早期,梗阻部位以下肠内积存的气体或粪便可以排出。绞窄性肠梗阻可排出血性黏液样便。

(二)体征

1.全身情况

单纯梗阻的早期,患者除阵发性腹痛发作时出现痛苦表情外,生命体征等无明显变化。待发作时间较长,呕吐频繁,腹胀明显后,可出现脱水现象,患者虚弱甚至休克。当有绞窄性梗阻时可较早地出现休克。

2.腹部检查

可观察到腹部有不同程度的膨胀,在腹壁较薄的患者,尚可见到肠形及肠蠕动波。单纯性肠梗阻的腹部虽胀气,但腹壁柔软,按之有如充气的球囊,有时在梗阻的部位可有轻度压痛,特别是腹壁切口部粘连引起的梗阻,压痛点较为明显。当梗阻上部肠管内积存的气体与液体较多时,稍加振动可听到振水声。腹部叩诊多呈鼓音。肠鸣音亢进,且可有气过水声及高声调的金属声。

绞窄性肠梗阻或单纯性肠梗阻的晚期,肠壁已有坏死、穿孔,腹腔内已有感染、炎症时,则体征表现为腹膜炎的体征,腹部膨胀,腹部压痛、肌紧张及反跳痛,有时可叩出移动性浊音,腹壁有压痛,肠鸣音微弱或消失。

直肠指检可见直肠空虚无粪便,且有裹手感,提示完全性肠梗阻;指套上染有血迹,提示肠管有血运障碍。

四、诊断

(一)病史及临床表现

典型的肠梗阻有阵发性腹部绞痛、腹胀、呕吐、排便、排气停止等自觉症状,腹部检查呈现腹胀、肠形、压痛、肠鸣音亢进等征象。在粘连性肠梗阻,多数患者都有腹部手术史,或者曾有过腹痛史。

(二)X线检查

1.X线平片检查

典型的完全性肠梗阻X线表现是肠襻胀气,腹立位X线片出现多个肠襻内有呈阶梯状气液面,出现排列成阶梯状的液平面,气液面是因肠腔内既有胀气又有液体积留形成,只有在患者直立位或侧卧位时才能显示,平卧位时不显示这一现象。如腹腔内已有较多渗液,直立位时尚能显示下腹、盆腔部的密度增高。空肠黏膜的环状皱襞在肠腔充气时呈"鱼骨刺"样,而结肠、直肠内无气。

不完全性肠梗阻X线征象为不连续的轻、中度肠曲充气,结肠、直肠内有气。绞窄性肠梗阻X线可见单独胀大的肠襻不随时间改变位置,或有假肿瘤征、咖啡豆状阴影。麻痹性肠梗阻X线征象是小肠和结肠全部充气扩张。

2.消化道造影检查

钡灌肠检查用于鉴别肠梗阻的程度。结肠扩张为麻痹性肠梗阻或不全性肠梗阻,结肠干瘪细小可确定为完全性肠梗阻,但在临床上较少应用。钡灌肠还可用于疑有结肠梗阻的患者,它可显示结肠梗阻的部位与性质。

钡餐造影检查,即口服钡剂或水溶性造影剂,观察造影剂下行过程,可明确梗阻部位、性质、程度。若钡剂下行受阻或显示肠腔狭窄则明确肠梗阻的诊断。但因造影剂可加重梗阻故宜慎用。梗阻明显时禁用。

(三)化验检查

肠梗阻早期化验指标变化不明显。晚期由于失水和血液浓缩,白细胞计数、血红蛋白含量、血细胞比容都可增高,血电解质与酸碱平衡发生紊乱。高位梗阻,可出现低钾、低氯、代谢性碱中毒。低位梗阻,则可有电解质普遍降低与代谢性酸中毒。绞窄性梗阻或腹膜炎时。血常规、血液生化测定指标改变明显。

(四)腹腔穿刺

可了解有无腹膜炎及肠壁血供障碍。腹腔液混浊脓性表明有腹膜炎,血性腹腔液说明已有绞窄性肠梗阻。当肠管有明显胀气或肠管与腹膜粘连时,不宜进行腹腔穿刺。

五、治疗

急性肠梗阻的治疗包括非手术治疗和手术治疗,治疗方法的选择根据梗阻的原因、性质、部位以及全身情况和病情严重程度而定。不论采用何种治疗均首先纠正梗阻带来的水、电解质与酸碱紊乱,改善患者的全身情况。

(一)非手术治疗

1.胃肠减压

胃肠减压为治疗肠梗阻的主要措施之一,目的是减轻胃肠道的积留的气体、液体,减轻肠腔膨胀,有利于肠壁血液循环的恢复,减少肠壁水肿,使某些原有部分梗阻的肠襻因肠壁肿胀而致的完全性梗阻得以缓解,也可使某些扭曲的肠襻得以复位。胃肠减压还可减轻腹内压,改善因膈肌抬高而导致的呼吸与循环障碍。

2.纠正水、电解质与酸碱失衡

血液生化检查结果尚未获得前,可先给予平衡盐液(乳酸钠林格液)。待有测定结果后,再添加电解质与纠正酸碱紊乱,在无心、肺、肾功能障碍的情况下,最初输入液体的速度可稍快一些,但需作尿量监测,必要时作中心静脉压(CVP)监测,以防液体过多或不足。在单纯性肠梗阻的晚期或是绞窄性肠梗阻,常有大量血浆和血液渗出至肠腔或腹腔,需要补充血浆和全血。

3.抗感染

肠梗阻后,肠壁循环有障碍,肠黏膜屏障功能受损而有肠道细菌易位,或是肠腔内细菌直接穿透肠壁至腹腔内产生感染。肠腔内细菌亦可迅速繁殖。同时,膈肌升高引起肺部气体交换与分泌物的排出受限,易发生肺部感染。因而,肠梗阻患者应给予抗菌药物以预防或治疗腹部或肺部感染,常用的有以杀灭肠道细菌与肺部细菌的广谱头孢菌素或氨基糖苷类抗生素,以及抗厌氧菌的甲硝唑等。

4.其他治疗

腹胀后影响肺的功能,患者宜吸氧。回盲部肠套叠可试用钡剂灌肠或充气灌肠复位。

采用非手术方法治疗肠梗阻时,应严密观察病情的变化,绞窄性肠梗阻或已出现腹膜炎症状的肠梗阻,经过短暂的非手术治疗,实际上是术前准备,纠正患者的生理失衡状况后即进行手术治疗。单纯性肠梗阻经过非手术治疗24~48小时,梗阻的症状未能缓解或在观察治疗过程中症状加重或出现腹膜炎症状时,应及时改为手术治疗。但是在手术后发生的炎症性肠梗阻除有绞窄发生,应继续治疗等待炎症的消退。

(二)手术治疗

手术的目的是解除梗阻、去除病因,手术的方式可根据患者的情况与梗阻的部位、病因加以选择。

1.单纯解除梗阻的手术

这类手术包括为粘连性肠梗阻的粘连分解,去除肠扭转,切断粘连束带;为肠内堵塞的切开肠腔,去除粪石、蛔虫团等;为肠扭转、肠套叠的肠襻复位术等。

2.肠切除肠吻合术

肠梗阻是由于肠肿瘤所致,切除肿瘤是解除梗阻的首选方法。在其他非肿瘤性病变,因肠梗阻时间较长,或有绞窄引起肠坏死,或是分离肠粘连时造成较大范围的肠损伤,则需考虑将有病变的肠段切除吻合。在绞窄性肠梗阻,如腹股沟疝、肠扭转,绞窄解除后,血运有所恢复,但肠襻的活力如何判断,方法:①肠管的颜色转为正常,肠壁保持弹性并且蠕动活跃,肠系膜边缘动脉搏动可见说明肠管有生机;②应用超声多普勒沿肠管对肠系膜缘探查是否有动脉波动;③从周围静脉注入荧光素,然后以紫外线照射疑有循环障碍的肠管部,如有荧光出现,表示肠管有生机;④肠管已明显坏死,切除缘必须有活跃的动脉出血。

肠管的生机不易判断且是较长的一段,可在纠正血容量不足与供氧的同时,在肠系膜血管根部注射 1% 普鲁卡因或酚妥拉明以缓解血管痉挛,将肠管标志后放回腹腔,观察 15～30 分钟后,如无生机可重复一次,当确认无生机后始可考虑切除。经处理后肠管的血运恢复,也显示有生机,则可保留,必要时在 24 小时后应再次剖腹观察,如发现有局灶性坏死应再行切除。为此,第一次手术关腹时,可采用全层简单缝合的方法。

3.肠短路吻合

当梗阻的部位切除有困难,如肿瘤向周围组织广泛侵犯,或是粘连广泛难以剥离,但肠管无坏死现象,为解除梗阻,可分离梗阻部远近端肠管作短路吻合,旷置梗阻部,但应注意旷置的肠管尤其是梗阻部的近端肠管不宜过长,以免引起盲襻综合征。

4.肠造口术或肠外置术

肠梗阻部位的病变复杂或患者的情况差,不允许行复杂的手术,可在膨胀的肠管上,亦即在梗阻部的近端肠管作肠造口术以减压,解除因肠管高度膨胀而带来的生理紊乱。小肠可采用插管造口的方法,可先在膨胀的肠管上切一小口,放入吸引管进行减压,但应注意避免肠内容物污染腹腔及腹壁切口。有时当有梗阻病变的肠襻已游离或是肠襻已有坏死,但患者的情况差不能耐受切除吻合术,可将该段肠襻外置,关腹。待患者情况复苏后再在腹腔外切除坏死或病变的肠襻,远、近两切除端固定在腹壁上,近端插管减压、引流,以后再行二期手术,重建肠管的连续性。

六、预后

预后与早期诊断、早期治疗密切相关。一般单纯性肠梗阻患儿在矫正脱水酸中毒后,手术治疗效果良好。但绞窄性肠梗阻则取决于手术治疗的时机,若抢救不及时,可危及生命,切除坏死肠管过多,后遗短肠综合征,影响患儿的生长发育,预后较差。

（单伟强）

第十七节 肠 套 叠

肠套叠是肠管的一部分连同相应的肠系膜套入邻近肠腔内的一种特殊类型的肠梗阻,本病是婴儿时期的一种特有疾病,是最常见的婴幼儿急腹症,居婴幼儿肠梗阻原因的首位。根据病因不同,分为原发性肠套叠与继发性肠套叠;根据年龄的不同,分为婴儿肠套叠与儿童肠套叠。

急性肠套叠随着年龄的增长发病率逐渐降低。常见于 2 岁以下婴幼儿,4～10 个月为发病年龄高峰。男孩发病比女孩多 2～3 倍,健康肥胖儿多见。发病季节与胃肠道病毒感染流行相一致,以春末夏初最为集中。

一、病因

肠套叠分为原发性与继发性两类。肠套叠的病因尚未完全明确,其发病机制公认为肠套叠起点的存在和肠蠕动的紊乱。

(一)原发性肠套叠

原发性肠套叠是指非肠管器质性病变引起的肠套叠。约 95% 的小儿肠套叠属于原发性。

1.套叠起点

关于原发性肠套叠起点的产生,尚无统一学说,可能与下列因素有关。

(1)回盲部解剖因素学说:婴幼儿肠套叠主要发生在回盲部,婴幼儿期回盲部较游动,回盲瓣呈唇样凸入肠腔,加上该区淋巴组织丰富,受炎症或食物刺激后易引起回盲瓣充血、水肿、肥厚,肠蠕动易将肿大回盲瓣向前推移,牵拉肠管形成套叠。

(2)病毒感染学说:小儿受到腺病毒和轮状病毒感染后,可引起末段回肠的集合淋巴结增生,局部肠壁增厚,甚至形成肿物向肠腔凸起,构成套叠起点,加之肠道受病毒感染,蠕动增强,导致发病。春末夏初是腺病毒感染的高发季节,因此肠套叠在此时期发病较多,目前已分离出腺病毒非流行性Ⅰ、Ⅱ和Ⅴ血清型。

2.肠蠕动紊乱

(1)饮食改变因素:婴幼儿期为肠蠕动节律处于较大变化时期,当增添辅食或食物的性质、温度发生变化时,婴幼儿肠道不能立即适应食物改变的刺激,易引起肠功能紊乱而诱发肠套叠,婴儿生后4～10个月,正是添加辅食时期,故此年龄段是发病高峰期。

(2)肠痉挛因素:由于食物、肠炎、腹泻、细菌等因素刺激肠道产生痉挛,使肠蠕动功能节律紊乱或逆蠕动而引起肠套叠,若小儿属于痉挛体质,则更易发生肠套叠。

(3)免疫反应不平衡因素:原发性肠套叠多发生于1岁以内,恰为机体免疫功能不完善时期,肠壁局部免疫功能易破坏。加之蠕动紊乱而诱发肠套叠。

(二)继发性肠套叠

继发性肠套叠指肠管器质性病变引起的肠套叠。约5%左右的病例属继发型,多数是儿童。器质性病变以梅克尔憩室为最多,其次有息肉、血管瘤、腺肌瘤、腹型紫癜形成的肠壁血肿、异位胰腺、淋巴瘤、肠囊肿、阑尾内翻等。肠壁上的病变成为套叠起点被肠蠕动推动,牵引肠壁而发生肠套叠。

二、病理

(一)肠套叠的病理解剖结构

肠套叠由鞘部、套入部组成。外层肠管为鞘部,进入肠管为套入部,套入部最远点为头部,肠管从外面卷入处为颈部。一个肠套叠由三层肠壁组成称为单套,由五层肠壁组成则为复套,即单套再套入相邻的远端肠管内。肠套叠一般是近端肠管套入远端肠管内,与肠蠕动方向一致,称之为顺行性肠套叠。一般肠套叠为顺行性肠梗阻。若远端套入近端,称为逆性肠套叠,较为罕见。

(二)肠套叠的类型

一般按套入部的最近端和鞘部最远端的肠管名称分类,将肠套叠分为6种类型。

1.回结型

以回肠末端为出发点,回肠通过回盲瓣内翻套入结肠中,盲肠与阑尾不套入鞘内,此型最多,约占30%。

2.回盲型

以回盲瓣出发点,盲肠、阑尾随之套入鞘内,此型占50%～60%。

3.回回结型

即复套,回肠套入回肠后再套入结肠,占10%左右。

4.小肠型

即小肠套入小肠,比较少见,此型占 5%～10%,包括空空型、回回型、空回型。

5.结肠型

结肠套入结肠,极少见。

6.多发型

在肠管不同区域内有分开的 2 个、3 个或更多的肠套叠。

(三)肠套叠的病理改变

肠套叠的基本病理变化是肠腔梗阻、肌肉痉挛和血液循环障碍。肠套叠发生后,套入部随着肠蠕动不断向前推进,该段肠管相应所附的肠系膜也被牵入鞘内,颈部束紧不能自动退出。鞘部肠管持续痉挛紧缩,致使套入部的肠系膜血管被鞘部嵌压而发生血液循环障碍。初期静脉回流受阻,组织瘀血水肿,套入部肠壁静脉怒张破裂出血,与肠黏液混合成果酱样胶冻状物排出。肠壁水肿继续加重,动脉受压,套入部供血停止而发生坏死,套入部的坏死呈现淤血性坏死,为静脉性坏死。而鞘部肠壁则因高度扩张与长期痉挛可发生缺血性坏死,呈局灶性灰白色点状坏死,为动脉性坏死。鞘部灶性动脉性坏死容易被忽略,灌肠复位时极易穿孔,手术复位时也不易被发现,比套入部静脉性坏死更具危险性。

三、临床表现

小儿肠套叠的临床症状随年龄而有所不同。可分为婴儿肠套叠和儿童肠套叠两类。

(一)婴儿肠套叠

1.腹痛(哭闹)

腹痛为肠套叠出现最早且最主要的症状,而哭闹则为婴儿腹痛特有的表现,以突发、剧烈、节律性的哭闹为特征。原本很健康的婴儿忽然哭闹不安、面色苍白、紧握双拳、屈膝缩腹、手足乱动、拒食拒奶,发作持续 3～5 分钟而后自行缓解,间隔 10～20 分钟,重新发作。这种阵发性哭闹是由于肠蠕动将套入肠段向前推进,肠系膜被牵拉,肠套鞘部产生强烈收缩而引起的剧烈腹痛,当蠕动波过后,患儿即转为安静。随着缓解期逐渐缩短,患儿渐渐精神萎靡,嗜睡,随后进入休克状态,而哭闹、腹痛反不明显。

2.呕吐

肠套叠早期症状之一,腹痛发作后不久就发生呕吐,初为乳汁、乳块或食物残渣,以后带有胆汁,晚期则吐粪便样液体。早期呕吐因肠系膜被强烈牵拉,导致神经反射性呕吐,晚期则由肠梗阻引起。

3.便血

便血为肠套叠特征性表现,便血多发生于疾病开始的 8～12 小时,典型的血便是红果酱样黏液血便,也可有鲜血便或脓血便,几小时后又可以重复排出几次。纵使家长忽视了婴儿的哭闹和呕吐,但在发生血便时一定会来医院求治。一部分患儿来院就诊时尚未便血,肛门指检时可发现指套上染有果酱色黏液。出血是由于肠套叠时,肠系膜被牵入嵌闭于套入部的肠壁间,发生血液循环障碍而引起黏膜渗血,与肠黏液、粪便混合形成暗红色胶冻样液体。

4.腹部肿物

腹部触及肿物是有意义的诊断。肿物多位于右上腹或中上腹,实性、光滑、稍可移动,并有压痛。随病情进展,肿物变长,沿结肠框分布,呈腊肠状。多数患儿由于回肠末端及盲肠套入结肠内,右下腹比较松软而有空虚感。严重者套入部达直肠,肛门指诊可触及子宫颈样物,偶见肿物从肛门脱出。一旦肠管有坏死倾向,腹胀加重,腹肌紧张,肿物常触诊不清。

5.全身情况

病程早期,患儿一般情况良好,体温正常,仅表现为面色苍白、精神欠佳。晚期精神萎靡、表情呆钝、嗜睡、脱水、发热,甚至有休克、腹膜炎征象。

(二)儿童肠套叠

多为继发性,病程较缓慢,呈亚急性不全性肠梗阻。可有反复发作的病史,发生肠套叠后也可自行复位。主要表现为腹痛,偶有呕吐,少有血便,腹壁薄者可触及腹部肿物。

四、诊断与鉴别诊断

(一)诊断

1.临床诊断

典型肠套叠的四联征为阵发性腹痛、呕吐、血便和腹部肿块。当患儿出现几个小时以上的无原因剧烈哭闹,时哭时停,伴有呕吐,随即排出血便,诊断并不困难。不典型肠套叠包括无痛性频繁呕吐型、无痛性便血型、精神萎靡尚未便血的休克型,这些类型的肠套叠是以单一症状为主征,缺乏典型的临床表现,很容易漏诊、误诊。依据患儿的年龄、性别、发病季节应考虑肠套叠的可能。此时应在镇静状态下仔细检查腹部是否触及肿块,施行肛门指检观察指套上有无血染,以协助诊断。

2.X线检查

肠套叠时,腹平片可无异常征象,也可呈现肠扩张,结肠内均匀致密的肿物阴影,腹立位片见小肠扩张,有张力性气液面,显示肠梗阻征象。腹平片诊断肠套叠虽无特异性征象,但可提示肠梗阻的诊断。

钡灌肠检查是在 X 线透视下,由肛门缓缓注入 25% 硫酸钡生理盐水溶液,水平压力为 5.9~8.8 kPa(60~90 cmH$_2$O)透视下可见到钡剂在结肠的套入部受阻,呈杯状或钳状阴影。

空气灌肠是在 X 线透视下,经肛门注气,压力为 8.0 kPa(60 mmHg),套叠顶端致密的软组织肿块呈半圆形,向充气的结肠内突出,气柱前端形成杯口影、钳状阴影或球形阴影。

B超检查对肠套叠具有较高的确诊率。超声扫描显示肠套叠的横断面呈"同心圆"征或"靶环"征,纵断面呈"套筒"征或"假肾"征。

(二)鉴别诊断

鉴别诊断应以发病年龄为主要思考线索,以主要症状为鉴别要点,与具有腹痛、便血、腹块的婴幼儿其他疾病相鉴别。

1.细菌性痢疾

肠套叠血便不典型且伴有腹泻者可误诊为细菌性痢疾。菌痢多见于夏季,起病急骤,体温升高较快,在早期即可达 39 ℃,大便次数频繁,含有大量黏液及脓血,粪便检查见到脓细胞及红细胞,细菌培养阳性即可确诊。

2.过敏性紫癜

腹型紫癜患儿有阵发性腹痛和呕吐,有腹泻和便血,粪便为暗红色,由于肠管有水肿、出血而增厚,有时在右下腹部能触及肿块,易与肠套叠混淆。过敏性紫癜的特点为双下肢有出血性皮疹,膝关节和踝关节肿痛,部分病例还有血尿,这些临床表现有助于与肠套叠鉴别。需注意的是此病由于肠功能紊乱和肠壁血肿而诱发肠套叠。故当腹部症状加重、腹部体征明显时,需做腹部B超检查或低压气灌肠协助诊断。

3.梅克尔憩室

梅克尔憩室并消化道出血时,应与肠套叠鉴别。梅克尔憩室出血起病急骤,无前驱症状,出血量大,为暗红色或鲜红色血便,少有腹痛、呕吐等症状,腹部触诊无腹块、无压痛。腹部^{99m}Tc扫描可明确诊断。需注意的是梅克尔憩室内翻可继发肠套叠,患儿可出现肠套叠的相应症状及体征。

4.蛔虫肠梗阻

此病多来自于农村地区的儿童,近年来发病率明显下降。蛔虫团块堵塞肠腔,可出现腹痛、呕吐,晚期肠坏死则表现为全身中毒症状、便血,与肠套叠极其相似。但蛔虫肠梗阻很少发生在婴儿,早期没有便血,腹内肿块多位于脐下,肿块粗而长,腹部X线平片可见蛔虫影。

5.肠梗阻肠坏死

婴幼儿其他原因引起的肠梗阻,晚期出现肠血运障碍导致肠坏死,可出现腹痛、呕吐、便血、休克等症状,可与肠套叠混淆。此类患儿缺乏典型的阵发性哭闹史,血便出现晚且伴随休克及全身中毒症状,腹部检查出现腹膜刺激征,腹穿为血性液体,腹部B超检查未发现肠套叠影像,可作为鉴别点。

6.直肠脱垂

少数晚期肠套叠,其套入部可以通过全部结肠而由肛门脱出,不要误认为是直肠脱垂。直肠脱垂时,可以清楚地看到肠黏膜一直延续到肛门周围的皮肤,而肠套叠时,在肛门口与脱出的肠管之间有一条沟,可以通过此沟将手指伸入直肠内,而且直肠脱垂并无急腹症症状。

五、治疗

肠套叠治疗分非手术治疗和手术治疗。小儿肠套叠多为原发,以非手术治疗为主。

(一)非手术治疗

非手术治疗儿童肠套叠一直以来被公认为首选方法,其中气灌肠整复肠套叠是40年来我国最成功且应用最广泛的治疗方法。目前在我国,不论是在城市中心儿科还是在县医院儿科气灌肠复位率达90%左右。

1.适应证

(1)病程不超过48小时,便血不超过24小时。

(2)全身状况好,无明显脱水、酸中毒及休克表现,无高热及呼吸困难者。

(3)腹不胀,无压痛及肌紧张等腹膜刺激征象。

2.禁忌证

(1)病程超过48小时,便血超过24小时。

(2)全身情况不良,有高热、脱水、精神萎靡及休克等中毒症状者。

(3)腹胀明显,腹部有明显压痛、肌紧张,疑有腹膜炎或疑肠坏死者。

(4)腹部立位X线平片显示完全性肠梗阻者。

(5)试用空气灌肠时逐渐加压至8.0 kPa(60 mmHg)、10.7 kPa(80 mmHg)、13.3 kPa(100 mmHg),而肠套叠阴影仍不移动,形态不变者。

3.治疗方法

(1)气体灌肠复位法:采用空气或氧气均可,观察方法有透视及非透视下进行两种,将气囊肛管置入直肠内,采用自动控制压力仪,肛门注气后即见套叠影逆行推进,直至完全消失,大量气体进入回肠,提示复位成功。

1)气灌肠前准备:①解痉镇静,肌内注射阿托品、苯巴比妥钠,必要时在麻醉状态下进行;②脱水明显者,应予以输液纠正,改善全身情况;③麻醉下灌肠复位,保证禁食 6 小时,禁水 4 小时,必要时插胃管吸出胃内容物;④X 线透视室内应备有吸引器、氧气、注射器等抢救设施。

2)气体灌肠压力:①诊断性气体灌肠压力为 6.7～8.0 kPa(50～60 mmHg);②复位治疗压力为 12.0～13.3 kPa(90～100 mmHg),不超过 16.0 kPa(120 mmHg)。

3)气体灌肠复位征象:①X 线透视下见肿块逐渐变小消失,气体突然进入回肠,继之中腹部小肠迅速充气;②拔出气囊肛管,大量气体和暗红色黏液血便排出;③患儿安然入睡,不再哭闹,腹胀减轻,肿块消失;④碳剂试验,口服 1 g 活性炭。约 6 小时后由肛门排出黑色炭末。

4)气体灌肠终止指征:①注气后见肿物巨大,套入部呈分叶状,提示复套存在,复位可能性较小;②注气过程中见鞘部扩张而套入部退缩不明显或见套入部退而复进,表示套叠颈部过紧,复位困难;③注气后肿物渐次后退,通过回盲瓣后,肿物消失,但小肠迟迟不进气,提示仍存在小肠套叠,复位困难;④复位过程中,肿物消失,但荧光屏上突然有闪光改变,旋即见膈下游离气体,表明发生肠穿孔,即刻停止注气。

(2)钡剂灌肠复位法:在欧美国家较为流行。钡剂浓度为 20%～25%,钡柱高度不超过患儿水平体位 90 cm,维持液体静压在 5 分钟之内,套叠影逆行推进,变小,渐至消失,钡剂进入回肠,提示复位成功。

(3)B 超监视下水压灌肠复位法:采用生理盐水或水溶性造影剂为介质灌肠。复位压力为 6.7～12.0 kPa(50～90 mmHg),注水量在 300～700 mL。在 B 超荧光屏上可见"同心圆"或"靶环"状块影向回盲部收缩,逐渐变小,最后通过回盲瓣突然消失,液体急速进入回肠。满意的复位是见套入部消失,液体逆流进入小肠。

(二)手术疗法

1.手术指征

(1)有灌肠禁忌证者。

(2)灌肠复位失败者。

(3)肠套叠复发达 3 次以上,疑有器质性病变者。

(4)疑为小肠套叠者。

2.手术方式

(1)手法复位术:取右下腹或右上腹横切口,在套叠远端肠段用挤压手法使其整复,切忌强行牵拉套叠近端肠段。复位成功后务必详细检查是否存在病理性肠套叠起点,必要时一并处理。对原发复发性肠套叠手术的患儿,手法复位后如未发现病理起点,存在游动盲肠者可行盲肠右下腹膜外埋藏固定法,以减少复发。如阑尾有损伤,呈现水肿和淤血时,可将其切除。

(2)肠切除肠吻合术:术中见鞘部已有白色斑块状动脉性坏死或套入部静脉性坏死,争取做肠切除一期吻合术。必要时亦可延迟 24～48 小时再吻合。

(3)肠外置或肠造口术:适应于患儿存在休克且病情危重时,或肠套叠手法复位后局部血液供给情况判断有困难时。可将肠襻两断端或可疑肠襻外置于腹壁外,切口全层贯穿缝合,表面覆盖油纱保护,24～48 小时后,待休克纠正,病情平稳,再行二期肠吻合术。观察可疑肠襻循环恢复情况决定还纳入腹,抑或肠切除肠吻合。如肠切除后患儿全身或局部循环不满意,无法行肠吻合时,可行肠造口术。

六、预后

小儿原发性肠套叠如能早期就诊、早期诊断、早期治疗,预后良好。绝大多数病例可采用灌肠复位,复位成功率达90％以上。小儿原发性肠套叠复位后极少复发。随着我国人民生活水平提高,医疗条件改善,科普宣传的普及,家长及儿科工作者更加关注小儿肠套叠,晚期肠套叠患儿已少见,已罕见死亡,目前肠套叠的病死率仅为1％。

（单伟强）

第十八节 脐 膨 出

脐膨出是指腹壁发育不全,在脐带周围发生缺损,腹腔内脏脱出于体外的先天性畸形。国外统计发生率为(1~2.5)/5 000,男性略多于女性,其比例约为3∶2。

一、病因及发病机制

脐膨出是因胚胎期体腔关闭过程停顿造成,致使出生时某些腹腔内脏器通过开放的脐环膨出到腹腔外,表面由腹膜、羊膜和中间夹有一层较薄的胶冻样结缔组织构成的囊膜覆盖。根据腹壁缺损直径以5 cm为界线进行区分,将脐膨出分为巨型和小型两种,肝脏膨出到腹腔外为巨型脐膨出的标志。

二、诊断

(一)症状和体征

出生后腹部中央可见膨出的大小不等囊状肿物,表面有光泽而透明的囊膜,透过囊膜可见突出囊内的腹腔脏器。

1.巨型脐膨出

脐部腹壁缺损环直径5 cm,大者可达10 cm。肝、脾、胰腺和肠管等器官均可突至腹腔外,尤其是肝脏。囊膜在出生时内光亮透明,其间可含少量透明液体。24小时左右囊膜逐渐混浊,最后坏死。

2.小型脐膨出

脐部腹壁缺损环直径<5 cm。腹腔已发育达相当容积,膨出部内的小肠(有时含部分结肠)易回纳入腹腔。

3.伴发畸形

约有40％脐膨出伴发其他先天性畸形,其中肠旋转不良最常见。脐膨出伴有巨舌,同时身长和体重超过正常新生儿者,称为脐膨出-巨舌-巨体综合征(Beckwith-Wiedemann综合征),有的还同时伴有低血糖症和内脏肥大。

(二)辅助检查

可行心脏彩超、腹部B超检查除外合并畸形。

（三）鉴别诊断

出生时囊膜已破裂者需与腹裂相鉴别，后者的脐带位置和形态均正常，腹壁的裂缝基本上位于脐旁右侧。

三、治疗

（一）出生后处理

应立即用温无菌生理盐水纱布覆盖患部。

（二）手术治疗

1. Ⅰ期修补术

适用于小型脐膨出，将囊膜切除，内脏还纳，腹壁各层缝合修补一次完成。

2. 分期修补

适用于巨型脐膨出或囊膜破裂无法Ⅰ期修补者，先用人工材料缝合在缺损的筋膜边缘，形成人工疝囊，每天挤压逐渐缩小疝囊体积迫使内脏复位，7～10天后行腹壁修补术。

（三）保守治疗

用硝酸银、磺胺嘧啶银、络合碘涂抹疝囊表面，使其结痂，随着痂下肉芽生长，周围皮肤的上皮细胞向中央生长，最后形成腹壁疝，以后行腹壁修补术。

四、预后

脐膨出是一种严重的先天性畸形，病死率很高，总体存活率为70％～95％，预后取决于缺损的大小、囊膜是否破裂及合并畸形的严重程度。

（单伟强）

第十九节　先天性肠旋转不良

先天性肠旋转不良指胚胎期某种因素影响正常的肠旋转运动而使肠管位置变异所引起的肠梗阻。多见于新生儿，占新生儿高位肠梗阻中第一位。少数发生于婴儿或较大儿童。本病常合并中肠扭转，延误诊治可致大量肠坏死，病情危重。确诊后早期手术效果良好。

一、病因及发病机制

胚胎期以肠系膜上动脉为轴心的肠管旋转运动发生障碍可以导致本症，使得肠道位置变异，肠系膜附着不全。发病机制尚不明。

本症常见的3种基本病理表现为：腹膜束带压迫十二指肠、肠扭转和空肠上段膜状组织压迫和屈曲。本症常合并十二指肠闭锁或狭窄、脐膨出和膈疝等其他畸形。

二、诊断

（一）症状

1. 新生儿期

（1）一般于生后3～5天出现呕吐，呕吐物含有大量胆汁，呈碧绿色或黄色。

(2)绝大多数生后 24 小时内均有正常胎粪排出。开始呕吐后便量减少或便秘。

(3)肠扭转合并肠绞窄时,频繁喷射性呕吐咖啡样物或血、腹部高度膨胀、便血、发热、水和电解质紊乱等中毒症状。

2.婴幼儿及儿童期

(1)长期间歇性发作的含有胆汁的呕吐。

(2)部分患儿表现为间歇性发作的中上腹部疼痛,伴有恶心、呕吐。

(3)长期呕吐可致慢性脱水、体重下降和生长发育障碍。

(4)少数突发急性腹痛和剧烈呕吐。

(二)体征

无明显阳性体征,有肠扭转导致的肠坏死时可有腹膜炎体征。

(三)辅助检查

1.腹部立位平片

常显示典型的"双泡征"或"三泡征",其他腹部少气体影像。

2.钡剂灌肠

显示结肠框及回盲部位置异常,盲肠位于右上腹部或上腹中部具有确诊意义。

3.钡餐检查

可显示异常的十二指肠外形,十二指肠空肠连接部位于脊柱右侧,小肠位于右侧腹,当有肠扭转时,十二指肠和近端空肠呈螺旋状。

4.B 超检查

彩色超声波检查根据肠系膜上动、静脉位置关系的改变,可在术前早期诊断肠扭转,优于其他影像学检查。

5.螺旋＋增强 CT 扫描

可见肠系膜血管旋转。

(四)鉴别诊断

须与引起十二指肠梗阻的其他疾病如十二指肠闭锁、狭窄、环状胰腺等鉴别。肠扭转绞窄时应注意与坏死性小肠结肠炎鉴别。通过影像学检查均可鉴别。

三、治疗

新生儿期肠旋转不良为急诊手术,中肠扭转造成绞窄性肠梗阻者应经过不超过 2～3 小时的准备后立即手术。

(1)术前纠正水和电解质紊乱和营养不良。

(2)Ladd 手术要点包括:①扭转肠管复位;②松解十二指肠前腹膜索带和空肠上段膜状组织压迫和屈曲;③切除阑尾。术中还应注意探查其他合并畸形等。

(3)术后继续禁食、补液、应用抗生素。肠道功能恢复后逐渐恢复饮食。

四、预后

早期诊断与治疗的患儿预后愈良好,生长发育基本和健康同龄儿相同。肠扭转广泛肠坏死肠切除术后发生短肠综合征,需要长期营养支持。

(单伟强)

第二十节　先天性肠闭锁和狭窄

肠闭锁和肠狭窄是新生儿肠梗阻中常见的先天性消化道畸形。发病率1：(1 500～4 000)。男女相等。闭锁多于狭窄,其发生频率依次为回肠、十二指肠、空肠,结肠闭锁罕见。肠狭窄以十二指肠最多见,回肠较少。

一、病因及发病机制

(一)确切原因尚不清楚

十二指肠和空肠上段的闭锁和狭窄可能为胚胎早期肠管空化再通过程发生障碍造成;空肠下段和回肠的闭锁和狭窄与肠道局部血液循环发生障碍有关,宫内发生肠扭转、肠套叠,血管的分支畸形及胎粪性腹膜炎等情况,是导致局部肠管血运障碍的最常见原因。

(二)病理分型

1.肠闭锁

(1)Ⅰ型:即隔膜型。肠管连续,肠腔内有隔膜。肠系膜完整。

(2)Ⅱ型:两盲端间有索条相连,肠系膜无缺损或有Ⅴ形缺损。

(3)Ⅲa型:两盲端游离,无索条相连,肠系膜呈Ⅴ形缺损。

(4)Ⅲb型:两盲端游离,远端肠管呈苹果皮样或螺旋样,肠管全长有明显的短缩。

(5)Ⅳ型:多发性闭锁,可以Ⅰ、Ⅱ、Ⅲ型并存。一般肠管长度减少。

2.肠狭窄

分隔膜型狭窄和短段管状狭窄两种。

二、诊断

(一)症状

先天性肠闭锁或肠狭窄主要表现为肠梗阻的症状,其出现时间和轻重取决于梗阻的部位和程度。

(1)肠闭锁是完全性梗阻,症状为呕吐、腹胀和无正常胎粪排出,母亲妊娠常有羊水过多史。①呕吐:多于生后第1天出现。高位肠闭锁呕吐出现早,次数频繁,多含胆汁,进行性加重。低位闭锁时,呕吐出现晚,呕吐物呈粪便样,味臭。②腹胀:高位闭锁腹胀轻,限于上腹部,呕吐或胃肠减压后,腹胀消失或明显减轻。低位闭锁腹胀进行性加重,呕吐或胃肠减压后腹胀不缓解。③无胎粪排出:生后无正常胎粪排出,有的仅排出少量灰白色或青灰色黏液样物。个别有少量胎粪排出者,可能是妊娠晚期宫内肠套叠等所致肠闭锁的表现。④全身症状:生后最初几小时全身情况良好。很快表现躁动不安、拒乳及脱水,常伴发吸入性肺炎,全身情况迅速恶化。如肠穿孔,则腹胀更著,出现呼吸困难、发绀、体温不升及全身中毒症状。

(2)肠狭窄:临床症状视狭窄的程度而有所不同。少数显著狭窄的出生后即有完全性肠梗阻的表现。多数表现为不完全性肠梗阻,反复呕吐奶块及胆汁。生后有胎粪排出,但量少。腹胀程度视狭窄部位而定。

(二)体征

(1)高位肠闭锁时偶在上腹部见胃型或胃蠕动波;低位闭锁者全腹膨胀,常见扩张的肠袢。

(2)肠狭窄:为慢性不完全性肠梗阻,故在腹部常可见肠型和肠蠕动波,伴有肠鸣音亢进。

(三)辅助检查

1.产前B超检查

诊断小肠闭锁很有价值。高位空肠闭锁显示从胃延伸至空肠近端有一长形液性区,或在胎儿腹腔上部探测得数个扩张的空肠液性区。

2.X线平片检查

腹部立位X线片高位小肠闭锁时可见"三泡征"或数个液平面。低位小肠闭锁则显示较多扩张肠袢和液平面。侧位片中可见结肠及直肠内无气体。

3.钡灌肠检查

可见胎儿型结肠。

4.全消化道造影

肠狭窄行钡餐检查可以显示狭窄部位。

5.B超检查

可显示扩张的肠管及干瘪的远段肠管,现临床常为明确诊断首选的检查。

(四)鉴别诊断

与先天性全结肠型巨结肠、旋转不良、胎粪黏稠综合征鉴别。钡灌肠对鉴别诊断价值很高。

三、治疗

手术是唯一的治疗方法,确诊后应争取早期进行。

(1)术前禁食、胃肠减压、补液、纠正水和电解质紊乱,改善贫血和营养不良。应用抗生素。

(2)术式应根据术中所见具体选定,小肠闭锁,以切除近侧膨大的盲端,做端端吻合术最为理想;隔膜闭锁或狭窄可行隔膜切除术。

(3)术后处理需继续禁食、胃肠减压、补液、应用抗生素和营养支持。肠功能恢复后逐渐恢复饮食至正常母乳。

四、预后

本病严重威胁患儿生命。近20年来,病因学研究的进展、诊断水平的提高、技术操作的改进、围术期良好的监护、尤其是静脉营养的应用,使存活率有显著提高。

(单伟强)

第七章

小儿泌尿系统常见病

第一节 急性肾小球肾炎

急性肾小球肾炎（AGN）简称急性肾炎，是儿科常见的一种与感染有关的急性免疫反应性肾小球疾病。其临床主要表现为急性起病，水肿、少尿、血尿和不同程度蛋白尿、高血压或肾功能不全，病程多在1年内。

本病在我国是一常见的儿科疾病，占小儿泌尿系统疾病的首位。多见于儿童及青少年，2岁以内者少见，男女之比为2：1。发病以秋冬季节较多。绝大多数预后良好，少部分可能迁延。

一、病因与发病机制

本病绝大多数由链球菌感染后引起，故又称急性链球菌感染后肾炎（APSGN）。其他细菌、病毒、原虫或肺炎支原体等也可导致急性肾炎，但较少见。故本节主要介绍APSGN。

目前已明确本病的发生与A组β溶血性链球菌中的致肾炎菌株感染有关。所有致肾炎菌株均有共同的致肾炎抗原性，包括菌壁上的M蛋白内链球菌素、"肾炎菌株协同蛋白（NSAP）"。

其主要发病机制为抗原抗体免疫复合物引起肾小球毛细血管炎症病变，有循环免疫复合物致病学说、原位免疫复合物致病学说和某些链球菌通过神经氨酸酶的作用或其产物（如某些菌株产生的唾液酸酶），与机体的IgG结合，改变了IgG的化学组成或其免疫原性，产生自身抗体和免疫复合物而致病学说。

上述链球菌有关抗原诱发的免疫复合物或链球菌的菌体外毒素激活补体系统，在肾小球局部造成免疫病理损伤，引起炎性过程。APSGN的发病机制见图7-1。

二、病理

主要病理特点为急性、弥散性、渗出性、增殖性肾小球肾炎。光镜下可见肾小球体积增大、毛细血管内皮细胞和系膜细胞增生肿胀，基质增生。急性期有多型核白细胞浸润，毛细血管腔狭窄甚至闭锁、塌陷。部分患儿可见上皮细胞节段性增生所形成的新月体，使肾小囊腔受阻。肾小管病变较轻，呈上皮细胞变性，间质水肿及炎症细胞浸润。电镜检查可见电子致密物呈驼峰状在上皮细胞下沉积，为本病的特征。免疫荧光检查在急性期可见粗颗粒状的IgG、C_3沿肾小球毛细血管襻和/或系膜区沉积，有时也可见到IgM和IgA沉积。

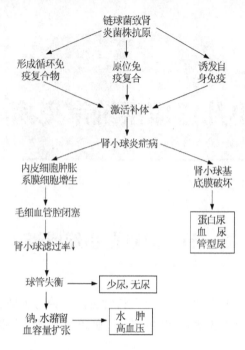

图 7-1　急性链球菌感染后肾炎的发病机制

三、临床表现

急性肾炎临床表现轻重悬殊,轻者仅表现为无症状性镜下血尿,重者可呈急进性过程,短期内出现肾功能不全。

(一)前驱感染

90%病例有前驱感染史,以呼吸道及皮肤感染为主。在前驱感染后经 1～3 周无症状的间歇期而急性起病。间歇期长短与前驱感染部位有关,咽炎引起者 6～12 天,平均 10 天,多有发热、颈部淋巴结大及咽部渗出。皮肤感染者 14～28 天,平均 20 天。

(二)典型表现

起病时可有低热、乏力、头痛、头晕、恶心呕吐、食欲减退、腹痛及鼻出血等症状,体检在咽部、皮肤等处发现前驱感染未彻底治愈的残迹。典型表现如下。

1.水肿少尿

70%的病例病初表现为晨起颜面及眼睑水肿,重者 2～3 天遍及全身。水肿多呈非凹陷性。水肿同时伴尿量减少。

2.血尿

50%～70%的患儿有肉眼血尿,酸性尿呈烟灰水样或茶褐色,中性或弱碱性尿呈鲜红色或洗肉水样,1～2 周后转为镜下血尿。镜下血尿可持续 1～3 个月 ,少数可持续半年或更久。同时常伴有不同程度的蛋白尿,一般尿蛋白定量<3 g/d,有 20%病例可达肾病水平。

3.高血压

30%～80%的病例有高血压,一般呈轻中度增高,为 16.0～20.0/10.7～14.7 kPa(120～150/80～110 mmHg),1～2 周后随尿量增多血压恢复正常。

(三)严重表现

少数病例在疾病早期(2周内)可出现下列严重症状,应及早发现,及时治疗。

1.严重循环充血

多发生在起病1周内,主要是由于水、钠潴留,血容量增加使循环负荷过重所致。轻者仅表现为气急、心率增快,肺部出现少许湿啰音等。严重者可出现呼吸困难,端坐呼吸,颈静脉怒张,频咳、吐粉红色泡沫痰,两肺满布湿啰音,心脏扩大,甚至出现奔马律,肝大压痛,水肿加剧。如不及时抢救,可在数小时内迅速出现肺水肿而危及患儿生命。

2.高血压脑病

在疾病早期,由于脑血管痉挛,导致脑缺血缺氧、血管渗透性增高发生脑水肿。近年亦有人认为是脑血管扩张所致。血压(尤其是舒张压)急剧升高>18.7/12.0 kPa(140/90 mmHg),伴视力障碍、惊厥或昏迷三项之一者即可诊断。年长儿可诉剧烈头痛、呕吐、复视或一过性失明。高血压控制后上述症状迅速消失。

3.急性肾功能不全

主要由于肾小球内皮细胞和系膜细胞增生,肾小球毛细血管腔变窄、甚至阻塞,肾小球血流量减少,滤过率降低所致。表现为少尿、无尿等症状,引起暂时性氮质血症、电解质紊乱和代谢性酸中毒。一般持续3～5天,不超过10天迅速好转。

若持续数周仍不恢复,则预后严重,病理上可能有大量新月体形成。

四、辅助检查

(一)尿液检查

尿蛋白可在＋～＋＋＋,且与血尿的程度相平行,尿镜检除多少不等的红细胞外,可见透明、颗粒或红细胞管型,疾病早期可见较多白细胞及上皮细胞,并非感染。尿常规一般4～8周恢复正常,12小时尿细胞计数4～8个月恢复正常。急性期尿比重多增高。

(二)血常规检查

常有轻、中度贫血,与血容量增多、血液稀释有关,待利尿消肿后即可恢复正常。白细胞轻度升高或正常。血沉增快,一般2～3个月恢复正常。

(三)肾功能及血生化检查

血尿素氮和肌酐一般正常,明显少尿时可升高。肾小管功能正常。持续少尿、无尿者,血肌酐升高,内生肌酐清除率降低,尿浓缩功能受损。早期还可有轻度稀释性低钠血症,少数出现高血钾及代谢性酸中毒。

(四)抗链球菌溶血素 O(ASO)抗体测定

50%～80%的患儿 ASO 升高,通常于链球菌感染2～3周开始升高,3～5周达高峰,50%于3～6个月恢复正常,75%于1年内恢复正常。判断结果时应注意:①早期应用抗生素治疗者可影响阳性率;②某些致肾炎菌株可能不产生溶血素 O;③脓皮病患者 ASO 常不增高。

(五)血清补体测定

80%～90%的急性期患儿血清补体 C_3 下降,6～8周恢复正常。若超过8周补体持续降低,应考虑为膜增殖性肾小球肾炎。血清补体下降程度与急性肾炎病情轻重无明显相关性,但对急性肾炎的鉴别诊断有重要意义。

（六）肾活组织病理检查

急性肾炎出现以下情况时考虑肾活检：①持续性肉眼血尿在 3 个月以上者；②持续性蛋白尿和血尿在 6 个月以上者；③发展为肾病综合征者；④肾功能持续减退者。

五、诊断和鉴别诊断

典型病例诊断不难，根据：①起病前 1～3 周有链球菌前驱感染史；②临床表现有水肿、少尿、血尿、高血压；③尿检有蛋白、红细胞和管型；④急性期血清 C_3 下降，伴或不伴有 ASO 升高即可确诊。但应注意与下列疾病鉴别。

（一）其他病原体感染后引起的肾炎

多种病原体感染可引起急性肾炎，如细菌（葡萄球菌、肺炎球菌等）、病毒（乙肝病毒、流感病毒、EB 病毒、水痘病毒和腮腺炎病毒等）、支原体、原虫等。可从原发感染灶及各自的临床特点进行鉴别。如病毒性肾炎，一般前驱期短，3～5 天，临床症状轻，无明显水肿及高血压，以血尿为主，补体 C_3 不降低，ASO 不升高。

（二）IgA 肾病

以血尿为主要症状，表现为反复发作性肉眼血尿，常在上呼吸道感染后 1～2 天出现血尿，多无水肿、高血压、血清 C_3 正常，确诊依靠肾活检。

（三）慢性肾炎急性发作

患儿多有贫血、生长发育落后等体征。前驱感染期甚短或不明显，肾功能持续异常，尿比重低且固定可与急性肾炎鉴别。尿液改变以蛋白增多为主。

（四）特发性肾病综合征

具有肾病综合征表现的急性肾炎需与特发性肾病综合征鉴别。若患儿呈急性起病，有明确的链球菌感染证据，血清 C_3 降低，肾活检病理为毛细血管内增生性肾炎，有助于急性肾炎的诊断。

（五）其他

还应与急进性肾炎或其他系统性疾病引起的肾炎如紫癜性肾炎、系统性红斑狼疮性肾炎、乙肝病毒相关性肾炎等鉴别。

六、治疗

本病为自限性疾病，无特异治疗。主要是对症处理，清除残留感染病灶，纠正水电解质紊乱，防止急性期并发症，保护肾功能，以待自然恢复。重点把好防治少尿和高血压两关。

（一）严格休息

急性期（起病 2 周内）绝对卧床休息，水肿消退、血压正常、肉眼血尿消失，即可下床作轻微活动或室外散步。血沉正常可上学，但 3 个月内应避免重体力活动。待 12 小时尿沉渣细胞绝对计数正常后方可恢复体力活动。

（二）合理饮食

有水肿及高血压者应限盐，食盐限制在 1～2 g/d。对有严重少尿、循环充血者，每天水分摄入一般以不显性失水加尿量计算。有氮质血症者应限蛋白入量，可给予优质动物蛋白 0.5 g/(kg·d)。供给高糖饮食以满足小儿热量需要。待尿量增加、水肿消退、血压正常、氮质血症消除后应尽早恢复正常饮食，以保证小儿生长发育的需要。

(三)控制感染

应用抗生素的目的是彻底清除体内感染灶,对疾病本身无明显作用。疾病早期给予青霉素10～14天或据培养结果换用其他敏感抗生素,应注意勿选用对肾有损害的药物。

(四)对症治疗

1.利尿

经控制水盐入量仍水肿、少尿者可用噻嗪类利尿剂,如氢氯噻嗪1～2 mg/(kg·d),分2～3次口服。无效时可静脉注射强效的襻利尿剂,如每次呋塞米1 mg/kg,每天1～2次,静脉注射剂量过大时可有一过性耳聋。

2.降压

凡经休息、利尿及限制水盐后,血压仍高者应给予降压药。首选硝苯地平,开始剂量为0.25 mg/(kg·d),最大剂量1 mg/(kg·d),分3次口服。亦可用卡托普利等血管紧张素转换酶抑制剂,初始剂量为0.3～0.5 mg/(kg·d),最大剂量5～6 mg/(kg·d),分3次口服,与硝苯地平交替使用降压效果更佳。严重病例用利舍平,首剂0.07 mg/kg(每次最大量不超过2 mg)肌内注射,必要时间隔12小时重复1次,用1～2剂后改为0.02～0.03 mg/(kg·d),分2～3次口服。

(五)严重循环充血的治疗

(1)严格限制水盐入量和应用强利尿剂呋塞米,促进液体排出,矫正水钠潴留,恢复正常血容量,而不在于应用洋地黄制剂。

(2)有肺水肿表现者,除一般对症治疗外,可加用硝普钠5～20 mg溶于5%葡萄糖液100 mL中,以1 μg/(kg·min)速度静脉滴注,严密监测血压,随时调整药液的滴速,不宜超过8 μg/(kg·min),防止发生低血压。滴注时药液、针筒、输液管等须用黑纸覆盖,以免药物遇光分解。

(3)对难治病例可采用腹膜透析或血液透析治疗。

(六)高血压脑病的治疗

原则为选用降压效力强而迅速的药物。首选硝普钠,用法同上。通常用药后1～5分钟可使血压明显下降,抽搐立即停止,并同时静脉注射呋塞米每次2 mg/kg。有惊厥者给予地西泮止痉,每次0.3 mg/kg,总量不超过10 mg,缓慢静脉注射。如在静脉注射苯巴比妥钠后再静脉注射地西泮,应注意发生呼吸抑制可能。

(七)急性肾功能不全的治疗

(1)应严格限制液体入量,掌握"量出为入"的原则。每天液量＝前1天尿量＋不显性失水量＋异常丢失液量－内生水量。不显性失水按400 mL/(m²·d),内生水量按100 mL/(m²·d)计算。

(2)注意纠正水电解质酸碱平衡紊乱;积极利尿,供给足够热量,以减少组织蛋白质分解。

(3)必要时及早采取透析治疗。

七、预后与预防

急性肾炎预后好。95%APSGN病例能完全恢复,<5%的病例可有持续尿异常,死亡率低于1%。目前主要死因是急性肾衰竭。远期预后小儿比成人佳,一般认为80%～95%终将痊愈。

影响预后的可能因素:①与病因有关,一般病毒所致者预后较好;②散发者较流行者差;③成人比儿童差,老年人更差;④急性期伴有重度蛋白尿且持续时间久,肾功能受累者预后差;⑤组织形态学上呈系膜显著增生,40%以上肾小球有新月体形成者,"驼峰"不典型(如过大或融合)者预后差。最根本的是预防链球菌感染。平时应加强锻炼,注意皮肤清洁卫生,减少呼吸道及皮肤感染。一旦发生感染则应及早彻底治疗。感染后 1~3 周应注意反复查尿常规,以便及早发现异常,及时治疗。

(李 妍)

第二节　急进性肾小球肾炎

急进性肾小球肾炎(RPGN)简称急进性肾炎,是一类综合征,临床呈急性起病,以大量血尿和蛋白尿等肾炎综合征或肾病综合征为临床表现,病情迅速发展到少尿及肾衰竭,可在几个月内死亡。主要病理改变是以广泛的肾小球新月体形成为其特点。

急进性肾炎可见于多种疾病:①继发于全身性疾病,如系统性红斑狼疮,肺出血-肾炎综合征,结节性多动脉炎,过敏性紫癜,溶血尿毒综合征等;②严重链球菌感染后肾炎或其他细菌感染所致者;③原发性急进性肾炎,只限于排除链球菌后肾炎及全身性疾病后才能诊断。发病机制尚不清楚,目前认为主要是免疫性损害和凝血障碍两方面引起,免疫损害是关键,凝血障碍是病变持续发展和肾功能进行性减退的重要原因。

一、临床表现及诊断

(一)临床表现
(1)本患儿科常见于较大儿童及青春期,年龄最小者 5 岁,男多于女。

(2)病前 2~3 周可有疲乏、无力、发热、关节痛等症状。约一半患者有上呼吸道前驱感染。

(3)起病多与急性肾小球肾炎相似,一般多在起病后数天至 2~3 个月发生进行性肾功能不全。

(4)全身水肿,可出现各种水、电解质紊乱。

(5)少数病例也可具有肾病综合征特征。

(二)实验室检查
(1)尿比重低且恒定,大量蛋白尿,血尿、管型尿。血尿持续是本病重要特点。血红蛋白和红细胞数呈进行性下降,血小板可减少。

(2)肾功能检查有尿素氮上升,肌酐清除率明显降低,血肌酐明显升高。

(3)部分患者约 5% 血抗基膜抗体可阳性。血清免疫复合物可阳性。补体 C_3 多正常,但由于链球菌感染所致者可有一过性补体降低。冷球蛋白可阳性。血纤维蛋白原增高,凝血时间延长,血纤维蛋白裂解产物(FDP)增高。并可出现低钠血症、高钾血症、高镁血症、低氯血症、低钙血症、高磷血症及代谢性酸中毒。血沉增快。

(4)约 30% 的患者抗中性粒细胞胞质抗体(ANCA)阳性。

(5)除血纤维蛋白原增高外,尿 FDP 可持续阳性。

(三)诊断与鉴别诊断
目前较公认的急进性肾炎诊断标准:①发病 3 个月内肾功能急剧恶化;②少尿或无尿;③肾实质受累表现为大量蛋白尿和血尿;④既往无肾脏病史;⑤肾脏大小正常或轻度大;⑥病理改变

为 50％以上肾小球呈新月体病变。对诊断有困难者,应做肾活组织检查。

本病主要需与急性链球菌后肾炎及溶血尿毒综合征鉴别。

二、治疗

急进性肾炎治疗原则是保护残余肾功能,针对急性肾功能不全的病理生理改变及其并发症及时采取对症治疗的综合治疗。并根据急进性肾炎的发病的可能机制采取免疫抑制和抗凝治疗。

(一)肾上腺皮质激素冲击疗法

甲泼尼龙 15～30 mg/kg,溶于 5％葡萄糖溶液 150～250 mL 中,在 1～2 小时内静脉滴入,每天1 次,连续 3 天为 1 个疗程。继以泼尼松 2 mg/(kg·d),隔天顿服,减量同肾病综合征。

(二)抗凝疗法

1.肝素钠

1 mg/(kg·d),静脉点滴,具体剂量可根据凝血时间或部分凝血活酶时间加以调整,使凝血时间保持在正常值的 2～3 倍或介于 20～30 分钟,部分凝血活酶时间比正常对照组高1.5～3.0 倍。疗程5～10 天。如病情好转可改用口服华法林1～2 mg/d,持续 6 个月。肝素一般在无尿前应用效果较好。

2.双嘧达莫

5～10 mg/(kg·d),分 3 次饭后服,6 个月为 1 个疗程。

(三)血浆置换疗法

可降低血浆中免疫活性物质,清除损害之递质,即抗原抗体复合物,抗肾抗体、补体、纤维蛋白原及其他凝血因子等,因此阻止和减少免疫反应,中断或减轻病理变化。

(四)透析疗法

本病临床突出症状为进行性肾衰竭,故主张早期进行透析治疗。一般可先作腹膜透析。不满意时可考虑作血液透析。

(五)四联疗法

采用泼尼松 2 mg/(kg·d),环磷酰胺 1.5～2.5 mg/(kg·d)或硫唑嘌呤 2 mg/(kg·d),肝素或华法林及双嘧达莫等联合治疗可取得一定疗效。

(六)肾移植

肾移植须等待至血中抗肾抗体阴转后才能进行,否则效果不好。一般需经透析治疗维持半年后再行肾移植。

(刘志胜)

第三节 慢性肾小球肾炎

慢性肾小球肾炎是指各种原发性或继发性肾炎病程超过 1 年,伴有不同程度的肾功能不全和/或持续性高血压、预后较差的肾小球肾炎。其病理类型复杂,常见有膜性增殖性肾炎、局灶节段性肾小球硬化、膜性肾病等。此病在儿科少见,为慢性肾功能不全最常见的原因。

一、临床表现

慢性肾小球肾炎起病缓慢,病情轻重不一,临床一般可分为普通型、肾病型、高血压型、急性发作型。

(一)共同表现

1.水肿

均有不同程度的水肿。轻者仅见于颜面部、眼睑及组织松弛部位,重者则全身普遍水肿。

2.高血压

部分患者有不同程度的高血压。血压升高为持续性或间歇性,以舒张压中度以上升高为特点。

3.蛋白尿和/或尿沉渣异常

持续性中等量的蛋白尿和/或尿沉渣异常,尿量改变,夜尿增多,尿比重偏低或固定在1.010左右。

4.贫血

中-重度贫血,乏力,生长发育迟缓,易合并感染、低蛋白血症或心功能不全。

5.其他

不同程度的肾功能不全、电解质紊乱。

(二)分型

凡具备上述各临床表现均可诊断为慢性肾小球肾炎。

1.普通型

无突出特点者。

2.高血压型

高血压明显且持续升高者。

3.肾病型

突出具备肾病综合征特点者。

4.急性发作型

感染劳累后短期急性尿改变加重和急剧肾功能恶化,经过一段时期后,恢复至原来的状态者。

(三)实验室检查

1.尿常规

尿蛋白可从+~++++,镜检有红细胞及各类管型,尿比重低且固定。

2.血常规

呈正色素、正细胞性贫血。

3.肾功能检查

肾小球滤过率下降,内生肌酐清除率、酚红排泄试验均降低;尿素氮及肌酐升高,尿浓缩功能减退。

4.其他

部分患者尿FDP升高,血清补体下降,红细胞沉降率增快,肾病型可示低蛋白血症、高胆固醇血症。

二、诊断

肾小球肾炎病程超过1年,尿变化包括不同程度的蛋白尿、血尿和管型尿,伴有不同程度的肾功能不全和/或高血压者,临床诊断为慢性肾炎。尚需排除引起小儿慢性肾功能不全的其他疾病,如泌尿系统先天发育异常或畸形、慢性肾盂肾炎、溶血尿毒综合征、肾结核、遗传性肾病等。

三、治疗

目前尚无特异治疗,治疗原则为去除已知病因,预防诱发因素,对症治疗和中西医结合的综合治疗。有条件的最好根据肾组织病理检查结果制订其具体治疗方案。

(一)一般措施
加强护理,根据病情合理安排生活制度。

(二)调整饮食
适当限制蛋白的摄入,以减轻氮质血症。蛋白质以每天1 g/kg为宜,供给优质的动物蛋白如牛奶、鸡蛋、鸡、鱼等。根据水肿及高血压的程度,调整水和盐的摄入。

(三)防治感染
清除体内慢性病灶。

(四)慎重用药
必须严格掌握各种用药的剂量及间隔时间,勿用肾毒性药物。

(五)激素及免疫抑制剂
尚无肯定疗效。常规剂量的激素和免疫抑制剂治疗无效。但大剂量的激素可加重高血压和肾功能不全,应慎用。

有报道用:①甲泼尼龙冲击疗法。②长程大剂量泼尼松治疗,每天1.5～2.0 mg/kg,每天晨服,持续5～23个月以后减量至0.4～1.0 mg/kg,隔天顿服,间断加用免疫抑制剂或双嘧达莫,抗凝治疗,经3～9年的长程持续治疗,使部分患儿症状减轻、病情进展缓慢,以延长生命。

(六)透析治疗
病情发展至尿毒症时,可以进行透析治疗,等待肾移植。

(刘志胜)

第四节　抗肾小球基底膜病

一、概述

抗肾小球基底膜病(glomerular basement membrane,GBM)是以循环中抗GBM抗体阳性和/或抗GBM抗体在肺和/或肾脏中沉积为特征的一组自身免疫性疾病。传统的抗肾小球基底膜病可分为:急进性肾小球肾炎(rapidly progressing glomerulonephritis,RPGN)Ⅰ型和Goodpasture综合征,以及少见的单纯性肺出血。典型的病理表现为新月体型肾小球肾炎,免疫荧光特点为IgG伴(或不伴)补体C_3沿肾小球毛细血管基底膜线样沉积。抗肾小球基底膜病是内科的危重症,多数患者病情凶险,起病急、进展快、预后差。

Ernest william Goodpasture 对流感流行情况进行研究时,首次描述了 1 名疑诊流感的18 岁男性患者,开始表现为发热和咳嗽,随后出现咯血和肾衰竭。随后,Stanton 和 Tang 报道了 9 例出现肺出血和肾炎的病例,并将其命名为 Goodpasture 综合征。以后,人们又发现部分患者不发生肺出血而仅有肾炎表现,由于其与 Goodpasture 综合征共同的特点是均出现抗 GBM 抗体,因此统称为抗肾小球基底膜病。

二、病因和发病机制

抗肾小球基底膜病的病因尚不清楚。既往的研究发现,该病的发生可能与某些环境因素有关,如吸烟、病毒感染、接触某些挥发性化学物质(如汽油、煤油、清洗剂、油漆等)。抗肾小球基底膜病的发生除与上述原因有关外,可能还与自身抗原刺激自身抗体的产生有关。

抗肾小球基底膜病是自身免疫性肾脏病的经典模型。体液免疫及细胞免疫的异常在该病的发病过程中均起了重要作用。

人的 IV 型胶原包括 6 种 α 链,即 $\alpha_1 \sim \alpha_6$,GBM 只含有其中 5 种,缺乏 α_6。抗 GBM 抗体的主要靶抗原位于 α_3(IV)NCl。但抗 GBM 抗体产生的机制不清。抗 GBM 抗体与 GBM 自身抗原结合主要通过促发补体活化和多种趋化因子的释放而致病。在一定条件下,α_3(IV)NCl 抗原决定簇暴露,诱导 B 细胞分化为产生抗体的浆细胞,从而产生抗 GBM 的自身抗体。正常人及患者的抗 GBM 抗体均为 IgG 型。抗 GBM 抗体亚型分布的研究发现,正常人的天然抗 GBM 抗体均为 IgG2 和 IgG4 亚型,而致病性抗 GBM 抗体则 4 种亚型均有分布,且以 IgG1 和 IgG4 为主。在抗肾小球基底膜病的发病过程中,抗 GBM 抗体的 IgG 亚型也有可能存在类别转换的过程。由于 IgG1 和 IgG3 激活补体及结合巨噬细胞的能力均显著高于 IgG2 和 IgG4,能够导致强烈的自身免疫反应和炎症的发生,因此,IgG 亚型的类别转换在疾病的发病机制中可能起了至关重要的作用。

抗 GBM 抗体 IgG 亚型的转换以及肾活检病理中 CD4$^+$ 和 CD8$^+$ T 细胞的浸润,均说明 T 细胞在抗肾小球基底膜病的发病机制中也起了重要作用。

HLA II 类分子与疾病易感性的密切关系,研究发现抗肾小球基底膜病患者 HLA-DRB1 * 1501 和 DRB1 * 150 检出频率高。

三、临床表现

多数患者以肾脏损伤起病,多表现为急进性肾炎综合征,出现蛋白尿(很少呈现大量蛋白尿)、血尿(肉眼或镜下血尿,为变形红细胞血尿)、水肿及高血压,肾功能急剧恶化,数周至数月即出现少尿或无尿,进入尿毒症。起病后短时间内需要肾脏替代治疗。

肺出血见于 30%～60% 的患者,可发生在肾脏损伤之前,也可出现在肾脏损伤之后。出血程度不等,轻者仅表现为痰中带血,重者大量咯血,甚至窒息死亡。咯血常呈间歇性,多伴气促、咳嗽、胸闷、发热等症状,肺部可闻及干湿啰音,严重者可发生呼吸衰竭。

抗肾小球基底膜病分型分为 3 型:RPGN I 型、Goodpasture 综合征及少见的单纯性肺出血。RPGN I 型表现为急性肾炎综合征伴短期内肾功能进行性下降,早期出现少尿或无尿,病理上多为新月体性肾炎,免疫荧光检查在 GBM 上有 IgG 和/或 C$_3$ 弥漫性细线状沉积,抗 GBM 抗体阳性。Goodpasture 综合征表现为三联征:①肾小球肾炎,多为新月体性肾炎;②肺出血,表现为痰中带血,甚至可出现大咯血危及生命;③抗 GBM 抗体形成。

四、实验室检查和影像学检查

(一)一般检查

应包括血常规、血液生化、肾功能、动脉血气分析、尿常规等。贫血很常见,为低色素小细胞性贫血,多数患者可有中重度贫血,不伴明显网织红细胞增多。贫血严重度常与咯血及肾衰竭程度不一定平行。尿检有不同程度血尿、蛋白尿。少数患者不伴尿检及肾功能异常。

(二)血清抗体

初选试验可包括抗核抗体(antinuclear antibody,ANA)谱、ANCA、抗 GBM 抗体和抗磷脂抗体。

疾病初期血清中抗 GBM 抗体滴度甚高,以后抗体滴度逐渐下降,文献报道血清抗体平均14 个月消失。检测抗 GBM 抗体常用如下三种方法。①间接免疫荧光法:此法敏感性差,目前已少用。②放射免疫试验:敏感性及特异性皆高,但对试验条件要求较高,不易普及。③酶联免疫吸附试验:敏感性及特异性高,操作较简单,目前最为常用。

除血清外,肺泡灌洗液、肾组织也可检测出抗 GBM 抗体。研究发现血清抗体滴度高低与肺、肾病变轻重并不平行。

(三)病理

1.肾脏病变

光镜下多呈新月体性肾炎的病理改变。肾小球壁层上皮细胞增生,形成新月体,并常见球囊粘连,而内皮及系膜细胞增生一般不严重。可有毛细血管襻纤维素样坏死,严重者可见小动脉坏死,晚期肾小球纤维化。肾间质可见炎细胞浸润及间质小动脉炎。肾小管变性、萎缩、坏死。临床肾病表现轻者,病理表现为局灶性肾炎等其他较轻类型,或者基本正常。

免疫荧光检查典型表现为 IgG 和/或 C_3 沿肾小球毛细血管基底膜呈线样沉积。部分患者表现为 IgG、C_3 沿肾小球毛细血管襻呈颗粒样沉积,少数伴系膜区沉积,还有部分患者免疫荧光全阴性或者以 IgA、IgM 沉积为主。

电镜下可见球囊上皮细胞增生,形成新月体,将毛细血管襻挤到一边,系膜基质增生,基底膜断裂,肾小球毛细血管壁一般无致密物沉积,偶可见内皮下有电子致密物呈斑点样沉积。

2.肺部病变

光镜检查表现为坏死性肺泡炎。肺泡间隔坏死断裂,肺泡广泛出血,内含含铁血黄素细胞。肺间质炎细胞浸润,反复出血后出现纤维化。肺血管正常。免疫荧光检查肺泡基膜上可见 IgG 及 C_3 呈连续或不连续线样沉积(由于肺组织背景荧光较强,有时较难判断)。电镜检查可见肺泡基膜断裂。

(四)影像学检查

X 线胸片示由两侧肺门向两肺肺野扩散的蝶形阴影,肺尖及肺底很少受累。阴影可融合成大片或团块状,范围与出血程度有关。出血量多,病变范围大。咯血控制后,此阴影能在 1～2 周内完全吸收,但是反复出血的晚期病例,却可呈现永久性弥漫网状结节影。计算机断层扫描(computed tomographic,CT)有利于早期病变检出。出血初期可见多发肺腺泡结节影及磨玻璃影,其后可融合成片影或团块影,内有支气管充气征。

五、诊断

抗肾小球基底膜病的诊断主要依靠肾脏病变、肺部病变及在血清或组织中检出抗 GBM 抗体，或肾脏免疫病理显示 IgG 和/或 C₃ 沿肾小球毛细血管襻呈线样沉积。典型抗肾小球基底膜病的诊断不困难，结合患者的临床表现、血清抗 GBM 抗体及肾组织活检免疫病理示沿肾小球毛细血管襻呈线状的 IgG 沉积可诊断。

肾脏免疫病理是诊断的金标准。因此，肾活检对诊断具有举足轻重的作用。研究发现部分患者免疫病理并非表现为 IgG 和/或 C₃ 沿肾小球毛细血管基底膜呈线样沉积，免疫荧光的非典型变化可能与抗 GBM 抗体与 GBM 上的抗原结合后形成新的抗原，从而导致机体第二抗体的产生有关；也可能是在原发性肾小球疾病基础上继发的抗 GBM 抗体引起的免疫损伤。因此，对于这些非典型的免疫病理表现，如不做血清学抗 GBM 抗体检测，则易漏诊。

血清学检查对早期诊断具有重要的临床价值。对于肾功能正常的抗肾小球基底膜病，肾活检往往未能早期进行，早期诊断主要依靠血清或组织中抗 GBM 抗体的检测。因此，对于有肺出血和/或尿检异常或肾功能损害的患者，提倡早期应用 ELLSA 方法检测血清抗 GBM 抗体。

六、鉴别诊断

对于表现为急进性肾炎不伴肺出血的患者要与其他类型的急进性肾炎鉴别，应结合病史、临床表现、血清学检查及其他辅助检查综合判断，肾脏病理是重要的鉴别依据，在没有肾活检禁忌证的情况下，应尽快行肾活检以明确诊断。

临床表现为急性肾衰竭与肺出血合并存在的临床综合征很多，需与抗肾小球基底膜病鉴别。与疾病本身相关的肺出血可见于各种原发性及继发性血管炎（如肉芽肿性多血管炎、显微镜下多血管炎、IgA 血管炎等）及系统性红斑狼疮等疾病。其他疾病如急性肾炎伴左心功能衰竭、肾炎伴重症肺炎、肾静脉血栓形成伴肺栓塞、百草枯中毒，以及某些药物中毒如青霉胺、肼屈嗪等。应结合病史、临床表现及胸部 X 线片、血清学检查及肾脏病理检查进行鉴别诊断。

(一)狼疮性肾炎

多发于青年女性，肺部受累时可有咯血症状，但血清抗 GBM 抗体阴性，而 ANA、抗 ds-DNA 抗体和/或抗 SM 抗体阳性，补体 C₃、C₄ 下降，肾脏组织免疫荧光检查示"满堂亮"，可见多种免疫球蛋白和补体成分沉积。

(二)特发性肺含铁黄素沉积症

多发于儿童，无性别差异，病程长，不累及肾脏，血中无抗 GBM 抗体，肾肺组织活检基底膜无 IgG 的线样沉积。

(三)肉芽肿性多血管炎

主要表现为灶性坏死性血管炎及灶性坏死性肾小球肾炎。血清抗 GBM 抗体阴性，而 ANCA 阳性，肾组织免疫荧光检查特点是寡免疫复合物沉积，无 IgG 及 C₃ 沉积。

(四)慢性肾小球肾炎合并心功能衰竭

多数患者也可有贫血、高血压，多种原因导致左心功能衰竭，胸部 X 线片可见高密度絮状影，以肺门为中心向全肺延伸，早期出现心影增大，上腔静脉增宽等。

七、治疗

抗肾小球基底膜病是由抗 GBM 抗体介导的一种自身免疫性疾病，抗 GBM 抗体是直接的致病因素。治疗目的主要为减少或阻断抗 GBM 抗体的产生(体液免疫)和淋巴细胞浸润对肾脏的损伤(细胞免疫)。早期积极血浆置换联合免疫抑制剂治疗是重要的治疗原则与改善预后的关键。

(一)血浆置换

血浆置换可清除循环中已形成的抗 GBM 抗体及部分炎症因子,从而减轻对肾脏和肺脏的免疫损伤。血浆置换的疗效与患者的临床表现、治疗的时机和充分性密切相关。血浆置换技术日趋成熟,已被广泛应用于临床,并使大多数患有抗肾小球基底膜病患者得以存活。血浆置换能否明显改善肾脏损伤,取决于开始治疗的时机,特别是治疗前血肌酐的浓度。研究显示血清肌酐 $<600\ \mu mol/L$ 的患者进行充分的血浆置换才能明确改善预后。

血浆置换的通常疗程为 8～10 次,应每天或隔天置换 1 次,每次 2 000～4 000 mL,治疗过程中应动态监测血清抗 GBM 抗体滴度,直至患者血清抗 GBM 抗体转阴,并防止发生感染、出血等并发症。血浆置换不建议完全用清蛋白置换血浆,采用新鲜血浆置换血浆,可改善血管炎损伤。

(二)糖皮质激素

大剂量甲泼尼龙冲击治疗,可使炎症反应得以控制,并导致淋巴细胞凋亡,减少抗体形成。合并肺出血的早期病例在大剂量糖皮质激素冲击治疗后,部分肺出血得到抑制。但对于中晚期肾衰患者,必须结合肾活检判断治疗的时机和剂量,对于明显慢性化改变,包括肾小球硬化、纤维素样新月体比例较多及间质纤维化,应权衡大剂量糖皮质激素治疗的利弊。通常用法是甲基泼尼松龙 1～2 g/d,连续 3 天静脉点滴,继以泼尼松 1 mg/(kg·d)治疗 6～8 周,逐渐减量。重症患者可在冲击治疗 1 周后再追加 1～3 g。

(三)环磷酰胺(cyclophosphamide,CTX)

CTX 可采用口服或大剂量静脉冲击给药,国外学者对于肌酐清除率>10 mL/min 的患者采用口服给药,从 2 mg/kg 开始,以后先后改为 1.5、1.0、0.5 mg/kg,每种剂量治疗 3 个月;也可以采用每 4 周 1 次的静脉冲击治疗,按 0.75 g/m² 体表面积计算。应用 CTX 治疗时,需要监测血白细胞和血小板的变化,在 WBC 计数 $<3.5\times10^9/L$ 或血小板计数 $<100\times10^9/L$ 时应减药或停药。

(四)免疫吸附治疗

免疫吸附(immunoadsorption treatment,IA)作用机制是采用吸附剂清除患者血液中的多种致病因子,以达到迅速控制疾病活动、缓解症状的目的。作为吸附剂的 A 蛋白是从金黄色葡萄球菌壁上分离的一种蛋白成分,可与人类 IgG1、IgG2、IgG4 的 Fc 段及 IgG3、IgM、IgA 的 Fab 段结合。A 蛋白与 IgG 结合特异性强、敏感性高。因此,A 蛋白吸附能有效吸附抗 GBM 抗体。同时,免疫吸附治疗可通过改变辅助性 T 细胞-1(Th-1)及 Th-2 细胞因子的产生从而调节细胞免疫功能。

(五)生物制剂

抗肾小球基底膜病发病机制中不仅有体液免疫,也有细胞免疫机制参与。因此,抗 T 细胞治疗和免疫耐受疗法成为研究的热点,目前,这两种治疗方法尚处于动物试验阶段,是否适用于人类尚需进一步临床验证。

(六)替代治疗及肾移植

抗肾小球基底膜病患者伴有肾衰竭的替代治疗既可选择血液透析或腹膜透析。由于体内抗 GBM 抗体持续存在,部分患者肾移植术后出现移植肾抗 GBM 沉积甚至新月体形成。多数学者主张在病情控制稳定,血清抗 GBM 抗体转阴半年后,可行肾移植术,并且应监测疾病的复发。

八、预后

抗肾小球基底膜病绝大多数病情凶险,起病急,进展快,预后差。未经治疗患者死亡率高达75%～90%,多数患者死于肺出血或急性肾衰竭。随着血浆置换及免疫抑制治疗的普遍应用,抗肾小球基底膜病死亡率已降至 15% 以下,肾死亡率为 40% 左右。

(刘志胜)

第五节　原发性肾病综合征

原发性肾病综合征(primary nephrotic syndrome,PNS)是一组由多种原因引起的肾小球基底膜通透性增加,导致血浆内大量蛋白质从尿中丢失的临床综合征。临床有以下四大特点:①大量蛋白尿;②低清蛋白血症;③高脂血症;④明显水肿。以上以①、②两项为必备的基本条件。

本征在小儿肾脏疾病中发病率仅次于急性肾炎,是小儿常见的肾脏疾病。我国小儿肾脏病科研协作组的调查结果肾病综合征占同期住院泌尿系统疾病患儿的 21%。男性患病明显占优势,男女比例为 3.7∶1。发病年龄多为学龄前儿童,3～5 岁为发病高峰。Schlesinger 报道,在美国儿童每 10 万人中每年有 2 例新病例,而黑人儿童似乎比白人儿童发病率略高。

一、病因及发病机制

PNS 约占小儿时期 NS 总数的 90%。原发性肾脏损害使肾小球通透性增加导致蛋白尿,而低蛋白血症、水肿和高胆固醇血症是继发的病理生理改变。

PNS 的病因及发病机制目前尚不明确。近年研究已证实下列事实:①肾小球毛细血管壁结构或电化学改变可导致蛋白尿。试验动物模型及人类肾病的研究看到微小病变时肾小球滤过膜多阴离子丢失,致静电屏障破坏,使大量带阴电荷的中分子血浆清蛋白滤出,形成高选择性蛋白尿。因分子滤过屏障损伤,尿中丢失大中分子量的多种蛋白,形成低选择性蛋白尿。②非微小病变型常见免疫球蛋白和/或补体成分肾内沉积,局部免疫病理过程可损伤滤过膜正常屏障作用而发生蛋白尿。③微小病变型肾小球未见以上沉积,其滤过膜静电屏障损伤原因可能与细胞免疫失调有关。

近年发现 NS 的发病具有遗传基础。国内报道糖皮质激素敏感 NS 患儿 HLA-DR7 抗原频率高达 38%,频复发 NS 患儿则与 HLA-DR9 相关。另外 NS 还有家族性表现,且绝大多数是同胞患病。在流行病学调查发现,黑人患 NS 症状表现重,对糖皮质激素反应差。提示 NS 发病与人种及环境有关。

二、诊断要点

(一)临床表现

(1)起病缓慢,各种感染可以诱发。

(2)水肿可轻可重,呈指凹性,严重者可出现浆膜腔积液,腹部及大腿内侧皮肤可出现紫纹。

(3)可出现蛋白质营养不良及营养不良性贫血,可有生长发育迟缓。

(4)常易并发各种感染,以呼吸道感染最常见,其次为皮肤感染,泌尿系统感染及腹膜炎。

(5)可并发低钠血症、低钾血症及低钙血症。

(6)有的病例可发生低血容量性休克或出现意识不清,视力障碍,头痛、呕吐及抽搐等脑病症状。

(7)血液呈高凝状态,有的病例可发生动脉或静脉血栓。临床有下列情况之一者要考虑有血栓形成:①两侧下肢不对称,不随体位改变而变化;②皮肤突发紫斑伴有疼痛,紫斑可迅速扩大,局部皮温升高;③阴囊水肿呈紫色;④顽固性腹水;⑤下肢疼痛伴足背动脉搏动消失;⑥突发腰痛,出现血尿或血尿加重,少尿甚至发生肾衰竭,在排除结石后要考虑肾静脉血栓形成;⑦不明原因的呼吸困难、胸痛、咳嗽、咯血、冷汗、发绀,甚至突然出现晕厥,在排除其他疾病的基础上要考虑肺栓塞;⑧不明原因的失语、偏瘫是脑血管栓塞症状。

(8)肾小管功能障碍,可有低血磷性佝偻病、肾性糖尿病、继发性 Fanconi 综合征或肾小管酸中毒等。

(二)实验室检查

(1)尿蛋白定性多在+++以上,定量>50 mg/(kg·d)。

(2)血清总蛋白及清蛋白降低,清蛋白<30 g/L。血清蛋白电泳,清蛋白比例减少,α_2 球蛋白比例增加,γ 球蛋白多见降低。

(3)血清胆固醇>5.7 mmol/L。

(4)血沉增快。

(5)部分病例血清补体 C_3 降低,尿补体 C_3 增高。

(6)部分病例可有轻重不等的肾功能障碍和氮质血症。

(7)部分病例血小板计数和血纤维蛋白原增高,血小板聚集率增高。

(8)部分病例血清 IGF-1、IGFBP3 降低。

(三)诊断与鉴别诊断

临床上根据血尿、高血压、氮质血症、低补体血症的有无将肾病综合征分为单纯性和肾炎性。全国儿科肾脏病科研协作组制定的肾炎性肾病的诊断标准:①尿检查红细胞超过 10 个/高倍视野(指分散 2 周内 3 次以上离心尿检查)。②反复出现高血压,学龄儿童超过 17.0/12.0 kPa(130/90 mmHg),学龄前儿童超过 16.0/11.0 kPa(120/80 mmHg),并排除用皮质类固醇激素所致。③持续性氮质血症,尿素氮超过10.7 mmol/L,并排除由于血容量不足所致。④血 C_3 反复降低。凡具有以上四项中之一项或多项者属肾炎性肾病,不具以上条件者为单纯性肾病。

有条件的医疗单位应开展肾活体组织检查以确定病理诊断。

三、治疗要点

(一)一般治疗

1.休息

水肿显著或大量蛋白尿,或严重高血压者均需卧床休息。病情缓解后可逐渐增加活动量,但不可过累。在校儿童肾病活动期应休学。

2.饮食

显著水肿和严重高血压时应短期严格限制水钠摄入,病情缓解后不必继续限盐。一般病例活动期在无盐饮食基础上另加食盐 1～2 g/d。蛋白质摄入以 1.5～2.0 g/(kg·d)为宜。所供蛋白质以高生物价的动物蛋白(乳、鱼、蛋、禽、牛肉等)为宜。血尿素氮＞9 mmol/L(25 mg/dL)时蛋白质摄入不可过多。在应用激素过程中每天应给予维生素 D 400 U 及适量钙剂。

3.防治感染

防治感染在治疗中非常重要。

4.利尿

对激素耐药或使用激素之前,水肿较重伴尿少者可配合使用利尿剂,但需密切观察出入水量、体重变化及电解质紊乱。

(1)氢氯噻嗪:1～2 mg/(kg·次),每 6 小时 1 次,无效时可加用螺内酯 1 mg/(kg·次),每天 4 次。

(2)呋塞米:1～2 mg/(kg·次),静脉给药,先从小剂量开始,无效时可加倍使用,每天 3～4 次。但需慎用,防止因大量利尿而加重血容量不足,出现低血容量性休克或诱发血栓形成。

(3)有严重的低蛋白血症时可用右旋糖酐 40 5～10 mL/(kg·次)静脉推注或无盐人清蛋白 0.5～1.0 g/kg 静脉滴注,30～60 分钟后静脉注射呋塞米 1 mg/(kg·次),可获满意效果。必要时每天可重复 1～2 次。

5.对家属的教育

应使父母及患儿很好地了解肾病的有关知识,并且应该教给用试纸检验尿蛋白的方法。

(二)激素疗法

1.初治病例诊断确定后可选用南宁会议制定的方案

(1)泼尼松短程疗法:可用于泼尼松治疗 4 周内达完全效应的病例。泼尼松每天 2 mg/kg(一般不超过每天 60 mg),分 3～4 次服用,共 4 周。4 周内对呈泼尼松完全效应者改为隔天 2 mg/kg,早餐后顿服,共 4 周,然后骤然停药。全疗程共 8 周。

(2)泼尼松中、长疗法:可用于各种类型的肾病综合征。先以泼尼松每天 2 mg/kg(一般不超过每天 60 mg),分 3～4 次服用。若 4 周内尿蛋白转阴,则自转阴后至少巩固两周方始减量。以后改为隔天 2 mg/kg 早餐后顿服,继用 4 周。以后每 2～4 周减量 1 次,均匀递减直至停药。疗程必须达 6 个月(中程疗法)。开始治疗后 4 周尿蛋白未转阴,可继服至尿蛋白阴转后 2 周,一般不超过 10 周。以后再改为隔天 2 mg/kg 早餐后顿服,继用 4 周,以后每 2～4 周减量 1 次,直至停药,疗程 9～12 个月(长程疗法)。

2.采用日单剂量泼尼松长程治疗

泼尼松 2 mg/(kg·d)(最大量 60 mg/d),每天晨 8 时顿服,服 8 周。如尿蛋白在前 4 周内转阴,于 8 周末改 2 mg/kg,隔天顿服,服 4 周,如继续缓解,逐渐每 4 周减量 1 次 5 mg,至维持量 0.5～1.0 mg/kg,隔天顿服,持续服 3 个月,再逐渐减量停药。如尿蛋白在后 4 周内转阴,则于 8 周末开始按总量减 5 mg,每天顿服,服 4 周,如继续缓解,即按每 4 周减 5 mg,减至 0.5～1.0 mg/(kg·d),服 4 周后改隔天顿服 8～12 周,再减量停药。总疗程 1 年左右。如病情 8 周内未完全缓解,原剂量延长 2 周,不管尿蛋白是否转阴,于 10 周末按上法减量。

总之对单纯性肾病或微小病变性肾病初次治疗,多首选激素治疗。在激素应用上,应强调"始量要足,减量要慢,维持要长"的原则。

3.激素冲击疗法

主要用于肾病频复发或激素依赖者。

(1)甲泼尼龙:剂量 15～30 mg/(kg·d)(最大量 1 g/d)溶于 10%葡萄糖液 100～200 mL 中,1～2 小时内静脉滴注,连用 3 天为 1 个疗程,必要时隔 1～2 周再用 1～2 个疗程。两疗程之间以泼尼松 2 mg/kg,隔天顿服,以后逐渐减量。

(2)地塞米松:剂量 2 mg/(kg·d)(最大量 50 mg/d)溶于 10%葡萄糖液 100～200 mL 中,1～2 小时静脉滴注。头 3 次每天 1 次,后 3 次为隔天 1 次。共 6 次为 1 个疗程,疗程结束继以泼尼松 2 mg/kg,隔天顿服,服 4 周,以后逐渐减量。

4.频复发和激素依赖性肾病的其他激素疗法

(1)调整激素的剂量和疗程:激素治疗后或在减量的过程中复发的病例,原则上再次恢复到初始疗效剂量或上一个疗效剂量。可改隔天疗法为每天疗法,或将激素减量的速度放慢,延长疗程,乃至加到初治剂量。同时注意查找患儿有无感染或影响激素疗效的因素存在。

(2)更换激素制剂:肾病初治多采用中效激素泼尼松,对泼尼松疗效较差的病例,可换用其他制剂,如下。①地塞米松:用 DXM 0.75 mg 取代泼尼松 5 mg,分次口服,疗程 2～6 周,一般为 4 周,然后再换回泼尼松隔天顿服,病情稳定缓解则快速减为小剂量,泼尼松 10～15 mg,隔天顿服,维持半年左右。②康宁克通 A(Kenacort A):此药是一种消炎作用极强的合成皮质类固醇。对无尿毒症的肾病综合征用于诱发利尿和缓解蛋白尿有益,并有较好的抗复发作用。0.6～1 mg/(kg·次),第 1 年每月肌内注射 1 次,第 2 年每 2 个月肌内注射 1 次,疗程 2 年。在疗程中应积极防治感染和可能发生的骨质疏松症。③阿赛松(曲安西龙):是一种合成的肾上腺皮质激素,其作用与醋酸泼尼松基本相同,4 mg 相当于泼尼松 5 mg,但几乎没有潴钠排钾作用。

(三)免疫抑制剂联合治疗

免疫抑制剂联合治疗是指免疫抑制与激素的联合治疗。主要用于对肾病综合征频繁复发,激素依赖,对激素无效应或激素治疗出现严重不良反应者。在激素隔天使用的同时可选用下列免疫抑制剂。

1.环磷酰胺(CTX)

一般剂量 2.5 mg/(kg·d),分 3 次口服或静脉给药,疗程 8～12 周,总量不超过 250 mg/kg。

不良反应:白细胞计数减少,脱发,肝功能损害,出血性膀胱炎等,还有报道能引起抗利尿激素释放及发生肺纤维化者。近来最令人关注的是其远期性腺损害,此与疗程、总剂量相关。建议病情需要者可用小剂量、短疗程,间断用药,避免青春期用药。

近有环磷酰胺冲击疗法治疗难治性肾病的报道,采用剂量 8～12 mg/(kg·d),加入 5%葡萄糖盐水 100～200 mL 内静脉滴注 1～2 小时,连续 2 天,用药日嘱多饮水,每 2 周重复 1 次,积累总剂量<150 mg/kg。治疗期间,常规并用激素治疗。泼尼松 1 mg/(kg·d),每晨顿服,共 8 周,再逐渐减量停药。激素疗程 1 年以上。

2.苯丁酸氮芥(CB)

对勤复发病例,效果与 CTX 相似,对激素耐药者各家报道疗效不一。剂量:0.2 mg/(kg·d),分 3 次口服,疗程不长于 8 周,一般以 6 周较为合适。总量宜<10 mg/kg,一般累积量达 8 mg/kg 即可。

不良反应:可发生白细胞数及血小板数减少,对病毒感染易感性增加,青春期前男孩用药有可能发生远期性腺损伤。

3.硫唑嘌呤

能直接抑制 B 细胞功能,耗竭 T 细胞,且有非特异性抗炎作用。用量 1.5～3.0 mg/kg,分

2～3 次口服,一般疗程 3～6 个月。主要不良反应有食欲减退、恶心、呕吐、白细胞数减少、轻度贫血等。肝肾功能不全者应减量或慎用。

4.6-硫鸟嘌呤(6-TC)

1.5 mg/(kg·d)疗程 1 年。用于频繁复发和激素依赖者,近期缓解率达 90%,不良反应约 10%,尚无性腺损害的报道。

5.环孢霉素 A

一般剂量 6～8 mg/(kg·d)或 100～150 mg/(m²·d)。需经常监测血药浓度调整剂量。对于原发性肾病激素有效应者多有效,但停药或减量仍有可能复发。对激素耐药者如能尽早应用,部分有效。其不良反应中最令人关注的是肾毒性作用。

6.藤霉素(FK506)

FK506 是从土壤放线菌目链霉菌科波链霉菌产物中分离出的 23 环的大环内酯抗生素,化学结构与 CyA 不同,分子量 804～822。体外细胞培养表明,FK 的免疫抑制作用约为 CyA 的 100 倍。开始剂量 0.15 mg/(kg·d),分两次口服,以后渐减至控制蛋白尿,疗程至少 3 个月。

7.霉酚酸酯(MMF)

用于肾病能有效地减少尿蛋白,减轻水肿,减少利尿剂的使用,改善低蛋白血症和高脂血症。15～20 mg/(kg·d),分两次服,最大量不超过 1.5 g/d,疗程不少于 6 个月。常见不良反应:①易合并感染;②潜在的骨髓抑制;③胃肠道症状。

8.雷公藤多苷片

常用剂量 1 mg/(kg·d),分 2～3 次服,疗程 2～3 个月。推荐第 1 个月 2 mg/(kg·d),第 2 个月 1.5 mg(kg·d),第 3 个月 1 mg/(kg·d)治疗,疗效更佳。

(四)抗凝及纤溶药物疗法

由于肾病往往存在高凝状态和纤溶障碍,易并发血栓形成,需加用抗凝和溶栓治疗。

(1)肝素 1 mg/(kg·d),加入 10%葡萄糖液 50～100 mL 中静脉点滴,每天 1 次,2～4 周为 1 个疗程,病情好转后改口服抗凝药维持治疗。

(2)肝素皮下注射 1 mg/(kg·次),12 小时 1 次,疗程半年以上。

(3)尿激酶促纤溶疗法:尿激酶有直接激活纤溶酶溶解血栓的作用。一般剂量(3～6)×10⁴U/d,持续静脉滴注,1～2 周为 1 个疗程。亦有应用链激酶治疗的报道。

(4)川芎嗪,4 mg/(kg·次),加入 10%葡萄糖 100～200 mL 中静脉滴注,每天 1 次,1 个月 1 个疗程。临床应用有类似肝素样的抗凝作用,使肾病时血浆纤维蛋白原减少,血小板聚集率下降。

(5)口服抗凝药:①双嘧达莫,5～10 mg/(kg·d),分 3 次饭后服,6 个月为 1 个疗程。②保肾康(阿魏酸哌嗪),每次 100～150 mg,每天 3 次,疗程 2～3 个月。

(五)免疫促进剂的应用

1.左旋咪唑

剂量 2.5 mg/kg,每 2 周连服 3 天或隔天用药,可用药数月。此药不良反应轻微,可表现为胃肠不适,流感样症状、皮疹、中性粒细胞下降,停药即可恢复。

2.大量丙种球蛋白治疗

日本学者试用于激素耐药者。第 1 个疗程,125 mg/(kg·d),静脉滴注,共 6 天。第 2 个疗程,200 mg/(kg·d),共 6 天。共用两个疗程。国内多主张 400 mg/(kg·d),共 5 天。

(六)顽固性水肿的治疗

(1)5%~10%葡萄糖液 10 mL/kg,加入酚妥拉明 10 mg,酚妥拉明 10 mg,呋塞米 2 mg/kg,静脉滴注,滴毕时静脉注射呋塞米 2 mg/kg,每天 1~2 次,7~10 天为 1 个疗程。

(2)对于顽固性肾性腹水,近年认为不仅是由于低蛋白血症所致,而与肾病时高凝状态及血栓形成有关。应用肝素 2 mg/kg 加入 10%葡萄糖液 200 mL 中缓慢静脉滴注,每天 1 次,7 天后加蝮蛇抗栓酶 0.010~0.012 U/(kg·d),用 10%葡萄糖液 100 mL 稀释后静脉滴注,总疗程25~30 天。可使尿量增加腹水消退。

(3)大量腹水自体回输治疗:大量腹水自体回输法是治疗肾病综合征低蛋白性水肿的有效方法,可在短时间内清除大量腹水,回收腹水的蛋白,使临床症状迅速好转。

(刘志胜)

第八章

小儿内分泌系统常见病

第一节 生长激素缺乏症

一、概述

生长激素缺乏症（growth hormone deficiency，GHD）是由于腺垂体合成和分泌生长激素（growth hormone，GH）部分或完全缺乏，或由于 GH 分子结构异常等所致的生长发育障碍性疾病。患者身高处于同年龄、同性别正常健康儿童生长曲线第 3 百分位数以下或低于平均数减 2 个标准差，符合矮身材标准。

二、病因

下丘脑-垂体功能障碍或靶细胞对 GH 无应答反应等均会造成生长落后，根据病因可分为以下 3 种类型。

（一）原发性

1.下丘脑-垂体功能障碍

垂体发育异常，如不发育、发育不良或空蝶鞍均可引起生长激素合成和分泌障碍，其中有些伴有视中隔发育不全、唇裂、腭裂等畸形。由下丘脑功能缺陷造成的生长激素缺乏症远较垂体功能不足导致者为多。其中，因神经递质-神经激素功能途径的缺陷，导致 GHRH 分泌不足引起的身材矮小者称为生长激素神经分泌功能障碍（GHND），这类患儿的 GH 分泌功能在药物刺激试验中可能表现正常。

2.遗传性生长激素缺乏（HGHD）

GH 基因缺陷引起单纯性生长激素缺乏症（IGHD），而垂体 Pit-1 转录因子缺陷导致多种垂体激素缺乏症（MPHD），临床表现为多种垂体激素缺乏。

（二）继发性

多为器质性，常继发于下丘脑、垂体或其他颅内肿瘤、感染、细胞浸润、放射性损伤和头颅创伤等。

（三）暂时性

体质性生长及青春期延迟、社会心理性生长抑制、原发性甲状腺功能减退等均可造成暂时性

GH 分泌功能低下。

三、诊断

生长激素缺乏症的诊断依据：①患儿出生时身长和体重均正常，1 岁以后出现生长速度减慢，身高落后于同年龄、同性别正常健康儿童身高的第 3 百分位数（−1.88 SD）或 2 个标准差（−2 SD）以下。②年生长速率＜7 厘米/年（3 岁以下）；＜5 厘米/年（3 岁至青春期）；＜6 厘米/年（青春期）。③匀称性矮小、面容幼稚。④智力发育正常。⑤骨龄落后于实际年龄。⑥两项 GH 药物激发试验 GH 峰值均＜10 μg/L。⑦血清 IGF1 水平低于正常。

部分生长激素缺乏症患儿同时伴有一种或多种其他垂体激素缺乏，这类患儿除生长迟缓外，尚有其他伴随症状：①伴有促肾上腺皮质激素（ACTH）缺乏者容易发生低血糖；②伴促甲状腺激素（TSH）缺乏者可有食欲缺乏、活动较少等轻度甲状腺功能不足的症状；③伴有促性腺激素缺乏者性腺发育不全，出现小阴茎，至青春期仍无性器官和第二性征发育等。

器质性生长激素缺乏症可发生于任何年龄，其中由围生期异常情况导致者，常伴有尿崩症。颅内肿瘤导致者则多有头痛、呕吐、视野缺损等颅内压增高及视神经受压迫的症状和体征。

GH 的自然分泌呈脉冲式，每 2～3 小时出现一个峰值，夜间入睡后分泌量增高，且与睡眠深度有关。这种脉冲式分泌与下丘脑、垂体、神经递质及大脑结构和功能的完整性有关，有明显的个体差异，并受睡眠、运动、摄食和应激的影响，故单次测定血 GH 水平不能真正反映机体的 GH 分泌情况。对疑诊患儿必须进行 GH 刺激试验，以判断其垂体分泌 GH 的功能。

经典的 GH 刺激试验包括生理性刺激试验（睡眠试验、运动试验）和药物刺激试验。生理性刺激试验要求一定的条件和设备：睡眠试验必须在脑电图的监测下，于睡眠的第Ⅲ期或第Ⅳ期采血测 GH 才能得到正确的结果；运动试验则必须达到一定的强度，才能产生促进 GH 分泌的作用。因此，生理性刺激试验在儿童中难以获得可靠的资料。GH 药物激发试验是目前临床诊断 GHD 的重要依据。因任何一种激发试验都有 15% 的假阳性率，故必须在两项药物（作用机制不同的 2 种药物）激发试验结果都不正常时，方能诊断 GHD。

血清 IGF1 因无明显脉冲式分泌和昼夜节律，相对稳定，能较好地反映内源性 GH 分泌状态，因此一度被认为是 GHD 的筛查指标。但 IGF1 受性别、年龄、青春期、营养状态及遗传因素的影响，各实验室宜建立自己相应的正常参考值。

GHD 诊断的过程中，还需评价下丘脑-垂体-其他内分泌轴功能。对已确诊 GHD 的患儿，均需行垂体 MRI，明确是否为器质性 GHD。

四、鉴别诊断

引起生长落后的原因很多，需与生长激素缺乏症鉴别的主要有以下几种。

(一)家族性矮身材

父母身高均矮，小儿身高常在第 3 百分位数，但其年生长速率＞5 cm，骨龄和年龄相称，智能和性发育正常。

(二)体质性生长及青春期延迟

多见于男孩。青春期开始发育的时间比正常儿童迟 3～5 年，青春期前生长缓慢，骨龄也相应落后，但身高与骨龄一致，青春期发育后其最终身高正常。父母一方往往有青春期发育延迟病史。

（三）特发性矮身材（idiopathic short stature,ISS）

特发性矮身材是一组目前病因未明的、导致儿童身材矮小疾病的总称。患儿出生时身长和体重正常；生长速率稍慢或正常，一般年生长速率<5 cm；两项 GH 激发试验的 GH 峰值≥10 μg/L，IGF1 浓度正常；骨龄正常或延迟。无明显的慢性器质性疾病（肝、肾、心、肺、内分泌代谢病和骨骼发育障碍），无心理和严重的情感障碍，无染色体异常。

（四）先天性卵巢发育不全综合征（Turner 综合征）

女孩身材矮小时应考虑此病。本病的临床特点：身材矮小；性腺发育不良；具有特殊的躯体特征，如颈短、颈蹼、肘外翻、后发际低、乳距宽、色素痣多等。典型的 Turner 综合征与生长激素缺乏症不难区别，但嵌合型或等臂染色体所致者因症状不典型，需进行染色体核型分析以鉴别。文献报道 30%～40% 的 Turner 综合征患者可出现自发性性发育，因此对已经出现性发育的矮身材女性患儿仍应注意进行染色体核型分析。

（五）先天性甲状腺功能减退症

该症除有生长发育落后、骨龄明显落后外，还有特殊面容、基础代谢率低、智能低下，故不难与生长激素缺乏症鉴别。但有些晚发性病例症状不明显，需借助血 T_4 降低、TSH 升高等指标鉴别。

（六）骨骼发育障碍性疾病

各种骨、软骨发育不全等，均有特殊的面容和体态，可选择进行骨骼 X 线片检查以鉴别。

（七）其他内分泌及遗传代谢病引起的生长落后

先天性肾上腺皮质增生症、性早熟、皮质醇增多症、黏多糖病、糖原累积症等各有其特殊的临床表现，易于鉴别。

五、治疗

（一）生长激素

基因重组人生长激素（rhGH）替代治疗已被广泛应用，目前大都采用 0.1 U/kg，每晚临睡前皮下注射 1 次（或每周总剂量分 6～7 次注射）的方案。为改善身高，GHD 患儿的 rhGH 疗程宜长，可持续至身高满意或骨骺融合。治疗时年龄越小，效果越好，以第 1 年效果最好，身高增长可达到每年 10 cm 以上，以后生长速率可有下降。

有 30%～50% 的 GHD 患儿成人后生长激素缺乏状态仍持续存在，发展为成人 GHD。一旦成人 GHD 诊断确立，为改善脂代谢紊乱、骨代谢异常、心功能等，应继续 rhGH 治疗。但治疗剂量较小。

rhGH 治疗过程中可能出现甲状腺功能减退，故须进行常规监测，必要时加用左甲状腺素维持甲状腺功能正常。治疗前需全面评价甲状腺功能，若存在甲状腺功能减退，在 rhGH 治疗前，需调整甲状腺功能至正常。

rhGH 长期治疗可降低胰岛素敏感性，增加胰岛素抵抗，部分患者出现空腹血糖受损、糖耐量受损。但多为暂时可逆的，极少发展为糖尿病。绝大多数患者在 rhGH 治疗过程中血糖维持在正常范围。在 rhGH 治疗前及治疗过程中均需定期进行空腹血糖、胰岛素水平的检查，必要时行 OGTT 试验，排除糖尿病及糖代谢异常。有糖尿病、高血脂等代谢性疾病家族史的患者及 TS、PWS、SGA 等 2 型糖尿病的高危人群，应根据病情权衡利弊，在充分知情同意的前提下决定是否进行 rhGH 治疗，并在治疗过程中密切监测患儿糖代谢相关指标。

血清 IGF1 水平检测可作为 rhGH 疗效和安全性评估的指标。在治疗过程中应维持 IGF1 水平在正常范围内。在依从性较好的情况下，若生长情况不理想，且 IGF1 水平较低，可在批准剂量范围内增加 rhGH 剂量；在最初治疗 2 年后，若血清 IGF1 水平高于正常范围，特别是持续高于 2.5 SDS,可考虑减量。

应用 rhGH 治疗的不良反应：①注射局部红肿，与 rhGH 制剂纯度不够及个体反应有关，停药后可消失；②少数患者注射后数月会产生抗体，但对促生长疗效无显著影响；③暂时性视盘水肿、颅内高压等，比较少见；④股骨头骺部滑出和坏死，但发生率甚低。

目前临床资料未显示 rhGH 治疗可增加肿瘤发生、复发的危险性或导致糖尿病的发生，但对恶性肿瘤及严重糖尿病患者建议不用 rhGH 治疗。rhGH 治疗前应常规行头颅 MRI 检查，以排除颅内肿瘤。

(二)性激素

同时伴有性腺轴功能障碍的生长激素缺乏症的患儿骨龄达 12 岁时可开始用性激素治疗。

男性可注射长效庚酸睾酮 25 mg,每月 1 次，每 3 个月增加 25 mg,直至每月 100 mg;女性可用炔雌醇 1~2 μg/d,或妊马雌酮，自每天 0.3 mg 起酌情逐渐增加，同时需监测骨龄。

(李　妍)

第二节　先天性甲状腺功能减退症

一、概述

先天性甲状腺功能减退症(简称"先天性甲减")是由于甲状腺激素合成不足或其受体缺陷所造成的一种疾病，是引起儿童智力发育及体格发育落后的常见小儿内分泌疾病之一，新生儿筛查患病率约为 1/2 050。

二、病因

先天性甲减的分类按病变部位可分为原发性甲减、继发性甲减和外周性甲减。

(一)原发性甲减

原发性甲减即为甲状腺本身的疾病所致，其特点是血促甲状腺激素(thyroid-stimulating hormone,TSH)升高和游离甲状腺激素(free thyroxine,FT_4)降低。甲状腺先天性发育异常是最常见的病因，包括甲状腺发育异常(甲状腺缺如、甲状腺发育不良、单叶甲状腺、甲状腺异位等),甲状腺异位是甲状腺在下移过程中停留在其他部位形成异位甲状腺，引起甲状腺功能部分或完全丧失。甲状腺发育异常绝大部分为散发，造成甲状腺发育异常的原因尚未阐明，近年发现部分原因与遗传性基因突变有关，例如,*TTF-1*、*TTF-2* 和 *PAX8* 等基因异常可造成甲状腺发育异常。甲状腺激素合成障碍多见于甲状腺激素合成和分泌过程中酶(碘钠泵、甲状腺过氧化物酶、甲状腺球蛋白、碘化酪氨酸脱碘酶、过氧化氢合成酶等)的基因突变，造成甲状腺素合成不足。多为常染色体隐性遗传病，临床表现常有甲状腺肿大。

地方性甲减多见于甲状腺肿流行的山区，是由于该地区水、土和食物中缺乏碘，甲状腺激素合成缺乏原料碘所致,临床表现常有甲状腺肿大。随着我国碘化食盐的广泛应用,其发病率已明显下降。

(二)继发性甲减

病变部位在下丘脑和垂体,亦称中枢性甲减或下丘脑-垂体性甲减,因垂体分泌 TSH 障碍而引起,特点为 FT_4 降低,TSH 正常或者下降。继发性甲减包括 TSH 缺乏(β 亚单位突变),腺垂体发育相关的转录因子缺陷(PROP1、PIT-1、LHX4、HESX1 等),TRH 分泌缺陷(垂体柄中断综合征、下丘脑病变),TRH 抵抗(TRH 受体突变)。以 TRH 不足较多见。TSH 单一缺乏者少见,常与 GH、催乳素(PRL)、黄体生成素(LH)等其他垂体激素缺乏并存,临床上称之为多种垂体激素缺乏症(MPHD)。

(三)外周性甲减

因甲状腺激素受体功能缺陷,甲状腺或靶器官对甲状腺激素反应低下,包括甲状腺激素抵抗(甲状腺受体 β 突变或信号传递通路缺陷)、甲状腺激素转运缺陷(MCT8 突变)等,临床较为罕见。

先天性甲减按疾病转归又可分为持续性甲减及暂时性甲减。持续性甲减指由于甲状腺激素持续缺乏,患者需终身替代治疗,甲状腺先天性发育异常、甲状腺激素合成和分泌过程中酶缺陷以及下丘脑-垂体缺陷导致的继发性甲减都属这一类。暂时性甲减指由于母亲甲状腺疾病,例如,母亲用抗甲状腺药物治疗、母源性 TSH 受体阻断抗体(TRB-Ab)、母亲缺碘等,或者早产儿发育不成熟、感染、窒息等各种原因,致使出生时甲状腺激素分泌暂时性缺乏,甲状腺功能可恢复正常的患者。

在新生儿筛查和临床中会发现部分患者血 TSH 增高而 FT_4 水平在正常范围,称为高 TSH 血症。高 TSH 血症的临床转归可能为 TSH 恢复正常、高 TSH 血症持续及 TSH 进一步升高,FT_4 水平下降,发展到甲减状态。

三、诊断

(一)病史

需询问母亲孕期甲状腺疾病史,了解地方性碘缺乏流行病史,极少部分患儿有家族史。有的患儿母亲怀孕时常感到胎动少,新生儿常为过期产、巨大儿。

(二)临床表现

1.新生儿期

多数患儿出生时无特异性临床症状或症状轻微,生后可出现黄疸较重或黄疸消退延迟、嗜睡、少哭、哭声低下、纳呆、吸吮力差、皮肤花纹(外周血液循环差)、面部臃肿、前后囟较大、便秘、腹胀、脐疝、心率缓慢、心音低钝等。如果中枢性甲减合并其他垂体促激素缺乏,可表现为低血糖、小阴茎、隐睾及面中线发育异常,如唇裂、腭裂、视神经发育不良等。

2.婴幼儿及儿童期

临床主要表现为智力落后及体格发育落后。患者常有严重的身材矮小,可有特殊面容(眼距宽、塌鼻梁、唇厚舌大、面色苍黄)、皮肤粗糙、黏液性水肿、反应迟钝、脐疝、腹胀、便秘,以及心功能及消化功能低下、贫血等表现。

(三)实验室检查

1.新生儿筛查

采用出生 72 小时的新生儿干血滴纸片检测 TSH 浓度,一般结果大于 10 mU/L(须根据筛查实验室阳性切割值决定)时,再检测血清 T_4、TSH 以确诊。该筛查方法只能检出 TSH 增高的原发性甲减,无法检出中枢性甲减及 TSH 延迟升高的患儿。因此,对筛查阴性的临床病例,如有可疑症状,仍应采血检测甲状腺功能。

2.血清 FT_4、FT_3、TSH 测定

任何新生儿筛查结果可疑或临床可疑的小儿都应检测血清 FT_4、TSH 浓度。如 FT_4 降低、TSH 明显升高,诊断为先天性甲减。若血 TSH 持续增高、FT_4 正常,可诊断为高 TSH 血症。若 TSH 正常或降低,FT_4 降低,诊断为继发性甲减或者中枢性甲减。

3.甲状腺 B 超

甲状腺 B 超可评估甲状腺发育情况,但对异位甲状腺判断不如放射性核素显像。甲状腺肿大常提示甲状腺激素合成障碍或缺碘。

4.核素检查

甲状腺放射性核素显像可判断甲状腺的位置、大小、发育情况及摄取功能。甲状腺摄碘缺乏结合 B 超可以明确甲状腺是否缺如。^{123}碘(^{123}I)或锝 99m(^{99m}Tc)由于放射性低常用于新生儿甲状腺核素扫描。需注意不要因为做此检查而推迟新生儿甲减的开始治疗时间。甲状腺摄碘缺乏也可见于 TSHβ 基因缺陷或受体缺陷、碘转运障碍,结合甲状腺 B 超和血清甲状腺球蛋白检测,可对先天性甲减的病因进行进一步分析判断。若核素扫描提示甲状腺增大,需除外甲状腺激素合成障碍,结合进一步的过氯酸盐排泄试验明确甲状腺碘的氧化和有机化缺陷。

5.甲状腺球蛋白(TG)测定

TG 可反映甲状腺组织存在和活性,甲状腺发育不良患者 TG 水平明显低于正常对照。甲状腺摄碘缺乏而 TG 升高者提示甲状腺存在,需考虑 TSH 受体突变、碘转运障碍或存在母源性 TRB-Ab,而非甲状腺发育不良。

6.其他检查

中枢性甲减应做其他垂体激素检查,例如,ACTH、皮质醇、促性腺激素等,以及下丘脑-垂体部位磁共振(MRI)检查。

四、鉴别诊断

根据典型的临床症状和甲状腺功能测定,诊断不难。但在新生儿期临床表现无特异性,不易确诊,应对新生儿进行群体筛查。年长儿应与下列疾病鉴别。

(一)先天性巨结肠

患儿出生后即开始便秘、腹胀,并常有脐疝,但其面容、精神反应及哭声等均正常,钡灌肠可见结肠痉挛段与扩张段,甲状腺功能测定可鉴别。

(二)21-三体综合征

患儿智能及动作发育落后,但有特殊面容:眼距宽、外眼眦上斜、鼻梁低、舌伸出口外,皮肤及毛发正常,无黏液性水肿,且常伴有其他先天畸形。染色体核型分析可鉴别。

(三)佝偻病

患儿有动作发育迟缓、生长落后等表现。但智能正常,皮肤正常,有佝偻病的体征,血生化、X 线片及甲状腺功能测定可鉴别。

(四)骨骼发育障碍的疾病

如骨软骨发育不良、黏多糖病等都有生长迟缓症状,骨骼 X 线片和尿中代谢物检查可资鉴别。

五、治疗

无论是先天性原发性甲减还是继发性甲减，一旦确定诊断都应该立即治疗。新生儿筛查发现的阳性患者应早期诊断，尽早治疗，以避免先天性甲减对脑发育的损害。一旦诊断确立，应终身服用甲状腺制剂。

治疗首选左甲状腺素（L-T$_4$），新生儿期初始治疗剂量 $10\sim15$ μg/(kg•d)，每天 1 次口服，尽早使 FT$_4$、TSH 恢复正常，FT$_4$ 最好在治疗 2 周内，TSH 在治疗后 4 周内达到正常。对于伴有严重先天性心脏病的患儿，初始治疗剂量应减少。治疗后 2 周抽血复查，根据血 FT$_4$、TSH 浓度调整治疗剂量。

在随后的随访中，甲状腺激素维持剂量须个体化。血 FT$_4$ 应维持在平均值至正常上限范围之内，TSH 应维持在正常范围内。L-T$_4$ 治疗剂量应随静脉血 FT$_4$、TSH 值调整，婴儿期一般在 $5\sim10$ μg/(kg•d)，$1\sim5$ 岁 $5\sim6$ μg/(kg•d)，$5\sim12$ 岁 $4\sim5$ μg/(kg•d)。

患儿一般治疗数周后食欲好转，腹胀消失，心率维持在正常范围，活动增多，语言进步，智能及体格发育改善。药物过量患儿可有颅缝早闭和甲状腺功能亢进临床表现，如烦躁、多汗等，需及时减量，4 周后再次复查。

对于 TSH>10 mU/L，而 FT$_4$ 正常的高 TSH 血症，复查后 TSH 仍然增高者应予治疗，L-T$_4$ 起始治疗剂量可采用维持剂量，4 周后根据 TSH 水平调整。对于 TSH 始终维持在 $6\sim$ 10 mU/L 的婴儿的处理方案目前仍存在争议，在出生头几个月内 TSH 可有生理性升高。对这种情况的婴儿，需密切随访甲状腺功能。

对于 FT$_4$ 和 TSH 测定结果正常，而总 T$_4$ 降低者，一般不需治疗。多见于 TBG 缺乏、早产儿或者新生儿有感染时。

对于幼儿及年长儿下丘脑-垂体性甲减，L-T$_4$ 治疗需从小剂量开始。如伴有肾上腺皮质功能不足者，需同时给予生理需要量肾上腺皮质激素治疗，防止突发性肾上腺皮质功能衰竭。如发现有其他内分泌激素缺乏，应给予相应替代治疗。

六、随访

患者治疗后 2 周应进行首次复查。如有异常，调整 L-T$_4$ 剂量后 1 个月复查。1 岁内每 $2\sim$ 3 个月复查一次，1 岁以上 $3\sim4$ 个月复查一次，3 岁以上 6 个月复查一次，剂量改变后应在 1 个月后复查。治疗后在 1 岁、3 岁、6 岁时需进行智力发育评估和体格发育评估。

部分高 TSH 血症患者在随访过程中可发现血 FT$_4$ 增高，需逐步减少服用的 L-T$_4$ 剂量，直至停药观察。

先天性甲减伴甲状腺发育异常者需要终身治疗，其他患儿可在正规治疗 $2\sim3$ 年后尝试停药 1 个月，复查甲状腺功能、甲状腺 B 超或者甲状腺放射性核素显像。对于用药剂量较大的患者如要停药检查，可先减半量，1 个月后复查。如 TSH 增高或伴有 FT$_4$ 降低，应给予甲状腺素终身治疗。停药后甲状腺功能正常者为暂时性甲状腺功能减退症，继续停药并定期随 1 年以上，注意部分患者 TSH 会重新升高。

七、预防

(一)新生儿筛查

我国已将先天性甲减列入新生儿筛查的疾病之一，足月新生儿出生 72 小时至 7 天，经充分哺乳后足跟采血,滴于专用滤纸片上测定干血滤纸片 TSH。该方法只能检出原发性甲减和高 TSH 血症,无法检出中枢性甲减、TSH 延迟升高。有些国家采用 T₄＋TSH 同时筛查的方法,但是筛查成本高。由于技术及个体差异,约 5％的先天性甲减患者无法通过新生儿筛查系统检出。因此,对甲减筛查阴性病例,如有可疑症状,临床医师仍然应该采血,再次检查甲状腺功能。

(二)孕妇的甲状腺功能监测

对患甲状腺疾病的孕妇进行甲状腺功能的监测,将甲状腺功能调整到正常范围,防止孕母甲减对胎儿的影响。

(三)防治碘缺乏和碘过量

对地方性碘缺乏地区应适量补充碘盐,防止碘缺乏,同时,对非缺乏地区,防止碘过量对甲状腺功能的影响。

(四)其他

对伴有生长发育迟缓等症状的患儿及时进行甲状腺功能检测,防止甲状腺功能减退症对儿童生长发育的不良影响。

(李　妍)

第三节　急性甲状腺炎

一、概述

急性甲状腺炎是甲状腺的非特异性感染疾病,是一种相对罕见的甲状腺疾病,多发生于左叶,属全身性脓毒血症在甲状腺的一种局部表现或为甲状腺的孤立性感染,以发热、甲状腺肿痛为基本特征。如治疗不及时,最终可致甲状腺脓肿,故又称为急性化脓性甲状腺炎。

二、病因

急性甲状腺炎大多由口腔或颈部其他软组织化脓性感染直接扩展;少数是由于脓毒血症,细菌经血液循环播散至甲状腺;也有的是由于对甲状腺行穿刺检查时并发感染。但也有的病灶隐蔽,找不到感染灶或无法明确感染来源。梨状窝瘘是引起儿童急性甲状腺炎的主要原因。

本病的病原体以细菌为主,也可为其他微生物。目前已报道的致病菌有金黄色葡萄球菌、溶血性链球菌、肺炎球菌、大肠埃希菌、沙门菌、分枝杆菌、不动杆菌或混合厌氧菌等,革兰阳性菌(葡萄球菌、链球菌)仍为主要的致病菌。机会菌感染则见于免疫功能缺陷患者。

三、诊断

(一)临床表现

本病可发生于任何年龄,在秋冬季节继发于上呼吸道感染后发病多见。一般起病较急,具有化脓性感染的共同特征。全身症状可有寒战、发热、心悸等,局部则表现为甲状腺肿大、触痛,伴有吞咽困难,吞咽时疼痛加重,且向两耳、颊部或枕部放射,可伴有喉鸣和声嘶。早期颈前区皮肤红肿并不明显,严重者可出现甲状腺周围组织肿胀和炎症反应。即使脓肿形成,波动感也常不明显。

（二）实验室检查

1.一般检查

血常规可见白细胞总数升高,中性粒细胞明显增多,血沉增快,C反应蛋白升高。血培养可为阳性。

2.甲状腺功能

大多在正常范围,当伴有甲状腺滤泡破坏时可有一过性甲状腺功能亢进表现。

（三）特殊检查

1.甲状腺B超

初期显示甲状腺明显肿大、回声不均匀,呈蜂窝样。动态B超观察显示甲状腺呈进行性肿大,有大小不等的低回声或无回声区,或大面积液性暗区。

2.甲状腺核素显像

甲状腺核素显像可见甲状腺放射性分布普遍减低,且轮廓模糊。

3.甲状腺CT或MRI

提示局部炎症,或有脓肿形成,有利于区分肿块的位置和性质。

4.食管钡餐透视

对反复发作者应行食管钡剂造影以明确有无梨状窝瘘。

5.甲状腺穿刺

在B超引导下行细针穿刺细胞学检查可抽吸出浓汁,镜检见大量的脓细胞、坏死细胞及组织碎屑。浓汁培养可查找出病原菌,药敏试验可指导抗生素的选择。

四、鉴别诊断

（一）亚急性甲状腺炎

起病相对较缓慢,炎症局限于甲状腺内,不侵入颈部其他器官,化验血沉显著升高,甲状腺激素增高和甲状腺摄碘率降低。白细胞数无明显增多。

（二）颈淋巴结炎

可有发热、局部疼痛、白细胞数增多等化脓性感染的特征,颈部可触及肿大的淋巴结,甲状腺激素和甲状腺摄碘率均正常。颈部B超显示肿大的淋巴结,而甲状腺大小质地均正常。

（三）甲状腺恶性肿瘤

可发生急性局灶性坏死或出血而表现为类似急性化脓性感染,但触诊甲状腺质地硬而且固定粘连,周围淋巴结肿大。预后差。

五、治疗

（一）支持对症治疗

卧床休息,早期局部宜用冷敷,晚期宜用热敷。高热者需进行物理或药物降温。

（二）抗感染

对急性甲状腺炎应强调早确诊、早治疗,尽量避免脓肿形成。在细菌培养结果出来以前应尽早采用经验性抗生素治疗。使用抗生素的原则是早期、足量、广谱;如为混合感染,可加用对抗厌氧菌有效的抗生素。如为真菌感染则选用抗真菌药,以静脉途径给药为宜。随后的抗生素治疗应根据细菌培养和药敏试验的结果进行调整。

（三）引流

对已有脓肿形成,特别是有呼吸困难者,可在 B 超引导下行脓肿穿刺抽脓或引流,或者在麻醉下行脓肿切开排脓。

（四）手术

如果急性甲状腺炎反复发作,有可能是先天性异常,可待炎症缓解后,常规行钡餐透视了解有无梨状窝瘘等先天畸形。如有,应手术切除瘘管,以免复发。

（颜　嫣）

第四节　低血磷性抗维生素 D 佝偻病

一、概述

低血磷性抗维生素 D 佝偻病,又称家族性低血磷酸盐性抗维生素 D 佝偻病,属于 X 连锁显性遗传,发病率约 1：25 000。主要特点是近端肾小管及肠道对磷重吸收障碍,大量磷从尿中排出,使血磷降低,一般在 0.65～0.97 mmol/L(2～3 mg/dL)之间,钙磷乘积<30,以致骨质不易钙化,并引起低钙血症、继发性甲状旁腺功能亢进,造成佝偻病或骨软化症。

二、病因

低血磷性佝偻病遗传方式大多是 X 连锁显性遗传或不完全显性遗传,部分为常染色体显性遗传或隐性遗传。2/3 的病例,为家族性低血磷酸盐性抗维生素 D 佝偻病,属于 X 连锁显性遗传,女性患者较多,但症状轻,多数只有血磷低下而无明显佝偻病骨骼变化。男性发病数低,但症状较严重。该病主要是由于定位于 X 染色体 p22.31-p21.3 的 *PHEX* 基因突变引起,其 cDNA 全长已经被克隆,包含 2247bp 跨 22 个外显子的编码区,编码一条 749 个氨基酸的蛋白质。*PHEX* 和中性肽链内切酶基因家族有高度的同源性,其家族包括中性肽链内切酶、Kell 抗原及内皮素转换酶 1(ECE-1)等。X 染色体连锁隐性遗传性低磷佝偻病致病基因为 *CLCN*5 基因,定位于 Xp11.2,主要编码肾脏氯离子电压开关通道蛋白。另有 1/3 为散发的获得性病例,常与良性间质性肿瘤有关(癌基因性佝偻病)。偶见一些病例属于常染色体显性/隐性遗传。

三、诊断

（一）临床表现

患儿一般发病早,有家族史,出生不久即有低血磷,多在 1 周岁左右开始出现类似维生素 D 缺乏佝偻病的骨病变,O 形腿、X 形腿常为引起注意的最早症状,走路呈鸭步,下肢呈髋内翻、膝内翻和膝外翻。其他佝偻病体征很轻,较少出现肋串珠和郝氏沟,肌张力低下等。病情轻的患儿多被忽视,身高多正常,也有部分患儿因生长发育障碍致身材矮小。严重病可表现出典型的活动性佝偻病、严重进行性骨骼畸形、多发性骨折、剧烈骨痛尤以下肢明显,甚至不能行走,伴有身高生长发育停滞。并常于出现骨病前,早期出现牙齿病变,如牙折断、牙痛、磨损、乳牙早脱、釉质过少等。

低磷血症临床表现变化多端,最常见的是不同神经肌肉症状,包括进行性嗜睡、肌肉乏力、麻木以致瘫痪、昏迷甚至死亡。血清磷<0.26 mmol/L时可出现意识模糊、乏力、抽搐等,血清磷<0.65 mmol/L时患者可出现肌肉损伤。严重者甚至引起心力衰竭及心律失常、溶血、血小板功能不全等。

(二)实验室检查

血磷降低是主要的生化异常表现。血清磷降低可分为轻度(0.75~1.0 mmol/L)、中度(0.5~0.7 mmol/L)、重度(<0.3 mmol/L),该病患儿血磷一般呈中度降低。血钙值正常或稍降低,甲状旁腺激素(PTH)水平正常,血清碱性磷酸酶活性明显增高。虽然存在低磷血症,但尿磷仍排出增加,且尿常规和肾功能正常,说明肾小管对磷的重吸收障碍。此外,尿钙与尿肌酐的比值可以作为治疗随访指标,其正常为0.15~0.30。如果这个比例大于0.4[尿钙排泄量>4 mg/(kg·d)],说明维生素D或DHT的剂量太大,应及早减量,以减少中毒的机会。

(三)X线骨片

X线骨片是一种重要的诊断辅助检查,可见轻重不等的佝偻病变化,活动期与恢复期病变同时存在,在股骨、胫骨最易查出。可表现为骨龄落后,膝外翻或内翻。干骺端增宽,呈碎片状,骨小梁粗大,在胫骨近端、远端及股骨、桡骨、尺骨远端干骺端皆可出现毛刷样改变、杯口状改变、骨质疏松和骨密度不均匀,但部分病例可在腰、骶、尾椎韧带处见多处钙化。

四、鉴别诊断

(一)维生素D缺乏性佝偻病

低磷抗D佝偻病与之鉴别要点。

1.维生素D缺乏性佝偻病

(1)病因:由于日光照射不足、维生素D摄入不足及胃肠疾病所致,补充维生素D后病情缓解。

(2)发病年龄:多发生在婴幼儿(6个月~2岁)。

(3)血25-(OH)D$_3$活性降低。

(4)40万~60万单位维生素D做一次口服或肌内注射,对一般维生素D缺乏性佝偻病患儿在数天内血磷上升,2周内长骨X线片显示好转。

2.低磷抗维生素D佝偻病

(1)病因:X染色体p22.31-p21.3的 *PHEX* 基因突变引起,维生素D的摄入量已超过一般需要量而仍出现活动性佝偻病骨骼变化。

(2)发病年龄:2~3岁后仍有活动性佝偻病的表现。

(3)血25-(OH)D$_3$活性正常。

(4)40万~60万单位维生素D做一次口服或肌内注射,血磷上升不明显,骨骼无明显变化。

(5)家庭成员中常见有低血磷症。

(二)低血钙性抗维生素D性佝偻病

低血钙性抗维生素D性佝偻病又名维生素D依赖性佝偻病,此病一般属于常染色体隐性遗传,是由于肾脏缺乏1-羟化酶,不能合成1,25-(OH)$_2$D$_3$。发病时间从生后数月起,常伴有肌无力,早期可出现手足搐搦症。血钙降低,血磷正常或稍低,血氯增高,但PTH水平均升高,并可出现氨基酸尿,虽经常规剂量维生素D治疗,但在X线长骨片上仍显示佝偻病征象。分为Ⅰ型和Ⅱ型。Ⅰ型,肾脏合成1,25-$(OH)_2D_3$减少,导致其血浆浓度降低,用1,25-$(OH)_2D_3$治疗即获痊愈;Ⅱ型,1,25-$(OH)_2D_3$血浆浓度正常或升高,而细胞对1,25-$(OH)_2D_3$反应降低,该型需要大剂量1,25-$(OH)_2D_3$(最大剂量2 $\mu g/d$)及钙剂(最大剂量为元素钙3 g/d),并予磷酸盐替代才可能见效。

(三)肾性佝偻病

各种先天性或后天性肾脏疾病引起慢性肾功能障碍,影响维生素D代谢和肾脏排磷功能。血钙低,血磷升高,导致甲状旁腺继发性功能亢进,导致骨骼脱钙,钙盐沉积障碍,而发生佝偻病改变。多有慢性酸中毒及肾功能异常,治疗在于改善肾功能,并用大剂量维生素D_3或1,25-$(OH)_2D_3$治疗。

(四)远端肾小管性酸中毒

为肾小管上皮细胞膜的一种运转功能障碍。远曲小管泌氢不足,以致影响肾小管对电解质的重吸收功能,从尿中丢失大量钾、钠、钙,继发性甲状旁腺功能亢进,骨质脱钙,出现佝偻病症状,伴严重骨骼畸形。临床上表现多尿、碱性尿、代谢性酸中毒、低血钙、低血磷、低血钾和高氯血症等。维生素D治疗无效,主要纠正酸中毒和补钾。

(五)范科尼综合征

范科尼综合征属于常染色体隐性遗传病,因近端肾小管多种物质转运功能障碍引起全身性代谢性疾病,表现分为多饮多尿、呕吐、生长障碍和佝偻病等,实验室检查示除尿磷增多、血磷降低、碱性磷酸酶升高之外,还有尿氨基酸、尿糖增高。

(六)继发性疾病

继发性疾病如巨细胞肿瘤(良性或恶性)、修复性肉芽肿、血管瘤、纤维瘤等引起者,是由于这些肿瘤分泌的体液因子可能会损伤近端肾小管的1α-羟化和磷酸盐的转运,肾磷酸盐清除增高,而发生骨软化及低磷酸盐血症。

五、治疗

治疗原则是防止骨畸形,减轻低磷血症,尽可能使血磷升高,维持在0.97 mmol/L(3 mg/dL)以上,有利于骨的钙化。维持正常的生长速率,又要避免维生素D中毒所致高尿钙、高血钙的发生。可采用高磷饮食,每天给无机磷1.0~3.6 g,还需磷酸盐及维生素D治疗。

(一)口服磷酸盐

为提高血磷至正常水平,常需磷酸盐制剂。磷酸素一般用磷酸二氢钠18 g和磷酸氢二钠145 g,加水至1 000 mL,每次15~20 mL,4~5次/天口服,可暂时升高血磷浓度,但一般不易达到正常水平。每100 mL磷酸盐合剂含磷2.07 g。幼儿每天给磷(原素磷)0.5~1.0 g,年长儿给磷1.0~4.0 g。磷酸盐制剂不良反应是在开始1~2周常有腹部不适、腹泻,但逐步增加剂量常可耐受,有时可引起血钙降低而导致继发性甲状旁腺功能亢进,需加注意。如无不良反应发生,可继续治疗至全部骨骺愈合为止。

(二)维生素D

用量1万~5万 U/d,最大10万 U/d。维生素D极易积存体脂内造成中毒,故合用时维生素D的剂量应减少。1,25-$(OH)_2D_3$如骨化三醇0.25~1 $\mu g/d$,或1-α-$(OH)D_3$ 0.5~1.0 μg,2次/天,可明显减轻骨痛。也可用双氢速甾醇(dihydrotachysterol,DHT),其是类似维生素D的制品,在体内经过羟化后发生维生素D的作用,在体脂中不易积储,不易中毒,较为安全。经治疗后血清碱性磷酸酶降至正常,但常不能完全治愈骨病,也不能纠正低血磷,故需配合磷酸盐的治疗。磷酸盐制剂中磷酸钾比较可口,如单服时可能使血钙降低。

(三)钙剂

补充元素钙 $0.5\sim1.0$ g/d。

(四)手术治疗

明显骨畸形需在病情静止时行矫正手术。应于 12 岁后做手术,减少复发。手术前后 2 周宜停服维生素 D,以免术后卧床,活动减少而释出大量骨钙,加重高钙血症与肾损害。

六、预防

本病属于 X 连锁显性遗传病,其影响因素比较复杂,包括妊娠期间的感染、高龄生育、近亲婚配、辐射、化学物质、自体免疫、遗传物质异常等。妊娠期产前保健的过程中需要进行系统的出生缺陷筛查,包括定期的超声检查、血清学筛查等,必要时还要进行染色体检查。

一旦出现异常结果需要明确是否要终止妊娠;胎儿在宫内的安危;出生后是否存在后遗症,是否可治疗,预后如何等。采取切实可行的诊治措施。所用产前诊断技术:①羊水细胞培养及有关生化检查(羊膜穿刺时间以妊娠 16~20 周为宜);②孕妇血及羊水甲胎蛋白测定;③超声波显像(妊娠 4 个月左右即可应用);④X 线检查(妊娠 5 个月后),对诊断胎儿骨骼畸形有利;⑤绒毛细胞的性染色质测定(受孕 40~70 天时),预测胎儿性别以帮助对 X 连锁遗传病的诊断;⑥应用基因连锁分析;⑦胎儿镜检查。

(王兴花)

第五节　先天性肾上腺皮质增生症

先天性肾上腺皮质增生症(congenital adrenal hyperplasia,CAH)是一组常染色体隐性遗传病,由于肾上腺类固醇皮质激素合成过程中某种酶的先天缺陷,引起肾上腺皮质激素合成不足,经负反馈作用促使下丘脑、垂体分泌促肾上腺皮质激素释放激素(corticotrophin releasing hormone,CRH)和促肾上腺皮质激素(adrenocorticotrophic hormone,ACTH)增加,导致肾上腺皮质增生和代谢紊乱。临床主要表现为不同程度的肾上腺皮质功能减退、性腺发育异常、伴或不伴水盐代谢紊乱与高血压。

CAH 主要包括 21-羟化酶缺乏症(21-hydroxylase deficiency,21-OHD)、11β-羟化酶缺乏症(11β-OHD)、3β-羟类固醇脱氢酶(3β-hydroxysteroid dehydrogenase,3β-HSD)缺乏症、17α-羟化酶缺乏症(17α-OHD)、胆固醇碳裂解酶缺乏症、类脂性肾上腺增生症等类型。其中 21-OHD 最常见,占 CAH 总数的 90%~95%,11β-OHD 次之,约占 7%,再其次为 3β-HSD 缺乏症,17α-OHD 和胆固醇碳裂解酶缺乏症则十分罕见。

一、病理生理和发病机制

(一)解剖

肾上腺皮质分为球状带、束状带和网状带,分别合成盐皮质激素、糖皮质激素和肾上腺性激素。在诸多类固醇激素合成酶中,除 3β-羟类固醇脱氢酶(3β-HSD)外,均为细胞色素氧化酶 P450(cytochrome P450,CYP)家族成员。

(二)病理生理

正常情况下,下丘脑分泌的 CRH 和垂体分泌的 ACTH 促进肾上腺皮质细胞增生、激素合成和分泌。当血中皮质醇达到一定浓度时,即通过反馈机制使 CRH 和 ACTH 分泌减少。若在类固醇激素合成途径中任何一个酶发生缺陷时,都会使血中皮质醇浓度降低,负反馈作用消失,以致 ACTH 分泌增加,刺激肾上腺皮质增生;同时酶缺陷导致前体中间代谢产物增多,经旁路代谢可致肾上腺雄激素产生过多。由于醛固酮合成和分泌在常见类型的 CAH 中亦大多同时受到影响,故常引起血浆肾素(PRA)活性增高。

(三)致病基因

CAH 的分子病理为相关基因的遗传突变,导致编码蛋白缺陷,故为单基因遗传病。

1.CYP21(P450c21)基因

人类 21-羟化酶基因定位于 6p21.3,由功能基因 CYP21A2 和无活性的假基因 CYP21A 构成,两者高度同源。6p21.3 恰于 HLA 基因丛内,导致基因重组频度增加。CYP21A 和 CYP21A2 各有 10 个外显子及 9 个内含子组成。95%以上 21-OHD 患者可发现有 CYP21A2 基因的完全缺失或转位,还发现有假基因来源的 8 个点突变和一个 8 个碱基对的缺失。在某些家族和较少人群中存在其他少有的独立于 CYP21A2 功能基因的假基因无活性突变。

2.CYP11B(P450c11)基因

P450 基因家族的 11B 亚家族包含两个基因,即 CYP11B1 和 CYP11B2,分别定位于 8q21 和 8q24.3,两个基因相距 45kb,分别由 9 个外显子和 8 个内含子组成。人类编码 11β-羟化酶的基因为 CYP11B1。CYP11B1 基因失活突变存在于所有 9 个外显子编码区,没有突变热点,至今已发现 30 余种突变位点。CYP11B2 编码一种多功能蛋白酶,兼具 11β-羟化酶、18-羟化酶、18 氧化酶和醛固酮合成酶活性。

3.CYP17A1(P450c17)基因

人类 CYP17A1 基因定位于 10q24.3,包含 8 个外显子和 7 个内含子,基因全长 6.6kb。CYP17A1 编码的蛋白酶兼具 17α-羟化酶和 17,20-裂解酶的活性。至今已发现 90 余种突变,包括错义和无义突变、插入、缺失和剪切位点变异。

4.HSD3B2 基因

与 CAH 发病相关的 3β-羟类固醇脱氢酶主要由 HSD3B2 基因编码表达,定位于 1p13.1,由 4 个外显子和 3 个内含子组成,基因全长 7.8 kb。目前已报道超过 30 种基因缺陷,主要包括移码突变、无义突变和错义突变。

二、临床表现

(一)21-羟化酶缺乏症(21-OHD)

典型的 21-OHD 发病率为 1/10 000~1/15 000。根据酶缺乏程度不同,通常将其分为失盐型、单纯男性化型和非经典型。

1.失盐型(salt wasting,SW)

SW 是 21-羟化酶完全缺乏所致,占 21-OHD 患者总数约 75%。往往在生后 1~4 周出现喂养困难、呕吐、腹泻、脱水、体重不增和皮肤色素沉着,难以纠正的低血钠、高血钾症,代谢性酸中毒。严重者可出现血容量降低、血压下降、休克、循环功能衰竭甚至死亡。男孩 6 个月前多无性早熟表现,女孩生后可有外生殖器不同程度男性化。

2.单纯男性化型(simple virilizing,SV)

SV 占 21-OHD 患者总数的 25%,是由于 21-羟化酶不完全缺乏所致(酶活性为正常的1%~11%)。患者不能正常合成 11-脱氧皮质醇、皮质醇、11-脱氧皮质酮,致使其相应前体物质 17 羟孕酮、黄体酮和脱氢异雄酮合成增多,临床主要表现为雄激素增高的症状和体征。由于患儿仍有残存的 21-羟化酶活力,能少量合成皮质醇和醛固酮,故无失盐症状。

男孩表现有同性性早熟,在初生时多无任何症状,至 6 个月龄后逐步出现体格生长加速和性早熟,4~5 岁时更趋明显,表现为阴茎增大,但睾丸不增大,出现阴毛、变声、痤疮等,生长加速和肌肉发达,骨龄提前,但成年终身高落后,智能发育正常;女孩在出生时即可出现不同程度的男性化体征:阴蒂肥大、不同程度的阴唇融合而类似男孩尿道下裂样改变,子宫卵巢发育正常,亦有生长加速和肌肉发达、骨龄提前,成年终身高落后。

3.非经典型(non-classic,NC)

NC 多在肾上腺功能初现年龄阶段出现症状。男孩为阴毛早现、性早熟,生长加速、骨龄超前;女孩表现为阴毛早现、生长加速、初潮延迟、原发性闭经、多毛症、多囊卵巢综合征及成年后不孕等。

(二)11β-羟化酶缺乏症(11β-OHD)

因 11β-羟化酶缺乏而导致 11-脱氧皮质酮(DOC)和 11-脱氧皮质醇增加,部分患儿出现高血钠、低血钾、碱中毒及高血容量,导致高血压;肾上腺雄激素水平增高,出现高雄激素症状和体征。但一般女孩男性化体征较轻,男孩出生后外生殖器多正常,至儿童期后方出现性早熟体征。非经典型临床表现差异较大,女孩可至青春发育期因多毛、痤疮和月经不规则而就诊,大多血压正常,男孩有时仅表现为生长加速和阴毛早现,较难与 21-OHD 的非经典型患者区别。ACTH 兴奋试验检测 11-脱氧皮质酮有助于鉴别诊断。

(三)3β 羟类固醇脱氢酶(3β-HSD)缺乏症

临床表现多样,典型病例出生后即出现失盐和肾上腺皮质功能不全的症状,如厌食、呕吐、脱水、低血钠、高血钾及酸中毒等,严重者因循环衰竭而死亡。男性可有不同程度的外生殖器发育不良如小阴茎、尿道下裂。女性则出现不同程度男性化。非经典型病例占本症 10%~15%,出生时往往无异常,女孩至青春发育期前后出现轻度雄激素增高体征,如阴毛早现、多毛、痤疮、月经量少及多囊卵巢等。

(四)17α-羟化酶/17,20-裂解酶缺乏症

17α-羟化酶缺乏导致皮质醇合成障碍,17,20-裂解酶活性缺乏导致性激素合成受阻,而 DOC 和皮质酮分泌增多,导致临床发生高血压、低钾性、碱中毒和性发育缺陷。因皮质酮有部分糖皮质激素作用,故肾上腺皮质功能不足症状较轻,无生命危险。女性青春期呈幼稚型性征和原发性闭经;男性则表现男性假两性畸形,外生殖器似女性,但无子宫卵巢。

三、21-OHD 实验室检查

(1)血 17-羟孕酮(17-OHP)、ACTH 及睾酮水平均增高,其中 17-OHP 可增高达正常的几十倍,是21 羟化酶缺乏症较可靠的诊断依据。非经典型 21-OHD 的诊断可做快速 ACTH 兴奋试验,静脉推注 ACTH 0.125~0.250 mg,用药前和 30 分钟、60 分钟取血查 17-OHP 和皮质醇。

（2）血浆肾素、血管紧张素、醛固酮水平测定所有患儿其血浆肾素、血管紧张素均有不同程度增高。

（3）血 ACTH、皮质醇测定经典型 ACTH 明显升高，皮质醇水平降低，非经典型 ACTH、皮质醇水平正常。

（4）血电解质测定失盐型患者出现低血钠，高血钾，代谢性酸中毒。

（5）影像学检查对女性男性化和外生殖器性别难辨者应行盆腔和外生殖器 B 超检查。肾上腺 B 超或 CT 可发现肾上腺增生。

（6）对于外生殖器两性难辨者，进一步作染色体核型检查以明确遗传性别。

（7）基因诊断可对 21 羟化酶缺乏症的致病基因 *CYP21A2* 进行 DNA 序列分析。

四、诊断和鉴别诊断

新生儿期失盐型患儿应与幽门狭窄、食管闭锁等症相鉴别，儿童期患儿应与性早熟、真两性畸形、男（或女）性化肾上腺皮质肿瘤、性腺肿瘤等相鉴别。

五、治疗

治疗原则：①纠正水、电解质紊乱；②儿童首选氢化可的松或醋酸氢化可的松，有失盐者需补充盐皮质激素；③药物剂量应个体化；④应激情况应加大肾上腺皮质激素药物剂量；⑤女性患者及失盐型男女患者应终身治疗，单纯男性化型的男性患者在进入青春期和成年期后可酌情停药。

（1）糖皮质激素采用氢化可的松（HC）或醋酸氢化可的松治疗，儿童剂量按每天 $10\sim20\ \mathrm{mg/m^2}$，总量一般分 2～3 次，每 8～12 小时服用 1 次。新生儿开始治疗剂量宜大些，以抑制 ACTH 分泌和纠正水、电解质紊乱。在应激情况下，激素水平可增加 2～3 倍。糖皮质激素剂量应根据生长速率、骨成熟度、17-OHP、睾酮，ACTH 等指标调整。

（2）盐皮质激素 9α-氟氢可的松（9α-fludrocortisone，9α-FHC）可协同糖皮质激素作用，使 ACTH 分泌进一步减少。常用剂量为 0.05～0.1 mg/d，失盐难纠正者可加大至 0.2 mg/d，分两次口服。大年龄儿童一般不需 9α-FHC 治疗。每天饮食中需加入 1～2 g 盐。

（3）急性肾上腺皮质功能衰竭处理：①纠正脱水；②纠正低血钠，补充生理盐水，必要时补充 3％高张钠，9α-氟氢可的松 0.05～0.1 mg/d 口服；③氢化可的松，100～150 mg/(m² · d)，分三次静脉滴注，一周后减量，3～4 周后减至维持量；④纠正严重高血钾，如高血钾难以纠正可予葡萄糖加胰岛素静脉滴注。

（4）外科治疗应在诊断明确且药物控制前提下行阴蒂退缩成形术，部分严重患儿需在青春期后行阴道成形术。

（5）对于骨骺闭合前骨龄明显增速、预测身材矮小的 CAH 患儿可予重组生长激素治疗。多项研究证实生长激素可明显改善 CAH 患儿的最终身高。患者开始治疗的年龄与骨龄越小，治疗时间越长，最终身高则越佳。促性腺素释放激素类似物的联合应用应考虑患者年龄和性早熟的社会影响，而不仅仅单纯为改善终身高。

六、预防

（一）新生儿筛查

主要对 21 羟化酶缺乏症筛查。目的是避免和预防延迟诊断治疗造成的以下问题：肾上腺皮质危象而导致的死亡,过多雄激素造成患儿日后身材矮小、心理生理发育异常。方法:生后2～5天足跟采血滴于特制滤纸片上,采用时间分辨荧光免疫分析法测定17-OHP浓度进行早期筛查。

(二)产前诊断

因CAH是常染色体隐性遗传病,每生育一胎就有1/4概率为CAH患者。因此,对家族中有本病先证者的孕妇应做羊水细胞或者取绒毛膜进行产前基因诊断。

(刘明华)

第六节　皮质醇增多症

一、概述

皮质醇增多症是一种较为罕见的疾病,是机体长期处于过高的糖皮质激素(主要为皮质醇)水平所引起的一类代谢紊乱的临床综合征。主要临床表现为满月脸、多血质、向心性肥胖、皮肤紫纹、痤疮和高血压等。医源性皮质醇增多远多于内分泌疾病。

二、病因

按皮质醇增多是否依赖促肾上腺皮质激素(adrenocorticotropin,ACTH)进行分类。

(一)ACTH依赖型

引起皮质醇增多的病因不在肾上腺,而在下丘脑-垂体或其他部位,通过下述途径引起ACTH分泌过多,致使肾上腺皮质增生,由此导致临床一系列症状。

1.垂体肿瘤

垂体肿瘤多数为垂体微腺瘤,多位于腺垂体。一种是自主性的,不依赖下丘脑产生的促肾上腺皮质激素释放激素(CRH);另一种依赖于CRH,由于下丘脑分泌大量CRH,长期CRH刺激可引起继发性垂体微腺瘤。少数为垂体大腺瘤或ACTH癌。

2.垂体ACTH分泌细胞增生

下丘脑或更高级的中枢神经功能紊乱、蝶鞍旁神经肿瘤分泌CRH或下丘脑外异位分泌CRH的肿瘤大量分泌CRH而刺激垂体ACTH细胞增生。

3.异位ACTH分泌综合征

由垂体以外的肿瘤组织(肺癌、胰腺癌、胸腺癌等)分泌过量的有生物活性的ACTH而促使肾上腺皮质增生。

(二)非ACTH依赖型

引起皮质醇增多的病因为肾上腺本身或外源性。

1.肾上腺腺瘤或癌

这些肿瘤呈自主性分泌,由于皮质醇增高,反馈性抑制了ACTH,故ACTH水平低。直径>5 cm的肿瘤往往同时分泌盐皮质激素和性激素(雌激素或雄激素),还可表现高钠血症和高血压,男性乳房发育或男性化症状明显。肾上腺癌一般雄激素分泌较多,男性化症状明显。

2.原发性肾上腺皮质增生症

大部分为结节性增生,呈自主性分泌。

3.医源性皮质醇增多

因某种疾病应用肾上腺皮质激素剂量偏大,持续时间较长(3~4个月)时可出现皮质醇增多症。此时,肾上腺皮质已受抑制。

三、诊断

(一)临床表现

典型病例比较容易诊断,患者有特殊外貌,使人一看即可明确诊断,但有的病例需经过比较细致的实验检查,才能肯定诊断。

1.肥胖

多呈向心性肥胖,以面、颈、躯干部比较明显,多数患者面部圆胖如满月形,红润多脂,常有痤疮;水牛背。

2.皮肤

皮肤干、细薄,容易受伤及出血。于腋窝周围、下腹部、大腿上端、臀部或腰部两侧有时可见紫纹。如由于下丘脑和垂体功能紊乱或垂体肿瘤引起者,皮肤也可有类似艾迪生病的色素沉着;异位 ACTH 分泌综合征色素沉着更严重。

3.生殖系统

青春期女孩可表现闭经、月经减少,并有不同程度的男性化现象,如多毛和阴毛早现。男性多表现为性欲减退、阳痿。如有显著的女性男性化或男性女性化,则要警惕肾上腺皮质癌的可能。

4.高血压

50%~80%的病例有高血压,主要是水钠潴留引起,儿童患者较成人显著。

5.肌肉骨骼异常

肌肉萎缩、骨质疏松。

6.其他

身材矮小,免疫功能减弱,行为的改变以攻击他人为主,少数表现抑郁或焦虑。

(二)辅助检查

包括实验室检查和特殊的药物试验。

(1)糖代谢紊乱:常表现为糖耐量减低,甚至 2 型糖尿病。

(2)血清电解质改变:醛固酮及皮质醇均有升高血钠、降低血钾和血氯,以及使血浆二氧化碳结合力升高的作用。患儿皮质醇分泌很多时,可有显著的低血钾。

(3)尿 17-羟类固醇(17-OHCS):绝大多数患儿尿 17-OHCS 排量增加,少数病例由于尿中排量波动较大,常须作多次测定。

(4)尿 17-酮类固醇(17-KS):肾上腺皮质增生患儿仅轻度或中度增加,每天排量超过 50 mL 时,则应怀疑肾上腺皮质癌的可能。

(5)24 小时尿游离皮质醇增高,血浆皮质醇增高,和早晚节律改变,对诊断本病很有帮助。

(6)肾上腺 CT 或 MRI:对诊断皮质腺瘤或癌引起的皮质醇增多症很有帮助,肿瘤或癌均可清楚显示。

(7)地塞米松抑制试验:这是检查下丘脑-垂体-肾上腺轴能否被外源性地塞米松(Dx)抑制的方法,要求试验前1周停用所有激素类药物(包括皮质激素、性激素、生长激素等)和抗癫痫类药物。

小剂量地塞米松抑制试验:①过夜1 mg地塞米松法,当天早晨8时和下午4时测血皮质醇和ACTH,午夜(夜间12时)服用1 mg地塞米松,次日早晨8时再检测上述项目。②2天小剂量法,第1天早晨8时测皮质醇,开始留24小时尿检测17-OHCS和游离皮质醇并作为对照;第2天早晨8时开始口服地塞米松,每6小时1次,每次5 $\mu g/kg$,共8次(每天20 $\mu g/kg$,总量不超过2 mg);第4天早晨测血皮质醇,并收集24小时尿检测17-OHCS和游离皮质醇。

单纯性肥胖患儿一般服用地塞米松后,尿17-OHCS、游离皮质醇和血皮质醇下降至对照值50%以下。若下降至对照值50%以上,需做大剂量地塞米松抑制试验明确病因。

大剂量地塞米松抑制试验:将上述2天小剂量法中的地塞米松剂量改为20 $\mu g/kg$(每天80 $\mu g/kg$),其余步骤同小剂量法。

一般ACTH依赖型皮质醇增多症(如垂体微腺瘤、垂体ACTH分泌细胞增生)患儿的血皮质醇或尿17-OHCS、游离皮质醇能被抑制至对照值的50%以下,但是仅5%异位ACTH分泌综合征的患儿能被抑制。肾上腺腺瘤和肾上腺癌患儿不能被抑制。

(三)病因学诊断

当临床出现满月脸、多血质、向心性肥胖、皮肤紫纹、痤疮和高血压时诊断皮质醇增多症容易,但重要的是作出病因诊断,诊断步骤见诊断流程图。

1.ACTH依赖型肾上腺皮质增生症

症状发展缓慢,多血质,紫纹宽大,皮肤色素沉着。实验室检查尿17-OHCS增高,尿17-KS可正常,能被大剂量地塞米松抑制;ACTH基础值升高,外源性ACTH刺激后,血浆皮质醇反应增加。垂体MRI检出率较高。

2.肾上腺腺瘤

病程较短,多血质,紫纹相对较轻,皮肤色素淡。尿17-KS增高,雄激素、脱氢睾雄酮(DHEA)和硫酸脱氢睾雄酮(DHEAS)均增高。部分患儿17-羟孕酮(17-OHP)水平可升高,升高的皮质醇一般不能被大剂量地塞米松抑制。ACTH基础值降低,对外源性ACTH刺激后,皮质醇反应正常或呈轻度反应。肾上腺CT或MRI对肿瘤多能检出。

3.肾上腺癌

肾上腺癌多发生于<7岁的儿童,病程进展快,有的患儿甚至无皮质醇增多的临床表现,但雄激素增多的男性化表现非常突出,如阴毛早现、多毛。可出现明显的低血钾和碱中毒。尿17-KS和DHEAS等升高明显,不能被大剂量地塞米松抑制,对ACTH无反应。

4.异位ACTH分泌综合征

发病缓慢,有皮质醇增多症表现,皮肤色素沉着明显,可出现低血钾、碱中毒。17-KS、17-OHCS可上升,恶性肿瘤患儿的皮质醇增多大部分不能被大剂量地塞米松抑制。ACTH基础值升高,CRH试验无反应。肿瘤定位需要影像学检查,如胸腹部CT、MRI等。也有用标记的放射性核素扫描进行肿瘤定位。

四、鉴别诊断

(一)单纯性肥胖

单纯性肥胖患儿可以出现一种或多种疑似皮质醇增多的临床表现。①高血压;②糖耐量受损;③痤疮和/或多毛;④紫纹;⑤血浆皮质醇或尿 17-OHCS 高于正常。与皮质醇增多症不同的是,单纯性肥胖患儿无满月脸和水牛背,紫纹大多较淡、较细,增高的皮质醇或尿 17-OHCS 大多能被小剂量地塞米松抑制。

(二)多囊卵巢综合征

多囊卵巢综合征可见于肥胖女孩中,一般有雄激素过高的表现,如多毛、痤疮,青春期月经量少或闭经。增高的尿17-KS和17-OHCS能被小剂量地塞米松抑制,但不能抑制睾酮的增高。盆腔 B 超可见多囊卵巢。

五、治疗

根据不同病因采取相应治疗方案。

(一)肾上腺腺瘤

病侧肾上腺应进行手术切除。对侧肾上腺虽然解剖构造正常,但其功能长期以来处于低下状态,有一些甚至已出现萎缩。这是因为肿瘤自主性分泌激素,ACTH 受抑制。患儿在手术中和手术后都需要一段时间的皮质醇补充治疗,先静脉后口服,并逐渐减至维持量,6~12 个月以后待自身肾上腺皮质功能恢复后才能逐渐停药。少数患儿因肾上腺皮质永久性萎缩,不能维持正常的激素水平而需终身补充治疗。

(二)肾上腺腺癌

本病预后较差,无转移者尽可能彻底切除癌肿;有转移者一般行双侧肾上腺切除术加化疗;只能切除部分癌肿者需要加用化疗。生存率短者仅数月,仅少数超过 5 年。

(三)肾上腺皮质增生

根据病情的轻重及有无垂体肿瘤决定治疗方案。垂体微腺瘤患儿可以选择手术,也可以选择垂体放射治疗,均有可能发生继发性垂体功能减退;γ-刀及定向计算机辅助直线加速器(光子刀)治疗的缓解率高达 80%,不良反应相对较少。垂体微腺瘤、肾上腺皮质增生明显的患儿,为了有效控制病情,可以选择单侧或双侧肾上腺切除加垂体放射治疗或 γ-刀,术后可能需要皮质激素补充治疗较长时间甚至终身。只对复发患儿做双侧肾上腺全切除术,优点是没有再复发之虞;缺点是患儿在短时间内由肾上腺功能亢进突然变为功能不全,而终身要依靠皮质激素补充治疗。

(四)异位 ACTH 分泌综合征

关键是手术去除原发病灶。

此外,对于低血钾和糖尿病,应根据具体情况补钾和使用胰岛素。术后电解质紊乱用一般方法难以纠正时需要口服氟氢可的松,每天 0.1~0.2 mg。

(五)肾上腺危象的防治

肾上腺手术的患儿要注意防止发生肾上腺危象。所有的皮质醇增多症患儿,不论其病因是肿瘤还是增生,在手术时和手术后均须使用皮质激素补充治疗。肿瘤患儿术后补充治疗至少需要 6 个月;增生患儿如做双侧肾上腺全切除,术后要终身补充治疗。肾上腺大部切除术后也可以发生永久性肾上腺皮质功能减退,也需要长期补充治疗。

(刘明华)

第九章

小儿血液系统常见病

第一节　缺铁性贫血

缺铁性贫血(iron deficiency anemia,IDA)是婴幼儿时期最常见的一种贫血。我国 2 岁以下小儿的发病率为 10%～48%。其发生的根本病因是体内铁缺乏致使血红蛋白合成减少而发生的一种小细胞低色素性贫血。临床上除可出现贫血外,还可因缺铁而降低许多含铁酶的生物活性,进而影响细胞代谢功能,使机体出现消化道功能紊乱、循环功能障碍、免疫功能低下、精神神经症状以及皮肤黏膜病变等一系列非血液系统的表现。

一、铁的代谢

(一)铁在体内的分布

体内大部分铁主要分布在血红蛋白中,少量存在于肌红蛋白中,两者占体内铁总量的60%～70%。细胞色素、过氧化氢酶及血浆中运输状态中的铁,仅占极小部分。其余为 30%～40% 的铁则以铁蛋白和含铁血黄素的形式贮存于骨髓、肝、脾、淋巴结等网状内皮系统中。

(二)铁的来源

可分为外源性和内源性两种。外源性铁主要来自食物,含铁较多的食物有动物的肝、动物的血、海带、发菜、紫菜、木耳、香菇等,其次为各种肉类、蛋黄、肾脏、菠菜、高粱、小米等。内源性铁主要来自更新破坏的红细胞。这种衰老红细胞经机体网状内皮系统消化降解的铁可被重新利用。

(三)铁的需要量

初生新生儿体内铁的总量大约为 0.5 g,而成人大约是 5 g。为了满足小儿的正常发育,需要每天吸收 0.8 mg 的铁。此外,小儿在正常发育过程中,还可以通过消化道、皮肤、泌尿生殖道黏膜上皮细胞脱落而丢失一部分铁。因此,一个 15 岁以内的小儿每天从食物中吸收的铁至少需要1 mg 才能满足铁的正平衡。对于一个已有正常月经来潮的女孩来说,每天的铁摄入量尚需适当增加。

(四)铁的吸收

通过食物摄入的铁是满足小儿正常生长发育需要的重要来源。通常,小儿每天食物中所含的铁量为 8～10 mg,大约仅 10%(约 1 mg)的食物铁可被吸收。铁吸收的主要部位在十二指肠及空肠上段,部分借助于位于十二指肠中的几种辅助铁吸收蛋白。低价铁(二价铁)较高价铁(三价铁)容易吸收。食物中的铁一般为三价铁。适量胃酸的存在对铁的吸收颇为重要,它们能将食物中的三价铁转化成二价铁;维生素 C 能将三价铁还原成二价铁而有助于铁的吸收。由于人体铁极少排泄,因此,铁吸收的调节是维持体内铁平衡的主要机制。肠黏膜上皮细胞具有控制铁吸收的能力,它们可根据体内铁的需要程度来增减铁的吸收量。铁的吸收效率因食物种类不同而异,大多数素食中的铁吸收效率较差,平均仅 5%左右(1.7%~7.9%),而黄豆、肉类和血红蛋白中铁的吸收效率可高达 15%~20%。

从食物中所吸收的铁有两种去向,其中一部分铁吸收后进入肠黏膜上皮细胞内,与其中的去铁蛋白结合而形成铁蛋白;大部分吸收铁直接进入血液循环,并与血浆中的转铁蛋白结合而被转运。

(五)铁的转运

被吸收的二价铁进入血液循环后又被氧化成三价铁,并与转铁蛋白结合。

通常,二分子 Fe^{3+} 需一分子的转铁蛋白。与转铁蛋白相结合的铁称为血清铁(serum iron,SI)。SI 被转运至骨髓幼红细胞和网织红细胞胞质内,80%~90%进入幼红细胞的铁被线粒体摄取,并与原卟啉Ⅸ结合形成血红素,血红素再与珠蛋白结合而成血红蛋白。

转铁蛋白存在于血浆 β 球蛋白组分中,是一种糖蛋白,主要在肝脏中合成,在 465 nm 波长处有最大吸收峰。转铁蛋白分子的表面有许多铁结合位点,在正常情况下,仅 1/3 的转铁蛋白铁结合位点被铁结合,换言之,转铁蛋白铁结合的饱和度仅 33.3%。转铁蛋白的主要功能是为骨髓造红细胞提供原料。它们将所结合的铁通过位于幼红细胞膜上转铁蛋白受体的协助下转入幼红细胞和网织红细胞内后,在胞质低 pH(5.5)条件下,转铁蛋白迅速释放出铁,而转铁蛋白本身又回到血浆中重新执行运铁的功能,如此循环往复,周而复始。转铁蛋白的血浆半寿期平均为 9(8~10.4)天。

血清中转铁蛋白能结合 SI 的总量称为总铁结合力(total iron binding capacity,TIBC),未被铁结合的转铁蛋白铁结合能力称为未饱和铁结合力(unbound iron binding capacity,UIBC)。因此,这三者之间的关系可用一个公式(TIBC=SI+UIBC)来表示。

幼红细胞中未被利用的铁以小粒的形式存在于胞质中,亚铁氰化钾可将其染成蓝色。在缺铁情况下,幼红细胞中的铁小粒显著减少甚至消失,而在体内贮存铁增多时,幼红细胞中铁小粒也增多。含有铁粒的幼红细胞称为铁粒幼细胞。

(六)铁的贮存

铁主要贮存于肝、脾与骨髓中。贮存的主要形式为铁蛋白与含铁血黄素。铁蛋白中含铁可高达 23%。含铁血黄素为颗粒状物质,含铁 37%,见于铁蛋白含量最高的组织中。

(七)铁的排泄

正常小儿铁的排泄量极微,主要排泄途径为胆汁、尿、粪、汗、脱落的毛发及剥落的皮肤、黏膜细胞。

二、病因及发病机制

在正常情况下,铁吸收和排泄基本是平衡的。如果铁的消耗超过体内所能供给的量,就会发生缺铁。引起缺铁的可能因素有以下 3 个方面。

(一)贮存铁不足

早产儿、母亲怀孕期严重缺铁、胎儿宫内失血等均可出现贮存铁不足。

(二)饮食中铁含量不足

以牛乳、米、面粉等为主的食物进行人工喂养的婴儿,由于食物中含铁较少,不足以适应生长的需要,故易发生缺铁或 IDA,早产儿尤易如此。

(三)吸收障碍

消化系统的疾病如长期慢性腹泻、脂肪泻等均可影响铁的吸收。

(四)需要量增加

婴幼儿尤其是早产儿生长发育快,青春期前后发育也快,如饮食中无足够的铁供应,即可发生 IDA。女孩在月经来后,由于月经的损失,缺铁问题可更严重。

(五)失血

长期慢性失血见于消化性溃疡、钩虫病、多发性肠息肉、血管瘤、梅克尔憩室炎或者炎症性肠病等,急性失血见于外伤、鼻出血等。

上述病因可单独存在,也可有两种或两种以上同时存在而导致缺铁。铁是血红蛋白的必要组成成分。当体内缺铁或铁的利用发生障碍时,血红素合成不足,因而血红蛋白合成减少,形成小细胞低色素性贫血。同时细胞色素、过氧化氢酶等也因缺铁而活性降低,细胞呼吸发生障碍。贫血发生后,含铁酶活性的降低和长期携氧不足而影响消化、呼吸、循环、神经和免疫等系统的功能。

值得提出的是体内刚出现缺铁时并非立刻出现贫血。当体内已经有缺铁存在但尚无血红蛋白降低者称为缺铁;只有当缺铁同时伴有血红蛋白下降者才称为 IDA。

缺铁与贫血之间是一个循序渐进的过程,当体内出现缺铁时,最早出现的表现是贮存铁的下降,如缺铁持续存在,即可出现铁蛋白下降,此时仍可无血红蛋白下降,临床上也无贫血的表现。如缺铁进一步加重,铁蛋白几近耗竭时,血红蛋白才开始下降,临床上出现明显的贫血表现。

三、临床表现

IDA 的发病高峰年龄在 6 个月~3 周岁,患儿常有皮肤和黏膜苍白,软弱无力,心悸,气急,食欲差、不愿活动,精神不振,对环境不感兴趣,易烦躁、哭闹。年长儿可诉头晕、眼前发黑、耳鸣等。肝、脾、淋巴结可轻度增大,主要原因为髓外造血。可见口角炎、舌乳头萎缩、肛门皮肤发炎、反甲、皮肤干枯、毛发脆易断、失去光泽等。严重者出现异食癖。新生儿或小婴儿可有屏气发作,也称呼吸暂停症。有时有腹泻或呕吐,皮肤微肿,脉搏加速,心前区可有吹风样收缩期杂音。贫血严重时可有心脏扩大和心功能不全。IDA 患儿还可以出现免疫功能低下,容易合并感染。

四、诊断与鉴别诊断

(一)病史及临床表现

IDA 的诊断应结合喂养史、出生体重、发病年龄及临床症状和体征等综合判断。

(二)血象改变

血常规检查对鉴别诊断和确定诊断十分重要。患儿血红蛋白量比红细胞数降低明显,红细胞体积较小、中空、色淡,平均红细胞体积 $<80\ \mu m^3 (fl)$,平均红细胞血红蛋白量 $<26\ pg$,平均红细胞血红蛋白浓度 $<320\ g/L$,红细胞平均直径 $6.5\ \mu m$。网织红细胞在治疗前通常在正常范围

或稍高,但治疗后 7～10 天可出现明显升高,但极少超过 10％ 以上。偶尔外周血中可出现有核红细胞。单纯 IDA 时,白细胞计数通常在正常范围或稍低。伴有钩虫病患儿可有嗜酸性粒细胞增多。血小板计数大多在正常范围,但也可以出现血小板计数增多,甚至高达 $(600～1\ 000)×10^9/L$,贫血较重者血小板计数可减少。血小板计数的改变机制不明,可能为缺铁的直接结果。

(三)骨髓细胞学检查

有核红细胞增生活跃,严重患儿也可增生低下。轻度至中度红系细胞增多,幼红细胞比例增多,重度贫血患儿幼红细胞胞质较少,体积较小,边缘不整齐,胞质着色偏蓝,出现核、浆发育不平衡的表现:胞质发育落后于胞核。早幼红细胞和中幼红细胞比例增高,而晚幼红细胞减少。骨髓涂片铁染色示细胞内、外铁均明显减少或缺如,铁粒幼细胞减少或不见。白细胞和巨核细胞系统正常。

(四)大便隐血试验

约有 1/3 的患儿可有大便隐血试验阳性。

(五)血生化指标改变

SI 明显降低,常低于 350 μg/L。血清总铁结合力增加,往往高于 6 700 μg/L。SI 饱和度明显降低,常在 15％ 以下。SI 蛋白耗竭。血清游离转铁蛋白受体增加。血清转铁蛋白受体/铁蛋白对数比值是诊断 IDA 的敏感指标,该比值明显增加时有利于 IDA 的诊断。红细胞内游离原卟啉可明显增高,可高达1 000～6 000 μg/L[正常值为$(420±180)\mu$g/L]。

(六)含铁酶的变化

在发生 IDA 以后,含铁酶细胞色素 C、琥珀酸脱氢酶、单氨氧化酶等活性均可明显下降。

典型 IDA 的诊断并不困难,但轻型病例和无贫血缺铁状态的诊断,须进行 SI、铁结合力、骨髓细胞外铁染色检查及红细胞内游离原卟啉的测定方能作出明确诊断。IDA 主要与小细胞低色素性贫血鉴别,包括铅中毒、β-地中海贫血、α-地中海贫血、慢性感染引起的贫血等。

五、治疗

IDA 的治疗除应加强护理、去除病因、防止感染外,重点应包括以下几方面。

(一)改善饮食

尤其原来喂养不当者。根据年龄对营养的需要,安排好饮食品种,注意添加辅食,并根据患儿的消化能力多食一些含铁丰富的食物,如肝末、蛋黄、肉类、血类等。

(二)铁剂治疗

铁剂是治疗 IDA 的特效药物。二价铁较三价铁易于吸收。维生素 C、稀盐酸同时与铁剂服用可增加治疗功效。常用的制剂有硫酸亚铁、葡萄糖酸亚铁、富马酸亚铁等。根据元素铁来计算剂量,通常每天6 mg/kg,分 3 次口服即可有效刺激造血功能。由于牛奶含磷较多,会影响铁的吸收,故口服铁剂时不宜饮用牛奶。注射铁剂疗效并不比口服好,且易出现毒性反应,因此仅在那些不宜口服治疗如伴有吸收不良的患儿才考虑使用;通常的制剂为右旋糖酐铁。铁剂服量过大可产生中毒现象,患儿可出现恶心、呕吐、不安,严重者可发生昏迷、肝坏死、胃肠道出血或末梢循环衰竭。铁剂治疗的效果可利用网织红细胞百分数作为观察指标,通常治疗后 3 天网织红细胞开始上升,第 7～10 天达高峰。1 周内红细胞和血红蛋白逐渐上升,连续治疗 3～4 周,血红蛋白可恢复正常。此时,铁剂治疗不能立刻停止,而仍需继续治疗 2～3 月,以补充贮存铁。

（三）输血

轻度贫血无需输血治疗。重度贫血致组织缺氧甚至危及心脏功能者应给予少量多次输血，通常每次给予 5～7 mL/kg，千万不可操之过急，一次大量输血可造成急性心功能衰竭而危及患儿生命。

六、预防

IDA 是可以预防的疾病。应积极做好地区保健工作和卫生宣传工作，加强家庭和集体儿童机构的营养指导。对容易发生 IDA 的小儿，应尽早预防：对婴儿要及时添加适当的辅助食品，对未成熟儿早给铁剂。对易感儿，应给予预防量铁剂预防。铁的预防量，按元素铁计算是每天 1 mg/kg。在钩虫病流行地区，要大力开展消灭寄生虫病的卫生防疫工作，防止患儿重复感染，同时需给予口服铁剂，以预防或治疗贫血。

（王兴花）

第二节　营养性巨幼细胞贫血

营养性巨幼细胞贫血又称营养性大细胞性贫血，主要是由于缺乏维生素 B_{12} 和/或叶酸所致。多见于喂养不当的婴幼儿。

一、病因及发病机制

（一）发病机制

维生素 B_{12} 和叶酸是 DNA 合成过程中的重要辅酶物质，缺乏时因 DNA 合成不足，使细胞核分裂时间延长（S 期和 G_1 期延长），细胞增殖速度减慢，而胞浆中 RNA 的合成不受影响，红细胞中血红蛋白的合成也正常进行，因而各期红细胞变大，核染色质疏松呈巨幼样变，由于红细胞生成速度减慢，成熟红细胞寿命较短，因而导致贫血。粒细胞、巨核细胞也有类似改变。此外，维生素 B_{12} 缺乏尚可引起神经系统改变，可能与神经髓鞘中脂蛋白合成不足有关。

（二）维生素 B_{12}、叶酸缺乏的原因

1.饮食中供给不足

动物性食物如肉、蛋、肝、肾中含维生素 B_{12} 较多；植物性食物如绿叶菜、水果、谷类中含叶酸较多，但加热后被破坏。各种乳类中含维生素 B_{12} 及叶酸均较少，羊乳中含叶酸更少。婴儿每天需要量维生素 B_{12} 为 0.5～1.0 μg，叶酸为 0.1～0.2 mg。长期母乳喂养不及时添加辅食容易发生维生素 B_{12} 缺乏；长期羊乳、奶粉喂养不加辅食易致叶酸缺乏。

2.吸收障碍

见于慢性腹泻、脂肪下痢、小肠切除等胃肠疾病时。慢性肝病可影响维生素 B_{12}、叶酸在体内的贮存。

3.需要量增加

生长发育过快的婴儿（尤其是早产儿），或患严重感染（如肺炎）时需要量增加，易致缺乏。

二、临床表现

本病约 2/3 患者见于 6～12 个月龄，2 岁以上者少见。急性感染常为发病诱因。临床表现特点如下。

(一)贫血及一般表现

面色蜡黄，虚胖，易倦，头发稀黄发干，肝脾可轻度肿大，重症可出现心脏扩大，甚至心功能不全。

(二)消化系统症状

常有厌食、恶心、呕吐、腹泻、舌炎、舌面光滑。

(三)神经系统症状

见于维生素 B_{12} 缺乏所致者。表现为表情呆滞、嗜睡、反应迟钝、少哭不笑、哭时无泪、少汗、智力体力发育落后，常有倒退现象，不能完成原来已会的动作。可出现唇、舌、肢体震颤，腱反射亢进，踝阵挛阳性。

三、实验室检查

(一)血常规检查

红细胞数减少比血红蛋白降低明显。红细胞大小不等，以大者为主，中央淡染区不明显。重症白细胞可减少，粒细胞胞体较大，核分叶过多(核右移)，血小板亦可减少，体积变大。

(二)骨髓细胞学检查

红系细胞增生活跃，以原红及早幼红细胞增多相对明显。各期幼红细胞均有巨幼变，表现如胞体变大，核染色质疏松，副染色质明显，显示细胞核发育落后于胞浆。粒细胞系及巨核细胞系也可有巨幼变表现。

(三)生化检查

血清维生素 B_{12} 及叶酸测定低于正常含量(维生素 B_{12} <100 ng/L，叶酸<3 μg/L)。

四、诊断

根据贫血表现、血象特点，结合发病年龄、喂养史，一般不难做出诊断。进一步做骨髓检查有助于确诊。少数情况下须注意与脑发育不全(无贫血及上述血象、骨髓细胞学检查改变，自生后不久即有智力低下)及少见的非营养性巨幼细胞贫血相鉴别。

五、治疗与预防

(1)加强营养和护理，防治感染。

(2)维生素 B_{12} 及叶酸的应用维生素 B_{12} 缺乏所致者应用维生素 B_{12} 肌内注射，每次 50～100 μg，每周 2～3 次，连用 2～4 周，或至血象恢复正常为止。应用维生素 B_{12} 2～3 天后可见精神好转，网织红细胞增加，6～7 天达高峰，约 2 周后降至正常。骨髓内巨幼红细胞于用药 6～72 小时内即转为正常幼红细胞，精神神经症状恢复较慢。由于叶酸缺乏所致者给予叶酸口服每次 5 mg，每天 3 次，连服数周。治疗后血象、骨髓细胞学检查反应大致如上所述。维生素 C 能促进叶酸的利用，宜同时口服。须注意单纯由于缺乏维生素 B_{12} 所致者不宜加用叶酸，以免加重精神神经症状。重症贫血于恢复期应加用铁剂，以免发生铁的相对缺乏。

（3）输血的应用原则同缺铁性贫血。

（4）预防措施主要是强调改善乳母营养，婴儿及时添加辅食，避免单纯羊奶喂养，年长儿要注意食物均衡，防止偏食习惯。

（王兴花）

第三节　再生障碍性贫血

再生障碍性贫血是一种由于多种原因引起的骨髓造血功能代偿不全，临床上出现全血细胞减少而肝、脾、淋巴结不增大的一组综合病征。在美国及欧洲，儿童再生障碍性贫血的发病率为0.2/10 万～0.6/10 万。国内尚缺乏儿童再生障碍性贫血发病率的资料。

一、病因

（一）原发性
原因不明，多见于青壮年。

（二）继发性
1.药物及化学因素

已有几十种药物引起再生障碍性贫血的报告，但其中以氯霉素为最多。药物引起再生障碍性贫血机制可能是由于：①毒性反应，这与剂量大小有关，多数可逆；②个体特敏性，其与药物剂量相关性差，常不可逆。接触化学因素如苯、油漆、汽油、农药等也与再生障碍性贫血发生有关。

2.物理因素

各种电离辐射。

3.感染因素

急、慢性感染，包括细菌（伤寒等）、病毒（肝炎、微小病毒 B_{19} 等病毒）、寄生虫（疟原虫等）。

4.遗传因素

如 Fanconi 贫血，纯红再生障碍性贫血等，再生障碍性贫血亦可见于双胎。

5.其他

阵发性睡眠性血红蛋白尿、MDS 等。

二、发病机制

（一）多能造血干细胞缺乏或缺陷
患儿 $CD34^+$ 细胞数量明显减少，造血干细胞增殖能力下降。动物实验和患者骨髓干细胞培养发现，90％以上的培养集落形成单位（CFU-C）低于正常值，红系爆式集落形成单位（BFU-E）和（CFU-E）亦低于正常。并发现 CFU-C 形成的细胞丛/集落比值升高，提示 CFU-C 的自我更新和增殖能力受损。进一步研究发现，再生障碍性贫血患儿的造血干细胞对造血生长因子（HGFs）反应性降低。

（二）造血微环境缺陷
造血微环境包括骨髓的微循环和基质。正常骨髓微环境是维持正常造血的必要条件。实验证明当骨髓微循环遭到破坏,即使输入干细胞亦不能生长,只有在微循环重建后才能见到干细胞的再生。基质细胞可分泌许多生长因子,如干细胞因子(SCF)、Flt3(为一种造血细胞刺激因子配体)、白细胞介素-3、白细胞介素-11等,它们能刺激造血细胞增殖、分化等功能。

(三)免疫紊乱

细胞免疫和体液免疫紊乱导致造血细胞增殖调节异常。实验资料提示为数不少的再生障碍性贫血患者常有抑制性 T(CD3$^+$、CD8$^+$)淋巴细胞增多,辅助性 T(CD3$^+$、CD4$^+$)淋巴细胞减少,CD4$^+$/CD8$^+$ 比值倒置(正常范围因年龄、性别而有所区别)。白细胞介素-2 活力亢进,NK 细胞和干扰素等具有抑制造血干细胞增殖分化作用的细胞及因子活性增加。体液免疫紊乱也可引起再生障碍性贫血的发生,部分再生障碍性贫血患儿血浆中可有抗造血细胞抗体存在。

上述发病机制在同一个患儿身上可同时存在,也可单独存在,也可几种因素同时在不同程度上存在。因此,临床疗效易受到多种因素的影响。

三、临床表现、分型和诊断标准

本病主要以进行性贫血、皮肤黏膜和/或内脏出血和反复感染为特点,而多无肝、脾及淋巴结增大。小儿再生障碍性贫血分为以下几种。

(一)先天性(体质性)或遗传性

(1)Fanconi 贫血。

(2)先天性角化不良症。

(3)Shwachman-Diamond 综合征本征为伴有胰腺功能不良的先天性再生障碍性贫血。

(4)网状组织增生不良症。

(5)无巨核细胞性血小板减少症。

(6)家族性再生障碍性贫血。

(7)白血病前期,MDS,7 号染色体单体。

(8)非血液学综合征如 Down 综合征、Dubowitz 综合征、Seckel 综合征等。

(二)获得性

1.特发性

原因不明。

2.继发性

继发于物理、化学、生物因素等。药物、毒物、感染、肝炎等。

(1)电离辐射。

(2)药物及化学品。①可意料者:细胞毒性药物,苯等。②特异体质性:氯霉素,消炎止痛药,抗癫痫药,金制剂等。

(3)病毒:①疱疹病毒、EB 病毒和巨细胞包涵体病毒。②肝炎病毒:乙型肝炎病毒(HBV)和丙型肝炎病毒(HCV)。③微小病毒 B$_{19}$。④人类免疫缺陷病毒(HIV)。

(4)免疫性疾病:①嗜酸性细胞增生性筋膜炎;②低丙种球蛋白血症;③胸腺瘤。

(5)怀孕。

(6)阵发性睡眠性血红蛋白尿。

(7)白血病前期。

四、诊断标准

(一)急性再生障碍性贫血(亦称重型再生障碍性贫血Ⅰ型)

1.临床表现

发病急,病程短(1~7个月),贫血呈进行性加剧,常伴严重感染,皮肤、黏膜广泛出血或内脏出血。约1/3患儿肝可有轻度大(肋下2 cm以内),但脾及淋巴结却不大。

2.血常规检查

除血红蛋白下降较快外,须具备以下3项目中的2项:①网织红细胞<1%,绝对值<$0.015×10^{12}$/L;②白细胞计数明显减少,中性粒细胞绝对值<$0.5×10^9$/L;③血小板计数<$20×10^9$/L。

3.骨髓细胞学检查

(1)多部位增生减低,三系有核细胞明显减少,非造血细胞增多。

(2)骨髓小粒空虚,非造血细胞如浆细胞、组织嗜酸性粒细胞及脂肪细胞增多。

(二)慢性再生障碍性贫血

(1)临床表现:起病缓慢,病程长(1年以上),贫血、出血、感染较轻。

(2)血常规:血红蛋白下降速度较慢,网织红细胞、白细胞、中性粒细胞及血小板值常较急性再生障碍性贫血为高。

(3)骨髓细胞学检查:①三系或两系细胞减少,至少一个部位增生不良。如局灶增生良好,则红系常见晚幼红比例增多,巨核细胞明显减少。②骨髓小粒中脂肪细胞及非造血细胞增加。

(4)当慢性再生障碍性贫血在病程中病情恶化临床表现、血象及骨髓细胞学检查与急性再生障碍性贫血相同时,称为重型再生障碍性贫血Ⅱ型。

此外,尚有依据骨髓造血祖细胞培养的结果将再生障碍性贫血分为4型:①造血干细胞缺陷(占50%~60%);②T抑制细胞增加(占21.4%~33.0%);③患者血清中抑制因子增加(约21.4%);④造血微环境缺陷(约占7.1%)。

五、实验室检查

(1)血常规:外周血三系细胞减少,急性再生障碍性贫血者大多呈正细胞、正色素性贫血,但慢性再生障碍性贫血者通常为大细胞性正色素性贫血。网织红细胞<1%;白细胞总数大多降低,但也有正常者,此时常出现淋巴细胞相对值增高。

(2)骨髓细胞学检查:急性型者为增生低下或重度低下,慢性型者多呈增生不良,可见灶性增生。巨核细胞明显减少,非造血细胞增多,骨髓小粒中淋巴细胞加非造血细胞常>50%。骨髓增生程度可分为以下几种。①增生极度减低型:多部位骨髓未发现或仅见少许造血细胞,多为网状细胞、浆细胞、组织嗜酸性粒细胞、淋巴细胞及脂肪细胞。②增生减退型:多部位或部分骨髓原始或幼稚细胞缺如,仅见少量造血细胞,以成熟型为主,非造血细胞增多。③增生(正常)型:骨髓增生正常,巨核细胞数减少,非造血细胞增多。④增生活跃型:红系或粒系较正常多见,原始及幼稚细胞也可见,巨核细胞少见,非造血细胞不多见。该型应除外溶血性贫血。儿童再生障碍性贫血以后两型多见。

(3)SI、镁、锌升高。

(4)血清EPO、游离红细胞原卟啉(FEP)增加。

(5)Ts 淋巴细胞功能异常,急性型 T、B 淋巴细胞严重受累,NK 细胞及 CD4$^+$/CD8$^+$ 比值明显低于慢性型。

(6)造血干/祖细胞培养:CFU-E,GM-CFU 均减少。

六、鉴别诊断

再生障碍性贫血须与白血病、MDS、骨髓纤维化、阵发性睡眠性血红蛋白尿、严重 IDA、巨幼红细胞性贫血、脾功能亢进、骨髓转移瘤、噬血细胞综合征、恶性组织细胞病、恶性淋巴瘤等鉴别。鉴别的主要依据为骨髓涂片、骨髓活检及相应的细胞和分子生物学检查。

七、治疗

由于再生障碍性贫血的发病原因与发病机制复杂,每种类型又无特异性实验指标可用于指导临床选药,因此,再生障碍性贫血的治疗目前仍然主要采用临床经验进行选药,给治疗带来一定的盲目性。近年来,有关研究再生障碍性贫血的新技术不断涌现,如 T 淋巴细胞亚群(包括T 辅助/抑制细胞、自然杀伤细胞、细胞毒 T 细胞、树突状细胞、B 细胞等)、单核/巨噬细胞、CD34$^+$造血干/祖细胞及其亚群的流式细胞仪分析,造血祖细胞集落培养等,有望使再生障碍性贫血的治疗更具实验依据。

(一)急性再生障碍性贫血(重型再生障碍性贫血)的治疗

1.去除病因

对一切可疑的致病因素,均应立即停止接触、应用。

2.防治感染

急性再生障碍性贫血预后凶险,病死率可高达 80% 以上,死亡的主要原因之一是严重感染。因此,积极预防和治疗感染是降低病死率的重要措施。患者应隔离保护,输注新鲜血浆、丙种球蛋白或白细胞悬液,以增加患儿对感染的抵抗力。一旦出现感染,应及早使用强力有效的抗生素。在没有明确病原体感染之前,通常需要广谱抗生素、抗真菌药及抗病毒药联合应用。一旦证实了感染的病原体及其敏感药物,则可根据对病原体敏感的药物进行合理选药。

3.防止出血

颅内出血或其他脏器严重出血是本病致死的另一重要原因。当血小板计数下降至20×10^9/L时,出血的机会则明显增加,应积极输注足量的血小板或新鲜全血,要求使血小板数量至少达到20×10^9/L 以上。血小板成分输注,从正常人 1 单位(400~500 mL)全血中可提取1 个单位血小板血浆,平均含1011 个血小板,输入 1 个单位血小板/m^2 能增加1.2 万/μL血小板数。肾上腺皮质激素虽然不能增加血小板的数量,但它们具有改善血管脆性的作用,从而有利于减少出血的机会。

4.纠正贫血

当病情进展迅速,血红蛋白<40 g/L 时,有可能出现贫血性心功能衰竭和组织缺氧的表现,应尽快输血,但输血速度宜缓慢,以防促进心功能衰竭。

5.免疫抑制剂治疗

目前常用的有以下几种药物。

(1)抗胸腺细胞球蛋白(ATG)或抗淋巴细胞球蛋白(ALG)。

作用机制:杀伤抑制性 T 细胞,促进 CD4$^+$/CD8$^+$ 比值恢复正常;具有丝裂原作用,刺激淋巴细胞分泌白细胞介素-3 及 CSF,促进造血干细胞增殖;可直接与造血干细胞表面受体结合,促使造血恢复。

ATG、ALG 用法:①马-ATG(H-ATG)每天 10 mg/kg,或猪 ATG(P-ATG)15～20 mg/(kg·d)或兔 ATG(R-ATG)3～4 mg/(kg·d)静脉滴注,连用 5 天,或 ALG 40 mg/(kg·d),持续静脉滴注 12 小时,连用 4 天。并加用甲基泼尼松龙 2 mg/(kg·d),静脉滴注;②ALG 20 mg/(kg·d),持续静脉滴注 4～6 小时,连用 8 天,继给泼尼松 1.5 mg/(kg·d),连服 5 天。后者能克服 ALG 的不良反应。通常经治疗 1～3 月临床症状及血象改善,有效率达 60%～80%,复发率为 10%左右。上述方案主要用于急性或重型再生障碍性贫血的治疗。

本制剂适用于血小板计数 $>10 \times 10^9/L$ 的病例。首次应用前应做过敏试验,用 1/10 瓶 ALG 溶于 100 mL 生理盐水内静脉滴注 1 小时,滴注过程中医护人员必须在场,床旁备有地塞米松、氢化可的松、肾上腺素、异丙嗪等急救药品。变态反应表现为口周及四肢麻刺感、唇及喉肿胀、支气管痉挛、声门水肿、低血压等。出现变态反应后立即停止静脉滴注 ALG,并加入地塞米松 2～4 mg,必要时给予氢化可的松静脉点滴;出现声门水肿立即给予 1:1 000 肾上腺素 0.1 mL 皮下或静脉注射。一旦发生变态反应,以后绝对禁止再用本品。在首次给药 12 小时前用异丙嗪 1 次,静脉滴注 ALG 前静脉推注地塞米松 4 mg,勿用同一输液瓶滴注其他液体及血制品。

用药 1～2 周内可发生血清病,出现发热、皮疹(荨麻疹、麻疹样或猩红热样)、淋巴结增大、关节酸痛,严重表现有面部及四肢水肿、少尿、喉头水肿、哮喘、末梢神经炎、头痛、谵妄,甚至惊厥。一旦出现上述任何表现者均应严密监护,仅有皮疹者则可给予异丙嗪、止痒洗剂等对症处理,较重表现者则可给予甲基泼尼松龙 10 mg/(kg·d)一次静脉注射,连用 3～4 天。

已知对上述制剂过敏者及存在急性病毒感染者禁用。

(2)环孢霉素 A(cyclosporin A,CSA):适用于 ATG(或 ALG)不宜应用者。①作用机制:抑制 T 淋巴细胞的活化与增殖,抑制 IL-2 和 γ-干扰素的合成;封闭 T 细胞表面受体,抑制 CD8$^+$ 细胞活性及增殖。②用法:开始时 5 mg/(kg·d),分 2 次口服,每 12 小时 1 次,连服 2 周,随后根据血浆药物浓度进行调整,使 CSA 血浓度谷值保持在 200～400 ng/L。服药时可将 CSA 溶液掺入牛奶或果汁等饮料内摇匀后服用,以减少其对胃肠道的刺激作用。用药期间应避免高钾食物、含钾药物及保钾利尿剂,以防高血钾的发生。单用有效率约 30%。③不良反应:主要是肾脏毒性,其次是肝脏损害。其他如多毛、皮肤色素沉着、牙龈肿胀、水钠潴留、手足烧灼感、震颤、肌肉痉挛及抽搐(可能与低镁有关),可出现良性乳腺增生及因肾性高血压引起头痛等。此外,也可因细胞毒 T 淋巴细胞下降而易发生卡氏肺囊虫感染。血药浓度的监测可防止严重不良反应的发生。

当患儿合并真菌感染使用抗真菌药如伏立康唑等,可以发生药物间相互作用,此时,CSA 浓度可异常增高而可诱发严重的中毒症状,如高血压、急性肾衰竭、抽搐、昏迷等。需及时根据血药浓度而及时调整 CSA 给药剂量。

(3)大剂量甲基泼尼松龙。①作用机制:可明显抑制 CD8$^+$ 细胞活化和增殖,去除 NK 细胞对骨髓的抑制作用。适用于中性粒细胞绝对值 $>0.5 \times 10^9/L$。②用法:20～50 mg/(kg·d),静脉滴注 3 天,然后每周减半量,直至 2 mg/(kg·d)后,逐渐改为口服制剂减量维持直至停药。适用于重型再生障碍性贫血,有效率为 25%左右。③不良反应:主要是感染和高血压,其他可有胃炎、心律失常、高血糖、情绪改变、柯兴氏征、股骨头无菌性坏死等。

(4)抗 T 淋巴细胞单克隆抗体(单抗)。①作用机制:杀伤对骨髓有抑制作用的 $CD8^+$ T 淋巴细胞。②用法:CD4/CD8 正常者,CD3 单抗 10 mg,地塞米松 3~5 mg 加入生理盐水 300 mL 中静脉滴注,每天 1 次,连用 5~10 次;CD4/CD8 倒置者,先用 CD3 单抗每次 5~10 mg,每天 2 次,连用 3~5 次,改用 CD8 单抗每次 5~10 mg,连用 3~5 次。用前肌内注射异丙嗪。

(5)大剂量丙种球蛋白。①作用机制:杀伤抑制骨髓造血的淋巴细胞,清除骨髓中可能与再生障碍性贫血有关的病毒感染,与干扰素类细胞因子结合,去除其骨髓抑制活性。②用法:一般每次 1 g/kg,静脉点滴,每 4 周 1 次,1~2 次有效者,可连用 6 次,不良反应少。用药后疗效反应时间不一,约 30%发生于治疗后 3 个月,70%发生于治疗后 6 个月。在无效病例中,仍有 25%可对第 2 疗程治疗发生反应。与其他免疫抑制剂联合治疗可提高疗效达 50%~70%。

(6)异基因造血干细胞移植:适用于重型再生障碍性贫血,病程早期进行移植成活率极高。最好采用 HLA 完全匹配的同胞兄弟/姊妹或非亲缘相关供者,巨细胞病毒阴性的骨髓或 G-CSF 动员的外周血干细胞或脐带血。只要患儿无严重器官功能障碍或难治的感染存在时,应尽早(确诊后 2~3 周)进行移植。异基因骨髓移植的治愈率可达 70%(已输过血者)至 85%(尚未输血者)。移植成功后再生障碍性贫血复发者较少见。

(二)慢性再生障碍性贫血治疗

慢性再生障碍性贫血的发病机制以造血微循环的缺陷为主,其中一部分发展成重型再生障碍性贫血,则与免疫紊乱抑制造血功能有关。慢性再生障碍性贫血治疗与急性再生障碍性贫血治疗有所区别,急性再生障碍性贫血以免疫抑制剂为主,而慢性再生障碍性贫血则以雄性激素为主的综合疗法。

1.雄性激素作用机制

(1)直接刺激骨髓多能造血干细胞,促进蛋白同化作用。

(2)还原物中 5α-双氢睾酮具有增加促红细胞生成素的产生。

(3)5β-双氢睾酮能提高造血干细胞对促红细胞生成素的效应,促使 G_0 期细胞进入增殖周期。雄激素治疗作用需要较长的治疗时间,故必须坚持应用 2~4 月以上才能作出评价,有时要在治疗 6 个月后才出现疗效,病情缓解后仍应继续用药 3~6 月再减量,维持 1~2 年。

不良反应:男性化、儿童骨成熟增速、骨骺融合提前(合用糖皮质激素可防止)、水钠潴留及肝脏损害。要定期检查肝功能,并口服保肝药,若肝损害时应减量或暂停或改用丙酸类代替甲基类。有效率为 35%~80%,复发率 23%。

2.改善造血微环境药物

包括神经刺激剂和血管扩张剂。其可能作用机制是通过兴奋骨髓神经、扩张骨髓血管,改善骨髓造血微循环,从而刺激和滋养残存造血祖细胞的增殖。

(1)硝酸士的宁。①20 天疗法:即每天 2~6 mg,肌内注射,连用 20 天,间隔 5 天。②10 天疗法:1 mg 连用 2 天,2 mg 连用 5 天,3 mg 连用 3 天,肌内注射,休 10 天。③5 天疗法:即 1 mg、1 mg、2 mg、2 mg、3 mg,肌内注射,每天 1 次,间歇 2 天。

以上疗法均反复使用,疗程 3~6 月。有效率 53%。不良反应为失眠、肌颤、四肢不自主动作等。

(2)一叶萩碱:每天 8 mg/kg,肌内注射,连用 1.5~2 月,疗程不少于 4 个月。有效率 47%,与司坦唑醇合用疗效可提高到 80%。不良反应同硝酸士的宁。

(3)山莨菪碱:0.5~2.0 mg/(kg·d),静脉滴注,或 10~40 mg/(kg·d),睡前口服或 0.2~

0.5 mg/kg,肌内注射,每天 1～2 次。连用 30 天,休 7 天,重复使用,观察 3 个月。

(4)莨菪浸膏片:每次 10 mg,每天 3 次,口服,每天递增 10～20 mg 至每次 240～300 mg,30 天为 1 个疗程,休 7 天后重复。不良反应:口干、视力模糊、排尿困难。疗效尚难肯定。

3.促进造血功能的细胞因子

重组人粒-巨噬细胞集落刺激因子及粒细胞集落刺激因子(G-CSF):5～10 μg/(kg·d),刺激造血干细胞而增加外周血的血细胞数,可与白细胞介素-3(每天 1 mg/m²)联合应用于骨髓移植或免疫抑制疗法过程中。疗效尚未充分肯定。

4.免疫增强调节剂

目的是提高免疫,增强抗感染能力。常用的有左旋咪唑每天 2 mg/kg,1 周服 2 天,连用 2 月～2 年;胸腺素:可刺激 CD4$^+$ 细胞的增殖,纠正 CD4$^+$/CD8$^+$ 比例倒置现象。2 mg/kg,静脉滴注,每天 1 次,连用 3 个月以上,有效率为 50% 左右。此外还有转移因子、植物血凝素等均有有效报道。

5.糖皮质激素

可减少出血倾向。一般应用泼尼松 0.5～1.0 mg/(kg·d),分 2～3 次口服,多与雄激素合用。

八、预后

一般年幼者,无出血感染等症,中性粒细胞>0.5×10⁹/L,血小板计数>20×10⁹/L,骨髓增生型预后较佳。急性再生障碍性贫血预后甚差,如未能得到有效治疗者,绝大多数一年内死亡,有的甚至 2～3 月内夭亡。慢性再生障碍性贫血经过治疗后大多数能长期存活,约 1/3 治愈或缓解,1/3 明显进步,1/3 仍迁延不愈,少数患者死亡。死亡原因有脑出血或败血症,有的合并继发性含铁血黄素沉着症,死于肝脏功能衰竭、心力衰竭或糖尿病。

(王兴花)

第四节 溶血性贫血

溶血性贫血是由于红细胞的内在缺陷或外在因素的作用,使红细胞的破坏增加,寿命缩短,而骨髓造血功能代偿不足时所发生的贫血。

一、诊断

(一)病史

(1)遗传性溶血性贫血:要注意询问患者的家族史、发病年龄、双亲是否近亲婚配、祖籍及双亲家系的迁徙情况等。

(2)多种药物都可能引起溶血性贫血,追查药物接触史十分重要。

(二)临床表现

溶血性贫血的临床表现常与溶血的缓急、程度和场所有关。

1.急性溶血性贫血

一般为血管内溶血,表现为急性起病,可有寒战、高热、面色苍白、黄疸,以及腰酸、背痛、少尿、无尿、排酱油色尿(血红蛋白尿)、甚至肾衰竭。严重时神志淡漠或昏迷,甚至休克。

2.慢性溶血性贫血

一般为血管外溶血,起病缓慢,症状体征常不明显。典型的表现为贫血、黄疸、脾大三大特征。

(三)辅助检查

目的有3个:即肯定溶血的证据,确定主要溶血部位,寻找溶血病因。

1.红细胞破坏增加的证据

具体如下:①红细胞数和血红蛋白测定常有不同程度的下降。②高胆红素血症。③粪胆原和尿胆原排泄增加。④血清结合珠蛋白减少或消失。⑤血管内溶血的证据为血红蛋白血症和血红蛋白尿;含铁血黄素尿;高铁血红蛋白血症。⑥红细胞寿命缩短。

2.红细胞代偿增生的证据

具体如下:①溶血性贫血时网织红细胞数多在 $0.05\sim0.2$,急性溶血时可高达 $0.5\sim0.7$,慢性溶血多在 0.1 以下,当发生再生障碍危象时可减低或消失。②周围血象中可出现幼红细胞、多染性、点彩红细胞及红细胞碎片。成熟红细胞形态异常,可见卡波环及豪-周小体。③骨髓增生活跃,中晚幼红增生尤著。粒红比例降低甚至倒置。

3.红细胞渗透脆性试验和孵育渗透脆性试验

脆性增高,提示红细胞膜异常性疾病;脆性降低,多提示血红蛋白病;脆性正常,提示红细胞酶缺乏性疾病。

4.自身溶血试验

凡疑为红细胞内有异常者,应考虑做自身溶血试验。

5.抗人球蛋白试验(Coombs 试验)

Coombs 试验是鉴别免疫性与非免疫性溶血的基本试验。

6.其他

用于鉴别溶血性贫血的实验室检查。①酸溶血试验(Hams 试验):主要用于诊断 PNH。②冷热溶血试验:用于诊断阵发性寒冷性血红蛋白尿症。③变性珠蛋白小体(Heinz 小体)生成试验和高铁血红蛋白还原试验:主要用于 G6PD 缺乏症的检测。④红细胞酶活性测定:如 G6PD 及丙酮酸激酶活性测定等。⑤血红蛋白电泳:对于血红蛋白病有确定诊断的意义。⑥SDS-聚丙烯酰胺凝胶电泳:进行膜蛋白分析,用于遗传性红细胞膜缺陷的诊断。⑦基因诊断。

溶血性贫血是一大类疾病,诊断应按步骤进行,首先确定有无贫血,再大致估计主要溶血部位。然后根据病因或病种选择有关试验逐一排除或证实。有些溶血病的原因一时不能确定,需要随诊观察,还有些溶血病的确诊有赖于新的检测技术。

二、鉴别诊断

下列情况易与溶血性疾病相混淆,在诊断时应注意鉴别。

(1)有贫血及网织红细胞增多者,如失血性贫血、缺铁性贫血或巨幼细胞贫血的恢复早期。

（2）兼有贫血及无胆色素尿性黄疸者,如无效性红细胞生成及潜在性内脏或组织缺血。

（3）患有无胆色素尿性黄疸而无贫血者,如家族性非溶血性黄疸(Gibert 综合征)。

（4）有幼粒-幼红细胞性贫血,成熟红细胞畸形,轻度网织红细胞增多,如骨髓转移性癌等,骨髓活检常有侵袭性病变的证据。

（5）急性黄疸型肝炎:本病以黄疸为主要表现,多有肝脾大,但本病一般无明显贫血,血清直接和间接胆红素均增高,肝功能异常。

（6）溶血尿毒综合征:本病除有黄疸及贫血等溶血表现外,同时具备血小板减少及急性肾衰竭。

三、治疗

（一）去除病因

蚕豆病、G6PD 缺乏症患者应避免食用蚕豆或服用氧化性药物。药物所致者应立即停药。如怀疑溶血性输血反应,应立即停止输血,再进一步查明病因。

（二）治疗方法

1.肾上腺皮质激素和免疫抑制药

激素对免疫性溶血性贫血有效。环孢素、环磷酰胺等,对少数免疫性溶贫也有效。

2.输血

当发生溶血危象及再生障碍危象,或贫血严重时应输血。

3.脾切除术

脾大明显,出现压迫症状,或脾功能亢进,均应考虑脾切除治疗。

4.防治严重并发症

对溶血的并发症如肾衰竭、休克、心力衰竭等应早期预防和处理。对输血后的血红蛋白尿症应及时采取措施,维持血压,防止休克。

5.造血干细胞移植

可用于某些遗传性溶血性贫血,如重型 β-珠蛋白生成障碍性贫血,这是可能根治本病的方法,如有 HLA 相合的造血干细胞,应作为首选方法。

（三）其他

1.输血疗法的合理应用

（1）β-珠蛋白生成障碍性贫血主张输血要早期、大量,即所谓"高输血疗法"。

（2）G-6-PD 缺乏患者,因溶血为自限性,需要输血时,只需要 1～2 次即可。

（3）对于某些溶血性贫血输血反可带来严重反应,因此应严格掌握输血指征。如自身免疫性溶血性贫血,输血可提供大量补体及红细胞,可使受血者溶血加剧,若非十分必要,不应给予。非输血不可时,应输生理盐水洗涤过的浓缩红细胞加肾上腺皮质激素。

2.脾切除术

溶血性贫血的重要治疗措施,但并非对所有患者均有效。手术年龄以 5～6 岁为宜,过早切脾可能影响机体免疫功能,易患严重感染。但如贫血严重,以致影响患者的生长发育,或常发生"再生障碍危象"者,则可考虑较早手术。术后用抗生素预防感染,至少应持续至青春期。

（王兴花）

第五节　凝血障碍性疾病

凝血障碍性疾病可因凝血 3 个阶段中任何阶段异常所致,以凝血第一阶段异常最常见,包括血友病甲、血友病乙、血友病丙及血管性假性血友病。

血友病是一种 X 染色体连锁隐性遗传疾病,由于编码凝血因子的基因异常而导致凝血因子生成障碍,通常男性发病,女性携带。患者以自幼反复异常出血为主要表现,常见的出血部位为关节,占所有出血表现 70%～80%,反复关节出血可引起退行性改变、畸形,导致关节功能部分或完全丧失。

一、血友病甲

血友病甲(hemophilia A)又称血浆Ⅷ因子缺乏症(factor Ⅷ deficiency)。位于 X 染色体上的Ⅷ因子基因缺陷致血浆Ⅷ因子促凝成分(Ⅷ:C)减少,凝血第一阶段异常致出血。此病为伴性隐性遗传,男性发病,女性传递者Ⅷ:C 活性也下降,但出血极少见。

(一)诊断

1.临床表现

(1)家族史:大部分有阳性家族史,患者的同胞兄弟、表兄弟、舅舅中有类似患者,20%～40% 无家族史。

(2)发病时间:一般 1 岁左右患儿开始爬行时发病,严重者新生儿期即可出血,轻者 5～6 岁甚至成年后才发病,一旦发病即持续终身。

(3)出血症状:为创伤性小动脉出血,反复性关节出血为本病特征性表现,皮肤瘀斑、皮下血肿、鼻出血、口腔黏膜出血常见,单纯皮肤出血点罕见,严重者可有内脏出血。

2.辅助检查

(1)血小板数、出血时间、血块收缩、凝血酶原时间及纤维蛋白原定量正常。

(2)凝血时间及凝血酶原消耗试验:凝血时间检查不敏感,仅重型才延长。凝血酶原消耗不良,但轻型亦可正常。

(3)白陶土部分凝血活酶时间(KPTT)延长:此为血友病过筛试验,Ⅷ:C 低于 40% 即可检出。

(4)简易凝血活酶生成试验(STGT)或 Biggs 凝血活酶生成试验(TGT)不良:本法较精确,血友病甲、乙、丙均异常,血友病甲可用正常硫酸钡吸附血浆纠正而血清不能纠正。

(5)Ⅷ:C 活性测定:一般Ⅷ:C 活性<10%。

(6)Ⅷ:Ag:正常或稍增高。

(7)Ⅷ:C/ⅧR:Ag:主要用于女性携带者诊断及产前诊断,女性携带者及血友病胎儿此值明显下降。

(8)基因检查:仅用于携带者及产前检查,所用方法有 3 种。①等位基因专一性寡核苷酸探针做分子杂交。②限制性片段长度多态性间接分析。③聚合酶链反应(PCR)与前两者综合应用。可检出血友病胎儿及女性携带者缺陷的血友病甲基因。

3.诊断方法

(1)产后诊断:据男性发病,阳性家族史,反复出血以皮肤血肿,关节出血为主考虑此病,做凝血机制检查确诊。据血浆Ⅷ：C水平本病分四型。①重型:Ⅷ：C<1%,自幼自发性出血,反复关节及深部组织出血,病程较长者有关节畸形。②中型:Ⅷ：C活性2%～5%,自发性出血倾向较重型轻,但轻微损伤可致严重出血,少数有关节内出血,一般不引起关节畸形。③轻型:Ⅷ：C活性5%～25%,创伤后出血难止,自发性出血和关节内出血罕见。④亚临床型:Ⅷ：C活性25%～45%,无出血症状,仅在大手术或严重外伤时出血较多,多在家系调查时发现。

(2)携带者诊断及产前诊断:家族中有血友病甲患者时,女性可能成为携带者,除据遗传规律推测概率外,可能查Ⅷ：C/ⅧR：Ag降低,基因检查带有异常血友病甲基因确定。

(二)治疗

本病为先天性遗传缺陷,尚无根治疗法。治疗包括预防及治疗出血、预防畸形。

1.预防出血

尽量避免手术及外伤;禁用抑制血小板功能药物。一般治疗无出血时应适量运动,可提高Ⅷ因子活性。

2.补充疗法

血友病以补充治疗为主,予输血、新鲜血浆或输第Ⅷ因子浓缩剂。根据治疗目的不同,分为按需治疗及预防治疗。

(1)按需治疗:即发生出血时给予的暂时性补充治疗,其目的在于止血。浓缩Ⅷ因子制剂:Ⅷ因子用量为需达到的Ⅷ因子浓度×千克体重×0.5,12小时后再输1/2～2/3量,一般闭合性血肿或关节出血,应将血浆Ⅷ因子提高到10%～20%;一般手术或严重出血,提高到25%～40%,每12小时1次,维持2～3天;大手术或颅内出血提高到60%～100%,每12小时补充一次,维持7～14天或更长。新鲜血及血浆:采血后6小时内使用才有效,输全血2 mL/kg或血浆1 mL/kg可提高血浆Ⅷ因子活性2%,因引起血容量扩大,每天输血量应少于15 mL/kg,血浆少于30 mL/kg。此法仅适用于轻型出血患者。冷沉淀物:所含Ⅷ因子为新鲜血浆10倍以上。

(2)预防治疗:研究结果显示预防治疗组的平均年关节出血次数及总体出血次数明显低于按需治疗组,世界卫生组织(WHO)及世界血友病联盟(WFH)将预防治疗推荐为重度血友病标准的治疗方法。

3.其他治疗

(1)局部止血。

(2)药物治疗:6-氨基己酸、氨甲环酸、对羧基苄胺抑制已形成血块的溶解,有利于止血。肾脏出血者忌用。

(3)基因治疗:正在研究中。

(4)器官移植。

(5)重组Ⅷ因子:已用于临床。

(6)针对抗因子Ⅷ抗体的治疗。

二、血友病乙

血友病乙(hemophilia B)又称Ⅸ因子缺乏症,伴性隐性遗传,发病率为血友病甲的1/5。

（一）诊断

1.临床表现

遗传特点同血友病甲，有轻度出血倾向的女性传递者较血友病甲常见。患者出血症状较轻，以软组织、关节出血为主，较常见。

2.辅助检查

凝血机制检查类似血友病甲，但TCT延长可被正常血清纠正而不被正常硫酸钡吸附血浆纠正，Ⅷ：C正常，Ⅸ：C活性下降。据Ⅸ因子水平将血友病乙分为四型，分型标准同血友病甲。

（二）治疗

一般治疗同血友病甲。由于血中Ⅸ因子（PTC）达10％就不出血，达30％就可使严重创伤停止出血，因此治疗时首次输血量视出血程度及治疗目的决定。输浓缩的Ⅸ因子可使血浆PTC提高更快，多在输入一次后即可止血。今后有待于转基因治疗。

三、血友病丙

血友病丙（hemophilia C）又称血浆Ⅺ因子缺乏症，常染色体不完全隐性遗传，较少见。

（一）临床表现

男女性均可发病，出血症状较血友病甲、乙轻，其中纯合子出血较重，可有皮肤瘀斑、鼻出血、外伤后出血不止，自发性出血少见；杂合子出血轻微，即使手术出血也不严重。

（二）辅助检查

凝血功能检查似血友病甲，凝血异常较轻，TGT异常可被正常硫酸钡吸附血浆和正常血清纠正。

四、血管性假性血友病

血管性假性血友病开始由Von Willebrand描述，故又称Von Willebrand disease（VWD），常染色体不完全显性或隐性遗传，VW因子（VWF）基因缺陷致VWF产生减少、分子结构或功能异常。VWF为Ⅷ因子组成分之一，属糖蛋白，分布在血浆中及血小板α颗粒内，其通过在血管壁与血小板间起桥联作用调节血小板黏附，促进血栓形成，并与Ⅷ：C结合。能稳定Ⅷ：C活性。VWF数量或质量异常则导致类似血友病甲的出血表现。

（一）诊断

1.临床表现

出血一般较轻，最常见的症状是皮肤紫癜、反复鼻出血或出牙时出血。多数患者4岁之前发病，随年龄增长出血症状可逐渐减轻。皮下深部及肌肉血肿少见，极重者也可有关节腔出血、腹腔出血或颅内出血，不遗留关节畸形。

2.辅助检查

（1）血小板计数及形态正常，但出血时间延长，血小板黏附率降低，血小板加瑞斯托霉素不聚集。

（2）vW因子（ⅧR：WF）缺乏，Ⅷ因子相关抗原（ⅧR：Ag）减少。

（3）Ⅷ因子活性（Ⅷ：C）降低，降低程度比血友病甲低。

（4）阿司匹林耐量实验阳性。

（5）束臂试验约50％阳性。

（6）瑞斯托霉素辅因子降低。

3.诊断依据

据家族史,出血倾向,血小板数及形态正常而出血时间延长,进一步检查Ⅷ：C 与 VWF：Ag 下降即可确诊,如 VWF：Ag 正常,则需进一步检查 VWF 的结构与功能,排除Ⅱ型 VWD。

据 VWF 浓度、多聚体成分及 VWF 功能,VWD 分为四型。①Ⅰ型:常染色体显性遗传,临床症状轻度至中度,血浆 VWF 不同程度下降,但各多聚体成分均存在。②Ⅱ型:血浆 VWF 浓度正常但性质异常,除Ⅱβ、Ⅱβ变异型及血小板型外,其他亚型的 VWD 只与血小板 GP16 发生轻微反应或毫无反应,其中ⅡA 为常染色体显性遗传,血小板及血浆中缺乏大型多聚体,ⅡC-H 为常染色体隐性遗传,大型多聚体缺乏或减少。ⅡB 在无兴奋剂时即能与血小板 GP16 受体结合,大型多聚体与血小板结合被清除,致血浆中缺乏大型多聚体,ⅡB 变异型对低浓度瑞斯托霉素敏感性增加,但血浆中 VWF 多聚体各成分存在,血小板型又称假性 VWD,VWF 正常而血小板受体对正常 VWF 亲和力增高。③Ⅲ型:常染色体隐性遗传,重者婴儿期即有严重出血,血浆及血小板中均测不到 VWF。④未分类型:除与Ⅷ：C 结合力降低外,VWF 结构与功能异常。

（二）治疗

1.一般治疗

避免外伤及手术,忌用阿司匹林、双嘧达莫等。

2.补充治疗

用于出血不止或手术前后。可输新鲜全血、血浆或冷冻血浆。首剂新鲜血浆 10 mL/kg,可使Ⅷ因子提高至 30%左右。

（王兴花）

第六节 免疫性血小板减少性紫癜

血小板是止血过程中形成血小板栓子的主要成分,它的数量减少或功能障碍就会引起出血。引起血小板计数减少的原因根本可归纳为生成减少、破坏过多和分布异常三大类。免疫性血小板减少是临床上常见的疾病,属于血小板破坏过多所致,导致血小板破坏的抗体有自身抗体、药物依赖性抗体和同种抗体。免疫性血小板减少临床上分为原发性、继发性和新生儿免疫性 3 种。

本节将重点讨论儿童原发性血小板减少性紫癜,并对药物免疫性血小板减少及新生儿同种免疫性血小板减少作适当介绍。为急性和慢性两种亚型,儿童以急性型多见,发病高峰在 2～8 岁,无性别差异。其基本特点为皮肤、黏膜的自发性出血、血小板减少、出血时间延长、血块收缩不良及血管脆性增加,骨髓涂片可见巨核细胞数正常或增多,并有分化障碍。

一、发病机制

血小板减少性紫癜的血小板减少是因外周破坏增加所致,^{51}铬(^{51}Cr)标记的患者血小板寿期测定,显示其生活期缩短至 1～4 小时,甚者短至数分钟。目前认为血小板的这种生活期缩短是与血循环中存在特异的抗体相关。抗体来源途径有:①来源于急性病毒感染后形成的交叉抗体;②来源于抗血小板某种抗原成分的抗体。最近的研究认为血小板糖蛋白(platelet glycoprotein,

GP)Ⅱb/Ⅲa、GPⅠb/Ⅸ、GPV 是这些抗体的主要靶抗原;③来源于血小板的相关抗体,主要为 IgG(platelet associated IgG,PAIgG)。PAIgG 在血小板减少性紫癜中多明显升高,且其水平与血小板破坏率成负相关。关于 PAIgG 的来源目前并不十分清楚,分子量分析表明是一种组分真正的抗血小板抗体;另一种组分相当于 IgG 的免疫复合物,可能为非特异性吸附于血小板膜上的血浆蛋白。与非特异性吸附相关的血小板减少性紫癜,PAIgG 可不升高。由于上述抗体对血小板的损伤或结合,最终导致被单核-巨噬细胞所清除。破坏场所有脾、肝和骨髓,主要是脾脏。有研究表明血小板减少性紫癜患者中白细胞抗原(HLA)B8 和 B12 表型较高,亦即有此表型的人发病的危险度较大。

二、临床表现

(一)急性型

此型约占特发性血小板减少性紫癜的 80%,多见于 2~8 岁小儿,男女发病无差异。50%~80%的患儿在发病前 1~3 周有前驱感染史,通常为急性病毒感染,如上呼吸道感染、风疹、麻疹、水痘、腮腺炎、传染性单核细胞增多症等,细菌感染如百日咳等也可诱发,偶有接种麻疹活疫苗或皮内注射卡介苗后发病的。

患者发病急骤,以自发性的皮肤、黏膜出血为突出表现。皮肤可见大小不等的瘀点、瘀斑,全身散在分布,常见于下肢前面及骨骼隆起部皮肤,重者偶见皮下血肿。黏膜出血轻者可见结膜、颊黏膜、软腭黏膜的瘀点,重者表现为鼻出血、牙龈出血、胃肠道出血,甚至血尿,青春期女孩可有月经过多。器官内出血如视网膜出血、中耳出血均少见,罕见的颅内出血当视为一种严重的并发症,常预后不良;深部肌肉血肿或关节腔出血偶或见之。临床上除非严重出血者一般无贫血,不足 10%的病例可有轻度脾大。有时病毒感染可致淋巴结增大,此时要注意排除继发性血小板减少性紫癜。

(二)慢性型

病程超过 6 个月者为慢性血小板减少性紫癜。本型约占小儿血小板减少性紫癜总数的 20%,多见于年长儿,男女之比约 1∶3。慢性血小板减少性紫癜发病前多无前驱感染,起病缓慢或隐袭。皮肤、黏

三、原发性(特发性)血小板减少性紫癜

原发性血小板减少性紫癜亦称自身免疫性血小板减少性紫癜。临床上分膜出血症状较轻,血小板计数多在 30×10^9~80×10^9/L。皮肤瘀点、瘀斑以四肢远端多见,轻者仅见于皮肤抓痕部位。黏膜出血可轻可重,以鼻出血、牙龈出血及月经过多常见,口腔黏膜次之,胃肠道出血及血尿十分少见。本型可呈持续性或反复发作,后者发作与缓解交替,缓解期长数周至数年,最终约有 30%患儿于发病数年后自然缓解,临床反复发作者可有轻度脾大。

(一)实验室检查

1.血常规

血常规血小板计数常<20×10^9/L,重者可<10×10^9/L,血小板体积(MPV)增大。有失血性贫血时血红蛋白下降,网织红细胞升高。白细胞计数多正常,急性型约有 25%的患儿可见嗜酸性粒细胞升高。出血时间延长,血块收缩不良,血清凝血酶原消耗不良。

2.骨髓细胞学检查

骨髓细胞学检查巨核细胞数正常或增多,分类幼稚型比例增加,产血小板型巨核细胞减少,部分巨核细胞胞质中可见空泡变性现象。红细胞系和粒细胞系正常,部分病例有嗜酸性粒细胞增加,如有失血性贫血时,红细胞系统增生。

3.其他

(1)PAIgG测定含量明显升高,以急性型更显著。

(2)束臂试验阳性。

(二)诊断

根据出血、血小板计数减少、骨髓细胞学检查产血小板巨核细胞减少即可作出诊断,PAIgG测定对诊断有帮助。临床上作出诊断前需排除继发性血小板减少,如再生障碍性贫血、白血病、脾功能亢进、微血管病性溶血性贫血、系统性红斑狼疮、药物免疫性血小板减少性紫癜、急性病毒感染等。

(三)治疗

1.一般治疗

急性出血及血小板过低宜住院治疗,注意预防感染、外伤,忌用阿司匹林等影响血小板功能的药物,可适当使用止血药,如月经经期过长的女孩可使用甲羟孕酮类药物。

2.肾上腺皮质激素

皮质激素能抑制抗血小板抗体的产生,降低毛细血管脆性,抑制单核-巨噬系统吞噬吸附有抗体的血小板,因而延长了血小板生存期,减少了其消耗。使用的指征如下。①黏膜出血;②皮肤广泛紫癜或瘀斑,尤其是颈部的皮肤;③血小板计数$<30\times10^9$/L;④血小板持续降低超过3周;⑤病情加重或进展快;⑥复发性血小板减少性紫癜。

(1)泼尼松1.5~2.0 mg/(kg·d)分3次服,用至血小板数恢复近于正常水平即可逐步减量,一般疗程不超过4周。如果随减量、停药血小板数亦再次下降,间歇1月左右可重复治疗1个疗程。

(2)地塞米松冲击疗法主要用于严重的出血,剂量为1.5~2.0 mg/(kg·d)静脉滴注5~7天,作用较泼尼松强而快,若无效,不必延长使用。

(3)甲基泼尼松龙500 mg/(m²·d)[或20~30 mg/(kg·d)]静脉滴注5天,指征及作用同地塞米松。

3.高剂量丙种球蛋白

其主要作用是能封闭巨噬细胞的Fc受体,阻止巨噬细胞对血小板的结合与吞噬,降低自身抗体的合成,保护血小板和/或巨核细胞免受抗血小板抗体的损伤。另外由于高剂量丙种球蛋白的输入常能帮助机体摆脱反复呼吸道感染,对治疗也有益。急性血小板减少性紫癜的治疗总剂量为2.0 g/kg静脉滴注,可采用0.4 g/(kg·d)静脉滴注5天,或是1.0 g/(kg·d)静脉滴注2天,必要时3~4周后可重复。慢性血小板减少性紫癜初期高剂量丙种球蛋白治疗时,可给予1.0 g/(kg·d)静脉滴注2天,然后根据血小板计数波动情况,定期给予0.4~1.0 g/(kg·d)静脉滴注,以维持血小板计数在安全水平($>30\times10^9$/L)。有些慢性血小板减少性紫癜患者使用皮质激素时间过长,此时可使用丙种球蛋白作为一种有效的替代性辅助治疗。

4.肾上腺皮质激素与高剂量丙种球蛋白联合应用

当患者有广泛的瘀点、瘀斑、黏膜出血或出现器官内出血尤其是颅内出血的症状和/或体征时,此时应果断地联合应用,剂量同上。紧急时皮质激素多采用地塞米松或甲基泼尼松龙。联合的优点能迅速改善临床症状,使血小板数量迅速升高到安全水平。在皮质激素与丙种球蛋白联合使用的过程中,需要小心观察其毒副反应。前者如血压升高、骨质疏松、库欣综合征及免疫抑制作用等;后者少数患者可出现发热、寒战、头痛等;由于丙种球蛋白中含有血型抗体,也可出现轻度抗人球蛋白试验阳性的溶血。临床上 IgA 缺乏症患者的体内存有抗 IgA 的抗体,商业性丙种球蛋白中含有少量 IgA,此时输注丙种球蛋白时就会出现变态反应,所幸此种情况极为罕见。

5.抗-RhD 免疫球蛋白(抗-D 球蛋白)

$25\sim50\ \mu g/(kg\cdot d)$,静脉注射。$3\sim4$ 天后查血红蛋白和血小板水平,如果显示血小板数上升,则每当血小板数$<30\times10^9/L$ 时即可重复使用。如果血红蛋白水平低于 10 g/L,剂量可增加到 $70\sim80\ \mu g/(kg\cdot d)$,每隔 $3\sim8$ 周重复给予,以维持血小板水平在 $30\times10^9/L$ 以上。其药理作用是由于抗-D 免疫球蛋白与 RhD 阳性患者的红细胞结合发生一定程度的溶血,由此亦免疫清除了被抗体包被的部分红细胞,并封闭了单核巨噬细胞系统的 FC 受体,因而延长了血小板减少性紫癜患儿血小板的生存期。血小板计数多在使用 48 小时后上升,故对紧急情况不适用。未切脾的患者较已切脾的患者疗效更好。主要不良反应为溶血引起的发热、头痛、寒战等,血红蛋白平均下降 17 g/L,多为血管外溶血。国外多用于慢性血小板减少性紫癜,认为便利、安全、便宜,且儿童患者效果更好。

6.免疫抑制剂

(1)长春新碱:0.02 mg/kg(总量每次不高于 2 mg),溶于生理盐水中静脉注射或滴注,每周 1 次,4 周为 1 个疗程,间歇 $2\sim3$ 周可重复使用。

(2)硫唑嘌呤:$1\sim5$ mg/(kg·d),并需较长时间服用,也可与泼尼松等合用,有时会引起中性粒细胞降低。

(3)环磷酰胺:作用与硫唑嘌呤相似,$1\sim2$ mg/(kg·d),分 3 次口服,通常 $2\sim10$ 周后见效。不良反应有骨髓抑制、脱发、出血性膀胱炎,肝功能受损等。

(4)环孢霉素:A 抑制 T 淋巴细胞释放白介素-2,可试用于难治性血小板减少性紫癜。5 mg/(kg·d)分 2 次服用,$2\sim4$ 周后显效,可根据病情连用数月。

(5)α-干扰素:每次 $2\times10^6\sim3\times10^6$ 单位皮下注射,隔天 1 次,$1\sim3$ 周后见效。干扰素的机制尚不清楚,体外可抑制 B 淋巴细胞合成免疫球蛋白。不良反应是注射部位疼痛、出血、发热、头痛、肝功能受损、骨髓抑制等。

免疫抑制剂的不良反应较多,使用中应严密观察,并监测血象,肝功能、肾功能等。近年国内外还有用抗-CD20 抗体治疗的。

7.达那唑

属雄性激素类药物,部分难治性血小板减少性紫癜治疗有效,通常 $300\sim400$ mg/($m^2\cdot d$),分次口服 $2\sim3$ 个月,可与长春新碱合用。不良反应痤疮、多毛、体重增加和肝功能损害。

8.血小板和红细胞

患者有严重内脏出血,或出现的神经系统体征提示颅内出血时,应紧急输注血小板。若有失血性贫血可同时给予浓缩红细胞。

9.脾切除

急性血小板减少性紫癜的重型,具有威胁生命的出血、内科治疗反应差者。慢性血小板减少性紫癜中血小板计数持续$<30\times10^6/L$,常有出血且对内科治疗效果差,或经常可能受伤的患

儿,都有切脾指征。儿童血小板减少性紫癜易于控制且预后好,在初诊后的 2 年内很少有必要切脾,有些患儿 4~5 年后仍可自然缓解,加之儿童切脾后易出现暴发性感染,因此切脾手术需要慎重考虑。儿童切脾宜在 6 岁后进行,由于既往多用皮质激素,所以需在术前、术中及术后数天继续使用,常用甲基泼尼松龙 500 mg/(m² · d),若患儿有活动性出血则需输注血小板和全血。切脾后约 50% 的血小板减少性紫癜患儿可完全恢复,对皮质激素及丙种球蛋白敏感的病例可达到 80%~90% 疗效。

10.血浆置换

如果内科治疗及切脾后,患者的血小板数仍持续<30×10⁶/L,临床有严重出血,可采用本疗法以减少循环中抗体量。但本法需特殊设备,价格贵,且维持时间短。

(四)预后

急性血小板减少性紫癜的 85%~90% 患者于 6 个月内自然痊愈,约 10% 转为慢性,病死率约 1%,主要死于颅内出血。慢性血小板减少性紫癜患儿在 1 年至数年后仍有部分可自发缓解,有 50%~60% 的病例不必继续治疗或切脾最终能够稳定下来。

四、继发性免疫性血小板减少性紫癜

由于免疫介导的继发性血小板减少性紫癜种类较多。本文简要介绍儿科常见的继发性血小板减少性紫癜——药物免疫性血小板减少性紫癜。

(一)发病机制

临床上通过免疫机制引起血小板减少的药物可达上百种,如退热镇痛药、抗生素、植物碱、镇静剂、利尿剂、强心剂、化学治疗(简称化疗)药物、杀虫剂等。目前所知分子量为 500~1 000 的药物可作为半抗原与血小板膜的一种或多种蛋白成分相结合,形成抗原并刺激机体产生特异性的抗体。这种抗体对药物-血小板复合物有特异性,可直接与血小板的某些成分如膜糖蛋白 GPIb/Ⅸ和 GPⅡb/Ⅲa 等相结合,被单核-巨噬细胞系统所清除,有的亦可直接激活补体系统引起血小板破坏。

(二)临床表现

从摄入药物到引起免疫性血小板计数减少,临床上常有潜伏期。该期长短不一,奎宁及奎尼丁类可短至数小时,安替比林类约 2 周,吲哚美辛、金盐等可长达数月。临床症状取决于血小板减少程度和机体的反应,出血是在骨髓巨核细胞失代偿后出现,可有皮肤瘀点、瘀斑、鼻出血、牙龈出血等。严重病例全身皮肤发红,继之发热、寒战,严重出血包括口腔黏膜出血大疱、胃肠道出血、血尿、肺出血、颅内出血等;某些服用奎宁的病例兼有微血管病性贫血并发急性肾衰竭。

(三)实验室检查

血小板计数降低,重者常<1×10⁹/L,出血时间延长,血块收缩不良;骨髓巨核细胞数正常或增加并伴有成熟障碍。体外有一些测定抗体的办法,例如测定奎宁、奎尼丁等诱导的抗体,可将患者的血清或血浆、正常人血小板、致敏药物混合后进行免疫测定,常用的有血块退缩抑制试验,即患者血清在有相关药物存在条件下抑制了相合血型的血块收缩,表明有与该药物有关的抗体存在。应用流式细胞仪测定抗体会使敏感性提高。体内药物激发试验也有人做过,但较危险。

(四)诊断

病史中有可疑药物史,临床上以皮肤黏膜自发性出血为主,实验室可见血小板计数降低,如测得药物有关的抗体即可诊断。

(五)治疗

停用一切可疑药物是治疗本症的关键;糖皮质激素能改善血管完整性而减少出血,根据病情选择口服或静脉滴注。具有威胁生命的严重出血时可输注血小板,也可用血浆交换以减少抗体和药物浓度。此外高剂量丙种球蛋白静脉滴注,免疫抑制剂如长春新碱、环磷酰胺的使用都有帮助。金制剂引起者恢复慢,临床可试用二巯基丙醇增加其排泄率。

(六)预后

停用有关药物后,本病能在数天至数周内恢复,极个别病例可死于严重出血如肺出血、颅内出血。

五、新生儿免疫性血小板减少性紫癜

在孕期中母亲的一部分抗体可通过胎盘进入胎儿体内,如果这部分抗体可引起血小板减少计数,则新生儿可出现血小板减少性紫癜。广义的新生儿免疫性血小板减少性紫癜主要包括药物、新生儿血小板减少性紫癜、新生儿同种免疫性血小板减少性紫癜。

(一)新生儿血小板减少性紫癜

患有血小板减少性紫癜孕母的抗血小板抗体可通过胎盘进入胎儿体内,破坏胎儿的血小板。不论患血小板减少性紫癜孕母在孕期或分娩时是否有血小板计数减少,约50%的新生儿可能出现血小板计数减少。在产前首先要分析孕妇状况对胎儿的影响,如孕母有否血小板降低及其减低程度,是否已切脾,是否分娩过血小板计数减少的新生儿。如果怀疑胎儿有血小板降低,有条件者可作经皮脐静脉采样测血小板数,当胎儿血小板计数<$50 \times 10^9/L$时,母亲可试用静脉丙种球蛋白 1 g/(kg·d);如孕期已有足够长,必要时亦可进行剖宫产。产后的新生儿血小板减少性紫癜处理原则基本同血小板减少性紫癜,需要同新生儿科医师合作进行。

(二)新生儿同种免疫性血小板减少性紫癜

发病机制与新生儿溶血相似,胎儿由父亲遗传获得不同于母亲的血小板抗原,通过胎盘进入母体刺激产生相应 IgG 抗体,该抗体在通过胎盘进入胎儿血循环并破坏其血小板。本病第一胎即可发病,如果产前发病可导致脑积水、脑囊肿、癫痫等后遗症。产后可于数分钟或数小时内发病,症状同血小板减少性紫癜,但常较重;颅内出血可发生于产前或产后,是常见的死因。临床上如果母亲无血小板减少性紫癜却娩出先天性血小板减少的新生儿,患儿巨核细胞数增加,此时应考虑新生儿同种免疫性血小板减少性紫癜。确诊的条件需要鉴定母亲的血小板缺乏同种特异性抗原,血清中存在同种血小板抗体。病情不重时可给肾上腺皮质激素、丙种球蛋白静脉滴注,症状重时可输注血小板浓缩制剂,输入母亲的血小板为最安全有效。

(颜　嫣)

第七节　弥散性血管内凝血

弥散性血管内凝血(DIC)是一种继发于多种疾病的出血综合征。在一些致病因素的作用下,血液中的凝血机制被激活,启动凝血过程,在毛细血管和小动脉、小静脉内大量的纤维蛋白沉积,血小板凝集,从而产生广泛的微血栓。由于凝血过程加速,大量的凝血因子和血小板被消耗,

纤维蛋白溶解系统被激活,产生继发性纤溶亢进,临床上表现为广泛性出血倾向、微循环障碍、栓塞表现及溶血等。

一、诊断

(一)病史

常有原发病的病史,诱发弥散性血管内凝血的常见原发病有以下5个方面。

1.各种感染

如细菌、病毒及疟原虫等。

2.组织损伤

如外科大手术、严重外伤、挤压伤,严重烧伤等。

3.免疫性疾病

如溶血性输血反应、流脑等所致的暴发性紫癜等。

4.某些新生儿疾病

如新生儿寒冷损伤综合征、新生儿窒息、新生儿溶血、新生儿呼吸窘迫综合征等。

5.其他

如巨大血管瘤、急性出血性坏死性小肠炎等。

(二)临床表现

有原发病的症状和体征,且有下述表现。

1.出血

皮肤黏膜出血,注射部位或手术野渗血不止,消化道、泌尿道、呼吸道出血。

2.休克

一过性或持续性血压下降,不能用原发病解释的微循环衰竭。婴幼儿常为精神萎靡、面色青灰、黏膜青紫、肢端冰冷、尿少等。

3.栓塞

表现为各脏器(如肾、肺、脑、肝等)功能障碍,出现如血尿、少尿、无尿或肾衰竭、发绀、呼吸困难、昏迷、抽搐、黄疸、腹水等。

4.溶血

表现为高热、黄疸、腰背痛及血红蛋白尿。

(三)辅助检查

由于凝血及纤溶系统均受累,有多种出、凝血方面检查的异常,主要诊断指标有以下几项。

1.血小板计数

血小板数量低于正常或进行性下降。

2.凝血酶原时间和白陶土部分凝血活酶时间

凝血酶原时间(PT)延长3秒以上或白陶土部分凝血活酶时间(KPTT)延长10秒以上。

3.纤维蛋白原

低于1.6 g/L(肝病DIC时小于1 g/L),或进行性下降。

4.血浆鱼精蛋白副凝试验(3P试验)

阳性或FDP大于20 mg/L(肝病DIC时,FDP大于60 mg/L)。

5.血片中破碎红细胞

数值可大于 20%。

(四)诊断标准

存在易引起 DIC 的基础疾病,有出血、栓塞、休克、溶血表现,或对抗凝治疗有效,则要考虑 DIC 的可能性。实验室检查中的主要指标如有 3 项或 3 项以上异常即可确诊。如异常者少于 3 项,则做进一步检查帮助确诊。DIC 低凝期及纤溶亢进期用上述指标确定,而高凝期因持续时间很短,临床不易发现,如在高凝期做检查,则表现为抽血时血液易凝固、凝血时间缩短、AFYF 缩短,血小板数可正常或稍增高,纤维蛋白原正常或稍增高。

中华血液学会全国血栓与止血学术会议制订的诊断标准如下。

1.临床表现

(1)存在易引起 DIC 的基础疾病。

(2)有下列两项以上表现:①多发性出血倾向。②不易用原发病解释的微循环衰竭或休克。③多发性微血管栓塞的症状和体征,如皮肤、皮下、黏膜栓塞坏死及早期出现的肾、肺、脑等脏器功能不全。④抗凝治疗有效。

2.实验室检查

(1)主要诊断指标同时有下列 3 项以上异常:①血小板计数低于 $100\times10^9/L$ 或呈进行性下降(肝病、白血病患者要求血小板数低于 $50\times10^9/L$),或有下述两项以上血浆血小板活化产物升高:β 血小板球蛋白(β-TG);血小板第 4 因子(PF_4);血栓素 B_2(TXB_2);颗粒膜蛋白(GMP)140。②血浆纤维蛋白原含量小于 1.5 g/L 或进行性下降或超过 4 g/L(白血病及其他恶性肿瘤小于 1.8 g/L,肝病小于 1.0 g/L)。③3P 试验阳性或血浆 FDP 大于 20 mg/L(肝病时 FDP 大于 60 mg/L),或 D-二聚体水平升高或阳性。④凝血酶原时间缩短或延长 3 秒以上,或呈动态变化(肝病者延长 5 秒以上)。⑤纤溶酶原含量及活性降低。⑥抗凝血酶Ⅲ(AT-Ⅲ)含量及活性降低。⑦血浆因子Ⅷ:C 活性低于 50%(肝病患者为必备项目)。

(2)疑难病例应有下列一项以上异常:①因子Ⅷ:C 降低,vWF:Ag 升高,Ⅷ:C/vWF:加比值降低。②血浆凝血酶-抗凝血酶试验(TAT)浓度升高或凝血酶原碎片 1+2(F_{1+2})水平升高。③血浆纤溶酶与纤溶酶抑制复合物(PIC)浓度升高。④血(尿)中纤维蛋白肽 A(FPA)水平增高。

二、鉴别诊断

与其他类似的微血管性溶血性贫血如血栓性血小板减少性紫癜和溶血尿毒综合征鉴别。

三、治疗

(一)一般治疗

治疗引起 DIC 的原发病。

(二)特异性治疗

1.肝素

(1)一般在 DIC 的早期使用,应用肝素的指征有以下几方面。①处于高凝状态者。②有明显栓塞表现者。③消耗性凝血期表现为凝血因子、血小板、纤维蛋白原进行性下降,出血逐渐加重,血压下降或休克者。④准备补充凝血因子如输血或血浆,或应用纤溶抑制药物而未能确定促凝物质是否仍在发挥作用者。

(2)以下情况应禁用或慎用肝素：①颅内出血或脊髓内出血、肺结核空洞出血、溃疡出血。②有血管损伤或新鲜创面者。③DIC 晚期以继发性纤溶为主者。④原有重度出血性疾病，如血友病等。⑤有严重肝脏疾病者。肝素 60～125 U/kg，每 4～6 小时 1 次，静脉注射或静脉滴注，用药前后监测试管法凝血时间(CT)，如果 CT 延长 2 倍以上，则应减量或停用，肝素过量者用等量鱼精蛋白中和。

2.抗血小板聚集药物

常用于轻型 DIC、疑似 DIC 而未肯定诊断者或高凝状态者，常用药物有以下所述。

(1)阿司匹林：10～20 mg/(kg·d)，分 2～3 次口服。用到血小板数恢复正常数天后才停药。

(2)双嘧达莫：5 mg/(kg·d)，分 2～3 次口服，疗程同阿司匹林。

3.抗凝血因子

(1)抗凝血酶Ⅲ：常用于 DIC 的早期，补充减少抗凝血酶Ⅲ量，其有抗凝血酶及抑制活化的 X 因子的作用，能保证肝素的疗效。常用剂量为首剂 80～100 U/kg，1 小时内滴完，以后剂量减半，12 小时 1 次，连用 5 天。

(2)蛋白 C 浓缩剂：对感染等所致的内毒素引起的 DIC，应用蛋白 C 浓缩物可以提高肝素的疗效。

4.其他抗凝制剂

脉酸脂、MD-850、刺参酸性黏多糖、重组凝血酶调节蛋白、水蛭素等均有抗凝血作用，可用于 DIC 早期即高凝期。

5.血液成分输注

有活动性 DIC 时，可补充洗涤红细胞、浓缩血小板、清蛋白等。如果 DIC 过程已停止，或者肝素化后仍持续出血，应该补充凝血因子，可输注新鲜血浆、凝血酶原复合物。

6.抗纤溶药物

在 DIC 早期，为高凝状态时禁用抗纤溶药物，当病情发展到以纤溶为主时，可在肝素化的基础上慎用抗纤溶药，如 EACA、PAMBA 等。

(三)对症治疗

(1)改善微循环：①低分子右旋糖酐。②血管活性药物如山莨菪碱、多巴胺等。

(2)纠正酸中毒及水、电解质的平衡紊乱。

四、疗效评价

(一)预后评估

DIC 的预后与原发病表现、DIC 治疗早晚等因素相关。

(二)痊愈标准

1.痊愈

(1)出血、休克、脏器功能不全等 DIC 表现消失。

(2)低血压、瘀斑等体征消失。

(3)血小板计数、纤维蛋白原含量以及其他实验室指标全部恢复正常。

2.显效

以上 3 项指标中,有 2 项符合要求者。

3.无效

经过治疗,DIC 症状和实验室指标无好转,或病情恶化死亡者。

(颜 嫣)

第八节 白 血 病

白血病是造血系统的恶性肿瘤,其特征是某一系统的血细胞过度增殖并浸润体内各组织器官,产生相应的临床体征,末梢血细胞有质和量的改变。

一、急性白血病

急性白血病占小儿白血病的 95%,其中,急性淋巴细胞性白血病(ALL)占 70%～85%,急性髓性白血病(AML)占 15%～30%。

(一)病因及发病机制

小儿白血病确切病因不明,只有 5% 的患者发病与内在遗传因素有关,其余大部分为后天获得性的,与环境因素、电离辐射、化学物质接触、某些病毒感染等因素有关。

(二)诊断

1.病史

急性白血病应询问有无致白血病化学物质的接触史,如苯及衍生物、亚硝胺类物等,有无使用抗肿瘤的细胞毒药物史,是否接受过量的放射线,有无白血病和其他肿瘤的家族史。

2.临床表现

(1)进行性贫血、出血、发热、感染。

(2)白血病细胞浸润表现:骨关节疼痛、肝脾和淋巴结肿大、腮腺肿大、睾丸肿大和中枢神经系统受累出现的头痛、呕吐等表现,其他表现有面神经炎、肾衰竭等。

(3)辅助检查。①血液检查:①Hb 和 RBC 下降,常为正细胞正色素性贫血。白细胞质和量的改变,白细胞计数高低不一,高者白细胞数常达 50×10^9/L,甚至＞300×10^9/L,低者白细胞数可少于 0.5×10^9/L,大部分患者周围血中可见原始细胞和幼稚细胞。血小板数减少。亦有无贫血和血小板减少者。②骨髓检查:大多数患者骨髓细胞学检查呈有核细胞增生明显活跃或极度活跃,少数增生低下,极少数情况下骨髓穿刺出现"干抽",此时需做骨髓活检。骨髓中可见原始细胞和幼稚细胞(白血病细胞)百分比例明显增高,甚至为清一色的原幼细胞。③白血病免疫学分型、细胞遗传学和分子遗传学检查:可显示是何种类型白血病,有无染色体异常及异常融合基因。这些结果对急性白血病分类、治疗方案选择及预后评估有重要意义。④胸部 X 线片:可判断有无纵隔增宽,肺组织有无白血病细胞浸润,同时检查有无肺结核。⑤B 超:腹部 B 超可了解肝、脾、肾等脏器和腹腔内、腹膜后淋巴结的受累程度。⑥脑脊液检查:判断有无中枢神经系统的浸润。⑦各重要脏器功能检查:肝肾功能、心肌酶学、心电图、心功能、脑电图等。

3.诊断标准

有贫血、出血、感染或有各器官浸润表现均要考虑急性白血病的诊断。确诊有赖于骨髓检查,骨髓有核细胞中原始细胞(急性淋巴细胞性白血病为原始淋巴细胞和幼稚淋巴细胞之和,急性单核细胞性白血病为原始单核细胞和幼稚单核细胞之和)≥30%可以确诊为急性白血病。如比例增高但未达到30%时应考虑下列因素:①是否在骨髓检查前用过肾上腺皮质激素或其他化疗药物。②是否为转移肿瘤,如恶性淋巴瘤和神经母细胞瘤骨髓转移。③是否为骨髓增生异常综合征(MDS)。④是否骨髓取材不佳,骨髓被血液稀释。

(1)MICM分型如下所述。

1)细胞形态学分型:通常采用FAB分型,据细胞形态及细胞化学染色将急性白血病分为急性淋巴细胞性白血病(ALL)和急性非淋巴细胞性白血病(ANLL,亦称为急性髓性白血病,AML)。ALL进一步分为L1、L2、L3三个亚型。AML进一步分为M0～M7八型。

M1:原粒细胞(Ⅰ型和Ⅱ型)在非红系细胞中≥90%,此原粒细胞中至少有3%原粒细胞过氧化酶或苏丹黑染色阳性,早幼粒细胞以下的各阶段粒细胞或单核细胞<10%。

M2:原粒细胞在非红系细胞中占30%～89%(非红系细胞),单核细胞<20%,早幼粒以下阶段至中性分叶核粒细胞>10%,单核细胞<20%;如有的早期粒细胞形态特点既不像原粒细胞Ⅰ型和Ⅱ型,也不像早幼粒细胞(正常的或多颗粒型),核染色质很细,有1～2个核仁,胞质丰富,嗜碱性,有不等量的颗粒,有时颗粒聚集,这类细胞>10%时,亦属此型。

M3:骨髓中以多颗粒的早幼粒细胞为主。

M4:有以下多种情况:①骨髓中非红系细胞中原始细胞>30%,原粒细胞加早幼、中性中幼及其他中性粒细胞在30%～79%,不同阶段的单核细胞(常为幼稚和成熟单核细胞>20%)。②骨髓象如上述,外周血中单核细胞系(包括原始、幼稚及单核细胞)≥5×10^9/L。③外周血单核细胞系<5×10^9/L,而血清溶菌酶以及细胞化学支持单核细胞系的细胞有显著数量者。④骨髓细胞学检查类似M2,而单核细胞>20%,或血清溶菌酶(11.5 mg/L±4 mg/L)的3倍或尿溶菌酶超过正常(2.5 mg/L)的3倍。⑤骨髓象类似M2,而外周血单核细胞≥5×10^9/L时。M4Eo:骨髓非红系细胞中嗜酸性粒细胞5%,这些嗜酸性粒细胞较异常,除有典型的嗜酸颗粒外,还有大的嗜碱(不成熟)颗粒,还可有不分叶的核,细胞化学染色氯乙酸酯酶及PAS染色明显阳性。

M5:分为2个亚型。①M5a:骨髓中非红系细胞中原始单核(Ⅰ型和Ⅱ型)≥80%。②M5b:骨髓中原始单核细胞占非红系细胞比例<80%,其余为幼稚及成熟单核细胞等。

M6:骨髓中非红细胞系中原始细胞(原粒或原单核细胞)Ⅰ型和Ⅱ型≥30%,红细胞系≥50%。

M7:急性巨核细胞白血病,骨髓中原巨核细胞≥30%,如原始细胞呈未分化型,形态不能确定时,应作电镜血小板过氧化物酶活性检查,或用血小板膜糖蛋白Ⅱa/Ⅱb或Ⅲa或ⅧR:Ag,以证明其为巨细胞系。如骨髓干抽,有骨髓纤维化,则需骨髓活体组织检查,用免疫酶标技术证实有原巨核细胞增多。

M0:<3%的幼稚细胞MPO(+)和苏丹黑B(+),>20%的幼稚细胞表达髓细胞抗原而无淋巴细胞抗原。

2)免疫学分型:应用单克隆抗体检测白血病细胞表面的抗原标记,可了解白血病细胞来源和其分化程度,可帮助AML和ALL的区分,并进一步帮助各亚型之间的区分。

急性淋巴细胞性白血病分为 T 系急淋和 B 型急淋两大类。T 系急性淋巴细胞性白血病（T-ALL）：白血病细胞表面具有 T 细胞标志，如 CD1、CD3、CD5、CD8 和 TdT（末端脱氧核糖核酸转换酶）阳性，T-ALL 常有纵隔肿块，常见于年龄较大的男性，预后较差。B 系急性淋巴细胞性白血病分四个亚型。①早期前 B 细胞型：HLA-DR、CD19 和/或 CyCD22（胞浆 CD22）阳性，而其他 B 系淋巴细胞标志阴性。②普通 B 细胞型（C-ALL）：除 HLA-DR、CD19、CyCD22 阳性外，CD10 阳性，而 CyIg（胞浆免疫球蛋白）、SmIg（细胞膜表面免疫球蛋白）阴性，此型预后较好。③前 B 细胞型（Pre B-ALL）：CyIg 阳性，SmIg 阴性，其他 B 系标志及 HLA-DR 阳性。④成熟 B 细胞型（B-ALL）：SmIg 阳性，CyIg 阴性，其他 B 系标志及 HLA-DR 阳性，此型预后常较差。

伴有髓系标志的 ALL（My⁺-ALL）：具有淋巴系的形态学特征，免疫标志以淋巴系特异抗原为主，但伴有个别的、次要的髓系特异性抗原标志，如 CD13、CD33、CD14 等阳性。

急性非淋巴细胞性白血病：M1～M5 型常有 CD33、CD13、CD14、CD15、MPO（抗髓过氧化物酶）等髓系标志中的一项或多项阳性，CD14 阳性多见于单核细胞系。而 M6 血型糖蛋白 A 阳性；M7 血小板膜抗原Ⅱb/Ⅲa 阳性，或 CD41、CD68 阳性。

细胞遗传学异常：急性淋巴细胞性白血病细胞染色体异常种类多，可分为染色体数量异常和染色体结构异常两类，染色体数量有≤45 条染色体的低二倍体和≥47 条的高二倍体，染色体结构异常常有 t(12;21)、t(9;22)、t(4;11)等。急非淋常见核型改变为 t(9;22)、t(8;21)、t(15;17)、t(11q)、t(11;19)等。

分子遗传学异常：急淋中如有 BCR/ABL 和 MLL/AF4 融合基因属高危。急性早幼粒细胞白血病 PML/RARα 融合基因阳性。

（2）ALL 临床分型如下所述。

标危组：必须同时满足以下所有条件：①年龄≥1 岁且＜10 岁。②WBC＜50×10⁹/L。③泼尼松反应良好（第 8 天外周血白血病细胞计数＜1×10⁹/L）。④非 T-ALL。⑤非成熟 B-ALL。⑥无 t(9;22)或 BCR/ABL 融合基因；无 t(4;11)或 MLL/AF4 融合基因；无 t(1;19)或 E2A/PBX1 融合基因。⑦治疗第 15 天骨髓呈 M1（原幼淋细胞＜5%）或 M2（原幼淋细胞 5%～25%），第 33 天骨髓完全缓解。

中危组：①无 t(9;22)或 BCR/ABL 融合基因。②泼尼松反应良好（第 8 天外周血白血病细胞＜1×10⁹/L）。③标危诱导缓解治疗第 15 天骨髓呈 M3（原幼淋细胞＞25%）或中危诱导缓解治疗第 15 天骨髓呈 M1/M2。④第 33 天 MRD＜10⁻²。以上 4 条必须完全符合，同时符合以下条件之一：①WBC 计数≥50×10⁹/L。②年龄≥10 岁。③T-ALL。④t(1;19)或 E2A/PBX1 融合基因。⑤年龄＜1 岁且无 MLL 基因重排。

高危组：只要符合以下条件之一即可诊断为高危。①t(9;22)或 BCR/ABL 融合基因阳性。②t(4;11)或 MLL/AF4 融合基因阳性。③第 8 天外周血白血病细胞≥1×10⁹/L[泼尼松（强的松）反应不良]。④中危诱导缓解治疗第 15 天骨髓呈 M3。⑤第 33 天骨髓形态学未缓解（＞5%），呈 M2/M3。⑥第 33 天 MRD≥10⁻²，或第 12 周 MRD≥10⁻³。

（3）中枢神经系统白血病（CNSL）诊断标准：治疗前有或无中枢神经系统（CNS）症状或体征，脑脊液（CSF）中白细胞计数＞0.005×10⁹/L（5/μL），并且在 CSF 沉淀制片标本中其形态为确定无疑的原、幼淋巴细胞，可以确诊。能排除其他原因引起的 CNS 表现和 CSF 异常。

（4）睾丸白血病诊断标准：单侧或双侧睾丸肿大，质地变硬或呈结节状缺乏弹性感，透光试验阴性，睾丸超声波检查可发现非均质性浸润灶，活组织检查可见白血病细胞浸润。

4.鉴别诊断

(1)类风湿性关节炎或风湿热:急性白血病半数以上患者的骨关节痛、发热,当血常规无白血病的典型表现时,常误诊为类风湿性关节炎或风湿热。两者的鉴别重点在骨髓检查。

(2)再生障碍性贫血:表现为外周血象三系血细胞降低,常易伴有感染,易与低增生性急性白血病混淆,但再障除了在反复输血、败血症等时可有肝脾大外,一般无肝脾大,外周血中无白血病细胞,骨髓细胞学检查无原始与幼稚细胞比例增高。

(3)传染性单核细胞增多症:有发热、肝脾淋巴结肿大、外周血中有异型淋巴细胞,骨髓检查无白血病骨髓样表现。

(三)治疗

1.一般治疗

加强护理,防止感染,当化疗期间粒细胞低时应避免去人群多的地方,有条件者在粒细胞减少期可置于层流室。血小板低时防止碰撞。

2.化疗

化疗原则:早期、足量、联合、规则和个体化。

(1)ALL 的化疗:除急性成熟 B 细胞白血病外的 ALL 采用以下治疗方案,化疗总疗程 2～3 年。急性成熟 B 细胞白血病采用 Burkitt 淋巴瘤的强烈、短程化疗方案。

诱导缓解治疗:是患者能否长期存活的关键,需及早适量联合用药。诱导方案甚多,最常用的是 VDLP 方案,可获 95% 以上的完全缓解率。泼尼松诱导试验:在 VDLP 之前,用泼尼松 60 mg/(m² · d),分次口服 7 天,第 8 天计数外周血白血病细胞,如高于 1×10^9/L,则为泼尼松反应不良。治疗前白细胞负荷高,应警惕发生肿瘤溶解综合征。

缓解后治疗:包括巩固强化治疗、庇护所治疗和维持治疗。例如庇护所治疗:大多数化疗药不能进入中枢神经系统、睾丸等部位,这些部位即为白血病细胞的庇护所。庇护所治疗是 ALL 治疗的关键之一。常用大剂量 MTX 治疗。HDMTX 剂量为每次 3～5 g/m²(标危每次 3 g/m²,中高危每次 5 g/m²),总量的 1/10(≤0.5 g)在 30 分钟左右快速静脉滴注,余量在 23.5 小时左右均匀滴注,首剂进入后做三联鞘注。MTX 开始静脉滴注 36 小时后(目前大多单位已推迟到 72 小时)开始用亚叶酸钙片解救,15 mg/m²,每 6 小时 1 次,肌内或静脉注射,共 3～6 次。44 小时和 68 小时测血浆中 MTX 浓度,根据 MTX 血药浓度调整亚叶酸钙片剂量,直至 MTX 血药浓度低于 0.1 μmol/L。同时使用巯嘌呤(6-MP)50 mg/(m² · d),共 7 天。大剂量 MTX 治疗 10～15 天重复一次,连用 3 次,以后每 2 个月左右1 次,总共 4～6 次。此方案应注意水化与碱化,密切注意 MTX 的不良反应。特别要注意消化道黏膜损害及骨髓抑制。每疗程开始之前均要做相关检查,只有外周血 WBC 计数＞3.0×10⁹/L、中性粒细胞＞1.5×10⁹/L、肝肾功能正常时才能进行。

CNSL 的防治:预防 CNSL 的方式有以下几种。①鞘注:多采用三联鞘注,MTX 12.5 mg/m²,Ara-C 30 mg/m²,DXM 5 mg/m²,开始每周一次,1 个月后每 4 周一次,以后间隔时间渐长,共 16～20 次。②大剂量 MTX 治疗:大剂量 MTX 与三联鞘注联用可较好地预防 CNSL。③颅脑放射治疗(简称放疗):一般用于 3 岁以上患儿,适用于外周血白细胞计数＞100×10⁹/L、有 t(4;11)和 t(9;22)核型异常、中枢神经系统白血病和不宜做大剂量 MTX 治疗者。完全缓解 6 个月开始,总剂量18 Gy,分 15 次于 3 周完成。放疗期间用 MTX＋6-MP口服维持或用 VP 方案。一旦发生脑膜白血病,应2～3 天做一次三联鞘注,到脑脊液常规正常后间隔时间拉长,并配合颅脑放疗。

（2）AML 的化疗：除 M3 外，其他 AML 用以下化疗方案。诱导缓解方案为 DAE 方案，DNR $30\sim40$ mg/$(m^2 \cdot d)$，第 $1\sim3$ 天，Ara-C 200 mg/$(m^2 \cdot d)$，第 $1\sim7$ 天，VP16 100 mg/$(m^2 \cdot d)$，第 $1\sim3$ 天。疗程 4 周，重复 $1\sim2$ 个疗程，直至完全缓解。然后接 HDAra-C 治疗 3 疗程，HDAra-C 每次 2 g/m^2，q12 小时×6 次，DNR 40 mg/$(m^2 \cdot d)$×2 天[或 VP16 150 mg/$(m^2 \cdot d)$ ×2 天]。上述方案完成后可停药观察或继用 HA 方案和 HDAra-C 交替治疗，HA 方案 2 疗程后 HDAra-C 1 个疗程，据病情用 $1\sim2$ 轮。HA 方案为 H（高三尖杉酯碱）$3\sim4$ mg/$(m^2 \cdot d)$，第 $1\sim7$ 天，Ara-C 200 mg/$(m^2 \cdot d)$，第 $1\sim7$ 天。

AML 各形态亚型（除 M4、M5 外）完全缓解后做三联鞘注 2 次即可，M4、M5 患儿诱导化疗期做三联鞘注 $3\sim4$ 次，完全缓解后每 3 个月鞘注一次，直至终止治疗。

急性早幼粒细胞性白血病（M3）用全反式维 A 酸和三氧化二砷，配合用米托蒽醌静脉滴注、甲氨蝶呤及 6-MP 口服治疗。疗效较好。

3.造血干细胞移植

AML（除 M3 外）和高危 ALL 可在缓解后进行造血干细胞移植。其他类型可先化疗，如有复发，可在第二个缓解期移植，选用异体造血干细胞移植。

4.对症治疗

持续发热 38.5 ℃以上超过 2 小时即要做血培养，在血培养结果未出来前按经验用药，应尽早联合应用强有力的杀菌型抗生素，如考虑 G^+ 菌者首选万古霉素，G^- 菌者首选头孢他啶，必要时用泰能。血液输注是常用的支持疗法，根据情况成分输血，保持血红蛋白在 60 g/L 以上，血小板数少于 20×10^9/L 时输浓缩血小板悬液，强化疗后，尤其在粒细胞减少期可使用 G-CSF 或 GM-CSF 促进粒细胞的恢复。呕吐明显者用盐酸昂丹司琼（恩丹西酮），消化道反应明显而进食少者可采用静脉营养。

二、慢性粒细胞白血病

慢性粒细胞白血病（chronic myelogenous leukemia，CML）是起源于骨髓多能造血干细胞的一种克隆性恶性肿瘤。慢性粒细胞白血病是儿童最主要的慢性白血病，其占儿童白血病 2%～7%。

（一）病因及发病机制

放射性射线接触是唯一确定的环境因素，大多数病例无明显可知的病因。

90% 的 CML 有经典的染色体易位，形成 Ph 染色体。9 号染色体和 22 号染色体易位产生 t(9;22)(q34;q11)，9 号染色体的 c-abl 易位到 22 号染色体的主要断裂点簇集区（BCR），形成 bcr/abl 融合基因。bcr/abl 形成后，c-abl 基因产生的 P145 减少，bcr/abl 产生新蛋白 P210，从而增加了酪氨酸激酶活性和自动磷酸化，一些参与细胞分化的蛋白正常功能下降，细胞恶性转化。

3% 的 CML 表现为其他易位，5%～10% 无 Ph 染色体。

（二）诊断

1.临床表现

起病缓慢，常乏力、多汗、食欲下降、消瘦。加重后可有苍白、低热等。肝、脾大，以脾大突出，常为巨脾。

2.辅助检查

CML 根据临床病情分为 3 期，分别为疾病的不同发展阶段，其临床特点和实验室检查各有不同。

慢性期常为白细胞计数增高，常达 100×10^9/L 以上，各阶段中性粒细胞明显增多。血小板可增多。骨髓增生极度活跃,经粒细胞系为主,慢性期原始粒细胞加早幼粒细胞少于 10%,加速期嗜碱性粒细胞增高超过 20%,急变期原始细胞常＞30%,红系相对减少,巨核细胞增多。中性粒细胞碱性磷酸酶积分降低。尿酸增高,血清 LDH 和 B12 含量增高。

细胞遗传学检查,90%CML 有 Ph 染色体,分子生物学检查示 bcr/abl 融合基因阳性。

3.诊断标准

(1)慢性期。①病史:无症状,或有低热、乏力、多汗或体重减轻等。②体征:可有脸色苍白、瘀斑、肝脾大、胸骨压痛等。③实验室检查。血常规:白细胞计数明显增高,以中性中晚幼粒和杆状核细胞为主,原始细胞(Ⅰ+Ⅱ型)≤5%。嗜酸性粒细胞或嗜碱性粒细胞可以增高,或有少量有核红细胞。骨髓细胞学检查:骨髓增生极度活跃,以粒系增生为主,中晚幼粒细胞和杆状核粒细胞增多,原始细胞(Ⅰ+Ⅱ型)≤10%。Ph 染色体或 bcr/abl 融合基因阳性,CFU-GM 培养示集落和集簇较正常明显增加。

(2)加速期:有下列之两项者。①不明原因的发热、贫血、出血加重和/或骨骼疼痛。②脾脏进行性增大。③非药物所致的血小板进行性下降或进行性增高。④外周血中或骨髓中,原始细胞(Ⅰ+Ⅱ型)＞10%。⑤外周血中嗜碱性粒细胞＞20%。⑥骨髓中有显著的胶原纤维增多。⑦出现 Ph 染色体以外的其他染色体异常。⑧出现 CFU-GM 增殖和分化缺陷:集簇增多,集簇/集落比例增高。

(3)急变期:出现下列之一者。①原始细胞(Ⅰ+Ⅱ型)或原始淋巴细胞和幼稚淋巴细胞或原始单核细胞和幼稚单核细胞在外周血中或骨髓中＞20%。②外周血中原粒细胞和早幼粒细胞之和＞30%。③骨髓中原粒细胞和早幼粒细胞之和＞50%。④骨髓外原始细胞浸润。

(三)治疗

1.化疗

传统方法是用化疗控制症状,减少白细胞计数。大部分可达血液学缓解,但难以达到真正缓解,即细胞遗传学反应率低,不能推迟急变期出现。在慢性期可采用白消安或羟基脲等单药治疗。加速期可联合应用羟基脲和 6-TG 或环磷酰胺等。急变期按急性白血病治疗。

白消安 0.06～0.1 mg/(kg·d),分 3 次口服,白细胞计数降低 1/2 或降至(30～40)×10⁹/L 时减半量,降至(10～20)×10⁹/L 时减至最小维持量。或用羟基脲 20～40 mg/(kg·d),分 2 次口服,白细胞计数正常后小剂量维持。

2.干扰素治疗

能使血液学缓解,Ph 染色体受抑,缓解率可达 70%,其细胞遗传学反应率达 40%。常用 IFN-α 5×10⁶/(m²·d),每天皮下注射。

3.甲磺酸伊马替尼

伊马替尼与 bcr/abl 蛋白(P210)的 ATP 结合位点,阻止 ATP 的结合,减少其磷酸化能力,从而发挥其特异性抑制恶性克隆的作用。其疗效显著,不良反应较低。目前常为 CML 的一线用药。儿童剂量240～360 mg/(m²·d)。如有耐药可用二线药物达沙替尼或尼洛替尼。伊马替尼可能使患者长期存活,甚至分子生物学缓解。

4.造血干细胞移植

异基因造血干细胞移植对 CML 具有较好的疗效,5 年生存率在 75% 左右,移植应在慢性期进行。

(颜 嫣)

第九节 淋 巴 瘤

淋巴瘤是儿童常见的恶性肿瘤之一,发病率仅次于儿童白血病和脑瘤,位于儿童恶性肿瘤的第三位。

恶性淋巴瘤主要分大两大类:①霍奇金淋巴瘤(Hodgkin lymphoma,HL);②非霍奇金氏淋巴瘤(non-Hodgkin lymphoma,NHL)。采用现代标准的治疗策略和方案,儿童淋巴瘤的生存率已超过 80%。儿童淋巴瘤的病理亚型、临床分期、治疗策略、化疗方案和预后与成人淋巴瘤有所差别。

一、儿童霍奇金淋巴瘤

(一)概述

儿童 HL 在临床表现、病理类型、临床分期、疾病的自然进程和治疗疗效等方面与成人 HL 相似,充分发育的青少年 HL 治疗的方法与成人相同。然而,采用治疗成人 HL 的方法治疗儿童 HL,特别是对未成年的儿童常规剂量放疗导致不可接受的骨骼和肌肉发育不良、第二肿瘤危险,青春期女孩胸部放疗使乳腺癌发病率增加,烷化剂可使男孩生殖器官受损导致不育,蒽环类药物对儿童患者的心脏毒性等毒副作用影响儿童 HL 的治疗结果和生存质量。儿童 HL 治疗目的是获得治愈和降低远期不良反应。因此儿童 HL 现代标准治疗策略是根据不同的危险因素采用不同的治疗策略和方案。尽可能降低治疗所致远期毒性。化疗联合低剂量(15~25 Gy)侵犯野放疗是儿童 HL 现代治疗策略,治愈率为 85%~90%。

(二)流行病学

儿童霍奇金淋巴瘤占儿童恶性肿瘤 6%,5 岁以下罕见。随着年龄增长发生率增加,40%的儿童 HL 发生在 10~14 岁,41%发生在 15 岁以上。美国发病率高峰在 15~19 岁。5 岁以下,男孩多于女孩,15~19 岁,女孩稍多于男孩。儿童型 HL 发病与大家庭和较低社会经济状况相关。HL 可有家族聚集性,同胞或父母有 HL 病史,儿童 HL 发病风险增加。

霍奇金淋巴瘤发病原因未明,但是,大部分 HL 患者血清 EB 病毒抗体滴度升高,提示 EB 病毒可能参与某些 HL 形成。儿童混合细胞型患者 Reed Sternberg cell(R-S 细胞)多核巨细胞中可检测到 EB 病毒基因,10 岁以下较多见。淋巴细胞为主型极少见 EB 病毒阳性。EB 病毒血清状况并不是霍奇金淋巴瘤的预后因素。以往血清学证实的传染性单核细胞增多症的患者发生 EB 病毒阳性的 HL 比正常人群高 4 倍,但发生 EB 病毒阴性的 HL 与正常人群相似。原发免疫缺陷患者患 HL 风险增加。自身免疫性淋巴增生性综合征患者发生 HL 风险高于正常人群 50 倍。人类免疫缺陷病毒感染的患者 HL 发生率增高。

(三)病理

准确的病理诊断非常重要,获取高质量的肿瘤标本是确保病理诊断正确的先决条件。

1.活检

(1)尽可能取 1 个以上肿大的外周淋巴结,最好能获取整个淋巴结进行病理检查。不推荐穿刺细胞学检查,因为细胞学标本无间质组织,肿瘤细胞数量少,影响淋巴瘤病理分类诊断。

（2）影像学指引下穿刺活检。位于胸腔或腹腔或盆腔等内脏肿块,可在 B 超或 CT 引导下穿刺获取足够量诊断所需的肿瘤组织,也可根据肿瘤位置采用胸腔镜或纵隔镜或腹腔镜行肿块活检。不推荐开胸术或剖腹手术行肿瘤活检。

（3）对于儿童患者而言,常需要全身麻醉下活检,这时需要准确判断患者能否耐受麻醉。特别是巨大前纵隔肿块患者,全麻可使气管肌松弛导致前纵隔肿块向后压迫气管窒息死亡。需要小心评估。

（4）HL 患者骨髓侵犯少见,晚期患者（临床分期Ⅲ期或Ⅳ期）需要行双侧髂骨骨髓活检。

2.分类

霍奇金淋巴瘤是一种特殊类型的淋巴瘤,特征是少数肿瘤性和/或变异型 Reed-Sternberg 细胞散在分布于异质性的反应性炎细胞背景中。儿童 HL 病理类型分型与成人 HL 相同,采用 WHO 2008 血液淋巴组织肿瘤分类分为两大类。

（1）经典型霍奇金淋巴瘤。①富于淋巴细胞经典型霍奇金淋巴瘤:是经典型霍奇金淋巴瘤的一种组织学亚型,少量霍奇金淋巴瘤的 RS 细胞（HRS 细胞）散在分布于丰富的小淋巴细胞背景中。背景呈结节性或少结节的弥漫性浸润,缺乏嗜中性与嗜酸性粒细胞。大多是患者为早期病变,预后较好。②结节硬化型霍奇金淋巴瘤是经典型霍奇金淋巴瘤的一种组织学亚型。瘤细胞主要为陷窝细胞,一种变异型 RS 细胞增生,带状纤维化背景,至少有一个结节被胶原带围绕。直至完全被纤维带分割成瘤结节。主要累及纵隔或颈部淋巴结,多见于青少年和年轻成人。③混合细胞型霍奇金淋巴瘤为经典型霍奇金淋巴瘤的一种组织学亚型。HRS 细胞数量多,诊断性 RS 细胞易见,其散布于弥漫性或模糊结节性混合性炎性背景中。多见于年龄<10 岁的儿童,多为Ⅲ/Ⅳ期病变。④淋巴细胞削减型霍奇金淋巴瘤是经典型霍奇金淋巴瘤一种很少见的组织学亚型。HRS 细胞丰富,散在或成片分布。背景小淋巴细胞明显减少。罕见儿童,多为晚期病变。

（2）结节性淋巴细胞为主型霍奇金淋巴瘤:结节性淋巴细胞为主型霍奇金淋巴瘤是一种具有 HL 和低度恶性 B 细胞淋巴瘤的临床病理学特征的结节性或结节与弥漫性淋巴增生性肿瘤。多见于<18 岁的男性患者,80% 以上为Ⅰ/Ⅱ期,局限、无巨块,无症状、病程缓慢,预后好。

（四）临床表现

霍奇金淋巴瘤的病程较长,发展较缓慢。80%～85% 患者主要是淋巴结和/或脾脏侵犯（Ⅰ～Ⅲ期）,15%～20% 患者结外侵犯（Ⅳ期）,最常见的结外侵犯部位是肺、肝、骨和骨髓。罕见侵犯中枢神经系统,罕见发展为白血病。主要临床表现如下。

1.浅表淋巴结肿大

浅表淋巴结肿大是 HL 最常见的临床表现。80% 患者表现无痛性淋巴结肿大,主要见部位是锁骨上区和颈部区域淋巴结肿大。

2.纵隔肿块

75% 青少年和年轻成人 HL 可有纵隔肿块。相反,仅 35% 儿童 HL 伴有纵隔肿块,主要是混合细胞型或淋巴细胞为主型。

3.巨大肿块

大约 20% 患者有巨大淋巴结肿块（定义为:纵隔肿块最大横径≥胸廓内径 1/3;或淋巴结肿块>10 cm）。巨大纵隔肿块患者可伴有上腔静脉压迫综合征,表现为颜面水肿、结膜充血、颈静脉怒张、胸壁静脉显露和呼吸困难等症状。10%～20% 患者有肺与胸膜受侵,可有纵隔肺门病变直接侵犯,也可因肺门淋巴结受侵,瘤细胞沿淋巴管逆流至肺实质。因血行扩散造成的肺实质受侵较少见。

4.腹主动脉旁淋巴结侵犯

腹主动脉旁淋巴结是 HL 常见受侵部位,约有 25％病例在确诊时有腹主动脉旁淋巴结受侵,早期可无临床表现,病变发展可引起腹痛、腹泻、腹胀、腹水等症状。腹主动脉旁淋巴结受侵与脾脏受侵有密切关系。脾受侵的病例中约有 50％伴有腹主动脉旁淋巴结受侵。

5.脾、肝脏侵犯

脾脏是最常见的膈下受侵部位。临床上判断脾脏是否受侵是比较困难的。脾大并不能作为脾脏受侵的指标。脾脏受累可以没有临床表现,也可以表现为脾大、脾功能亢进。CT 或 PET/CT 检查可发现脾脏肿瘤浸润病灶。肝脏受侵是 HL 的晚期表现,初诊时少见(2％～6％),且常同时伴随脾脏侵犯,多为灶性,晚期则可出现肝大、黄疸,甚至肝功能衰竭。

6.全身症状

5％患者出现 RS 细胞释放的淋巴因子和细胞因子所致的 B 症状(不可解释的发热伴体温>38 ℃超过 3 天以上,盗汗,无特殊原因半年内体重减轻 10％以上,有三种之一者被定为有 B 症状)。伴有 B 症状预后较差。此外。患者可有乏力、食欲减退等全身表现。部分患者可伴有皮肤瘙痒和皮疹。由于细胞免疫功能低下,病程中特别是晚期易发生病毒、细菌、真菌、卡氏肺囊虫肺炎等感染并发症。

(五)实验室检查

1.血常规检查

大多数 HL 患者外周血检查正常,部分患者可伴有贫血,但 Coombs 试验阳性的自身免疫性溶血性贫血不足 1％。粒细胞常增高导致白细胞总数增高。部分患者可有嗜酸性粒细胞增高,淋巴细胞常减少。在伴有发热 HL 中,有时可有类白血病反应,白细胞总数可达 50×10^9/L 以上。

2.骨髓检查

常呈粒细胞增生,伴有组织细胞和浆细胞增多,类似"感染性骨髓细胞学检查"。骨髓侵犯发生率为 2％～15％,一般见于Ⅲ、Ⅳ期病变。确诊需经骨髓活检证实。单纯骨髓穿刺涂片细胞学检查很少能发现 R-S 细胞,但骨髓活检(包括穿刺活检)则可能发现 RS 细胞(双核或单核)灶性或弥漫性骨髓浸润。晚期疾病(Ⅲ或Ⅳ期)和/或 B 症状患者需要做双侧髂骨活检。

3.生化检查

常伴有红细胞沉降率(ESR)增快,可作为疾病活动的检测指标。血乳酸脱氢酶(LDH)升高提示肿瘤负荷大。骨和肝脏受侵常伴有碱性磷酸酶升高。

4.影像学检查

胸部 X 线正侧位照片可观察纵隔和肺侵犯。B 超可检测肝脾和腹部淋巴结肿大情况。CT 或 MRI 在诊断胸部、腹部和盆腔病灶比 X 线和 B 超敏感。全身 PET/CT 检查比 CT 或 MRI 更敏感,可发现更微小的病灶。

(六)诊断和分期

儿童 HL 诊断性评估与成人 HL 相同。主要包括以下几点。

1.诊断性评估

(1)详细询问病史和了解有无全身症状(B 症状:发热、盗汗和体重下降)。

（2）体检：认真检查全身浅表淋巴结大小、数量、质地和淋巴结区域。胸部和腹部触诊，检查体表肿块，记录肿块大小和质地。

（3）实验室检查：血常规、生化常规、肝肾功能、红细胞沉降率、电解质、乳酸脱氢酶水平（LDH）、免疫功能、乙肝病毒和 EBV 病毒等检测。骨髓穿刺或活检和骨髓流式细胞术、常规心电图和超声心电图等检查。

（4）影像学检查：胸部 X 线片、B 超、全身 CT 或 MR 扫描。最好能行 PET/CT（功能影像学）检查。能够较准确了解肿瘤侵犯范围。

2.临床分期

儿童 HL 临床分期与成人 HL 相同，采用 Ann Arbor 分期系统（表 9-1）。

表 9-1　Ann Arbor 分期系统

分期	侵犯范围
I	侵犯单个淋巴区域（即：单个淋巴结区域，韦氏咽环，胸腺，或脾脏）（I）；或单个结外器官局限侵犯不伴有任何淋巴结侵犯（IE）
II	侵犯两个或更多淋巴结区域，但均在膈肌的同侧（II）；或局限性单个结外器官侵犯伴区域淋巴结侵犯有或无膈肌同侧其他区域淋巴结侵犯（IIE）
III	膈肌上下淋巴结区域侵犯（III），可伴有结外器官侵犯和邻近淋巴结侵犯（IIIE）或脾脏侵犯（IIIS）或两者均有（IIIES）
IV	一个或多个结外器官弥漫性或播散性侵犯有或无淋巴结侵犯；或孤立结外器官侵犯无邻近区域淋巴结侵犯，但伴随远处疾病；IV期包括肝脏或骨髓或肺或脑脊液侵犯

（七）治疗疗效评估

儿童 HL 治疗疗效评估标准与成人 HL 相似。

（八）预后因素

随着治疗的改善，危险因素对儿童 HL 治疗结果的影响逐渐减弱。但是在治疗选择上仍需要考虑以下几个重要的危险因素：B 症状、巨大肿块、疾病晚期、结外侵犯和早期化疗疗效不佳与不良预后相关。

（九）治疗

采用目前标准的治疗策略和方案，85％以上儿童青少年 HL 获得长期生存。降低治疗带来的远期毒性是现代儿童 HL 治疗的策略之一。放疗已不作为儿童 HL 单一治疗手段。化疗是所有儿童 HL 首选的初始治疗。化疗联合放疗是儿童 HL 治疗主要方法。目前的治疗策略是单纯化疗或化疗联合低剂量侵犯野（15～25 Gy）的放疗。根据危险因素决定化疗方案选择、化疗强度和疗程以及放疗的范围。

1.化疗

化疗是所有儿童 HL 首选的初始治疗。化疗药物选择上尽可能考虑疗效好毒性低的方案。根据危险因素选择不同方案和化疗疗程。选择化疗方案需要衡量化疗药物的长期毒性，如：丙卡巴肼对男性性腺具有长期毒性，已不再适用于 HL 的一线治疗。蒽环类药物的心脏毒性、博来霉素的肺毒性、依托泊苷和烷化剂可能诱发第二肿瘤的风险，在选择方案时需要考虑。

（1）ABVD 方案：法国儿童肿瘤协会随机临床研究显示对于局限期（IA～IIA）儿童 HL 患者，给予4 个疗程 ABVD＋20 Gy 侵犯野放疗，6 年无复发生存 90％。尽管 ABVD 方案疗效较好,但是,儿童 HL 较少单独应用 ABVD 方案治疗,一般与其他方案联合应用,以限制多柔比星和博来霉素的剂量,降低心肺毒性。

(2)COPP 方案:此方案在 MOPP 基础上,将环磷酰胺取代氮芥(后者可导致白血病),以降低继发白血病的风险。当然,此方案丙卡巴肼和环磷酰胺仍有导致不育和继发白血病风险。此方案疗效与 MOPP 相当。

(3)COPP/ABV 方案:此方案是 COPP 和 ABVD 杂交方案,包含 7 种化疗药物,其中多柔比星剂量低于 ABVD 方案,环磷酰胺和丙卡巴肼剂量也低于 COPP 方案。

(4)OEPA-COPDAC(男孩)OPPA-COPP(女孩)方案:为了降低烷化剂对男孩生育能力的影响,德国儿童肿瘤协作组 GPOH-HD 95 研究对男孩和女孩 HL 采用不同方案。573 例 18 岁以下 HL 患者入组(男 287 例,女 286 例)。根据性别和危险因素分层治疗。男孩采用 OEPACOPDAC 方案(无丙卡巴肼);女孩采用 OPPA-COPP 方案。低危患者接受 2 疗程 OEPA(男)或 OPPA(女)方案化疗,CR 后不放疗。中危患者接受 2 程 OEPA+2 程 COPDAC+低剂量侵犯野放疗(男)或 2 程 OPPA+2 程 COPP 方案化疗+低剂量侵犯野放疗(女);高危患者接受 2 程 OEPA+4 程 COPDAC 方案化疗+低剂量侵犯野放疗(男)或 2 程 OPPA+4 程 COPP 方案化疗+低剂量侵犯野放疗(女)。中危和高危组男孩与女孩 5 年无病生存期分别为 90%、84.7%,$P=0.12$。

(5)VAMP 方案:此方案特点是无烷化剂和博来霉素。美国斯坦福大学首先报道此方案治疗儿童低危 HL。110 例儿童低危 HL 患者接受 4 个疗程 VAMP 方案化疗,CR 患者接受 15 Gy 侵犯野放疗,PR 患者接受 25.5 Gy 放疗。10 年无病生存期和总生存期分别为 89.4% 和 96.1%,伴随较低的远期不良反应。美国某儿童医院则比较化疗与 VAMP 化疗+放疗治疗预后良好型 HL 患者的生存,单纯 4 个疗程 VAMP 化疗获得早期完全缓解的患者与 4 个疗程 VAMP+25.5 Gy 侵犯野放疗患者 5 年无病生存期分别为 89%、88%。

(6)ABVE 方案:美国儿童肿瘤研究组采用 ABVE 方案治疗低危儿童 HL 患者(ⅠA,ⅡA 和ⅢA)。根据首次化疗疗效调整化疗疗程数,两个疗程 CR 患者接受 25.5Gy 侵犯野放疗,PR 患者再化疗 2 个疗程后接受 25.5Gy 侵犯野放疗。共 255 例儿童 HL 患者入组并可评估疗效。全组 8 年无病生存期和总生存期分别为:86%、96%。2 程化疗和 4 程化疗生存无差别(86.7% vs85.8%)。此方案与 ABVD 相似,依托泊苷取代达卡巴嗪。但疗效和生存相似。

(7)ABVE-PC 方案:美国儿童肿瘤研究组采用 ABVE-PC 方案治疗中高危儿童青少年 HL。共 216 例 22 岁以下患者入组。3 个疗程 ABVE-PC 化疗后迅速反应患者接受侵犯野 21Gy 放疗,3 个疗程后缓慢反应的患者再化疗 2 个疗程,随后行侵犯野放疗 21 Gy。全组 5 年 EFS 为 84%,迅速反应患者为 86%,缓慢反应患者为 83%,$P=0.86$。

(8)BEACOPP 方案:美国儿童肿瘤研究组临床研究采用升高剂量 BEACOPP 方案治疗不良预后的儿童 HL 患者。98 例临床分期伴巨大肿块的ⅡB,ⅢB 和Ⅳ期患者先接受 4 个疗程升高剂量 BEACOPP 方案化疗,随后根据早期疗效和性别调整后续的治疗。迅速早期反应定义为:肿瘤缩小超过 70% 和 B 症状消失。4 个疗程后迅速早期反应的男性患者随后接受 2 个疗程 ABVD 方案+侵犯野放疗,而女性患者则接受 4 个疗程 COPP/ABV 方案化疗。缓慢早期反应患者则再继续接受 4 个疗程升高剂量 BEACOPP 方案化疗(共 8 个疗程 BEACOPP)+侵犯野放疗。中位随访 6.3 年,5 年无病生存期 94%。此研究证明早期强烈化疗随后根据疗效调整化疗强度可获得较长无病生存期。

2.放疗

儿童接受成人常规剂量放疗可导致的骨骼和肌肉发育不良,发生第二肿瘤危险。按照现代标准治疗策略,放疗已不作为儿童 HL 单一治疗方法。美国和德国儿童肿瘤研究协助组对 HD 患者进行多中心随机临床研究已证明,化疗联合低剂量侵犯野(15～25 Gy)放疗可获得 90% 以上的无事件生存,而且对儿童生长发育的影响明显低于常规剂量放疗。低危(Ⅰ期/ⅡA 期)患者化疗完全缓解或未能确定的完全缓解后随机观察或接受低剂量侵犯野放疗的患者 5 年无病生存期和总生存均无差别;而对中高危患者化疗完全缓解后联合侵犯野低剂量放疗,5 年无病生存期优于单纯化疗组,但两组的总生存率无差别。根据这些研究,儿童青少年 HL 放疗推荐为低剂量侵犯野放疗(15～25 Gy),对低危 HL 患者化疗后完全缓解可不需要放疗。低剂量侵犯野放疗可明显提高儿童 HL 患者的无病生存期,但未提高总生存期。复发的危险性和放疗的远期不良反应对于个体化的患者需综合考虑。需要从患者、疾病特点和化疗早期反应方面综合考虑决定哪些患者能从放疗中获益。低剂量侵犯野放疗在儿童青少年 HL 治疗的作用主要在以下几方面。

(1)化疗和放疗联合可降低化疗疗程数或化疗强度,减少化疗药物应用(如:蒽环类、烷化剂和博来霉素等),降低化疗所致的长期毒性。

(2)中/高危 HL 患者化疗联合放疗可降低侵犯野内的复发率。

(3)放疗对复发/难治的 HL 患者有局部疾病控制作用。

3.初诊儿童 HL 治疗策略选择

根据临床分期、有无 B 症状和巨大肿块等危险因素将儿童 HL 患者分为低危、中危和高危组,采用不同强度的治疗。

(1)低危经典型 HL:Ⅰ期和ⅡA 期,无 B 症状,无巨大肿块。治疗策略:化疗 4 个疗程联合低剂量侵犯野放疗(15～25 Gy);化疗后完全缓解患者不需要行放疗。常采用 ABVE,VAMP,ABVD,OEPA/OPPA,COPP/ABV 等化疗方案。

(2)中危经典型 HL:所有Ⅰ～Ⅱ期(非低危患者),ⅢA 期。治疗策略:化疗 4～6 个疗程联合低剂量侵犯野放疗(15～25 Gy)。可采用 COPP/ABV,OEPA/OPPA+COPP,OEPA/OPPA+COPDAC,ABVE-PC,ABVD 等化疗方案。

(3)高危经典型 HL:ⅢB,Ⅳ期。治疗策略:化疗 6～8 个疗程联合低剂量侵犯野放疗(15～25Gy)。男孩:提高剂量 BEACOPP 4 个疗程＋ABVD 2 个疗程＋低剂量侵犯野放疗;女孩:BEACOPP 4 个疗程＋COPP/ABV 4 个疗程。也可采用 OEPA/OPPA+COPP,OEPA/OPPA+COPDAC 和 COPP/ABV 等方案化疗。

(4)结节性淋巴细胞为主型 HL:采用现代化疗和/或放疗获得极好的长期生存率。治疗需要考虑降低远期不良反应。尽可能降低患者接受化疗或放疗剂量。根据肿瘤情况可采用手术或较少的化疗疗程用或不用低剂量侵犯野放疗。化疗可采用 COP 方案或 VAMP 方案等。

4.难治/复发 HL 治疗策略

治疗选择需要根据患者首次治疗的情况,采用化疗、放疗或自体造血干细胞移植。如果首次起病是低危患者,仅单纯化疗无放疗,复发肿瘤局限在原来部位,则应采用化疗联合低剂量侵犯野放疗,仍然可获得很好的生存。

自体造血干细胞移植推荐用于早期复发 HL 患者(治疗结束后 12 个月内复发)或难治进展的 HL 患者,可获得 45%～70% 生存。异基因造血干细胞移植推荐用于自体造血干细胞移植失败或化疗抗药的患者,也可获得较好的结果。

二、儿童非霍奇金氏淋巴瘤

儿童 NHL 是高度恶性、侵袭性强的恶性肿瘤。在以下几个方面与成人 NHL 不同:①儿童 NHL 病理组织类型明显与成人 NHL 不同,以高度恶性病理类型为主,淋巴母细胞淋巴瘤、伯基特淋巴瘤、弥漫大 B 细胞淋巴瘤和间变大细胞淋巴瘤是四种主要的组织学类型。②儿童 NHL 以结外侵犯为主,早期广泛播散和非邻近扩散,易侵犯骨髓,中枢神经系统侵犯常见。治疗常需要行中枢预防。③儿童 NHL 临床分期与成人 NHL 不同,儿童 NHL 采用 St Jude 分期系统,成人 NHL 采用 Ann Arbor 分期标准,分期不同导致治疗策略和方案选择不同。④儿童 NHL 治疗主要是根据不同的病理类型和危险因素,采用不同的治疗策略和方案。淋巴母细胞淋巴瘤采用急淋白血病治疗方案。广泛期伯基特淋巴瘤、弥漫大 B 细胞淋巴瘤和间变大细胞淋巴瘤采用短疗程、高强度、多药联合和中枢神经系统预防等方案。除了某些选择性的局限期患者外,成人 NHL 常用的 CHOP 方案很少用于儿童 NHL。采用现代标准治疗方案,儿童青少年 NHL 的长期生存率已达到 80% 以上。早期患者可达 95% 以上,广泛期患者也可达 75% 以上。

(一)流行病学

非霍奇金淋巴瘤占儿童恶性淋巴瘤的 60% 以上。最常好发 10 岁以上青少年,诊断时中位年龄大约 10 岁,3 岁以下罕见。随着年龄增长,发生率逐渐增高。男:女=3:1。某种特殊儿童人群发生 NHL 的风险增高,如:先天性免疫缺陷疾病:Wiskott-Aldrich 综合征、毛细管扩张性运动失调、X-连锁淋巴组织增生征。毛细管扩张性运动失调患者需要密切随访,尽量减少接触放射性物质。患有 X-连锁淋巴组织增生征男孩患致死性传染性单核细胞增生症和 B 细胞淋巴瘤的风险增加。由于异基因造血干细胞移植是这些患者的治疗选择,因此对于任何男性 B 细胞淋巴瘤患者,其兄弟患有致死性传染性单核细胞增生症或者 B 细胞淋巴瘤,或者任何男性患有两个原发 B 细胞淋巴瘤都应该考虑有 X-连锁淋巴组织增生症可能,需要进行相关遗传学检查。获得性免疫缺陷综合征如:骨髓移植或器官移植的接受者;人免疫缺陷病毒感染者患 NHL 的风险也增加,需要加强这类患者的观察和随访。

在非洲流行区,85% 以上的伯基特淋巴瘤与 EB 病毒相关,而在美国或欧洲非流行区则仅 15% 伯基特淋巴瘤肿瘤组织中可检测到 EB 病毒。

(二)病理类型

根据 WHO 2008 淋巴瘤分类标准:儿童青少年 NHL 的主要病理类型为前驱 B 和前驱 T 淋巴母细胞淋巴瘤、伯基特淋巴瘤、弥漫大 B 细胞淋巴瘤和间变性大细胞淋巴瘤。几乎都是高度恶性侵袭性的淋巴瘤。

NHL 相关的免疫缺陷常伴有成熟 B 细胞表型。大多数移植后淋巴增生性疾病(PTLDs)为 B 细胞表型。其他类型淋巴瘤,例如:外周 T 细胞淋巴瘤、T/NK 淋巴瘤,皮肤淋巴瘤、惰性 B 细胞淋巴瘤(如:滤泡淋巴瘤)多见于成人,儿童罕见。

1.伯基特和伯基特样淋巴瘤

伯基特淋巴瘤起源于成熟 B 细胞,细胞圆形、卵圆形核,多核,胞质嗜碱含有脂肪,中间穿插散在充满细胞碎片的巨噬细胞,呈现"满天星"现象,核分裂易见。WHO 推荐对于无细胞遗传学资料,但是细胞形态学相似伯基特淋巴瘤或者细胞为多形性、大细胞和增殖比例≥99% 可诊断为伯基特样淋巴瘤。研究显示伯基特样淋巴瘤和非典型伯基特淋巴瘤的基因信号与伯基特淋巴瘤相似。伯基特淋巴瘤和伯基特样淋巴瘤/白血病均为侵袭性高、进展快的恶性肿瘤,需要高强度的治疗。

2.弥漫大 B 细胞淋巴瘤

弥漫大 B 细胞淋巴瘤起源于成熟 B 细胞。儿童弥漫大 B 细胞淋巴瘤临床表现类似于伯基特淋巴瘤,但病灶比伯基特淋巴瘤局限,较少侵犯骨髓。30％儿童弥漫大 B 细胞淋巴瘤有与伯基特淋巴瘤相似的基因。

原发纵隔弥漫大 B 细胞淋巴瘤是弥漫大 B 细胞淋巴瘤独特亚型,起源于胸腺 B 细胞,表达 B 细胞标记,免疫球蛋白表达弱。更常见于年长儿童和青少年。预后较其他儿童弥漫大 B 细胞淋巴瘤差。

3.淋巴母细胞淋巴瘤/白血病

淋巴母细胞淋巴瘤根据免疫表型可称为前 T 或前 B 淋巴母细胞淋巴瘤/白血病。病理特点:肿瘤细胞小到中等大小,核分裂多见,部分可见"星空"现象。常表达末端脱氧核酸转移酶。末端脱氧核酸转移酶阳性是淋巴母细胞淋巴瘤与其他淋巴瘤鉴别的重要标记。大约 75％淋巴母细胞淋巴瘤表达 T 细胞抗原($CD7^+$,$CD3^+$),25％表达前 B 细胞抗原($CD79a^+$,$CD19^+$)。淋巴母细胞淋巴瘤与急淋白血病形态学上难以鉴别,两者免疫表型明显重叠,提示有共同的细胞来源。淋巴母细胞淋巴瘤和急性淋巴细胞白血病是同一肿瘤的两个不同的临床表现,它们具有相同的细胞形态学、免疫表型和细胞遗传学特征。WHO 2008 淋巴瘤分类将两者归为同类疾病,前驱 B 细胞白血病/淋巴瘤,前驱 T 淋巴母细胞白血病/淋巴瘤。

4.间变大细胞淋巴瘤

间变大细胞淋巴瘤起源于成熟 T 细胞,属于外周 T 细胞。表达 T 细胞抗原(CD3)。所有间变大细胞淋巴瘤均表达 CD30,90％儿童间变大细胞淋巴瘤涉及 *ALK* 基因的染色体重组,这种 *ALK* 基因重组 85％为 T(2;5)(p23;q35),从而导致 NPM-ALK 融合蛋白表达。15％病例则为其他 *ALK* 基因异位。*ALK* 基因类型与治疗结果无相关。一组 375 例系列研究显示系统性 ALK 阳性的儿童青少年间变大细胞淋巴瘤,病理存在小细胞或淋巴组织细胞成分占 32％,多因素分析显示与较高的治疗失败率明显相关。

5.罕见儿童 NHL

(1)儿童滤泡淋巴瘤:在遗传学和临床表现与成人滤泡淋巴瘤不同。儿童滤泡淋巴瘤多见男性,病灶局限,常侵犯颈淋巴结和扁桃体,复发率低,预后极好。儿童滤泡淋巴瘤起病时也可同时合并弥漫大 B 细胞淋巴瘤,但并不意味具有更侵袭的疾病进程。

(2)儿童黏膜相关淋巴瘤:常表现为局限期(Ⅰ/Ⅱ期),儿童胃肠道淋巴瘤常伴有幽门螺杆菌感染。结膜淋巴瘤常伴鹦鹉衣原体感染。

(3)儿童原发中枢淋巴瘤:极罕见,大部分病理类型是弥漫大 B 细胞淋巴瘤和间变大细胞淋巴瘤,预后比成人原发中枢淋巴瘤好,生存率可达 70％。

(4)儿童外周 T 细胞淋巴瘤:罕见。包括成熟 NK/T 细胞淋巴瘤、皮下脂膜炎 T 细胞淋巴瘤、肝脾 T 细胞淋巴瘤和血管免疫母细胞淋巴瘤等。

(三)临床表现

1.淋巴母细胞淋巴瘤

淋巴母细胞淋巴瘤占儿童青少年 NHL 的 30％。好发于男性青少年,进展快,死亡率高。表现为颈、纵隔淋巴结迅速肿大,75％的病例表现为前纵隔肿块、胸腔渗出、上腔静脉压迫综合征、咳嗽、呼吸困难、头面部肿胀、颈静脉和胸壁静脉怒张。常侵犯骨髓、肝脾、中枢神经系统等。B淋巴母细胞淋巴瘤好发儿童,常侵犯淋巴结、皮肤、骨、骨髓和中枢神经系统等。淋巴母细胞淋巴瘤骨髓侵犯的骨髓形态学和免疫表型常与急性淋巴细胞白血病相混淆,一般而言,骨髓幼稚淋巴细胞>25%诊断为急性淋巴细胞白血病,<25%则诊断为淋巴瘤骨髓侵犯,然而,这仅是人为划分,还不清楚这种划分的生物学和临床意义。

淋巴瘤诊断必须获取肿瘤组织活检,明确病理诊断和分型对治疗方案选择非常重要。但是,如果患者就诊时因前纵隔巨大肿块、上腔静脉压迫不能进行全麻下活检手术。则可根据骨髓穿刺和骨髓细胞流式细胞术免疫表型分析,或骨髓活检结果进行诊断。也可以抽取患者胸腔积液进行细胞形态学和流式细胞术免疫分析帮助诊断。

2.伯基特淋巴瘤

伯基特淋巴瘤占儿童NHL的30%,发生在流行区的伯基特淋巴瘤常侵犯下颌骨。散发区则是广泛腹腔内侵犯和骨髓侵犯。腹部是散发区伯基特淋巴瘤最常见的侵犯部位(占90%)。常表现为右下腹部包块或急性阑尾炎、肠套叠和小肠梗阻。多见于5~10岁的男孩。肿瘤侵犯远端回盲肠、肠系膜、腹膜后、肾脏、卵巢和腹膜表面,常伴恶性腹水,手术难以切除。头颈区是第二常见侵犯部位,表现为扁桃体肿大、牙龈肿块、鼻咽口咽肿块、颈淋巴结肿大,可有与下颌骨或其他面骨相关的面部软组织肿块。常有骨髓和中枢神经系统侵犯。恶性程度高,进展快,死亡率高。肿瘤可自发崩解,并对化疗极其敏感,化疗后可迅速崩解,发生肿瘤溶解综合征,伴有水、电解质等代谢紊乱,严重可导致肾功能不全和死亡。

3.弥漫大B细胞淋巴瘤

弥漫大B细胞淋巴瘤占儿童青少年NHL的10%~20%,更常见于10岁以上儿童。临床表现与伯基特淋巴瘤相似,但较少侵犯骨髓和中枢神经系统。大约20%弥漫大B细胞淋巴瘤起源于纵隔,原发纵隔弥漫大B细胞淋巴瘤好发于大龄儿童和青少年,占儿童大细胞淋巴瘤的10%,表现为前纵隔肿块,侵犯肺、胸膜、可伴上腔静脉压迫综合征,预后较其他部位弥漫大B细胞淋巴瘤差。

4.间变大细胞淋巴瘤

间变型大细胞淋巴瘤占儿童青少年NHL的10%。易侵犯淋巴结和结外组织包括皮肤、软组织、肺和骨,较少侵犯中枢神经系统和骨髓。间变大细胞淋巴瘤常伴高热和体重下降,常常误诊为感染,部分患者可合并噬血细胞综合征。某种间变大细胞淋巴瘤亚型可伴有外周血白血病样表现,表现为弥漫性肺浸润所致严重呼吸窘迫或胸腔积液和肝脾大,这些患者大部分有异常T细胞表型合并髓系抗原表达,需要高强度积极治疗。

(四)实验室检查

1.血常规

早期NHL外周血象正常。晚期患者可有贫血。晚期淋巴母细胞淋巴瘤或伯基特淋巴瘤如侵犯骨髓可伴有外周血白细胞升高,贫血、血小板下降等白血病血象。间变大细胞淋巴瘤可伴有外周血白细胞数增高,以中性粒细胞为主,类似类白血病反应血象。晚期和进展期间变大细胞淋巴瘤可伴有血小板下降。

2.生化常规

血乳酸脱氢酶升高提示肿瘤负荷大。骨和肝脏受侵犯常伴有碱性磷酸酶升高。晚期伯基特淋巴瘤常伴有肿瘤自发溶解综合征,水、电解质紊乱,肾功能受损。尿酸升高、肌酐和尿素氮升高、高钾、高磷和低钙。

3.骨髓检查

所有 NHL 患者均有可能侵犯骨髓。淋巴母细胞淋巴瘤和伯基特淋巴瘤最常伴有骨髓侵犯。骨髓流式细胞术检测有助于区别白血病和淋巴瘤。淋巴母细胞淋巴瘤骨髓形态学和流式细胞术检测与急性淋巴细胞白血病相似,而其他类型淋巴瘤属于淋巴细胞发育后期的肿瘤,流式细胞术进行免疫分型可以与急淋白血病相鉴别。NHL 骨髓侵犯可为局灶性侵犯,多部位取材和行骨髓活检有助于骨髓侵犯的诊断。

4.影像学检查

所有 NHL 患者治疗前需要进行全身 CT 检查,明确肿瘤侵犯范围。全身氟脱氧葡萄糖正电子发射断层扫描,有助于更准确分期和治疗后残留病灶鉴别,全身氟脱氧葡萄糖正电子发射断层扫描扫描在淋巴瘤敏感性为 71%～96%,结合 CT 扫描更有助于进一步提高其确诊率。

(五)鉴别诊断

浅表淋巴结肿大应与淋巴结其他疾病相鉴别:如结核性淋巴结炎、慢性淋巴结炎、传染性单核细胞增多症、白血病和转移癌等鉴别。凡直径>1 cm 的淋巴结肿大且观察 6 周以上仍不消退。均应活检明确诊断。

纵隔、肺门和后腹膜淋巴结肿大,需要与结核、胸部肿瘤(胸腺癌、纵隔生殖细胞瘤等)和腹膜后肿瘤(生殖细胞瘤、横纹肌肉瘤、神经母细胞瘤和肾母细胞瘤等)鉴别。必要时行肿块穿刺明确病理诊断。

对于常规治疗无效的淋巴结肿大或肿块结节或发热原因不明的患者,需要详细全身检查包括胸腹部的影像学检查,对肿大的淋巴结或包块结节行活检病理检查是最重要的鉴别诊断手段。

(六)预后因素

采用现代标准治疗,儿童青少年 NHL 5 年生存率超过 80%。许多因素影响治疗结果,包括临床分期和组织学亚型。主要预后因素如下。

1.年龄

婴儿 NHL 罕见,回顾性分析显示婴儿 NHL 生存率低于儿童 NHL。BFM 协作组研究显示青少年 NHL 生存率比儿童 NHL 低,尤其是在 T 淋巴母细胞淋巴瘤和弥漫大 B 细胞淋巴瘤患者中年龄影响因素更明显。

2.疾病部位

早期患者(即单个肿瘤位于腹部或胸腔以外,或者腹部肿瘤完整切除)有极好的预后,不考虑组织学亚型,5 年生存率大约 90%。骨的 NHL 也有极好的预后。睾丸侵犯不影响预后。非淋巴母细胞淋巴瘤的纵隔侵犯预后较差。原发纵隔弥漫大 B 细胞淋巴瘤与其他 NHL 相比较预后稍差。起病时中枢侵犯预后也较差。间变大细胞淋巴瘤侵犯骨髓预后较差。

3.染色体异常

虽然 NHL 细胞遗传学资料不如白血病多,但是,某些染色体异常与预后有关。肿瘤组织存在 13 号染色体(13q)和 22 号染色体异常(22q)的儿童高危晚期伯基特淋巴瘤患者预后差。T 淋巴母细胞瘤染色体 6q 杂合子丢失的患者有较高复发风险,而 Notch 1 突变有较好疗效和预后。

4.肿瘤负荷

乳酸脱氢酶(LDH)升高与不良预后相关。骨髓和外周血微小残留病灶与预后关系仍待研究。

5.化疗疗效

伯基特淋巴瘤对前期化疗的疗效与预后相关,前期化疗肿瘤缩小低于20％预后差。

(七)治疗

采用现代标准治疗,根据不同的病理类型采用不同的治疗策略和方案,儿童 NHL 5 年生存率达 80％。准确病理分型、临床分期和采用最佳治疗是最重要的预后因素。成人 NHL 常用的CHOP 方案不适合用于大部分儿童青少年 NHL 的治疗。

1.淋巴母细胞淋巴瘤

淋巴母细胞淋巴瘤是高度恶性淋巴瘤,生物学行为与急淋白血病相似。首选治疗手段为全身化疗。治疗上采用类似急淋白血病方案疗效和生存优于采用淋巴瘤方案。采用 CHOP 方案治疗淋巴母细胞瘤,生存率低。

(1)局限期治疗:对于初诊局限期(Ⅰ/Ⅱ期)淋巴母细胞淋巴瘤,美国儿童肿瘤研究组曾采用类似 CHOP 方案诱导化疗 9 周,随后 6MP＋MTX 维持治疗 24 周,联合鞘内 MTX＋Ara-C 化疗预防中枢系统侵犯。5 年无病生存期生存率仅 63％,明显低于其他病理亚型的早期患者。但采用急淋白血病方案,包括诱导巩固维持共 24 个月治疗,5 年无病生存期大于 90％。

(2)广泛期治疗:初诊广泛期(Ⅲ/Ⅳ期)LBL 患者需要采用急淋白血病方案。目前疗效最好的化疗方案是德国 NHL-BFM-90/95 方案(低危和中危患者),包括诱导缓解、巩固治疗、再诱导缓解、中枢预防和维持治疗,总治疗时间 2 年。NHL-BFM-90 方案 5 年无病生存期达 90％,NHL-BFM-95 方案 5 年无病生存率达 82％。Ⅲ期和Ⅳ期淋巴母细胞瘤患者疗效无差别,纵隔巨大肿块不需要做纵隔放疗。NHL-BFM-95 方案对无中枢侵犯的Ⅲ期或Ⅳ期 T 淋巴母细胞瘤患者,取消头颅预防照射,单用鞘内注射联合大剂量 MTX(5 g/m^2)24 小时静脉滴注,中枢神经系统复发未见明显增加,提示Ⅲ期或Ⅳ期 T-淋巴母细胞淋巴瘤患者,不需要行头颅预防照射,仅对初诊时有中枢侵犯患者采用头颅照射。

高危淋巴母细胞淋巴瘤患者需要更强的化疗和异基因造血干细胞移植。LBL 患者在诱导缓解第33天评估,如果肿瘤缩小<70％;骨髓淋巴瘤细胞>5％;脑脊液仍找到淋巴瘤细胞和肿瘤进展则定为高危淋巴母细胞淋巴瘤,接受高危方案化疗和/或异基因造血干细胞移植。5 年无病生存期 40％～50％。

(3)淋巴母细胞淋巴瘤治疗计划和危险分层:根据临床表现、影像学检查(全身 CT 或 MRI,包括颈、胸、腹部和盆腔等部位)、骨髓和脑脊液检查结果,按照 St Jude 分期标准,结合诱导化疗第 33 天疗效,将患者分为低危、中危和高危三组,采用不同强度的化疗。所有患者均需要接受全身化疗联合中枢神经系统预防(鞘内注射化疗＋静脉应用大剂量甲氨蝶呤)。总治疗时间 2 年。

(4)复发/难治淋巴母细胞淋巴瘤治疗:复发/难治淋巴母细胞淋巴瘤生存率低,为 10％～50％。化疗抗药是失败的主要原因。目前没有标准的化疗方案。

2.伯基特淋巴瘤和弥漫大 B 细胞淋巴瘤

儿童伯基特淋巴瘤和弥漫大 B 细胞淋巴瘤均是成熟 B 细胞恶性肿瘤,两者表型相似。恶性程度高,首选治疗手段为全身化疗。成人伯基特淋巴瘤和弥漫大 B 细胞淋巴瘤采用不同的治疗策略。但是儿童伯基特淋巴瘤和弥漫大 B 细胞淋巴瘤采用相同的治疗策略和方案,主要是根据疾病特点结合临床分期进行分层治疗。

(1)局限期治疗:初诊早期(低危)患者可采用 CHOP 方案,5 年无事件生存率可达 88％。但采用德国 BNHL-BFM-90/95 方案,法国 LMB-89 方案和美国 NCI 方案,5 年无事件生存率可达

98%～100%。法国报道了国际多中心的临床研究结果,132 例Ⅰ期和腹部Ⅱ期儿童成熟 B-NHL,手术完整切除后 2 个疗程 CHOP 方案化疗不做鞘注,4 年无病生存率达 98.3%,总生存率达 99.2%,提示局限期儿童 B-NHL 患者可以减低化疗强度。B-NHL-BFM-95 研究将局限期患者 HD-MTX 1 g/m² 输注时间从 24 小时缩短为 4 小时,结果显示降低毒性同时不影响生存率。

(2)广泛期治疗:初诊广泛期患者治疗上则需要采用短疗程、多药联合、高强度化疗和中枢神经系统预防,总治疗时间 3～5 个月。德国 B-NHL-BFM-90/95 方案、法国 LMB-89 方案和美国 NCI 方案均获得很好的疗效,5 年生存率＞80%。德国 B-NHL-BFM 方案需要根据临床分期、LDH 水平和治疗疗效等因素采用不同强度的治疗。中枢神经系统侵犯患者采用上述方案,含大剂量 MTX 5～8 g/m² 和鞘内注射,不做头颅放射并不影响生存。BNHL-BFM-95 方案对大剂量 MTX 输注时间进行随机对照研究,广泛期患者 HD-MTX 5 g/m² 输注时间从 24 小时缩短为 4 小时,生存率明显低于输注时间为 24 小时患者。

儿童伯基特淋巴瘤和弥漫大 B 细胞淋巴瘤高表达 CD20。靶向 CD20 利妥昔单克隆抗体在成人弥漫大 B 细胞淋巴瘤联合 CHOP 方案治疗,可改善生存率。儿童伯基特淋巴瘤和弥漫大 B 细胞淋巴瘤采用目前按危险因素分层治疗的方案,生存率大于 80% 以上。目前化疗联合利妥昔单抗主要治疗高危伯基特淋巴瘤和弥漫大 B 细胞淋巴瘤患者,在高强度化疗基础上加用利妥昔单抗以进一步改善疗效和生存。德国 BFM 协作组Ⅱ期临床研究显示单药利妥昔单抗对儿童伯基特淋巴瘤和弥漫大 B 细胞淋巴瘤有效,美国儿童肿瘤协作组(COG)将利妥昔单抗加入 FAB/LMB-96 高强度方案联合治疗儿童伯基特和弥漫大 B 细胞淋巴瘤的临床研究结果显示可进一步改善晚期患者生存率,特别对中枢神经系统侵犯的患者疗效极好,3 年无病生存率达 93%。

(3)BL 和 DLBCL 危险分层和治疗计划:根据初诊 DLBCL 和 BL 患者危险因素,分为不同危险组,采用不同强度化疗方案,初诊早期(极低危)患者可用 CHOP 方案,也可采用 B-NHL-BFM-95 方案中低危险组(R1)的方案。高危(R4)患者可联合应用利妥昔单抗。

(4)儿童 BL 和 DLBCL 的治疗方案:此方案采用短程、大剂量、多药联合和中枢预防。包括大剂量甲氨蝶呤、大剂量阿糖胞苷等。

(5)复发/难治伯基特和弥漫大 B 细胞淋巴瘤治疗:复发/难治伯基特和弥漫大 B 细胞淋巴瘤患者生存率仅 10%～20%。化疗耐药是主要的问题。目前尚未有标准的化疗方案。美国儿童肿瘤研究组(COG)利用利妥昔单抗联合 ifosfamide＋carboplatin＋etoposide(R-ICE)治疗复发/难治儿童弥漫大 B 细胞淋巴瘤和伯基特淋巴瘤,CR/PR 达 60%。获得完全缓解后应行造血干细胞移植,5 年无病生存率为 30%～50%,自体和异体造血干细胞移植生存无差别。

3.间变大细胞淋巴瘤

儿童间变大细胞淋巴瘤常为全身性系统性疾病,常侵犯淋巴结、肺、皮肤和多发骨侵犯,常伴有高热。根据临床症状体征、影像学和骨扫描等进行临床分期和危险度分组进行治疗。化疗是首选治疗手段。

(1)局限期治疗:德国 BFM 协助组和法国儿童肿瘤组对初诊局限期(Ⅰ/Ⅱ期)间变大细胞淋巴瘤采用与 B-NHL 相似化疗方案,仅化疗 2～4 个疗程可获得很好的疗效。采用 BNHL-BFM-90 方案治疗低危组患者 100% 生存。美国儿童肿瘤研究组(POG)采用三个疗程 CHOP 方案,5 年无病生存率 88%。

（2）广泛期治疗：初诊广泛期的患者最佳治疗策略和方案仍未清楚，采用急淋白血病方案生存率 65%，但是采用治疗伯基特淋巴瘤的短程方案如：德国 B-NHLBFM-90 方案治疗广泛期儿童间变大细胞淋巴瘤 5 年总无病生存率达 76%，低危组 100%，中危组 73%，高危组 79%。中山大学肿瘤防治中心近 10 年也采用改良 BNHL-BFM-90 方案治疗儿童青少年间变大细胞淋巴瘤，5 年无病生存率 81%，低危组 100%，中危组 83%，高危组 75%。

（3）间变大细胞淋巴瘤治疗计划：初诊儿童间变大细胞淋巴瘤治疗是根据危险度分组采用不同强度治疗。中山大学肿瘤防治中心在危险度分组和治疗计划与 BNHL-BFM-90 方案略有不同。

（4）儿童间变大细胞淋巴瘤化疗方案：初治早期（Ⅰ期/Ⅱ期）间变大细胞淋巴瘤患者也可采用 CHOP 方案。也可采用 B-NHL-BFM-95 方案中低危组方案。广泛期患者建议采用 B-NHL-BFM-95 方案。

（5）复发/难治儿童间变大细胞淋巴瘤患者治疗：经挽救化疗后 40%～60% 复发难治间变大细胞淋巴瘤患者仍可获得长期生存。目前尚未有标准挽救化疗方案。BFM 协助组回顾分析一线化疗后复发/难治间变大细胞淋巴瘤患者挽救治疗后采用自体造血干细胞移植 5 年无病生存率 59%，总生存率 77%。但是骨髓或中枢复发或者 CD30（－）患者预后差，这些患者有可能从异基因骨髓移植中获益。法国采用单药长春碱治疗儿童复发难治间变大细胞淋巴瘤获得有很好的疗效，完全缓解率可达 88%。在此基础上，法国研究者将长春碱加入 BFM-90 方案中对初治患者进行的随机临床研究，结果显示加用长春碱与未加长春碱组比较，1 年无病生存率获得改善（无病生存率 91%：74%），但是 2 年无病生存率无差别（73%：70%）。美国 COG 报道采用靶向抑制 ALK 基因的药物克唑替尼治疗复发难治儿童间变大细胞淋巴瘤，8 例患者，7 例获得完全缓解，完全缓解率 88%，为复发难治间变大细胞淋巴瘤患者带来新的曙光。抗 CD30 单克隆抗体正在 CD30 阳性儿童复发/难治间变大细胞淋巴瘤患者进行临床研究。

（6）原发皮肤间变大细胞淋巴瘤治疗：原发皮肤间变大细胞淋巴瘤属于特殊类型，常不表达 ALK 融合蛋白，诊断上与淋巴样丘疹病较难鉴别。主要治疗手段是单纯手术或放疗。

（颜　嫣）

第十节　骨髓增生异常综合征

骨髓增生异常综合征（myelodysplastic syndrome，MDS）是一组临床表现为难治性贫血、感染和出血，外周血象表现为血细胞减少，骨髓为活跃或明显活跃增生，三系有病态造血，或原始细胞和早期细胞增多的综合征。各年龄组均可发病。

一、临床表现

（一）MDS 的临床表现

多样，通常起病隐匿，症状轻重取决于贫血、白细胞和血小板计数减少的程度和速度。有头晕、乏力、衰弱、食欲减退和长达数月至数年的贫血症，部分病例体重减轻。并发症以出血和感染多见，在未转变为急性白血病的病例中，大多死于这两个原因，两者的发生率约分别为 20% 和

39％。出血常表现为皮肤黏膜瘀点和瘀斑,重者反复鼻衄、牙龈渗血、血尿、消化道出血,甚至颅内出血,有出血表现者占 MDS 患者的 60％～80％。感染中以下呼吸道感染为多见,占 60％～70％,其他可表现为肛门、会阴部感染,脓疱症和败血症等。肝、脾大者较多见,但淋巴结增大者不多,5％～20％。还可有四肢骨关节酸痛。MDS 的病程长短不一,最短者 2 个月,较长者 8～10 年,个别可达 20 年,但大多在 2 年以下。

(二)儿童 MDS FAB 亚型的特异表现

儿童 MDS 与成人不同,以外周血细胞数减少的增生低下型 MDS 多见,幼稚细胞增多向白细胞转化的 MDS 相对少见。幼年型慢性粒单核细胞白血病是儿童特有的 MDS 亚类。MDS 有原发和继发于治疗相关 MDS 之分,儿童原发性 MDS 可进一步分为难治性血细胞减少症、难治性贫血伴幼稚细胞增多(RAEB)、难治性贫血伴幼稚细胞增多向白细胞转化(RAEBT)。新的世界卫生组织 MDS 分型是否适合于儿童患者一直受到质疑。

(1)幼年型慢性粒单核细胞白血病也称幼年型慢性粒单核细胞白血病在临床血液学、细胞生物学和分子学等方面与成人慢性髓系白血病明显不同。幼年型慢性粒单核细胞白血病主要发生在 4 岁以下的婴幼儿,男性较女性多见。皮肤损害症状明显,特别是面部皮疹是常见而重要的体征之一,多数患儿脾大,部分患儿肝脏和淋巴结增大。外周血中白细胞计数及单核细胞绝对数增多,贫血、血小板计数减少,血液中胎儿血红蛋白持续性的明显增高,常＞10％,骨髓增生明显活跃,原始细胞及单核细胞增多,巨核细胞减少,病态造血的特征常不明显,6％～24％的患儿表现有 7 号染色体单体(－7),体外培养 CFU-GM 呈自发性生长,对 GM-CSF 刺激敏感性增高,患儿对化疗反应不敏感,生存期短,但急性白血病转化率相对较低,多数患儿死于骨髓衰竭并发症。

(2)7 号染色体单体是儿童 MDS 较多见的染色体异常变化。占原发性儿童 MDS 的 40％,伴发先天性或遗传异常的儿童 MDS 常出现 7 号染色体单体(－7)。男孩多见,男女比为 4.7：1。外周血白细胞和单核细胞增多,贫血,血小板计数减少,常见幼稚红细胞和幼稚粒细胞,骨髓呈增生性特征。患儿经常发生感染,肝、脾、淋巴结增大,多很快转化为急性髓系白血病(acute myeloid leukemia,AML)。7 号染色体单体(－7)在 MDS 发病中的作用机制尚不明。

(3)约 1/3 儿童 MDS 存在先天或遗传异常,如 Down 综合征、Fanconi 综合征、神经纤维瘤 Ⅰ型(NF-1)、Bloom 综合征、先天性中性粒细胞减少、血小板储存池病、家族性-7 综合征、线粒体细胞病、非特异性免疫缺陷以及不能分类的其他先天性异常等,这些患儿发病年龄大多＞2 岁,AML 的转化率较原发性儿童 MDS 为低。

成人世界卫生组织 MDS 诊断分型标准中按骨髓原始粒细胞比例将 RAEB 再分为 RAEB-Ⅰ(骨髓原始细胞 5％～9％)和 RAEB-Ⅱ(骨髓原始细胞 10％～19％)两型,此外,将 MDS 和 AML 骨髓原始细胞的分界降低为 0.20,取消了 RAEB-t 亚型,但现有资料表明这并不适合儿童 MDS。如果患者有原发性 AML 特有的染色体及其融合基因异常,如 t(8;21)/AML1-ETO,t(15;17)/PML-RARα,Inv(16)/CBFβ-MYH11,t(9;11)/MLL-AF9 等,不管原始细胞比例是多少均应诊断 AML。对于那些骨髓原始细胞比例在 20％～30％的患儿,如无临床和儿童 MDS 特征性 7 号染色单体异常或前述原发性 AML 特征性染色体核型异常,应在几周后重复骨髓检查,如果骨髓原始细胞比例超过 30％则诊断为 AML,如果骨髓原始细胞比例保持稳定则诊断为 RAEB-t。

二、诊断

(一)外周血常规

常表现为一系或一系以上血细胞数减少,部分患儿网织红细胞百分率有增高。贫血一般呈正细胞、正色素性,红细胞大小不一,可见单个核或多核有核红细胞及卵形大红细胞。粒系形态变化较明显,核浆发育不平衡,可出现 Pelgen-Huet 畸形(分叶减少的中性粒细胞),也可伴分叶过多畸形,或中性粒细胞胞质中颗粒减少,或无颗粒以及其他的形态异常表现。单核细胞常可见增多。血小板及其颗粒常减少,可见大型血小板或形态异常,电镜下可呈空泡形成,糖原减少,微小管缺乏,小管系统扩张等变化。有些患儿血小板计数可正常,但有出血倾向,血小板对胶原、三磷酸腺苷等诱导的聚集作用异常,黏附性降低。

(二)骨髓涂片

MDS 的骨髓细胞学检查呈现病态造血的现象。$1/2\sim3/4$ 患儿骨髓有核细胞增生亢进或正常,$1/4$ 左右患儿骨髓增生减低,尤其是继发性 MDS 骨髓增生常低下,而骨髓增生活跃时常伴有纤维化,因此常出现骨髓不易抽出("干抽"现象)。红系病态造血表现为,红系增生过多($>60\%$)或过少($<5\%$),多数患儿的幼红细胞有巨幼样改变,出现环状铁粒幼红细胞、多核红细胞、核分裂、核凹陷以至核分叶、胞质染色不均匀、多嗜性红细胞及点彩红细胞,尤其 MDS 转变为白血病前,上述变化为较突出的表现。粒系病态造血表现为,颗粒减少或缺如或过大,成熟粒细胞胞质仍嗜碱,呈浆核发育不平衡表现,细胞核分叶过少(Pelger-Hüet 异常)或过多。巨核系病态造血表现为巨核细胞减少,出现小巨核细胞、大单个核巨核细胞、多核巨核细胞、胞质中颗粒加大或形态异常。小巨核细胞及巨大血小板偶尔出现在外周血中。

(三)骨髓活检

除了观察骨髓中细胞学改变之外,还可见到下列主要的组织学变化红系前体细胞成熟过程障碍,常形成分化在同一阶段的幼红细胞岛,伴有早幼红细胞增多,骨髓中原粒细胞和早幼粒细胞离开骨小梁附近呈中心性簇生,这些异位的原粒和早幼粒细胞形成聚集(>5 个粒系前体细胞)或小簇($3\sim5$ 个粒系前体细胞),称为异位的不成熟前体细胞(abnormal localization of immature precursor,ALIP),巨核细胞形态异常,表现为体积有显著的大小不一,细胞核呈低分叶的鹿角样和不规则的过多分叶,小型巨核细胞(体积仅为正常的 $1/6$)普遍多见。骨髓组织内细胞增生活跃者(造血组织 $>50\%$)$60\%\sim70\%$,部分患者增生正常(造血组织 $30\%\sim50\%$),少数患者骨髓造血细胞增生减低($<30\%$)。还可见骨髓组织中硬蛋白纤维增多的现象,但没有胶原纤维增多。上述变化中,尤其是 ALIP 不仅有诊断价值,而且对估计 MDS 的预后有价值,有 ALIP 的患儿约有 40% 可发展成急性粒细胞白血病,平均生存期约 16 个月,无 ALIP 的 MDS 患儿仅 10% 发展成急性粒细胞白血病,平均生存期为 33 个月。

(四)细胞遗传学

较常见的染色体异常有 5q-、-7、+8、+21,7q-,假二倍体,亚二倍体,超二倍体,21-4 体及-5 等。极少数可出现 ph 染色体。5q-综合征患儿均有第 5 号染色体长臂缺失(其断裂点位置常在 2 区或 3 区)。细胞遗传学改变对 MDS 预后方面有以下共同特点:①正常核型者比异常核型者好;②单一异常者比多种异常者好(-7 或 7q-例外);③核型稳定者比核型演变者好。

(五)造血干细胞培养

一般采用 Pike 和 Robinson 建立的造血干细胞培养技术。MDS 时有明显的粒细胞-单核细胞集落形成单位(CFU-GM)形成障碍。凡在琼脂中生长形成 3～20 个细胞的细胞团称为小簇，形成 21～40 个细胞者称为大簇，形成 41 个以上细胞者称为集落。正常人 CFU-GM 体外培养形成中性粒细胞、单核、巨噬细胞或粒细胞性混合集落，细胞分化和形态均正常。MDS 的 CFU-GM 体外培养结果往往集落数低下，细胞集落和细胞簇中细胞成熟度及两者间比例显著低于正常对照组，为急性白血病相似的集落形成和细胞分化障碍。

(六)MDS 患者机体免疫功能

有多种变化，有体液免疫异常和细胞免疫异常的各种表现，但无特异性，提示有免疫功能紊乱，主要以体液免疫和细胞免疫功能降低为主。

三、治疗

支持疗法是 MDS 最基本的治疗措施，贫血严重者输血或少浆红细胞，感染时用相应的抗生素。造血干细胞移植是目前唯一可以根治 MDS 的治疗方法。

(一)造血干细胞移植

因造血干细胞移植唯一能使 MDS 治愈，如患儿一般情况好，应积极考虑做造血干细胞移植治疗，争取治愈。

大约 50% 的患者可以通过造血干细胞移植得到治愈，但不同的 MDS 亚型移植时机是不一样的，伴有幼稚细胞增多的 MDS 因为随时可能向白血病转化，且一旦转化成白血病治疗难度是很大的，所以应该尽早移植。不伴有幼稚细胞增高的 MDS 一般病情进展缓慢，有较长的稳定期，研究发现早移植与晚移植的疗效是没有差别的，所以一般不需要马上移植，只有当病情进展到反复输血依赖时才需要尽早移植。对于伴有－7 染色体异常的 MDS，因为其病情进展比较快，所以也应该尽早移植。

作为儿童 MDS 的特有亚型-幼年型慢性粒单核细胞白血病，造血干细胞移植前患者往往伴有明显肝脾大，对于巨大的脾脏是否移植前需要切脾有一定的争议，虽然切脾有助于植入、有助于减少血小板的输注，但来自欧洲 EWOG-MDS100 例儿童幼年型慢性粒单核细胞白血病移植资料提示切脾并不能提高疗效，所以推荐移植前不必要切脾。

RAEBT 患者移植前是否需要化疗就有很大争议，临床实践中往往从两个方面可以帮助我们做出决定，第一我们可以看看这些患者有否非随机的染色体异常，如 t(8,21)或 inv16，如果伴有这样的染色体异常，即使幼稚细胞比例没有达到 30%，也已经是经典的 AML 了，也可以在严密观察下随访等待看幼稚细胞是否马上升高。第二就是看 RAEB、RAEBT 患者移植前化疗是否有助于提高疗效，来自欧美的研究并未发现这些患者在移植前接受化疗能提高疗效。因此目前一般认为伴有幼稚细胞增高的 MDS 患者不必要接受化疗，应该直接移植。

因为移植治疗是 MDS 患者获得治愈的唯一希望，其移植指针应该比任何类型的白血病还要强，所以一旦诊断明确，应积极寻找供体准备移植，为了防止病情变化，RAEB、RAEBT 患者不能花更多时间在选择供体上，即使是配型条件较差的非血缘相关供体甚至半相合供体都应积极考虑，以争取时间。

(二)化疗

1.小剂量阿糖胞苷

剂量为 $10～20\ mg/m^2$，每天 1～2 次，皮下注射 10 天～10 月，完全缓解者约 30%，部分缓解者约 30%，似乎延长存活期。

2.小剂量三尖杉碱

0.5～1.0 mg 静脉滴注,每天或隔天 1 次,10～15 次为 1 个疗程,休息 5～10 天,再接下 1 个疗程。不良反应是骨髓抑制。

3.联合化疗

常用联合化疗方案有 HOAP、HA、VP16＋Arc-C、COAP、DA 等。但联合化疗后骨髓抑制持续的时间比急性白血病化疗后骨髓抑制时间长,且不易恢复,病态造血也难以纠正,容易并发致死性的严重感染,故宜慎重。

(三)其他

包括免疫抑制药(环孢霉素)和 DNA 甲基化酶抑制药(5-氮杂胞苷和地西他滨),除有环孢霉素治疗儿童 MDS 的小系列报道外,其他药物极少有用于儿童 MDS 的研究报道。全反式维 A 酸对 MDS 剂量为每天 $20～60$ mg/m²,疗程 1～9 个月。不良反应为皮肤黏膜干燥,ALT 增高,颅内压增高等。

(颜　嫣)

第十章

小儿免疫系统常见病

第一节 川 崎 病

川崎病(KD)又称皮肤黏膜淋巴结综合征(MCLS),是一种以全身性中、小动脉炎性病变为主要病理改变的急性热性发疹性疾病,其临床特点为发热伴皮疹,指、趾红肿和脱皮,口腔皲裂和眼结膜充血及颈淋巴结肿大,其最严重危害是冠状动脉损害,它是儿童期后天性心脏病的主要病因之一。

一、病因

病因不明,流行病学资料支持其病因可能为感染所致,曾提出溶血性链球菌、葡萄球菌、支原体和病毒(尤其是反转录病毒)感染为其病因,但反复病原学检查均未能证实。

二、临床表现

(一)主要表现

1.发热

常为不规则热或弛张热,可高达 40 ℃以上,一般持续 1～3 周。高热时可有烦躁不安或嗜睡。

2.球结合膜充血

多于起病 3～4 天出现,双眼球结合膜血管明显充血,无脓性分泌物,热退时消散。

3.唇及口腔表现

唇充血皲裂,舌乳头突起、充血似杨梅舌。口腔及咽黏膜弥漫性充血,呈鲜牛肉色。

4.多形性红斑或猩红热样皮疹

以躯干最多,常在第 1 周出现,偶有痛痒,不发生疱疹或结痂。常见皮疹形态为弥漫性斑丘疹、猩红热样和多形性皮疹,而荨麻疹或小脓疱疹较少见,皮疹广泛分布,主要累及躯干和四肢,腹股沟处皮疹可加重,亚急性期也可发生新发过敏性皮炎。大疱性、水疱性和瘀斑样皮疹通常不是川崎病的皮疹表现。肛周皮肤发红、脱皮。有的婴儿原卡介苗接种处重新出现红斑卡介苗接种处出现红斑是川崎病早期相对特异性表现,目前认为即使没有全身其他皮疹表现,卡疤红肿也可作为川崎病的临床特征。

5.手足症状

急性期手足硬性水肿和掌跖红斑,恢复期在指趾末端沿指趾甲与皮肤交界处出现膜样脱皮,这一症状为本病较特征性的表现。指、趾甲有横沟。

6.颈淋巴结肿大

单侧或双侧颈淋巴结肿大,坚硬有触痛,表面不红,无化脓。病初出现,热退时消散。有时亦伴枕后、耳后淋巴结肿大。

(二)心脏表现

于疾病的1～6周可出现心肌炎、心包炎、心内膜炎、心律失常。心电图可示低电压、PR或QT间期延长、ST-T改变等;伴冠状动脉病变者,可呈心肌缺血甚至心肌梗死改变。冠状动脉造影或二维超声心动图可发现30%～50%病例伴冠状动脉扩张,其中15%～20%发展为冠状动脉瘤,多侵犯左冠状动脉。冠状动脉损害多发生于病程2～4周,但也可见于疾病恢复期。心肌梗死和冠状动脉瘤破裂可致心源性休克甚至猝死。

(三)其他

可有间质性肺炎、无菌性脑膜炎、消化系统症状(腹痛、呕吐、腹泻、麻痹性肠梗阻、肝大、黄疸等)和面神经麻痹、感官性耳聋、无菌性脓尿。

三、辅助检查

(一)常规检查

周围血白细胞计数增高,以中性粒细胞为主,伴核左移。轻度贫血,血小板早期正常,第2～3周增多。少数血小板低,提示病情严重。尿常规可出现镜下白细胞,但尿培养阴性。血沉增快,C-反应蛋白、ALT和AST升高,胆红素升高,血钠及白蛋白可下降。降钙素原轻中度增高。血浆D-二聚体增高。

(二)免疫学检查

血清IgG、IgM、IgA、IgE和血液循环免疫复合物升高。Th2类细胞因子如IL-6明显增高,血清总补体和C_3正常或增高。

(三)心电图

早期示窦性心动过速,P-R间期延长,非特异性ST-T变化;心包炎时可有广泛ST段抬高和低电压;心肌梗死时相应导联有ST段明显抬高,T波倒置及异常Q波。

(四)X线胸部平片

可示肺部纹理增多、模糊或有片状阴影,心影可扩大。

(五)超声心动图

急性期可见心包积液,左心室内径增大,二尖瓣、主动脉瓣或三尖瓣反流;可有冠状动脉异常,如冠状动脉扩张(因年龄而异,3岁以内应<2.5 mm,3岁至9岁应<3 mm,9岁以上应<3.5 mm)。在测量冠脉内径时,需要注意不仅仅是测量左右冠脉起始部内径,还要测量右冠脉中段、远端,左回旋支、左侧前降支,防止遗漏冠脉出现的扩张、狭窄、闭塞。另外,由于冠脉内径绝对值受年龄的影响,有一定局限性。可有Z值评估冠脉损伤情况。目前我国尚未建议相关标砖,Z值的应用也未形成共识,故推荐在判断冠脉瘤时采用以下综合标准。小型冠脉瘤Z值2～5,中型冠脉瘤5～10,巨大冠脉瘤≥10。

(六)冠状动脉造影

超声波检查有多发性冠状动脉瘤,或心电图有心肌缺血表现者,应进行冠状动脉造影,以观察冠状动脉病变程度,指导治疗。

四、诊断及鉴别诊断

(一)诊断标准

1.典型川崎病

发热 5 天以上,伴下列 5 项临床表现中 4 项者,排除其他疾病后,即可诊断为川崎病。

(1)四肢变化:急性期掌跖红斑、手足硬性水肿,恢复期指趾端膜状脱皮。

(2)多形性红斑。

(3)眼结膜充血。

(4)口唇充血皲裂,口腔黏膜弥漫充血,舌乳头呈杨梅舌。

(5)颈部淋巴结肿大。

如上述 5 项临床表现中不足 4 项,但超声心动图有冠状动脉损害,亦可确诊为川崎病。

2.不完全川崎病

(1)对于发热≥5 天,但临床表现不足 4 项者,若 CRP≥30 mg/L,或(和)红细胞沉降率≥40 mm/h,具备以下 6 项中 3 项,可考虑不完全川崎病:①贫血;②血小板计数明显增高;③白蛋白≤30 g/L;④丙氨酸氨基转移酶增高;⑤血常规白细胞计数≥15 G/L;⑥尿常规白细胞≥10 个/HPF。

(2)超声心动阳性也可诊断不完全川崎病。即符合以下 3 项中 1 项:①左前降支或右冠脉的 Z 值≥2.5;②任意冠脉有动脉瘤形成;③以下超声心动图表现≥3 项:左心室收缩功能降低;二尖瓣反流;心包积液;任意冠脉 Z 值为 2.0～2.5。

(二)鉴别诊断

本病需与感染性疾病如猩红热、败血症、化脓性淋巴结炎及其他免疫性疾病如幼年特发性关节炎、系统性红斑狼疮、渗出性多形性红斑等相鉴别。

五、治疗

(一)阿司匹林

每天 30～50 mg/kg,分 2～3 次服用,热退 48～72 小时复查炎性指标(白细胞、CRP、白介素—6)恢复正常,减至 3～5 mg/kg·d 顿服。无冠脉扩张或急性期冠脉轻度扩张,但 30 天内恢复正常的患儿,阿司匹林需使用 2～3 个月。对于存在冠脉后遗症的患儿,参照"川崎病冠状动脉病变的临床处理(2020 年修订版)"治疗、随访。另外对于正在口服阿司匹林患儿,若合并流感、水痘患者,有 Reye 综合征风险,需停用 2 周。用氯吡格雷替代(<2 岁,0.2～1.0 mg/kg·d;≥2 岁,1.0 mg/kg·d,口服)。

(二)静脉注射丙种球蛋白(IVIG)

大剂量 IVIG。2 g/kg,时间控制在 10～12 小时,若体重>20 kg,建议 1 g/kg,静滴 2 天。静滴 IVIG 前需注意心功能。另外需注意,非 O 型血静滴 IVIG 时有溶血风险,故川崎病患儿在发生贫血时,需鉴别为川崎病本身所致贫血,还是输注 IVIG 后发生了溶血。需要注意的是对于冠脉扩张的患儿,双嘧达莫可引起"窃血",故冠脉扩张的患儿不主张用。

如果接诊川崎病患儿时病程已超过 10 天或更久,只要存在临床症状或(和)炎性指标仍异常,仍建议给予川崎病治疗。若症状已消退,同时炎性指标恢复正常,且心脏彩超正常,可不给予治疗,延迟诊断。

（三）肾上腺皮质激素

因可促进血栓形成,易发生冠状动脉瘤和影响冠脉病变修复,故不宜单独应用。糖皮质激素:可用于 IVIG 无效的挽救治疗,甲泼尼龙 2 mg/kg.d,分 2 次静脉滴注,CRP 正常减停。或 10～30 mg/kg·d 冲击 3～5 天,总疗程 2 周以上。

（四）其他治疗

1.抗血小板聚集

除阿司匹林外加用双嘧达莫,每天 3～5 mg/kg。

2.对症治疗

根据病情给予对症及支持治疗,如补充液体、保护肝脏、控制心力衰竭、纠正心律失常等,有心肌梗死时应及时进行溶栓治疗。

3.心脏手术

严重冠状动脉病变宜行外科手术,如冠状动脉搭桥术等。

六、预后和随访

本病是自限性疾病,多数预后良好,1‰～2‰的病例可有 1 次或多次复发。有冠状动脉病变者,多数于 1 年内超声心动图恢复正常,但 1‰～2‰可死于心肌梗死或动脉瘤破裂,个别病例在临床症状消失数年后猝死。无冠状动脉病变患儿于出院后 1 个月、3 个月、半年及 1 年进行一次全面检查(包括体检、ECG 和超声心动图等)。有冠脉病变的患者需随访终身。应用 IVIG 的患儿,9 个月内不建议接种麻腮风等活疫苗。

（臧春辉）

第二节　过敏性紫癜

过敏性紫癜是一种主要侵犯毛细血管的变态反应性疾病,为血管炎综合征中的最常见类型。临床特点主要为皮肤紫癜、关节肿痛、腹痛、便血和血尿等。

一、病因和发病机制

病因不明,与本病有关的因素是感染(细菌、病毒或寄生虫等)、药物(抗生素、磺胺类、异烟肼、水杨酸类、苯巴比妥钠等)、食物(鱼、虾、蟹、蛋、牛奶等)及其他(花粉吸入、昆虫叮咬、疫苗注射等)。近年研究表明,A 组溶血性链球菌感染是诱发本病的重要因素。机体对这些因素产生不恰当的免疫应答,形成免疫复合物,引起广泛的毛细血管炎,严重时可发生坏死性小动脉炎,血管壁通透性增强导致皮肤、黏膜和内脏器官出血和水肿。

二、病理

基本病理改变为广泛性的无菌性毛细血管和小动脉的炎性反应。血管通透性改变可引起皮下组织、黏膜及内脏水肿和出血。病变主要累及皮肤、肾、关节和胃肠道。

三、临床表现

本病多见于 6 岁以上的儿童与青年。多为急性起病,在起病前 1～3 周常有上呼吸道感染史。首发症状以皮肤紫癜为主,约半数患儿有关节肿痛或腹痛,并伴有低热、食欲缺乏、乏力等全身症状,30％～60％的患儿有肾损害。

(一)皮肤紫癜

病程中反复出现皮肤紫癜为本病特点,最多见于下肢和臀部,尤以小腿伸侧较多,对称分布,分批出现,严重者延及上肢和躯干。紫癜大小不等,呈紫红色,高出皮肤,可融合成片,以致出血性坏死,紫癜一般 4～6 周后消退,部分患儿间隔数周或数月后又复发。可伴有荨麻疹、多形性红斑和血管神经性水肿。

(二)消化道症状

不少患者可反复出现阵发性腹痛,常位于脐周或下腹部,可伴恶心、呕吐,部分患儿有便血,偶有肠套叠、肠梗阻或肠穿孔发生,有的腹痛常发生在皮肤紫癜显现以前。

(三)关节疼痛或肿胀

多累及膝、踝、肘等关节,可单发亦可多发,呈游走性,有积液,不遗留关节畸形。

(四)肾症状

30％～60％的患儿有肾病变,常在病程 1 个月内出现,症状轻重不一。多数患者出现血尿,有管型,尿蛋白阳性,伴血压增高和水肿,称为紫癜性肾炎。少数呈肾病综合征表现。有些患儿的血尿、蛋白尿持续数月至数年,大多数都能完全恢复。约 6％的患儿发展为慢性肾炎。

(五)其他

偶可发生颅内出血,导致惊厥、昏迷、瘫痪、失语等严重症状。还可出现鼻出血、牙龈出血、咯血等出血表现。

四、实验室检查

(一)血液检查

约半数患儿的毛细血管脆性试验阳性;白细胞数正常或轻度增高、中性和嗜酸性粒细胞增高;血小板计数、出血和凝血时间、血块退缩试验和骨髓检查均正常;血清 IgA 浓度增高。

(二)尿液检查

与肾小球肾炎相类似。

(三)粪便隐血试验

可呈阳性反应。

五、诊断及鉴别诊断

根据典型的皮肤症状及实验室检查,即可诊断。如果皮肤症状轻微或皮疹未出现前,患儿有剧烈腹痛、多发性关节疼痛或水肿、高血压、血尿等症状,则需与特发性血小板减少性紫癜、外科急腹症、风湿性关节炎及急性肾炎等疾病鉴别。

六、治疗

本症无特效疗法。

（一）一般疗法

急性发作期卧床休息；尽可能寻找并避免接触变应原；积极治疗感染；腹痛时用解痉剂。

（二）糖皮质激素与免疫抑制剂

急性发作症状明显时，使用泼尼松，可改善腹痛和关节症状，但不能减轻紫癜或减少肾损害的发生率，也不能防止复发。剂量每天 1～2 mg/kg，分次口服，症状缓解后即可停药，疗程多在 10 天以内。严重病例可静脉滴注皮质类固醇制剂，若并发肾炎且经激素治疗无效者，可试用环磷酰胺治疗。

（三）止血、脱敏处理

安络血可增加毛细血管对损伤的抵抗力，加用维生素 C 以改善血管脆性。消化道出血者应限制饮食或禁食，可静脉滴注西咪替丁每天 20～40 mg/kg，出血过多导致贫血者予以输血。有荨麻疹或血管神经性水肿时，应用抗组胺药物或静脉滴注钙剂有助于脱敏。

（四）抗凝治疗

阻止血小板和血栓形成，应用阿司匹林每天 3～5 mg/kg，每天 1 次；或双嘧达莫每天 3～5 mg/kg，分次服用。

（五）其他

应用钙通道阻滞剂，如硝苯地平每天 0.5～1.0 mg/kg，分次服用；或吲哚美辛每天 2～3 mg/kg，分次服用，均利于血管炎的恢复。

七、病程和预后

绝大部分患者预后良好。轻症一般 7～10 天痊愈，重症病程则可长达数周至数月，也可反复发作持续 1 年以上。

（臧春辉）

第三节　原发性免疫缺陷病

原发性免疫缺陷病（primary immunodeficiency disease，PID）是一组因先天性免疫系统发育不全而引起的免疫障碍性疾病。其中大多数与血细胞的分化和发育有关。PID 大多数自婴幼儿期开始发病，严重者常导致夭折。

一、病因和发病机制

PID 的病因目前尚不清楚，可能由下列因素所致。①遗传因素：在许多 PID 中起作用。②宫内感染因素：曾有报道胎儿感染风疹后引起低丙种球蛋白血症伴高 IgM，因感染巨细胞病毒使胎儿的干细胞受损而致严重联合免疫缺陷等。PID 的发病机制复杂，可能为造血干细胞、定向干细胞、T 淋巴细胞或 B 淋巴细胞分化成熟障碍，也可能是上述细胞在分子水平上发生障碍的结果。

二、临床表现

PID 包括多种疾病，临床表现十分复杂，但其基本特点为反复感染，常是致死的主要原因。

（一）反复感染

1.Ig 缺乏者

常见为 IgG 及其亚类缺陷。由于出生时有来自母体的 IgG,故常在生后数月（来自母体的 IgG 消失）才表现为反复化脓性感染。病毒性感染的发生率亦较高。

2.联合免疫缺陷者

于出生后不久即可发生感染性疾病,较单纯 Ig 缺乏者更为严重。除发生化脓性感染外,更突出的是反复病毒感染,真菌感染,也可罹患全身性结核。接种减毒活疫苗如麻疹疫苗后往往引起全身感染,甚至死亡。临床上无论 Ig 缺乏或联合免疫缺陷者,其化脓性感染除一般致病菌外,毒力低的条件致病菌如表皮葡萄球菌等也可造成严重感染。

3.中性粒细胞功能缺陷者

易患各种急、慢性化脓性感染,以及慢性肉芽肿。

4.补体缺陷者

常患奈瑟菌属感染。

（二）自身免疫性疾病

PID 若能存活到 3～5 岁,部分病例可患自身免疫性疾病如系统性红斑狼疮、类风湿关节炎等,以及超敏反应性疾病如支气管哮喘等。

（三）恶性肿瘤

联合免疫缺陷和 Ig 缺乏者易发生恶性肿瘤,其发病率较同龄人高 100～300 倍,尤易发生淋巴瘤、急性淋巴细胞性白血病。

三、几种常见的原发性免疫缺陷病

（一）抗体缺陷病

1.X 连锁无丙种球蛋白血症（Bruton 病）

亦称先天性无丙种球蛋白血症。其缺陷基因定位于 X 染色体长臂（xq21.3～22）。多数于出生后6～12 个月时发生反复化脓性感染,以呼吸道感染为主,也可为全身感染。血清丙种球蛋白常在 2 g/L 以下,IgG<1 g/L,IgA 和 IgM 极少或难以测出,周围血极少或缺乏 B 淋巴细胞,淋巴结和骨髓内无浆细胞,但可见到前 B 淋巴细胞。表明 B 细胞的分化和发育受阻,不能从前 B 细胞发育为 B 细胞。原因尚未了解。如不积极治疗,约半数于 10 岁前死亡。

2.选择性 IgA 缺乏症

为常见的 PID,其发生率占正常人群的 1/800～1/600,男女均可发病。大部分患者没有症状,出现临床症状者仅占其中的 10%～15%。患者常有呼吸系统、消化系统、泌尿系统等病毒或细菌感染。血清 IgA<0.05 g/L,IgG 和 IgM 正常或代偿性增高,IgA 通常降低或缺乏。给患儿注射 IgA 可诱发产生抗 IgA 的抗体,导致超敏反应。因此应避免使用丙种球蛋白（其中含有少量 IgA）。预后一般较好,少数患儿有自行恢复 IgA 合成的能力。

3.婴儿暂时性低丙种球蛋白血症

本病偶有家族史,男女均可发病,病因不明。可能为母体产生抗胎儿 Ig 的抗体,通过胎盘破坏或抑制新生儿产生 Ig,使出生后一段时间内血清 IgG、IgA、IgM 总量常＜4 g/L,IgG＜2.5 g/L。病儿易患革兰阳性细菌感染。直肠黏膜固有层活检见到浆细胞可与 Bruton 综合征鉴别。本病有自限性,1.5～3.0 岁时血清 Ig 上升至正常水平。

(二)细胞免疫缺陷病

胸腺发育不全综合征。因胚胎时期第 3、4 对咽囊发育障碍导致(常伴甲状旁腺)胸腺发育不全或不发育。男女均可发生,胸腺缺如使 T 细胞数量减少,患儿易患病毒感染;因甲状旁腺功能低下,患儿出生后即有低钙血症。特殊面容表现为眼距宽,鼻梁平坦,小下颌,耳位低等,心脏畸形多是大动脉错位、法洛四联症等。尽管胸腺体积变小或萎缩而代以外胚叶组织,但本病免疫缺陷表现轻,血清免疫球蛋白(Ig)水平往往不低,仅约 20% 病例出现 T 细胞功能异常,多数患儿随年龄增长,T 细胞缺陷可自行恢复至正常。骨髓和胸腺细胞移植已有成功的报道。

(三)抗体和细胞免疫联合缺陷病

严重联合免疫缺陷病(SCID)为先天性免疫缺陷。最初由 Hitzig 在瑞士(Swiss)发现,也称 Swiss 型。病因尚未完全明了,可能与骨髓多能干细胞缺陷密切有关。由于干细胞缺乏,使 T 淋巴细胞、B 淋巴细胞均缺乏。根据遗传方式和临床特点又分为常染色体隐性遗传的 SCID、X 连锁性遗传 SCID、湿疹-血小板减少伴免疫缺陷等数种类型。主要表现为严重的细菌、病毒和真菌感染,部分患儿发生卡氏肺囊虫感染。常并发恶性肿瘤、自身免疫性溶血和甲状腺功能低下等。X 线检查不见胸腺及鼻咽部腺体样阴影。本病预后恶劣,多数于 1 岁左右死亡。

(四)原发性非特异性免疫缺陷

包括原发性补体缺陷和吞噬细胞缺陷性疾病,约占原发性免疫缺陷病的 10%。原发性补体缺陷病的共同表现是对奈瑟菌感染敏感性增高,易发生系统性红斑狼疮及狼疮样综合征。原发性吞噬细胞缺陷以易患反复迁延的化脓性疾病为特征。

四、诊断

(一)病史和体格检查

(1)经常反复感染是本组疾病的主要特征。

(2)大多为遗传性,应注意家族成员有无类似发病者。

(3)发病年龄与病种有关,一般而言,Ig 缺陷突出者于 6 个月后才发生感染,联合免疫缺陷者则发病较早。

(4)体格检查发现扁桃体发育不良或缺如,难以摸到浅表淋巴结,而肝脾大常见。

(二)实验室检查

全面的免疫学分析是诊断免疫缺陷的主要手段。对临床表现提示免疫缺陷的患儿可先做过筛试验(如外周血常规和淋巴细胞、中性粒细胞计数,皮肤迟发超敏反应,血清 Ig 及 C_3 测定等)。必要时可在骨髓、淋巴结或直肠黏膜活检标本中检测 T、B 细胞系统和粒细胞、血小板等的数量和形态,以做出正确评价。

(三)X 线检查

婴幼儿期缺乏胸腺影者提示 T 细胞功能缺陷,胸腺及鼻咽部腺体样阴影均消失见于先天性免疫缺陷。

五、治疗

(一)一般治疗

应加强护理和支持疗法,防止感染,已合并感染时选用适当的抗生素。各种伴有细胞免疫缺陷者都应禁忌接种活疫苗或活菌苗,以防发生严重感染等。

（二）替代疗法

1.丙种球蛋白

该制剂仅用于治疗 IgG 缺乏者。肌内注射剂量为每月 100 mg/kg,分次给予,分多处不同部位注射,每一部位注射总量不得大于 5 mL,用药后注意不良反应。IgA 缺乏症患者因可发生抗 IgA 抗体而致超敏反应,故禁忌使用丙种球蛋白。

2.新鲜血浆

血浆中除含 IgG 外,还含有 IgA、IgM 和补体,适用于治疗各类体液免疫缺陷病,剂量为 10～15 mL/kg,每 4 周静脉滴注一次。

3.白细胞

用于治疗中性粒细胞功能缺陷,因作用短暂,仅用于严重感染发生危象时。对 T 细胞缺陷者,无论输血、输血浆、红细胞和白细胞均须极其慎重。因该制品中均含有 T 细胞,即使输入极少量供体 T 细胞也会引起严重的移植物抗宿主反应。

（三）免疫重建

为患儿移植免疫器官或组织,使在患儿体内定居存活,以恢复其免疫功能。临床按免疫缺陷水平不同,可分别移植含有造血干细胞的骨髓、胚肝,含有淋巴干细胞及能产生胸腺素的胎儿胸腺以及基因治疗,如将腺苷脱氨酶（ADA）的编码基因插入病儿的淋巴细胞中可治疗伴 ADA 缺陷的 SCID。

六、预防

做好遗传咨询,检出致病基因携带者。对曾生育过 X 连锁遗传的免疫缺陷病儿的孕妇,应做羊水细胞检查,以确定胎儿性别和决定是否终止妊娠等。

（臧春辉）

第四节 系统性红斑狼疮

系统性红斑狼疮（systemic lupus erythematosus,SLE）是自身免疫介导的,以免疫炎症为突出表现的弥漫性结缔组织病。其特征是血清 ANA 为代表的多种自身抗体和多系统受累。儿童 SLE 占儿童风湿性疾病的 11%,约占所有 SLE 病例的 20%。儿童 SLE 与成人 SLE 相比,病情更重,常常累及多个系统,发展迅速,预后差。儿童 SLE 的患病率,国外资料估计,(0.36～0.60)/10 万人;我国台湾地区一项调查显示 16 岁以下儿童 SLE 的患病率(5.7～7.0)/10 万人;目前尚无我国大陆地区儿童 SLE 发病率或患病率的报道。发病年龄多在 9 岁以上,女孩多见,男女比例为 1:(7～9)。

一、病因和发病机制

确切的病因与发病机制尚不清楚。发病与多种因素有关,包括遗传、免疫、雌性激素和环境因素(感染、紫外线辐射、药物)等。可能性机制是在遗传易感素质的基础上,外界环境作用激发机体免疫功能紊乱及免疫调节障碍而引起的自身免疫性疾病。

(一)遗传

本病与 HLA 有一定关联,中国人与 HLA-DR2 较为密切。患儿亲属可有同病患者,单卵双胎发病率为 24%,双卵为 2%。近年来又发现,HLA-Ⅱ类等位基因与 SLE 患者存在的某些自身抗体相关;抗 ds-DNA 抗体高的患者 96%具有 HLA-DQBI＊0201(与 DR3 和 DR7 连锁)或 DQBI＊0602(与 DR2 和 DRw6 连锁)或 DQB1＊0302(与 DR4 单倍型连锁);抗磷脂抗体与抗 Sm 抗体也发现与某些型等位基因密切相关;一些补体成分,如 C_2、C_4、C_1 遗传性基因缺陷也易致本病。

(二)免疫

SLE 是一种异质性疾病,不同患者的免疫异常可能不尽相同。T 细胞绝对值减少及 T 抑制细胞减少,致使 B 细胞功能亢进,自发产生大量自身抗体,如 ANA、抗 DNA 抗体、抗磷脂抗体等,和相应的抗原结合形成大量免疫复合物沉积在靶器官引起多系统疾病,同时,伴随着补体系统激活,血补体降低。

(三)雌性激素

本病好发于女性,是男性的 5~9 倍,妊娠和口服避孕药可加重病情,提示本病存在雌激素介导的免疫调节紊乱。SLE 儿童血清卵泡刺激素(FSH)、黄体生成素(LH)和催乳素均较正常为高。

(四)环境

1.感染

与病毒感染有关,但其作用机制尚不明确。可能通过分子模拟或超抗原作用,破坏自身免疫耐受。

2.紫外线

紫外线照射可诱发或加重病情,紫外线照射皮肤上皮细胞出现凋亡,新抗原暴露而成为自身抗原。

3.药物等

药物可为半抗原,诱发异常的免疫应答。

二、病理

本病的主要病理改变为炎症反应和血管异常。受损器官特征性改变:①苏木紫小体(ANA 与细胞核结合,使之变性形成嗜酸性团块);②"洋葱皮样"病变即小动脉周围有显著向心性纤维增生;肾、皮肤活检免疫荧光病理检查,均可见到免疫球蛋白和 IgG、IgM 和补体呈颗粒状沉积。

三、临床表现

(一)一般症状

起病可急可缓,多数早期表现为非特异的全身症状。如发热,热型不规则,以低热较为常见;全身不适,乏力,食欲缺乏、体重下降、脱发等。感染、日晒、药物、精神创伤、手术等均可诱发或加重。

(二)皮肤和黏膜

最为常见为皮疹,其中 40%~92%的患者面部有典型对称性颊部蝶形红斑,跨过鼻梁,边缘清晰,略高出皮面,日晒加重,是 SLE 的标志性表现;还可见脱发(20%~52%),光过敏(30%~

50%），掌跖红斑、指（趾）端掌侧红斑、甲周红斑等均为血管炎所致。10%～30%的患者口腔、鼻黏膜出现红斑、溃疡。15%～20%患者出现雷诺现象。小儿盘状红斑较成人少见。10%～20%病例在整个过程中不出现皮疹。

（三）关节、肌肉症状

70%～80%的患者就诊的首发症状出现关节炎或关节痛，其多呈对称性，可为游走性，也可为持续性，约半数患者有晨僵，大多数 X 线检查常无明显改变，肌肉酸痛、无力是常见症状。

（四）肾脏

狼疮性肾炎是本病最常见和最严重的危及生命的主要原因之一，也是影响远期生命质量的关键。与成人相比儿童更多见且严重。肾脏受累亦可谓首发症状。重症可死于尿毒症。约40%～90%的患者有肾脏疾病临床表现，如蛋白尿、血尿、管型尿、水肿、血压增高、血尿素氮和肌酐增高等，电镜和免疫荧光检查几乎 100%有肾脏病理学异常。

（五）血液系统

几乎全部患者在某一阶段发生一项或几项血液系统异常，依次有贫血、白细胞数减少、血小板数减少、血中抗凝物质引起出血现象等。

（六）神经系统

发生率为 17%～95%，其出现警示病情危重。神经系统损害会出现头痛、精神障碍、癫痫样发作，颅神经麻痹，有的甚至最终性格改变、偏瘫及失语等。

（七）心血管系统

10～50%的患者出现心脏病变，包括心包炎、心肌炎、心内膜及瓣膜病变等，其中以心包炎为多见，可表现相应症状。

（八）呼吸系统

肺和胸膜受累约占 50%，其中约 10%患狼疮性肺炎，胸膜炎和胸腔积液较常见，肺实质损害多数为间质性肺炎和肺间质纤维化，引起肺不张和肺功能障碍。特征表现为肺部有斑状浸润影，激素治疗可使影消除。

（九）胃肠道

部分患者可表现为胃肠道症状，如腹痛、腹泻、恶心、呕吐、上消化道出血、便血、腹水、麻痹性肠梗阻等，这是由于胃肠道的血管炎所致。

（十）肝脾及淋巴结

约 75%的患儿出现肝大、半数病例有肝功能异常，部分伴黄疸。25%患儿脾大，半数病例可有浅表淋巴结肿大，无压痛。

（十一）眼部症状

眼部受累较普遍，可出现巩膜炎、虹膜炎、结膜炎和视网膜病变，少数视力障碍。

（十二）狼疮危象

狼疮危象是指急性的危及生命的重症 SLE。如急进性狼疮肾炎；严重的中枢神经系统损害；严重的溶血性贫血、血小板减少性紫癜、粒细胞缺乏症；严重心脏损害；严重狼疮性肺炎或肺出血、呼吸窘迫综合征；严重狼疮性肝炎；严重的血管炎；灾难性抗磷脂综合征等。儿童较成人尤易发生危象。

四、辅助检查

(一)一般检查

1.血常规

患儿常有贫血,白细胞数和血小板数减少,或表现为全血细胞数减少。

2.尿常规

如蛋白尿、血尿。作 24 小时尿蛋白的定量检查,若超过 0.5 g/d 以上,则说明存在蛋白尿,反映了 SLE 累及肾脏。

3.自身抗体检查

ANA 在病情活动时几乎 100%阳性,ANA 阴性时不能完全排除本病;抗 ds-DNA 抗体对诊断的特异性较高,但阳性率较低,为 40%~75%,与疾病活动和肾脏损害密切相关,抗体效价随病情缓解而下降;抗 Sm 抗体约在 30%SLE 中呈阳性反应,因其特异性高,又称为本病的特异性抗体;对于不典型、轻型或早期病例,按 SLE 标准不足确诊者,若抗 Sm 抗体阳性,结合其他表现可确诊。其他如抗磷脂抗体及 ANCA 亦可阳性。

(二)免疫病理学检查

肾穿活检其组织切片免疫荧光提示:免疫球蛋白主要是 IgG、IgM 伴补体沉积于 SLE 肾炎的肾脏中,沉积有 3 种类型即系膜、内皮下、上皮下。沉积沿肾小球基膜呈颗粒状。皮肤狼疮带试验即应用免疫荧光法在患者皮肤的真皮和表皮结合部位,见到 IgG、IgM 和补体沉积,呈粒状、球状或线状排列成黄绿色荧光带。

(三)补体和蛋白质测定

1.补体 C_3 测定

在 SLE 活动,狼疮性肾炎,溶血性贫血等急性症状出现时,C_3 的含量往往降低。这是由于大量补体成分参与了自身免疫反应消耗所致,补体对疾病的诊断、病情活动及疗效的判断都有很大帮助。

2.免疫球蛋白及血生化指标测定

血清中免疫球蛋白 IgG 显著升高,IgA、IgM 亦升高,γ 球蛋白升高,白/球蛋白比例可倒置,病情活动期 CRP 增加、血沉增快,也可出现血胆固醇增高,轻度胆红素升高,循环免疫复合物测定阳性,严重肾损害者血中尿素氮和肌酐升高。

五、诊断

儿童 SLE 的诊断标准与成人相同,目前多采用美国风湿病学会(ACR)1997 年修订的 SLE 诊断标准,其 11 项诊断。

(1)脸颊部蝶形红斑:遍及颊部的扁平或高出皮肤的固定性红斑,常不累及鼻唇沟部位。

(2)盘状红斑:隆起的红斑上覆盖有角质性鳞屑和毛囊栓塞,旧病灶可有萎缩性瘢痕。

(3)光过敏:日光照射可引起皮肤过敏。

(4)口腔溃疡。口腔或鼻咽部无痛性溃疡。

(5)关节炎:非侵蚀性关节炎,常累及 2 个或以上的周围关节,以关节肿痛或渗液为特点。

(6)浆膜炎:胸膜炎,胸痛、胸膜摩擦音、胸膜渗液;心包炎,心电图异常、心包摩擦音或心包渗液。

（7）肾脏病变：血尿，持续性蛋白尿，＞0.5 g/d 或＋＋＋，细胞管型。

（8）神经系统异常：非药物或代谢紊乱（如尿毒症、酮症酸中毒或电解质紊乱）所致的抽搐或精神症状。

（9）血液学异常：溶血性贫血伴网织红细胞增多；白细胞计数减少，至少两次测定计数＜$4×10^9$/L，淋巴细胞减少，至少两次测定＜$1.5×10^9$/L；血小板减少，＜$100×10^9$/L（除外药物影响）。

（10）免疫学异常：抗 dsDNA 抗体阳性/抗 Sm 抗体阳性/抗磷脂抗体阳性（具备抗心磷脂抗体/或狼疮抗凝物或至少持续 6 个月梅毒试验假阳性中 1 项即可）。

（11）ANA：免疫荧光法或其他相应方法检测 ANA 抗体滴度异常，并排除药物因素。

符合上述条件 4 项或 4 项以上者即可诊断为 SLE。

此诊断标准的敏感性和特异性分别为 95％和 85％。需强调的是，患者病情的初始或许不具备分类标准中的 4 条，随着病情的进展方出现其他项目的表现。11 条分类标准中，免疫学异常和高滴度抗核抗体更具有诊断意义。一旦患者免疫学异常，即使临床诊断不够条件，也应密切随访，以便尽早作出诊断和及时治疗。

六、鉴别诊断

（一）JIA

表现为对称性的关节肿痛，可有进行性畸形表现，少有肾损害，RF 因子高滴度阳性，但抗 ds-DNA 抗体及抗 Sm 抗体多阴性。

（二）多发性肌炎和皮肌炎

肌痛及肌无力明显，肌酶谱明显升高，肾损害少，抗 ds-DNA 抗体及抗 Sm 抗体多阴性。

（三）混合性结缔组织病

一般有手指腊肠样肿胀，雷诺现象更为严重，肌炎症状重，抗 RNP 抗体高滴度阳性，抗 Sm 抗体阴性。

其他需要鉴别的疾病还包括血管炎、细菌或病毒感染、各种类型的肾脏病、慢性活动性肝炎、血液病如血小板减少性紫癜、溶血性贫血等，均有原发病的相应表现。

七、治疗

治疗原则为积极控制狼疮活动、改善和控制脏器损害，坚持长期规律治疗，加强随访，尽可能减少药物不良反应以改善患儿生活质量。

（一）一般治疗

卧床休息，加强营养，低盐饮食，避免日光暴晒及预防接种，慎用各种药物，以免诱发疾病活动，预防感染。

（二）传统药物治疗

1.糖皮质激素

泼尼松 1.5～2.0 mg/(kg·d)，总量≤60 mg，分次服用；病情控制，实验室检查基本正常后酌情缓慢减量，减至 5～10 mg/d，维持数年。重症静脉注射甲泼尼龙（IVMP）冲击疗法：10～30 mg/(kg·d)，共3天，3 天后用泼尼松 1 mg/(kg·d)，分次服用。注意血压，必要时加用血管扩张剂。

2.非甾体抗炎药和硫酸羟氯喹

对于轻度 SLE 患儿或有严重感染而暂不能应用免疫抑制剂的患儿,此 2 类药物仍是首选的一线药物,对于皮疹、关节疼痛有效果,且不良反应相对较轻,非甾体抗炎药主要是消化道刺激症状,应饭后服用,且必要时可联合口服黏膜保护药;硫酸羟氯喹剂量为 4~6 mg/(kg·d),可 1 次或分 2 次服用。明显不良反应是视力损伤,SLE 患儿在服用时,应隔期复查视力。目前主张尽早应用免疫抑制剂治疗特别是有肾脏或神经系统受累时,常用药为环磷酰胺、硫唑嘌呤和MTX 等。

3.免疫抑制剂

(1)环磷酰胺(CTX):对各类 SLE 均有效,特别是严重肾脏损害如弥漫性增生性肾炎、中枢神经系统和肺损害,早期与激素联合使用是降低病死率和提高生命质量的关键。其剂量为每次 $0.5 \sim 1.0$ g/m^2。每月 1 次,连用 6 次。之后改为每 3 个月 1 次,维持 1~3 年。同时将泼尼松减量至 0.5 mg/(kg·d)。冲击治疗时要注意:①急性肾衰竭:当肌酐清除率(Ccr)20 mL/min 时,可在甲泼尼龙冲击获得缓解后,再进行 CTX 冲击。冲击时应充分水化(每天入水量 2 000 mL/m^2);②近 2 周内有过严重感染,或白细胞(WBC)计数 4×10^9/L,或对 CTX 过敏,或 2 周内用过其他细胞等免疫抑制剂,重症肾病综合征表现,血清蛋白 2 g/L 时,应慎用 CTX。

(2)MTX 与硫唑嘌呤(AZA):可分别与激素联合应用,MTX 的剂量为 5~10 mg/m^2,每周 1 次顿服,对控制 SLE 的活动及减少激素应用量有较好的作用,但不适合于重症狼疮肾炎和中枢神经系统狼疮的治疗。

(3)环孢素(CsA):由于该药即有肾毒性并使血管收缩而引起高血压,故在儿童 SLE 尚未广泛应用。

(4)霉酚酸酯(MMF):欧洲已有学者提出在儿童 SLE 的诱导缓解方案中口服 MMF 可以作为与 CTX 等同位置的选择之一,MMF 剂量为 15~30 mg/(kg·d),分 3 次口服。

(5)来氟米特:为一新型的合成类免疫抑制剂,近年成人多中心随机对照研究显示,来氟米特联合糖皮质激素治疗增生性狼疮肾炎有很好的疗效,并且其药效和安全性与 CTX 类似。

(三)辅助治疗方案

1.血浆置换

在重症 SLE 患儿中,血浆置换不失为一种较好的治疗方法,但在使用血浆置换疗法时,必须同时予患者足量的免疫抑制剂,以免 T、B 淋巴细胞的功能活化产生抗体回弹现象。

2.静脉注射丙种球蛋白(IVIG)

可作为联合治疗的一部分,主要用于重症 SLE、激素和/或免疫抑制剂治疗无效、并发严重感染、顽固性血小板减少的长期治疗。方法:400 mg/(kg·d),连用 2~5 天,以后酌情每月 1 次;或 1 g/(kg·d),1 天内滴入。

3.生物制剂

由于自身免疫性 B 淋巴细胞在 SLE 发病中的重要作用,近年来清除 B 淋巴细胞的生物治疗取得了很好的疗效,但其最大弊端是费用较高。除了目前应用的抗 CD$_{20}$ 分子的利妥昔单抗以外,其他一些药物也已在国外上市或者正在进行临床试验中。

八、预后

SLE 的预后与过去相比已有显著提高,1 年存活率 96%,5 年存活率 90%,10 年存活率已超过80%。儿童SLE的预后较成人差,与疾病的活动程度、肾脏损害的类型和进展情况、临床血管炎的表现以及多系统受累的情况有关。弥漫增殖性狼疮肾炎和持续中枢神经系统病变预后最差。该病死亡原因常见为感染、肾衰竭、中枢神经系统病变和脑血管意外、肺出血、肺动脉高压及心肌梗死等。

(臧春辉)

第五节 风 湿 热

风湿热是一种与A组β溶血性链球菌感染有关的全身性结缔组织的非化脓性炎症性疾病,可累及心脏、血管、关节、中枢神经系统和皮下组织,但以心脏和关节最为明显,临床主要表现为心肌炎、环形红斑、关节炎、舞蹈症和皮下结节。病变可呈急性或慢性反复发作,急性发作后可遗留心脏瓣膜病变形成慢性风湿性心脏瓣膜病。本病可发生于任何年龄,以5～15岁的儿童和青少年最为常见。男女患病概率大致相等。但是近年风湿热发病率开始回升,而且随着流行病学的变化,风湿热的临床表现也发生变异,隐匿型发病较多,轻度或不典型病例增多,应引起高度重视。

一、诊断要点

(一)诊断标准

目前临床沿用的Jones标准(表10-1),如果有一项主要指标和两项次要指标,再加上有前驱链球菌感染的证据,即可确定诊断。但有以下三种情况时可不必严格执行此标准:①舞蹈病;②隐匿发病或缓慢发展的心肌炎;③有风湿热病史或现患风湿性心瓣膜病,在感染A组溶血性链球菌后有风湿热复发的高度危险者。

表10-1 Jones诊断标准

主要表现	次要表现	链球菌感染的证据(近45天内)
心脏杂音、心脏增大、心包炎、充血性心力衰竭	临床表现:既往风湿热病史、关节痛、发热	近期患过猩红热,咽部溶血性链球菌培养阳性,ASO滴度升高
多发性关节炎	实验室结果:血沉增快、CRP升高、白细胞计数增多、贫血	
Sydengham舞蹈征	心电图:PR间期延长、QT间期延长	
环形红斑		
皮下结节		

注:如关节炎已列为主要表现,则关节痛不能作为1项次要表现;如心肌炎已列为主要表现,则心电图不能作为1项次要表现

(二)临床表现

风湿热多呈急性起病,发病前1周至数周有链球菌感染病史。临床表现轻重不一,取决于疾病侵犯部位和程度。一般表现有不规则发热、全身不适、乏力、面色苍白及腹痛等胃肠道症状。

如不治疗,可反复周期性发作。

1.心肌炎

可累及心肌、心内膜和心包膜,以心肌炎和心内膜炎最多见,二尖瓣膜最常受累。心肌炎表现为心动过速、心脏扩大、心音低钝及奔马律;心内膜炎表现为心前区收缩期杂音、主动脉瓣区可闻及舒张中期杂音。心包炎有心脏扩大,心脏冲动减弱,心尖冲动弥散;严重者可伴不同程度的心力衰竭。

2.关节炎

关节红肿热痛、活动受限,典型表现为游走性,常累及大关节。

3.舞蹈病

常发生于5~12岁的儿童,表现为全身或部分肌肉不自主快速运动,如伸舌歪嘴、挤眉弄眼、耸肩缩颈、言语障碍、书写困难、细微动作不协调等,兴奋或注意力集中时加剧,入睡后即可消失;大多有自限性,平均病程3个月左右。

4.皮肤症状

可表现如下。①环形红斑:环形或半环形边界明显的粉红色红斑,边缘可轻度隆起,环内皮肤颜色正常,常见于四肢内侧和躯干,红斑呈一过性或迁延性,可时隐时现持续数周至数月;②皮下小结:肘、膝、腕、踝等关节伸面,或枕部、前额头皮以及脊柱棘突处小的皮下圆形结节,活动、无压痛,对称性分布,通常2~4周自然消失。

(三)辅助检查

1.炎症及免疫学指标

急性期反应物增高,包括白细胞计数和中性粒细胞增高、血沉增快、C-反应蛋白(CRP)升高。免疫球蛋白 IgG、IgM、循环免疫复合物(CIC)、补体 C_3 等增高。

2.链球菌感染证据

咽拭子培养阳性或 A 组链球菌抗原快速试验阳性;ASO 或抗链球菌激酶(ASK)、抗透明质酸酶(AH)、抗脱氧核糖核酸酶 B(Anti-DNase B)等增高。

3.其他

X 线检查示心影增大;心电图示低电压、ST-T 改变、P-R 间期延长、期前收缩及其他心律失常;超声心动图示心脏扩大、心包积液、瓣膜病变及心功能异常。

(四)活动性的判断指标

在诊断风湿热后另须确定风湿是否活动,其对指导治疗和判断预后都有重要意义。提示持续存在风湿活动的情况:①持续发热,体重和运动耐量不恢复;②有持续心动过速或其他心律异常;③原有心脏杂音改变或出现新的病理性杂音,或者短期内有心功能进行性减退或不明原因的心力衰竭;④经治疗后血沉、CRP 及抗链球菌抗体滴度不下降或白细胞持续异常。尤其近期有上呼吸道链球菌感染的情况下更易诱发风湿活动。

二、鉴别要点

(一)与发热性疾病鉴别

应注意与结核及其他慢性感染性疾病相鉴别,包括支原体、衣原体、EB 病毒及立克次体感染等;也应除外白血病和其他肿瘤性疾病。

(二)与关节炎鉴别

应除外其他可引起关节病变的疾病,包括幼年特发性关节炎、系统性红斑狼疮、皮肌炎、过敏性紫癜、反应性关节炎等风湿性疾病;白血病、神经母细胞瘤等肿瘤性疾病;骨髓炎、感染性关节炎、莱姆病等感染性疾病;骨关节外伤、骨骼畸形及关节活动过度等关节异常;炎症性肠病、镰状细胞贫血、血友病等全身性疾病。

(三)与心肌炎鉴别

包括先天性心脏病、病毒性心肌炎等,特别应注意是否合并感染性心内膜炎,如出现贫血、肝脾大、皮肤瘀斑或其他栓塞症状,应行超声心动图和血培养检查,可发现心瓣膜或心内膜赘生物及相应的致病菌。

(四)与舞蹈病鉴别

应注意与儿童期常见的抽动障碍相鉴别,特别是儿童链球菌感染相关性自身免疫性神经精神障碍,该病同样是因链球菌感染后自身免疫反应所致,但以抽动障碍和强迫性障碍为主要表现,血清中的抗基底节抗体(ABGA)明显升高,诊断标准:①患儿有抽动障碍和/或强迫性障碍;②青春期前起病(通常为 3～12 岁);③精神运动症状呈发作性经过,突然发病或加重;④症状加重通常在链球菌感染后 1～2 周出现,同时存在咽拭子培养阳性和/或 ASO 滴度升高;⑤可伴有神经精神系统症状,95%具有舞蹈样动作。

三、治疗要点

(一)休息

急性期应卧床休息至急性症状消失,有心肌炎并发心力衰竭者则应绝对卧床。休息时间:无明显心脏受累约 4 周;有心脏受累者需 2～3 个月;心脏扩大伴有心力衰竭者约需 6 个月方可逐渐恢复正常活动。

(二)控制链球菌感染

应用大剂量青霉素 10～14 天,或一次肌内注射苄星青霉素 G 12×10^5 U,如青霉素过敏可改用红霉素、头孢菌素等有效抗生素。

(三)抗风湿治疗

关节炎可用水杨酸制剂,常用阿司匹林 80～100 mg/(kg·d),最大量≤3 g/d,分次口服,症状控制后逐渐减至半量,持续 4～6 周;心肌炎时宜早期使用糖皮质激素治疗,泼尼松剂量 2 mg/(kg·d),最大剂量≤60 mg/d,分次服用,2～4 周后逐渐减量,总疗程 8～12 周。

(四)对症治疗

有充血性心力衰竭应加用地高辛,剂量宜偏小,采用维持量法;同时给予利尿剂和血管扩张剂,并注意限制液体入量,纠正电解质紊乱。舞蹈病应给予巴比妥类或氯丙嗪等镇静剂。

四、注意要点

(1)采用 Jones 标准诊断时,应注意:超声心动图检查有助于心肌炎的诊断,可早期发现隐匿病例;有猩红热病史的患者不再作为曾有链球菌感染的证据;主要表现为关节炎者,关节痛不作为次要表现;主要表现为心肌炎者,P-R 间期延长不能作为次要表现。

(2)Jones 标准仅适用于初发风湿热和一些特殊情况,风湿热复发的诊断不适用 Jones 标准。根据 WHO 的建议,风湿性心脏病患者仅有一项次要表现如发热、关节痛或急性期蛋白增高,再加上近期链球菌感染的证据即提示风湿热复发。

（3）关于链球菌感染的证据,应注意:咽拭子培养阴性并不能排除链球菌感染的存在,而培养链球菌阳性也不能区分其为急性感染或为带菌者;ASO 在 A 组链球菌感染 1 周后开始升高,3~6 周达高峰,但其持续时间仍不确定。故在判断有无链球菌感染时要结合患儿的年龄、发病季节以及是否流行地区等因素综合考虑。

（4）反复 A 组 β 溶血性链球菌感染是风湿热复发的直接原因,因此,积极控制风湿活动、有效预防及彻底治疗 A 组 β 溶血性链球菌咽峡炎是防治风湿热的关键。初次发作的预防（一级预防）为确定链球菌感染之后:一次性肌内注射苄星青霉素 G,体重≤27 kg 者可用 $60×10^4$U,体重>27 kg 者则用 $120×10^4$U;肌内注射青霉素 $40×10^4$U,每天 2 次,共 10 天;如对青霉素过敏可用红霉素等。复发的预防（二级预防）为每 4 周肌内注射上述剂量苄星青霉素 1 次,至链球菌感染不再反复发作,不合并心肌炎的风湿热 5 年或至少至 21 岁,对于反复发作,有累及心脏病变尚无心瓣膜病变者预防治疗 10 年或至少至 21 岁,伴心瓣膜病变者预防治疗 10 年或至少至 40 岁,部分甚至需终身药物治疗。

（魏玉萍）

第六节　幼年特发性关节炎

幼年特发性关节炎（juvenile idiopathic arthritis,JIA）是儿童时期常见的一种风湿性疾病,以慢性关节炎为特征,伴全身多系统受累,严重者可致关节畸形、失明甚至危及生命。经国际风湿病学联盟（ILAR）儿科专家多次讨论,将 16 岁以下儿童不明原因关节肿胀,持续 6 周以上者,定名为 JIA,取代了原美国的幼年类风湿性关节炎和欧洲幼年慢性关节炎的命名。JIA 临床表现与成年类风湿关节炎不同,其特点是:除了关节炎症和畸形外,全身症状很明显,如间歇发热、一过性皮疹、肝脾和淋巴结大、胸膜炎和心包炎等。年龄较小的患儿往往先有间歇发热、全身症状较关节症状更为明显,年长儿则多限于关节症状。本病大部分患儿类风湿因子阴性,仅 5%~10%多关节型患儿类风湿因子阳性。

一、病因及发病机制

目前认为:JIA 是多种病因引起的一种异质性疾病。由遗传、环境、感染所致的免疫紊乱性疾病。与人类白细胞相关抗原（HLA）、IL-1α、IL-6、TNF-α 等基因多态性相关联。

二、诊断

儿童风湿病国际试验组织（the Pediatric Rheumatology International Trials Organization,PRINTO）于 2018 年召开会议讨论发表了 JIA 新的分类标准。PRINTO 方案定义 JIA 是指 18 岁以前起病,持续 6 周及以上病程（必须符合下列分类标准之一）,并除外其他疾病所致的一组炎症性疾病。值得注意的是,"关节炎"一词不再纳入定义之中,而仅在相关分类标准中提到。该标准将 JIA 分为 6 种类型。

(一)全身型 JIA

定义:持续至少 2 周的不明原因发热(除外感染、肿瘤、自身免疫或单基因自身炎症性疾病),每天发作至少连续 3 天,同时伴有以下 2 项主要指标或 1 项主要指标及 2 项次要指标。

主要指标:①短暂、非固定红斑样皮疹;②关节炎。

次要指标:①全身淋巴结肿大、肝大和/或脾大;②浆膜炎;③持续 2 周及以上关节痛(非关节炎);④白细胞增多($\geq 15 \times 10^9/L$)伴中性粒细胞增多。

(二)RF 阳性 JIA

定义:持续 6 周及以上的关节炎,同时 2 次至少间隔 3 个月 RF 阳性或至少 1 次环瓜氨酸肽(CCP)抗体阳性。

(三)与附着点炎症、脊柱炎相关的 JIA

定义:外周关节炎合并附着点炎症,或关节炎(或附着点炎症)加上 3 个月及以上的炎症性背痛和影像学显示的骶髂关节炎,或关节炎(或附着点炎症)加上以下任意 2 项:①骶髂关节压痛;②炎症性背痛;③HLA-B27 检测阳性;④急性(症状性)前葡萄膜炎;⑤一级亲属中有脊柱关节炎病史。其中,若外周关节炎存在,则需持续 6 周以上。

(四)早发 ANA 阳性 JIA

定义:6 岁以前起病,持续 6 周及以上的关节炎,同时 2 次至少间隔 3 个月免疫荧光检测抗核抗体(ANA)阳性且滴度$\geq 1:160$。除外标准:排除全身型 JIA、RF 阳性 JIA 及与附着点炎症、脊柱炎相关的 JIA。

(五)其他类型 JIA

定义:持续 6 周及以上的关节炎,不符合上述任何分类标准。

(六)未分类的 JIA

定义:持续 6 周及以上的关节炎,同时符合上述 1 种以上分类标准。

三、鉴别诊断

(1)以高热、皮疹等全身症状为主者应与全身或局部感染(败血症、结核病、感染性心内膜炎、肾周围脓肿及 EB 病毒感染等)、恶性病(白血病、血管免疫母细胞淋巴结病及恶性组织细胞病等)鉴别。

(2)以关节受累为主者,除与风湿热、化脓性关节炎、结核性关节炎、结核性风湿症、病毒性关节炎、创伤性关节炎等鉴别外,还应与系统性红斑狼疮、混合性结缔组织病、皮肌炎、血管炎综合征(过敏性紫癜、血清病、川崎病)合并关节炎相鉴别。

(3)脊柱关节受累者注意与幼年脊柱关节病包括幼年强直性脊柱炎相鉴别。

四、治疗

(一)一般治疗

不强调卧床休息,应采取理疗、医疗体育等措施。为防止关节强直和软组织萎缩,入睡时可用夹板固定于功能位。

(二)特异性治疗

1.一线药物

即非甾体类抗炎药,迄今仍是治疗 JIA 的主要药物之一。但 NSAIDs 只能缓解症状,不能阻止病情进展。

常用药物包括布洛芬 20～30 mg/(kg·d);萘普生 10～15 mg/(kg·d);双氯芬酸 1～3 mg/(kg·d);吲哚美辛 1～3 mg/(kg·d);塞来昔布为 COX-2 抑制剂,美国食品和药物管理局批准可以将西乐葆用于治疗幼年类风湿性关节炎,该药适用于 2～17 岁的病患人群。各种 NSAIDs 对 JIA 的疗效相似,但个体对不同药物的反应还是存在差异的。JIA 患儿使用第一种 NSAID 即产生良好效果的为 50%～60%,无效者换用另一种也有可能改善症状。通常应避免联合使用两种 NSAIDs,因其只能增强毒性而不能增加疗效。NSAIDs 治疗 JIA 仅能缓解症状、抗炎止痛,属于症治疗药物。它不能抑制组织和关节的进行性损伤,不能延缓或阻止病情发展,而且 2/3 的患儿病情不能以 NSAID 单独控制,因此常需要联合使用二线药物。

2.二线药物

为缓解病情的抗风湿药,包括甲氨蝶呤、环磷酰胺、环孢霉素 A、硫唑嘌呤、抗疟药、金制剂、青霉胺、柳氮磺吡啶、雷公藤等。应及早使用这类药物,应用这类药物至出现临床疗效之间所需时较长,故又称为慢作用抗风湿药。可改变病情的进展,故在患者骨侵蚀或关节尚未发生破坏前及早使用本组药物,可以控制骨病变的加重。

(1)甲氨蝶呤(MTX):10 mg/m²,每周一次顿服。服药 3～12 周即可起效。不良反应包括恶心、口炎、腹泻等胃肠症状,脱发、肺炎、转氨酶升高及血液学异常等。用叶酸每次 1 mg 与 MTX 同服可减少不良反应,尤其可减少口腔溃疡,亦有建议在服用 MTX 24 小时后给叶酸 5 mg。其中大多数不良反应都较短暂,不需要改变或中断治疗。可持续应用 5～6 年以上。

(2)柳氮磺吡啶(SASP)剂量:50 mg/(kg·d)。服药 1～2 个月即可起效。用药剂量从 10 mg/(kg·d)开始,每周增加 10 mg/(kg·d),直至 30～50 mg/(kg·d),最大剂量不超过 2 g/d,分次口服,最好与食物或牛奶同服。不良反应一般于用药 2～3 个月时出现包括第一类不良反应与剂量有关,如胃肠道反应、头痛,偶见溶血;第二类不良反应为变态反应,以皮疹多见。偶有肝损害及骨髓抑制。多数不良反应于停药后很快消失。

(3)来氟米特:通过抑制二氢乳清酸脱氢酶及酪氨酸激酶减少嘧啶的形成,致使 DNA 合成障碍,进而抑制淋巴细胞活性。通过抑制破骨细胞的作用而减少骨吸收,对改善患者关节疼痛、肿胀及晨僵作用与柳氮磺吡啶和 MTX 类似。剂量:0.3～0.5 mg/(kg·d)。不良反应主要包括乏力、上腹不适、皮疹及可逆性肝酶升高。

(4)环孢素 A:其优点是起效快,无骨髓抑制的不良反应。但停药后易复发,注意其对肾脏和神经系统有毒性。常用剂量:2～5 mg/(kg·d)。

(5)羟氯喹:分 1～2 次服 5.0～6.5 mg/(kg·d)。不良反应包括视网膜炎、白细胞减少、肌无力和肝功能损害。应定期检查。当视力模糊,白细胞<4×10⁹/L 和肝区疼痛时,应立即停药。

(6)沙利度胺:沙利度胺是一种抗炎药物,可以抑制血管生成、细胞黏附分子表达及肿瘤坏死因子 α 和白介素 6 的产生。有报道用于常规治疗无效的难治性全身型 JIA,沙利度胺剂量 2.5 mg/(kg·d),体温、关节症状及实验室指标有明显改善,随访 6 个月发现多数疾病得到控制。部分患者停用了泼尼松。

3.肾上腺皮质激素

治疗 JIA 糖皮质激素仍是最有效的抗炎药物,可迅速控制急性炎性症状,用于治疗严重合并症(如心包炎等)的首选药物,但不能阻断病程的进展,不能防止骨侵蚀或关节破坏,且因其不良反应,不作为 JIA 的常规用药。主要适应证为合并心包炎、心肌炎或虹膜睫状体炎。可口服泼尼松 0.5～

1.0 mg/(kg·d),分次服。全身型其他药物无效者酌情小剂量使用 0.25～0.50 mg/(kg·d)。

4.生物制剂

(1)依那西普:是由Ⅱ型 TNF 受体(TNFR-P75)细胞外部分和人类 IgG1 的 Fc 段形成的融合蛋白,可与循环中可溶性 TNF 结合,对 TNF-α 和 TNF-β(淋巴毒素-α)均有高亲和力。每周 2 次,成人每次 25 mg,皮下注射,4～17 岁的患者剂量为每次 0.4 mg/kg,最大剂量每次不超过 25 mg。可单用或与甲氨蝶呤联合用药。依那西普对多关节炎型 JIA 患者改善症状、控制复发等方面有显著效果。全身型 JIA 患者对依那西普治疗反应差,类风湿因子阳性的多关节炎型 JIA 缓解者较少。常见的不良反应主要表现为感染、非感染性中枢性疾病、湿疹、月经过多、白细胞减少、腹泻及并发巨噬细胞活化综合征。

(2)阿达木单抗:是一种人源化单克隆抗 TNF 抗体。美国食品与药物监督管理局(FDA)和欧洲药品管理局(EMA)批准用于 4 岁以上的多关节型 JIA 患者,单独使用或联合 MTX 均可。阿达木单抗不仅用于治疗多关节炎型 JIA,而且在治疗 JIA 相关性葡萄膜炎亦为首选。

(3)英夫利昔单抗:是人鼠嵌合抗 TNF-α IgGlK 同型链单克隆抗体,可与细胞膜表面 TNF-α 结合。FDA 已批准用于风湿性关节炎(RA)治疗,但至今仍未批准用于 JIA 治疗。一项临床双盲对照研究表明英夫利昔单抗在幼年类风湿关节炎中应用是安全和有效的。联合 MTX 和英夫利昔单抗在放射学改变及关节功能改善方面有较好疗效,但要注意其感染发生率较高。英夫利昔单抗与依那西普相比,疗效无明显差别,但耐受性较差,结核病复发等严重感染的发生风险较高,其输液反应可能与抗嵌合抗体相关。因此,英夫利昔单抗须与 MTX 联合使用,以防止抗嵌合抗体生成。FDA 推荐高剂量及较短时间间隔使用。

(4)阿那白滞素:是一种重组人 IL-1 受体拮抗剂,竞争结合 IL-1 受体而阻滞 IL-1 生物活性。在多关节型 JIA 治疗对照试验中表明,阿那白滞素与安慰剂疗效无差别。但阿那白滞素治疗全身型 JIA 疗效较优。阿那白滞素对全身型 JIA 改善全身症状比改善关节炎作用更强。美国风湿病学会(ACR)2011 年指南将阿那白滞素作为替代激素治疗的第一备选方案。阿那白滞素短期效果好,但不适合长期持续使用,其缺点是必须每天注射、注射部位出现局部反应。指南建议,若全身症状突出,则选用阿那白滞素;若关节炎突出,则选用依那西普。FDA 批准阿那白滞素用于 18 岁以上活动性类风湿关节炎,但并未批准用于儿童全身型 JIA,因为会增加感染发生率而限制了其与 TNF-α 抑制剂的联合应用。另外,阿那白滞素的有效率和不良反应同样明显也限制了广泛用于全身型 JIA。IL-1 抑制剂在全身型 JIA 的作用有待进一步研究。

(5)托珠单抗:是人源化 IL-6 受体单抗,可阻止 IL-6 和 IL-6 受体复合物形成,抑制 IL-6 生物活性。2008 年日本批准托珠单抗用于治疗全身型 JIA 和多关节炎型 JIA;2011 年美国 FDA 和欧洲 EMA 批准托珠单抗在全身型 JIA 使用。可改善难治性活动性全身型 JIA 患者患者症状。不良反应包括感染、胆固醇和丙氨酸转氨酶升高及丙种球蛋白减少。严重不良反应事件包括血管神经性水肿、荨麻疹、水痘感染和细菌性关节炎。

(6)阿巴西普:为 T 细胞协同刺激因子阻滞剂 CTLA4-IgFCγ 融合蛋白,选择性 T 细胞共刺激抑制剂,通过与抗原递呈细胞上 CD80 和 CD86 结合抑制 T 细胞激活。阿贝西普临床疗效比 TNF 拮抗剂起效慢,通常需几个月才逐渐显现。阿贝西普已被美国 FDA 批准用于 6 岁以上难治性多发性关节炎型 JIA 患者或不能耐受 TNF 抑制剂的 JIA 患者。

(7)利妥昔单抗:为 B 细胞清除剂,是一种嵌合抗 CD20 抗体,可特异性结合和破坏 CD20 阳性 B 细胞,导致数个月或更长时间 B 细胞耗竭。美国 FDA 于 2009 年批准利妥昔单抗用于成人中、重度活动性类风湿关节炎。不良反应是感染、白细胞减少症和中性粒细胞减少症。此外,对使用利妥昔单抗患儿进行调查发现,长期 B 细胞耗竭并不罕见,免疫球蛋白低下而致可能需要免疫球蛋白补充治疗,其根源在于儿童不完全成熟的免疫系统可能会导致利妥昔单抗对 B 细胞的清除治疗成为不可逆转过程。

(三)对症治疗

为减少粘连性腱鞘炎和手腕背部肌腱破裂的危险,可进行腱鞘切除术。滑膜肥厚、关节疼痛而致关节活动受限者可行滑膜切除术,以改善关节活动功能。对严重髋和膝关节受累的患儿,至青春期后期,骨骼停止发育后,可行关节置换术。

(四)特殊治疗

1.关节腔注射激素

对于少关节型者,一般不主张激素全身治疗,对单个关节如膝关节大量积液的患儿,除使用其他全身治疗药物外,可在关节腔内抽液后,注入醋酸氢化可的松或地塞米松,能解除疼痛,防止再渗液,并有利于关节功能恢复。

2.虹膜睫状体炎治疗

轻症者可用扩瞳剂及激素类眼药水滴眼。对严重影响视力的患者,除局部注射激素外,需加用泼尼松每天口服继以隔天顿服。虹膜睫状体炎一般对泼尼松敏感,无须服用大剂量,一些患儿服用 2～4 mg/d 即能见效。

3.自体干细胞移植

对于常规治疗效果不好者可试用。

(魏玉萍)

第七节　幼年皮肌炎

幼年皮肌炎(juvenile dermatomyositis,JDM)是儿童期发生的一种慢性自身免疫性炎性肌病,可累及多系统,其特征是横纹肌、皮肤和胃肠道的非化脓性炎症。病程早期为不同程度的免疫复合物血管炎,随后进展为钙质沉积。JDM 的特异性表现是急性发作的肢体近端肌肉无力、典型的皮疹、血清肌酶升高。JDM 相对并不常见,国外报告发病率为(2～4)/1 000 000 儿童,占主要结缔组织病的 6%,起病年龄多在5～14 岁。多见于女孩,男女比例大概为 1:3。

一、病因和发病机制

尚不明确,目前认为是由遗传易感性、环境因素和免疫调节异常共同作用发病。

二、病理

广泛血管炎是 JDM 的主要病理变化,可见血管变性、栓塞、多发性梗死;皮肤改变表现为表皮萎缩、基底细泡液化变性、真皮水肿、慢性炎性细胞浸润,胶原纤维断裂与破碎;肌肉组织肌纤维粗细不等、变性、坏死,肌束周围萎缩,病程长者伴随钙质沉着。胃肠道血管损害可形成溃疡、出血和穿孔。

三、临床特征

(一)全身症状

JDM 起病多隐匿或亚急性起病,往往表现乏力、低热、体重减轻和食欲减退等;约 1/3 的患儿呈急性起病,高热,肌肉无力,迅速进展,伴多系统损伤。

(二)肌肉症状

几乎所有患者均可出现不同程度的近端肌群对称性肌无力而深腱反射存在,下肢的肢带肌肉最先受累,随后是肩胛肌和上肢近端肌肉,受累的肌肉偶尔有水肿和硬结。患儿也可出现肌肉痛、触痛、四肢强直,不能步行,不能爬楼或穿衣。常见的症状是不能从地上爬起,但没有典型的 Gower 起床动作。全身肌肉均可受累,出现相应的症状。

(三)皮肤症状

JDM 几乎都伴有皮疹,80%的患儿出现红斑;向阳疹和 Gottron 丘疹是 JDM 最常见的两种特征性皮疹。前者是指在眼周围的紫色的红斑,后者多见于掌指关节、指间关节、肘或膝关节伸面,急性期表现为肥厚性的淡红色鳄鱼皮样丘疹,慢性期呈萎缩性的色素减退性丘疹。50% JDM 起病初期即可见甲皱毛细血管改变,20%~50%JDM 于疾病后期发生皮肤和肌组织的钙质沉着,常伴随局部肌肉萎缩。

(四)其他系统症状

23%~58%的患儿可有关节痛。22%~37%消化道受累,可表现吞咽困难、食物反流、腹痛、便秘、腹泻、消化道溃疡、出血甚至穿孔;7%~43%肺脏受累,可为间质性肺炎、吸入性肺炎、肺不张和肺纤维化;心脏受累少见;中枢神经系统受累可有惊厥发作。

四、辅助检查

(一)血清骨骼肌肌酶

肌酶包括肌酸激酶(CK)、乳酸脱氢酶(LDH)、门冬氨酸氨基转移酶(AST)、丙氨酸氨基转移酶(ALT)等活性增高是 JDM 的特征之一,以 CK 最敏感。

(二)MRI

对早期肌组织病变和钙质沉着敏感,可发现肌肉萎缩、脂肪浸润或提示疾病活动的异常信号,可提高肌电图及肌活检的阳性率,可用于评估疾病活动性、累及损害和对治疗的反应。

(三)肌电图(EMG)

绝大多数患者出现肌源性损害的表现,典型的肌电图呈三联征:①插入电位延长、颤动波、正锐波;②自发异常的高频放电;③低幅、短时限的多相波。

(四)骨骼肌活检

肌肉病理改变:肌肉广泛性或局灶性炎症及坏死,其改变为非特异性,不能作为 JDM 确诊依据。

(五)甲褶毛细血管显微镜检查

半数 JDM 表现为血管环的扩张、毛细血管襻扭曲或呈树枝状簇集等现象,这是 JDM 的显著特征。

(六)其他

可有贫血及白细胞计数增高;60%出现 ANA 阳性,如肌炎特异性抗体-抗 Jo-1 等;肺功能检查可显示限制性通气障碍;X线片可以确定骨骼肌钙化范围。

五、诊断与鉴别诊断

(一)诊断标准

(1)对称性四肢近端肌无力,可伴吞咽困难及呼吸肌无力。

(2)特征性皮肤改变:向阳疹和 Gottron 丘疹。

(3)肌酶高。

(4)EMG 异常。

(5)肌肉活检:肌肉坏死及炎症。

确定诊断:满足 4 条;疑似诊断:满足 3 条。

目前有趋势以 MRI 替代有创的 EMG 和肌活检用于 JDM 的诊断。

(二)鉴别诊断

1.感染后肌炎

一些病毒感染后,可出现急性一过性肌炎,血清 CK 升高,随感染控制,3~5 天后可完全恢复。

2.重症肌无力

全身广泛性肌无力,多伴有眼睑下垂,晨轻暮重,无皮疹,血清肌酶和肌活检均正常。新斯的明试验可鉴别。

3.进行性肌营养不良

男性发病,家族史有典型的鸭型步态及腓肠肌假性肥大,有典型的 Gower 起床动作。

六、治疗

(一)一般治疗

急性期卧床休息,进行肢体被动运动,以防肌肉萎缩,病情稳定后进行积极康复锻炼;给予高热量、高蛋白以及含钙丰富饮食和适量补充维生素 D;避免紫外线暴露;预防感染等。

(二)药物治疗原则

1.肾上腺糖皮质激素

肾上腺糖皮质激素为本病首选药物。

(1)泼尼松:初始根据病情轻重给予 1~2 mg/(kg・d),最大 60 mg/d,可晨起顿服,足量用药 1~2 个月。病情缓解后缓慢减量至最小维持剂量,总疗程一般不少于 2 年。

(2)IVMP:病情进展迅速或有呼吸困难、吞咽困难、发声困难及消化道血管病变者,10~30 mg/(kg・d)(最大量 1 g/d)冲击,共 3 天,然后口服泼尼松(同上)。早期使用 IVMP 冲击治疗还可最大限度地减缓钙质沉着症的进展。

2.免疫抑制剂

对于重症、难治性 JDM,采用激素联合下列免疫抑制剂之一,有助于控制皮炎和可减少激素用量。

(1)MTX:为首选,每周 10~15 mg/m²,口服或皮下注射。

(2)HCQ:4~6 mg/(kg・d),分次口服。

(3)CsA:3~5 mg/(kg・d),分两次口服。

(4)AZA：2～3 mg/(kg·d)，仅用于 MTX 或 CsA 治疗无效者。

(5)CTX：可采用静脉注射冲击治疗，剂量同前。

(6)MMF：30～40 mg/(kg·d)，分两次静脉注射。

3.IVIG

每月 1～2 g/kg，应用 4～6 个月，疗效佳，特别适合于疾病进展迅速。

4.生物制剂

可用于重症、难治性 JDM 的治疗。

5.其他

血浆置换、体外光化学疗法以及皮肤疾病可使用润肤剂和他克莫司。

七、预后

在使用糖皮质激素之后，JDM 的长期生存率接近 90%，器官功能已有很大改善。死亡的最大风险发生在发病后的最初 2 年内，通常是严重的终末事件，包括急性胃肠道并发症、呼吸功能不全，伴有或不伴有误吸。

（魏玉萍）

第十一章

小儿感染性疾病

第一节 流行性乙型脑炎

一、概述

流行性乙型脑炎简称乙脑,是由乙型脑炎病毒引起,经蚊传播的一种中枢神经系统急性传染病。因其首先在日本发现,故又名"日本脑炎"。本病流行于夏秋季。重型患者病死率高,幸存者常留有后遗症。在广泛接种乙脑疫苗后,发病率已明显下降。

二、病因及流行病学特征

乙脑病毒为单股正链 RNA 病毒,属于黄病毒科黄病毒属,为 B 组虫媒病毒。乙脑病毒嗜神经性强,抗原性稳定。猪为主要传染源,其次为马、牛、羊和狗,其他如猫、鸡、鸭和鹅等也可感染。蚊虫是主要传播媒介,主要是三带喙库蚊,伊蚊和按蚊也能传播。候鸟及蝙蝠也是乙脑病毒的越冬宿主。人是终宿主,但感染后病毒血症期短暂且病毒载量低,因此不是主要传染源。未见人与人传播的报道。人群普遍易感,多见于 10 岁以下儿童,病后获得持久免疫力。典型患者与隐性感染者之比为 1∶(1 000~2 000)。

三、诊断

(一)病史
夏季发病;居住环境附近有养猪场;有蚊虫叮咬史;未接种乙型脑炎疫苗。

(二)临床表现
潜伏期 4~21 天,大多为 10~14 天。大多呈隐性感染或轻症,仅少数出现中枢神经系统症状。

1.临床分期

(1)初热期:病初 3 天,为病毒血症期。有发热、精神差、食欲缺乏、轻度嗜睡及头痛。体温 39 ℃左右持续不退。常无明显神经系统症状,易误诊为上呼吸道感染。

(2)极期:病程第 4~10 天,体温达 40 ℃以上并持续不退。全身症状加重,出现明显神经系统症状及体征。意识障碍加重,渐转入昏迷,并出现惊厥。重者惊厥反复发作,出现肢体强直性瘫痪、昏迷加重、深浅反射消失及颈强直等明显脑膜刺激症状。严重者发生脑疝或中枢性呼吸衰竭。

（3）恢复期：极期过后即进入恢复期。体温下降，昏迷者经过短期精神呆滞或淡漠而渐清醒。神经系统体征逐渐改善或消失。重症患者可有中枢性发热、多汗、神志呆滞及反应迟钝，部分记忆力丧失、精神及行为异常，肢体强直性瘫痪或有癫痫样发作。

（4）后遗症期：5%～20%患者有不同程度神经系统后遗症，病程6个月后仍不能恢复。主要为意识异常、智力障碍、癫痫样发作及肢体强直性瘫痪等。

2.病情分型

乙脑可分为下列四型，以轻型和普通型为多见。

（1）轻型：体温38～39 ℃，神志清楚，有嗜睡、轻度颈强直等脑膜刺激症状，一般无惊厥。病程1周，无后遗症。

（2）普通型（中型）：体温39～40 ℃，昏睡、头痛、呕吐，出现浅昏迷。脑膜刺激症状明显，深浅反射消失，有1次或短暂数次惊厥。病程为10～14天，无或有轻度恢复期神经精神症状，一般无后遗症。

（3）重型：体温持续40 ℃或更高，出现不同程度昏迷、反复或持续惊厥。病程在2周以上。部分患者留有不同程度后遗症。

（4）极重型：初热期体温迅速上升达40.5～41.0 ℃或更高，伴反复发作难以控制的持续惊厥。于1～2天内转入深昏迷，肢体强直，有重度脑水肿表现，可发生中枢性呼吸衰竭或脑疝。病死率高，存活者均有严重后遗症。少数极重型可出现循环衰竭，由于延髓血管舒缩中枢严重病变或并发心肌炎和心功能不全所致。

（三）实验室检查

（1）外周血象：白细胞总数(10～20)×10⁹/L，儿童可达40×10⁹/L。病初中性粒细胞可高达80%以上，1天后，淋巴细胞占优势。少数患者血象始终正常。

（1）外周血象：白细胞总数$(10～20)\times10^9/L$，儿童可达$40\times10^9/L$。病初中性粒细胞可高达80%以上，1天后，淋巴细胞占优势。少数患者血象始终正常。

（2）脑脊液检查：外观无色透明，压力增高，白细胞计数$(50～500)\times10^6/L$，个别高达$1\,000\times10^6/L$，病初1～2天以中性粒细胞为主，以后则淋巴细胞增多。蛋白轻度增高，糖及氯化物正常。极少数脑脊液常规和生化正常。

（四）脑电图和影像学检查

脑电图为非特异性表现，呈弥漫性不规则高幅慢波改变。头颅CT或MRI可见弥漫性脑水肿，可在丘脑、基底节、中脑、脑桥或延髓见低密度影。

（五）病原学检查

病原学诊断依赖病毒分离或脑脊液和血病毒特异性抗原或抗体检测。确诊条件为下列之一：①酶联免疫法在脑脊液或血中检测出特异性IgM抗体；②在组织、血、脑脊液或其他体液分离到病毒或证实病毒特异性抗原或基因片段；③双份血清特异性IgG抗体有≥4倍升高。

四、鉴别诊断

（一）中毒性菌痢

中毒性菌痢与乙脑季节相同，多见于夏秋季。但起病急骤，数小时内出现高热、惊厥、昏迷、休克、甚至呼吸衰竭。一般不出现颈强直等脑膜刺激征。用生理盐水灌肠，粪便有黏液和脓血，镜检和粪便培养可明确诊断。特殊情况下可进行脑脊液检查，中毒性菌痢脑脊液一般正常。

(二)化脓性脑膜炎

化脓性脑膜炎多发生在冬春季,脑脊液混浊,白细胞可数以万计,中性粒细胞在80%以上,糖明显降低,蛋白增高。脑脊液涂片及培养可检出细菌。

(三)其他病毒性脑炎

腮腺炎病毒、肠道病毒和单纯疱疹病毒等可引起脑炎,应根据流行病学资料、临床特征,以及病原学检查加以区别。

五、治疗

重点是把握高热、惊厥、呼吸衰竭这3个主要病症的有效处理。

(一)急性期治疗

1.一般治疗

保证足够营养。高热、惊厥者易有脱水,应静脉补液,补液量根据有无呕吐及进食情况而定,50~80 mL/(kg·d)。昏迷者给予鼻饲,注意口腔卫生。注意观察患者精神、意识、呼吸、脉搏、血压及瞳孔的变化等。

2.对症治疗

(1)高热:室温应维持在25 ℃以下;最好使体温保持在38 ℃左右。每隔2小时测体温,若体温高于38 ℃给予退热药(可采用布洛芬口服和退热栓交替使用)和/或冰袋冰帽等物理降温;若持续性高热伴反复惊厥者可采用亚冬眠疗法:氯丙嗪和异丙嗪各每次0.5~1.0 mg,肌内注射,间隔2~4小时重复,维持12~24小时。

(2)控制颅内压:首选20%甘露醇(0.5~1.0 g/kg)30分钟内静脉滴完,间隔4~6小时重复使用;脑疝时剂量增至2.0 g/kg,分2次间隔30分钟快速静脉注射,可先利尿如呋塞米或同时用强心剂。重症病例可短期(<3天)加用地塞米松静脉推注,地塞米松0.5 mg/(kg·d)。

(3)惊厥:用止痉剂如氯硝西泮、水合氯醛及苯巴比妥等。氯硝西泮每次0.03~0.05 mg/kg,静脉缓慢推注,每天2~3次;10%水合氯醛保留灌肠1~2 mL/(次·岁);苯巴比妥10~15 mg/kg饱和量肌内注射,极量每次0.2 g,12小时后5 mg/(kg·d)维持。并针对发生惊厥的原因采取相应措施:如脑水肿者应以脱水治疗为主;气道分泌物堵塞者应吸痰、保持呼吸道通畅,必要时气管插管或切开;因高热所致惊厥者应迅速降温。

(4)呼吸障碍和呼吸衰竭:深昏迷患者喉部痰液增多影响呼吸时,应加强吸痰。出现呼吸衰竭表现者应及早使用呼吸机,必要时行气管切开术。

(5)循环衰竭:如为心源性心力衰竭,应用强心药物如毛花苷C等洋地黄类。毛花苷C:24小时负荷量<2岁0.03~0.04 mg,>2岁0.02~0.03 mg,静脉推注。首次用1/2量,余1/2量分2次用,间隔6~12小时给药。次日给予地高辛维持(1/5~1/4负荷量)。如因高热、昏迷、脱水过多,造成血容量不足而致循环衰竭,则应以扩容为主。先予生理盐水或等渗含钠液10~20 mL/kg,30分钟内输入,仍不能纠正者输注胶体液如清蛋白或血浆。

(二)恢复期及后遗症治疗

重点在于功能锻炼。可采用理疗、针灸、按摩、推拿或中药等。

六、预防

(一)灭蚊

为预防乙脑的主要措施。消除蚊虫的滋生地,喷药灭蚊能起到有效作用。使用蚊帐、蚊香,涂擦防蚊剂等防蚊措施。

(二)动物宿主的管理

有条件者最好对母猪进行免疫接种,在乡村及饲养场要做好环境卫生,以控制猪的感染,可有效降低局部地区人群乙脑的发病率。

(三)接种乙脑疫苗

初次免疫年龄为 8 月龄,乙脑灭活疫苗需接种 2 次,间隔 7～10 天;18～24 月龄和 6 岁时各需加强接种 1 剂,保护率为 70%～90%。乙脑减毒活疫苗初次免疫接种 1 次,2 周岁时加强 1 次,2 次接种的保护率达 97.5%。

(唐艳荣)

第二节　流行性脑脊髓膜炎

一、概述

流行性脑脊髓膜炎简称流脑,是由脑膜炎双球菌引起的一种化脓性脑膜炎。

二、诊断

(一)流行病学

人类是唯一传染源,通过飞沫经空气传播,冬春季多见。可呈散发或大、小流行。儿童发病年龄以 6 个月～2 岁最高。我国多于冬春季流行,以 2～4 月份为高峰期。潜伏期 1～7 天。

(二)症状和体征

(1)高热及头痛:持续高热,体温多在 39～40 ℃,头痛明显,伴有喷射状呕吐、肌肉酸痛、精神差,食欲下降。

(2)出血点及瘀斑:全身皮肤黏膜出现瘀点或瘀斑,最早出现在眼结膜和口腔黏膜,病情严重者瘀斑可迅速扩大形成大疱。婴幼儿的临床表现常不典型,除有高热、呕吐、拒乳、尖叫、烦躁、惊厥外,脑膜刺激症状不明显。

(3)暴发型流脑,出现颅内压增高:表现为剧烈头痛,频繁而剧烈喷射状的呕吐,反复或持续惊厥,迅速陷入昏迷状。脑膜刺激征阳性,严重者出现角弓反张、休克等。呼吸不规则、叹息样呼吸或点头样呼吸等。瞳孔大小不一,对光反应消失。

(三)实验室检查

(1)血常规:白细胞总数及中性粒细胞明显增高,严重者可有类白血病改变。暴发型患儿白细胞可不高,血小板进行性下降。

(2)脑脊液检查:早期可仅有压力增高,外观正常,细胞数、蛋白和糖无变化,后期外观变浑浊或呈脓样,细胞数可高达 $1 \times 10^9/L$ 以上,以中性粒细胞为主,蛋白明显增高,糖与氧化物减低。

(3)细菌学检查:脑脊液涂片或皮肤瘀点涂片染色镜检可查见脑膜炎球菌并有确诊价值。脑脊液培养需在使用抗菌药物前阳性率高。血培养阳性率低。

(4)免疫学检查:利用特异性抗体检测患儿血或脑脊液中的相应抗原,或以特异抗原来检测体内相应抗体对诊断有意义。

三、治疗

(一)抗生素治疗

(1)磺胺嘧啶(SD):每天 $0.15 \sim 0.2$ g/kg 加入葡萄糖液静脉滴注,每天总量不超过 6 g,同时口服等量碳酸氢钠,5~7 天为 1 个疗程。

(2)复方新诺明:每天 50~60 mg/kg,分 2 次口服。应多饮水,防止磺胺类药在肾脏形成尿路结晶,每天检查尿液。如发现血尿或有磺胺结晶,则暂停用药。

(3)青霉素:对磺胺药过敏或使用 24~48 小时病情无好转者,应选用青霉素,每天 20 万~40 万 U/kg 静脉滴注,分 2~3 次静脉滴注,疗程 5~7 天。

(4)氯霉素:较易透过血-脑屏障,适用于不能使用青霉素的患者,每天 25~30 mg/kg,分 2 次静脉滴注。疗程同上。

(5)氨苄西林:适用于病情较重,病原尚未明确的婴幼儿,每天 150~300 mg/kg 静脉滴注。

(6)头孢噻肟钠:以上治疗效果欠佳可选用,每天剂量 100 mg/kg,分 2 次静脉滴注。

(二)对症治疗

(1)降温:物理降温,也可用药物降温。惊厥时可给 10% 水合氯醛灌肠或地西泮注射。

(2)暴发型流脑的治疗:脱水治疗,20% 甘露醇 0.5~1.0 g/kg,快速静脉滴注。根据病情每 3~4 小时 1 次,直至呼吸恢复正常。症状好转,可逐渐减量或延长给药间隔至停药。使用时注意尿量变化,防止大剂量甘露醇引起的急性肾衰竭。也可与 50% 葡萄糖液交替使用。必要时可用呋塞米。

(3)肾上腺皮质激素:可减轻毒血症和颅内高压,常用地塞米松静脉滴注。

(4)给氧、吸痰:头部降温并给予呼吸兴奋药,呼吸停止者应立即行气管插管或气管切开。

(唐艳荣)

第三节　流行性腮腺炎

流行性腮腺炎是由腮腺炎病毒引起的急性呼吸道传染病。其临床特征为腮腺(包括颌下腺和舌下腺)的非化脓性肿胀、疼痛和发热,并可累及其他各种腺体及其他器官。传染性仅次于麻疹、水痘。预后良好,感染后可获持久免疫。

一、病因

腮腺炎病毒属副黏液病毒科的单股 RNA 病毒。其直径 100~200 nm,呈球形,只有一个血清型,有 12 个基因型从 A 到 L。对物理和化学因素敏感,加热至 55~60 ℃后 20 分钟即可失去活力,福尔马林或紫外线也能将其灭活,但耐低温,4 ℃可存活 2 个月以上。

二、流行性

人是流行性腮腺炎病毒的唯一宿主,可通过直接接触、飞沫、唾液污染食具或玩具等途径传播。一年四季均可发生,但以冬春季为高峰。人群对本病普遍易感,感染后可获持久免疫,仅有 1%～2% 的人可能再次感染。

三、发病机制及病理

病毒首先侵犯口腔和鼻黏膜,在其局部上皮细胞增殖,并释放入血,形成第 1 次病毒血症。病毒经血液至全身各器官,首先累及各种腺体,如腮腺、颌下腺、舌下腺及胰腺、生殖腺等,并在其腺上皮细胞增殖,再次入血,形成第二次病毒血症,进一步波及其他脏器。

病理特征为腮腺非化脓性炎症,包括间质水肿、点状出血、淋巴细胞浸润和腺泡坏死。腺体导管水肿,管腔内脱落的坏死上皮细胞堆积,使腺体分泌排出受阻,唾液淀粉酶经淋巴系统进入血液而使血、尿淀粉酶升高。此外,其他器官如胰腺、睾丸可有类似病理改变。

四、临床表现

潜伏期 14～25 天,多无前驱症状。起病较急,可有发热、头痛、咽痛、食欲缺乏、恶心及呕吐等,数小时至 1～2 天出现腮腺肿大,初为一侧,继之对侧也出现肿大。腮腺肿大以耳垂为中心,并向前、后、下发展,边界不清,局部表面热而不红,触之有弹性感并有压痛。当腮腺肿大明显时出现胀痛,咀嚼或进酸性食物时疼痛加剧。腮腺导管口(位于上颌第二磨牙旁的颊黏膜处)在早期常有红肿。腮腺肿大 1～3 天达高峰,一周左右消退,整个病程 10～14 天。

此外,颌下腺和舌下腺也可同时受累。常合并有脑膜炎、胰腺炎和生殖腺炎(多见睾丸炎)。不典型病例可无腮腺肿大,仅以单纯睾丸炎或脑膜炎的症状为临床表现。

五、辅助检查

(一)一般检查

1.血常规检查

白细胞总数大多正常或稍高,淋巴细胞相对增高。

2.血清及尿淀粉酶测定

其增高程度常与腮腺肿胀程度相平行。90% 患儿发病早期血清及尿淀粉酶增高,有助于诊断。

3.脑脊液检测

约半数腮腺炎患者在无脑膜炎症状和体征时,脑脊液中白细胞计数可轻度升高。

(二)血清学检查

ELISA 法检测血清中腮腺炎病毒核蛋白的 IgM 抗体在临床症状后 3 天逐渐升高可作为近期感染的诊断;近年来应用特异性抗体或单克隆抗体检测腮腺炎病毒抗原,可作早期诊断;逆转录 PCR 技术检测腮腺炎病毒 RNA,可提高对可疑患者的诊断率。

(三)病毒分离

可从患儿唾液、尿及脑脊液中分离出病毒。

六、并发症

流行性腮腺炎是全身性疾病,病毒常侵犯中枢神经系统及其他腺体而出现症状。甚至某些并发症可不伴有腮腺肿大而单独出现。

(一)神经系统

1.脑膜脑炎

较为常见,多在腮腺肿大后1周左右出现,也可发生在腮腺肿大前或腮腺肿后2周内,临床表现及脑脊液改变与其他病毒性脑膜脑炎相似。疾病早期,脑脊液中可分离出腮腺炎病毒,大多数预后良好,但也偶有死亡及留有神经系统后遗症者。

2.多发性神经炎、脑脊髓炎

偶有腮腺炎后1~3周出现多发性神经炎、脑脊髓炎,但预后多良好。肿大腮腺可压迫面神经引起暂时性面神经麻痹,有时出现三叉神经炎、偏瘫、截瘫及上升性麻痹等。

3.耳聋

由听神经受累所致。发生率虽不高(约1/15 000),但可发展成永久性和完全性耳聋,所幸75%为单侧,故影响较小。

(二)生殖系统睾丸炎

生殖系统睾丸炎是青春发育期男孩常见的并发症,多为单侧,肿大且有压痛,近半数病例发生不同程度睾丸萎缩,但很少引起不育症。7%青春期后女性患者可并发卵巢炎,表现下腹疼痛及压痛,目前尚未见因此导致不育的报告。

(三)胰腺炎

胰腺炎常发生于腮腺肿大后3、4天至1周左右出现,以中上腹疼痛为主要症状,可伴有发热、呕吐、腹胀或腹泻等,轻型及亚临床型较常见,发生严重胰腺炎的极少见。由于单纯腮腺炎即可引起血、尿淀粉酶升高,故血、尿淀粉酶不宜作为诊断依据。血脂肪酶检测有助于胰腺炎的诊断。

(四)其他

还可有心肌炎、肾炎、乳腺炎、关节炎、肝炎等。

七、诊断及鉴别诊断

依据流行病学史、腮腺及其他唾液腺非化脓性肿大的特点,可作出临床诊断。

对非典型的流行性腮腺炎需依靠血清学抗体IgM检查或病毒检测分离确诊。

鉴别诊断包括其他病原(细菌、流感病毒、副流感病毒等)引起的腮腺炎和其他原因引起的腮腺肿大,如白血病、淋巴瘤及腮腺肿瘤等。

八、治疗

自限性疾病,目前尚无抗流行性腮腺病毒的特效药物。主要是对症治疗,镇痛及退热。急性期应避免食刺激性食物,多饮水,保持口腔卫生。高热患儿可采用物理降温或使用解热剂,严重头痛和并发睾丸炎者可酌情应用止痛药。此外,也可采用中医中药内外兼治。对重症脑膜脑炎、睾丸炎或心肌炎者,可短程给予糖皮质激素治疗。此外,氦氖激光局部照射治疗腮腺炎,对止痛、消肿有一定疗效。

九、预防

及早隔离患者直至腮腺肿胀完全消退为止。集体机构的易感儿应检疫 3 周。流行性腮腺炎减毒活疫苗具有较好的预防效果。此外,对鸡蛋过敏者不能使用腮腺炎减毒活疫苗。

(唐艳荣)

第四节 幼 儿 急 疹

幼儿急疹又称婴儿玫瑰疹,是常见于婴幼儿的急性出疹性传染病。临床特征为高热 3～4 天,然而骤然退热并出现皮疹,病情很快恢复。

一、临床表现

潜伏期一般为 5～15 天。

(一)发热期

常突起高热,持续 3～5 天。高热初期可伴惊厥。此期除有食欲减退、不安或轻咳表现外,体征不明显,仅有咽部和扁桃体轻度充血和头颈部浅表淋巴结轻度肿大。表现为高热与轻微的症状及体征不相称。

(二)出疹期

病程第 3～5 天体温骤然退至正常,同时或稍后出现皮疹。皮疹散在,为玫瑰红色斑疹或斑丘疹,压之褪色,很少融合。首现于躯干,然后迅速波及颈、上肢、脸和下肢。皮疹持续 24～48 小时很快消退,无色素沉着,也不脱皮。偶有并发脑炎和血小板减少性紫癜的报告。

二、实验室检查

血常规检查见白细胞总数减少,伴中性粒细胞减少。也可随后出现白细胞总数增多。

三、诊断

在发热期诊断比较困难,不过,从患儿全身症状轻微与高热表现不一致,周围血象中白细胞总数减少,应考虑之。一旦高热骤退,同时出现皮疹,诊断就不难建立。在出现症状 3 天内可从外周血淋巴细胞和唾液中分离 HHV-6,或用核酸杂交技术检测病毒基因进行病原诊断。

四、治疗

一般不需特殊治疗,主要是对症处理,尤其对高热患者应予以退热镇静剂;加强水分和营养供给。

(唐艳荣)

第五节　百　日　咳

一、概述

百日咳是由百日咳杆菌引起的急性呼吸道传染病。

二、诊断

(一)流行病学

本病患者和隐性感染者为唯一传染源。通过咳嗽、喷嚏等飞沫传播。本病潜伏期7～14天。多见于婴幼儿。

(二)症状和体征

(1)发热、咳嗽:可有低度或中度发热,咳嗽、咽痛伴全身不适等症状,3～4天后退热,但咳嗽日益加重。

(2)阵发性痉挛性咳嗽:发病2～4周后,咳嗽演变成突发性、连续一二十声急促痉挛性咳嗽(处于连续呼气状态),咳至终末,可伴一口深长吸气,发出高音调的鸡鸣样吼声,不久又复发作。每天痉咳发作3～5次至10～20次不等,呈昼轻夜重。在阵咳间歇时,患儿可以活动,玩耍如常。新生儿和幼小婴儿患者常无典型阵发性痉咳,往往开始或咳嗽数声后即出现屏气,面色发绀,窒息或惊厥。上述发作常发生于夜间,抢救不及时可窒息死亡。

(3)重症病例:可反复抽搐、意识障碍,甚至昏迷,可伴有脑膜刺激征或病理反射等神经系统异常表现。

(4)继发感染:则肺部听诊清晰或仅有散在的湿性啰音。

(5)注意并发症的发生:常见肺炎、肺不张、肺气肿及百日咳脑病。

(三)实验室检查

(1)血常规:白细胞总数及中性粒细胞明显增高。

(2)细菌培养:用鼻咽拭子自鼻咽后壁取分泌物,或将培养皿面对患者咳嗽取样培养,均可获得阳性结果。

(3)血清学检查:双份血清进行凝集试验及补体结合实验,抗体效价递升4倍为阳性。

三、治疗

(一)抗生素治疗

(1)首选红霉素,每天50 mg/kg,分3～4次口服,连用7～14天。

(2)氯霉素每天30～50 mg/kg,分次口服或静脉滴注,连用7～14天。用药期间注意监测血象。

(二)激素治疗

病情严重可应用泼尼松1～2 mg/(kg·d),分3次口服,疗程5天。

(三)对症治疗

(1)镇静:出现惊厥可应用苯巴比妥,每次 3~5 mg/kg,或地西泮每次 0.1~0.3 mg/kg,口服或肌内注射,可并用氯苯那敏(扑尔敏)、赛庚啶等抗过敏药物。

(2)止咳:维生素 K_1 肌内注射,1 岁以下每天 20 mg,1 岁以上每天 40 mg,分 2 次肌内注射,疗程5~10 天,有减轻阵咳作用。普鲁卡因每次 5~8 mg/kg,溶于 5%~10%葡萄糖液 100~200 mL 静脉滴注,8~12 小时滴完,每天 1~2 次,用前需做皮试,疗程 5~7 天。

(3)高效价免疫球蛋白的应用:百日咳免疫球蛋白 2.5 mL(400 μg/mL)肌内注射,每天1 次,连用 3~5 天,适用于重症患儿,幼婴剂量减半。

(4)雾化吸入:可选择激素地塞米松、抗生素庆大霉素、山莨菪碱等进行雾化治疗。

(唐艳荣)

第六节　新型冠状病毒肺炎

一、概述

冠状病毒是人类和动物的重要病原体。冠状病毒感染在人群普遍存在,是成年人及儿童常见的社区获得性上呼吸道感染的病因,还可能与儿童和成年人的重度呼吸道感染有关。在目前已发现的和人类疾病有关系的 7 种血清型,包括 HCoV-229E、HCoV-NL63、HCoV-OC43、HCoV-HKU14 型,以及近 20 年发生的 3 次大规模传播能感染人的冠状病毒[包括严重急性呼吸综合征(severe acute respiratory syndrome,SARS)的冠状病毒(SARSr-CoV),中东呼吸综合征(middle east respiratory syndrome,MERS)的冠状病毒(MERSr-CoV)],以及 2019 年年底在我国武汉暴发的新型冠状病毒感染 CVID-19 疫情的新型冠状病毒(2019-nCoV)(SARS-CoV-2),对人类的健康安全构成了巨大的威胁。儿童和孕产妇都是 2019-nCoV 的易感人群。

二、生物学特性

冠状病毒(coronavirus)为单股正链 RNA 病毒,属于巢病毒目(Nidovirales)冠状病毒科(Coronaviridae)正冠状病毒亚科(Orthocojronavirinae)。冠状病毒广泛存在于鸟类和哺乳动物之中,以蝙蝠为宿主的基因型最多。根据血清型和基因组特点,冠状病毒亚科被分为 α、β、γ 和 δ4 个属,共有 7 种血清型与人类疾病相关。引起目前 COVID 疫情的 2019-nCoV(SARS-CoV-2)属于 β 冠状病毒,有包膜,颗粒呈圆形或椭圆形,常为多形性,直径在 60~140nm,基因特征与蝙蝠 SARS 样冠状病毒(bat-SL-CoVzc45)同源性达 85%以上。

冠状病毒被认为对紫外线和热敏感,56 ℃ 30 分钟、乙醚、75%乙醇、含氯消毒剂、过氧乙酸和氯仿等脂溶剂均可有效灭活病毒,氯己定不能有效灭活病毒。已表明医院及家庭中常用的一些抗菌/消毒溶液对冠状病毒无效,包括氯二甲酚、苯扎氯铵,以及西曲溴铵/氯己定。

三、流行病学特点

社区获得性冠状病毒感染普遍存在。HCoV-229E、HCoVNL63、HCoV-OC43、HCoV-

HKU14 种毒株中,以 HCoV-OC43 最常见。温带区域冠状病毒呼吸道感染主要发生在冬季。1 项历时 7 年的研究纳入我国广州的住院儿童,发现 HCoV 暴发主要出现在春秋。

有报道 5 岁以下人群中 HCoV 相关下呼吸道感染住院率为每年 1.5 例/1 000 儿童。国外1 项大型研究纳入了急性呼吸系统疾病成年人和儿童,9 年间对 44 000 余例患者进行了取样,报道各年龄段均有分布,不如鼻病毒、流感病毒或呼吸道合胞病毒感染常见,但比其他呼吸道病毒感染常见,混合感染相对常见,尤其是年幼儿童。

国内对 6 个地区 13 家医院诊断为社区获得性肺炎(community acquired pneumonia,CAP)的 3 047 例患儿鼻咽拭子中 4 种人冠状病毒 HCoV-229E、HCoV-NL63、HCoV-OC43、HCoV-HKU1 进行检出,病毒总检出率为 52.94%,其中 HCoVs 检出率为 2.53%,HCoV-OC43 的检出率最高为 1.38%,HCoVs 检出率存在差异最高的年龄组均为 0~1 岁组(2.74%~12.5%),有区域差异。2008 年 7 月至 2013 年 12 月期间对武汉市流感样儿童病例进行了连续监测,对3 883 个咽拭子中人冠状病毒进行研究显示,4 种引起轻症呼吸道感染的人冠状病毒在武汉地区均有流行,按感染率排序依次为 HCoV-OC43、HCoVNL63、HCoV-HKU1、HCoV-229E,合计人冠状病毒阳性率为 3.37%。虽然研究中总 HCoV 感染率处于较低水平,但部分月份阳性率达到10% 以上,提示人冠状病毒在武汉地区的儿童中可能属于较为常见的呼吸道病原。2009 年10 月至 2012 年 9 月上海地区冠状病毒(HCoV)下呼吸道感染住院患儿流行情况,18 份阳性 HCoV(3.25%),其中 13 份为 HCoV-OC43/HKU1、5 份为 HCoV-229E/NL63 阳性,未检测到高致病性 MERS-CoV 和 SARS-CoV。

呼吸道冠状病毒感染后不久即产生免疫,但免疫随时间推移逐渐变弱,再次感染的情况常见。中东呼吸综合征(MERS)和严重急性呼吸综合征(SARS)是人兽共患病。有研究认为,新型冠状病毒 COVID-19 可能与蝙蝠冠状病毒存在关联。

四、传播途径

呼吸道冠状病毒的传播方式为直接接触传播和感染分泌物,或经颗粒飞沫气溶胶而传播。

五、儿童人冠状病毒感染、儿童 SARS 及儿童 MERS 的临床表现与诊治

(一)临床特点

1.呼吸道症状

社区获得性 HCoV 感染大部分为上呼吸道感染,一部分为下呼吸道疾病。重症肺炎患儿,可出现胸腔积液、呼吸衰竭等。上海地区 18 例感染 HCoV 患儿中,发热 17 例,咳嗽 11 例,气促9 例,喘息 1 例,需要接受氧疗 7 例,18 例患儿均治愈及好转。首都某儿童医院收治 38 例 SARS儿童进行回顾分析,临床表现为发热、咳嗽、咳痰及气促 3 例(7.9%),全身中毒症状,乏力、肌肉关节酸痛和头痛发生率分别是 36.4%、7.9% 及 18.4%。儿童 SARS 与成年人相比,发病率低,临床症状轻,多表现为高热、干咳,肺外并发症少,少有严重呼吸困难,无死亡病例报道。中国儿童无 MERS 病例报道,依据儿童 MERS-CoV 资料综述,大部分病例表现为流感样症状,如发热、咳嗽(主要为干咳)、乏力、咽痛、头痛、恶心、呕吐、腹痛、腹泻、气促和呼吸困难等症状较常见,约70% 的患儿进展为肺炎,严重者可出现肾衰竭,需要入住重症监护室。

2.胃肠道症状

冠状病毒可能引起腹泻,有研究在小部分腹泻(常伴有呼吸系统症状)的住院婴儿和儿童的

粪便中,通过 RT-PCR 检出所有 4 种 HCoV。观察 878 例腹泻儿童和 112 例无症状儿童的粪便,分别发现 2.5% 的腹泻儿童和 1.8% 的无症状儿童粪便中存在全部 4 种 HCoV,但其中多数还含有其他已知病原体,如轮状病毒或诺如病毒。

(二)诊断

1.实验室检查

表现为外周血白细胞计数可正常、升高,也可白细胞数降低。部分病例肝肾功能和心肌酶轻度异常。

2.影像学表现

双侧肺门血管影增重,中下肺野多发片状阴影,伴有支气管血管纹理增多。

3.诊断

鼻咽样本进行冠状病毒快速技术包括 RT-PCR 和免疫荧光抗原检测分析可进行确诊。病毒在组织培养中难以复制,确诊价值有限。

(三)治疗

目前尚无针对冠状病毒感染的特异性治疗推荐,主要根据需要给予支持治疗。利巴韦林和 IFN-α-2b 被应用于治疗 MERS-CoV。雾化吸入 IFN-α-1b 对 CoV 有良好的抑制作用。氯喹对 SARS-CoV、HCoV-229E、HCoV-OC43 具有抗病毒活性。此外,针对 CD26 的单克隆抗体,以及人类微小 RNA 可能具有潜在的治疗价值。不推荐用大剂量激素治疗。

(四)预防

医护人员应该做好标准防护,一般人员戴口罩防护,尤其是在流行季节。应做好洗手、小心处置鼻分泌物污染的物品等工作。针对非 SARS 社区获得性冠状病毒的疫苗研发关注度很低,已经研究出来的疫苗存在缺陷。SARS-CoV 疫苗和 MERS-CoV 疫苗的研发受到关注。

六、COVID-19 疫情期间儿童 SARS-CoV-2 感染诊断与治疗

(一)临床流行病学

2019 年 12 月,武汉暴发新型冠状病毒感染肺炎疫情。2020 年 1 月 21 日,国家卫生健康委员会将该 2019-nCoV 肺炎纳入《中华人民共和国传染病防治法》规定的乙类传染病,按甲类传染病管理。2020 年 2 月 12 日,WHO 将新型冠状病毒(2019-nCoV)分类名为 SARS-CoV-2,而由 2019-nCoV 导致的疾病正式名称为 COVID-19。目前,虽然儿童患病人数占总患病人数的比例较低,但也已出现感染危重病例和早期新生儿感染,虽然儿童无死亡病例报道,但仍需引起足够的重视。

SARS-CoV-2 病原体原宿主和中间宿主并未最终确定。目前,所见传染源主要是新型冠状病毒感染的患者,人群普遍易感。无症状感染者也可能成为传染源。经呼吸道飞沫和接触传播是主要的传播途径。在相对密闭环境中长时间暴露于高浓度的气溶胶情况下,存在气溶胶途径的传播可能。新生儿感染病例的出现,提示不排除母婴垂直传播的可能。

(二)临床表现及分型

1.潜伏期

1~14 天,大多为 3~7 天。

2.一般表现

为发热、乏力、咳嗽,同时可伴有鼻塞、流涕、咳痰、恶心、呕吐、腹泻、头痛、头晕等,这些症状

多在1周内消失。若病情加重,可出现呼吸困难、发绀等,这些症状常于发病后1周出现,同时可伴全身中毒症状,如精神萎靡或烦躁不安、喂养困难、少吃、少哭、少动等。与成年人病例相比,儿童病情大多明显轻,恢复快,预后较好。注意儿童感染性疾病症状的非特异性,尤其针对低幼年龄阶段的儿童。从目前收治的病例情况看,多数患儿预后良好,少数患儿病情危重。

3.临床类型

包括:①无症状或亚临床感染。患儿无任何临床症状,但有确诊病例密切接触的流行病学史。部分患儿肺部CT检查可发现病变,为亚临床型。②轻型。主要有急性上呼吸道感染表现,包括发热、乏力、肌痛、咳嗽、咽痛、流涕及喷嚏等症状,体检可见咽部充血,肺部无阳性体征。部分患儿可无发热,或伴有恶心、呕吐、腹痛及腹泻等消化道症状。③普通型。常有发热和咳嗽,最初多为干咳,后为痰咳,部分可有喘息,但无明显呼吸急促等缺氧表现,肺部可闻及痰鸣音或干湿啰音。④重症。早期有发热和咳嗽等呼吸道症状,可伴有腹泻等消化道症状,常在1周左右病情进展,出现呼吸困难,有中心性发绀或者不吸氧情况下$SPO_2 < 92\%$等缺氧表现。⑤危重型。患者可快速进展为急性呼吸窘迫综合征(ARDS)或呼吸衰竭,还可出现休克、脑病、心肌损伤或心力衰竭、凝血功能障碍及急性肾损伤等多脏器功能障碍,可危及生命。

(三)实验室检查

1.常规检查

早期儿童病例白细胞计数和淋巴细胞绝对数大多正常。

2.炎症指标

CRP正常或有一过性轻度升高,降钙素原正常。若CRP和血清铁蛋白明显增高,预示病情加重或恶化。

3.血生化和凝血功能

重症患者可见肝酶、肌酶及肌红蛋白水平升高,白蛋白降低,或有凝血功能紊乱和D-二聚体升高。肌钙蛋白可增高。

4.病原学检查

呼吸道标本或血液标本实时荧光RTPCR检测新型冠状病毒核酸阳性;或对呼吸道标本或血液标本病毒基因测序,与已知的新型冠状病毒高度同源确认阳性。目前尚缺乏病毒特异性抗体检测。

(四)肺部影像学检查

早期呈现多发小斑片影及间质改变,以肺外带明显。进而发展为双肺多发磨玻璃影、浸润影,严重者可出现肺实变,胸腔积液少见。有肺部基础疾病者应注意原有影像学基础上新发病灶的识别。

X线片初期多无异常改变,随病情进展,可表现为支气管炎或细支气管炎改变,严重时呈双肺弥漫性多发实变影。根据CT改变,可分为4期。

1.早期

病灶局限,为胸膜下分布的亚段或节段性斑片状阴影和磨玻璃影,伴有或不伴有小叶间隔增厚。早期发现单侧肺外带或靠近胸膜的小淡薄病灶,不能完全排除新型冠状病毒肺炎。

2.进展期

病灶增多,范围扩大,累及多个肺叶,部分病灶实变,可与磨玻璃影或条索影并存。

3.重症期

双肺弥漫性病变,以实变影为主,少数呈"白肺",可见支气管空气征。胸腔积液和气胸少见。

4.恢复期

原有病变吸收好转。

(五)诊断与鉴别诊断

儿童 SARS-CoV-2 感染及新型冠状病毒肺炎的诊断内容包括流行病学、监测病例、疑似病例和确诊病例等诊断标准。

1.流行病学

儿童感染病例早期识别和诊断的重要依据。建议分为以下 3 个流行病学:①高危。发病前 14 天内曾经密切接触过 2019-nCoV 感染疑似病例或确诊病例。②中危。居住地/社区有 2019-nCoV 感染的肺炎聚集性发病。③低危。居住地为一般流行区。

2.监测病例

无症状高危儿童即为监测病例;中危和低危儿童出现发热急呼吸道症状中任意一条为监测病例,或有乏力、恶心、呕吐、腹部不适和腹泻等表现。

3.疑似病例

具备高危流行病学史的儿童满足以下 3 条临床表现中任意 2 条者。3 条临床表现有:a.发热持续,出现明显呼吸道症状,呼吸急促或末梢血氧饱和度下降,或有恶心、呕吐、腹部不适和腹泻等消化道表现;b.实验室检查显示,白细胞总数正常或降低,淋巴细胞计数减少,CRP 正常或轻度升高;c.肺部影像学显示,有 2019-nCoV 感染肺炎征象。中危和低危的监测病例,在排除流感及其他常见呼吸道病原感染,满足以上 3 条临床表现中任意 2 条者。③2019-nCoV 感染确诊产妇所生新生儿。

4.确诊病例

具备以下病原学证据之一者。①呼吸道标本或血液标本实时荧光 RT-PCR 检测新型冠状病毒核酸阳性。②呼吸道标本或血液标本病毒基因测序,与已知的新型冠状病毒高度同源。

5.鉴别诊断

主要与流感病毒、副流感病毒、腺病毒、呼吸道合胞病毒、鼻病毒、博卡病毒、人偏肺病毒及其他已知病毒性呼吸道感染相鉴别。还应与肺炎支原体、肺炎衣原体和军团菌等非典型微生物所致肺炎、细菌性肺炎、真菌性肺炎及肺结核等鉴别。此外,还要与非感染性疾病,如血管炎、皮肌炎和特发性间质性肺疾病和机化性肺炎等鉴别。儿童疾病临床特征及病原学检查是鉴别诊断的重要依据。

(六)治疗

基本原则为早识别、早隔离、早诊断及早治疗的"四早"原则。

1.有效隔离

疑似及确诊病例应进行有效隔离及治疗。疑似病例应单人单间隔离治疗;确诊病例可多人收治在同一病室。普通型肺炎需住院治疗,重症肺炎和危重症型患儿必须收入儿童重症医学病房。

2.一般治疗及对症治疗

遵循前述共同原则。患儿卧床休息,保证充分热量;加强支持治疗,注意水、电解质和酸碱平衡。发热时可适当物理降温,高热时使用退热药物;咳嗽、咳痰严重者给予止咳、祛痰药物等。

3.病情监测

密切监测病情变化和生命体征。重点是末梢血氧饱和度的监测,以期早期识别缺氧。一旦出现呼吸困难和低氧血症（SPO₂<93%）时就应开始给予有效的氧疗,根据病情及时调整氧流量和给氧方式,以维持患者的肺氧合功能。注意危重症病例的早期识别,对于持续高热,进行性呼吸困难,神志改变,循环不良,炎症指标明显升高,肌酶谱、肌红蛋白及凝血功能明显异常者,应予以预警和及时处理。

4.抗病毒治疗

目前没有确认有效的抗病毒治疗方法。①建议的抗病毒药物包括广谱抗病毒药物干扰素雾化吸入,洛匹那韦/利托那韦口服,利巴韦林静脉滴注,阿比多尔口服,磷酸氯喹口服等。②儿科常用的抗病毒用药剂量可参考其他呼吸道病毒感染诊疗剂量。③建议的抗病毒疗程:在热退24小时后停用;若连用4天无效者建议停用。用药期间,应注意密切监测药物不良反应并及时处理。④儿童病例用抗病毒药需持谨慎态度。

5.抗菌药物治疗

避免盲目或不恰当使用抗菌药物,尤其是联合使用广谱抗菌药物。在微生物学检查指导下,合理应用抗菌药治疗继发细菌感染或二重感染。

6.重型和危重型的治疗

基本原则是积极综合治疗以纠正肺氧合功能障碍,有效的器官保护和功能支持及防治并发症。①呼吸支持:患儿出现低氧血症、急性呼吸窘迫综合征（ARDS）、氧疗无效时,应及时调整氧疗方案,包括经鼻高流量氧疗（high-flow nasal oxygen,HFNO）或无创机械通气（noninvasive mechanical ventilation,NIV）、有创机械通气等,经治疗后仍不能改善的可考虑使用体外膜氧合器（ECMO）。②循环支持:早期识别休克。一旦发生休克,按休克治疗原则处理。需行容量复苏或应用血管活性药物,抗休克治疗期间密切行血流动力学监测。若存在ARDS,应在保证组织灌注前提下,严格液体管理,维持液体负平衡,并积极治疗毛细血管渗漏和维护心肾功能。③其他脏器功能支持:密切监测患儿器官功能,包括神经系统、消化系统、泌尿系统、血液系统,凝血功能,水、电解质酸碱平衡及内分泌、内环境等。④糖皮质激素:应避免常规使用皮质类固醇激素。病程早期使用并无益处,还可能使病毒扩散或延缓病毒清除。疾病处于快速进展时,或具有全身性使用指征方可使用,具体可参考儿童病毒性肺炎的糖皮质激素治疗方法。⑤静脉用免疫球蛋白（IVIG）:危重患儿可考虑选用,推荐剂量为 0.2 g/(kg·d),疗程为3~5天。⑥中医药治疗:本病属于中医学"疫病"的范畴,病因为感受疫戾之气,可根据病情、当地气候特点及不同体质等情况辨证施治。不建议儿童使用中药类注射制剂。

（七）孕妇合并新型冠状病毒感染管理及新生儿防护建议

1.疑似感染及确诊产妇产时建议

由于孕妇高热及低氧血症,胎儿发生宫内窘迫、早产的风险增加,应严密监护胎儿。产、儿科密切合作,生产前应当至少提前30分钟通知新生儿科医师到场,做好准备工作。为减少新生儿暴露感染,分娩的新生儿尽早结扎脐带,及时清洁母血及羊水。由于尚不确定 2019-nCoV 是否存在母婴垂直传播,以及是否污染羊水,建议新生儿娩出后不必进行脐带挤压或脐带延迟结扎,不建议进行母婴皮肤早接触。同时进行 2019-nCoV 感染的评估。

2.新生儿出生后建议

包括:①确诊产妇所生新生儿。在出生后应立即与母亲分开,立即转入新生儿隔离观察病区,接受隔离(一级防护级别)和医学观察。在出生后 24 小时内、5～7 天和 14 天留取呼吸道分泌物检测 2019-nCoV 病毒核酸 3 次,任何 1 次病毒核酸阳性,则应立即报告。并再次评估其健康和疾病状况进行隔离治疗,其处理方法同其他儿童,第 3 次病毒核酸阴性者方可解除隔离。②疑似感染产妇所生新生儿。经新生儿医师评估一般情况良好的,也立即转入新生儿隔离观察病区。如果连续 2 次新型冠状病毒核酸检测阴性的新生儿可转出隔离观察病区,如母亲排除疑似,实施母婴同室或居家护理。③有关母乳喂养。目前尚不确定母乳中是否有 2019-nCoV,因此对于疑似或已确诊 2019-nCoV 感染孕妇的新生儿,暂不推荐母乳喂养。母产褥期发生 2019-nCoV 感染或有密切接触,如产后发生感染、或与患者密切接触,应与新生儿隔离,不采用母乳喂养。④出生后合并需要处理的医学情况。如早产、窒息、感染,低血糖等,按新生儿疾病诊治常规进行处理,并全程各环节遵循医院感染控制要求进行隔离。

(唐艳荣)

第七节　手足口病

手足口病(hand-foot-mouth disease,HFMD)是由多种人肠道病毒引起的常见传染病,以婴幼儿发病为主。大多数患者症状轻微,以发热和手、足、口腔等部位的皮疹或疱疹为主要特征。少数患儿可出现中枢神经系统、呼吸系统受累,引发无菌性脑膜炎、脑干脑炎、急性弛缓性麻痹、神经源性肺水肿和心肌炎等,个别重症患儿病情进展快,导致死亡。青少年和成人感染后多不发病,但能够传播病毒。引起手足口病的肠道病毒包括肠道病毒 71 型(EV71)和 A 组柯萨奇病毒(CoxA)、埃可病毒的某些血清型。

一、病因

引起 HFMD 的病原体主要为单股线形小 RNA 病毒科,肠道病毒属的柯萨奇病毒 A 组(Coxasckievirus A,Cox A)的 2、4、5、7、9、10、16 型等,B 组(Coxasckievirus B,Cox B)的 1、2、3、4、5 型等;肠道病毒 71 型(Human Enterovirus 71,EV71);埃可病毒(Echovirus,ECHO)等。其中以 EV71 及 Cox A16 型较为常见。

肠道病毒适合在湿、热的环境下生存与传播,对乙醚、去氯胆酸盐等不敏感,75％酒精和 5％来苏亦不能将其灭活,但对紫外线及干燥敏感。各种氧化剂(高锰酸钾、漂白粉等)、甲醛、碘酒都能灭活病毒。病毒在 50 ℃可被迅速灭活,但 1 mol 浓度二价阳离子环境可提高病毒对热灭活的抵抗力,病毒在 4 ℃可存活 1 年,在 −20 ℃可长期保存,在外环境中病毒可长期存活。

二、流行病学

(一)传染源

人是人肠道病毒的唯一宿主,患者和隐性感染者为传染源。发病前数天,感染者咽部与粪便就可检出病毒,通常以发病后一周内传染性最强。

(二)传播途径

肠道病毒可经胃肠道(粪-口途径)传播,也可经呼吸道(飞沫、咳嗽、打喷嚏等)传播,亦可因接触患者口鼻分泌物、皮肤或黏膜疱疹液及被污染的手及物品等造成传播。尚不能明确是否可经水或食物传播。

(三)易感性

人普遍易感。各年龄组儿童均可感染发病,多发生于学龄前儿童,尤以 3 岁及以下儿童发病率最高。显性感染和隐性感染后均可获得特异性免疫力,产生的中和抗体可在体内存留较长时间,对同血清型病毒产生比较牢固的免疫力,但不同血清型间无交叉免疫。

三、发病机制及病理

引起手足口病的常见病毒是 EV71 及 Cox A16,导致手足口病肺水肿或肺出血死亡的病毒主要是 EV71。当肠道病毒通过咽部或肠道侵入易感者体内,在其局部黏膜、淋巴结内增殖,然后释放入血,引起第 1 次病毒血症,继之病毒在全身淋巴结、肝脾内增殖,释放入血,引起第二次病毒血症,到达全身的靶器官。目前肠道病毒导致重症的机制尚不完全清楚,EV71 具有嗜神经性,侵犯外周神经末梢,通过逆向神经转运进入中枢神经系统,直接感染和免疫损伤引起神经系统临床表现;EV71 感染导致肺水肿的机制为神经源性。

四、临床表现

潜伏期为 2～10 天,平均 3～5 天,病程一般为 7～10 天。

(一)普通病例

急性起病,初期有轻度上感症状,部分患儿可伴有咳嗽、流涕、食欲缺乏、恶心、呕吐和头痛等症状,半数患者发病前 1～2 天或发病的同时有发热,多在 38 ℃左右。患儿手、足、口、臀四个部位可出现斑丘疹和/或疱疹,皮疹具有不痛、不痒、不结痂、不结疤的四不特征。疱疹周围可有炎性红晕,疱内液体较少。手、足、口病损在同一患者不一定全部出现。水疱和皮疹通常在 1 周内消退。

(二)重症病例

少数病例,尤其在＜3 岁的儿童,病情进展迅速,在发病的 1～5 天内出现神经系统受累、呼吸及循环功能障碍等表现,极少数病例病情危重,可致死亡,存活者可留有神经系统后遗症。①神经系统损害:精神差、嗜睡、易惊、头痛、呕吐、烦躁、肢体抖动、急性肢体无力、肌阵挛、眼球震颤、共济失调、眼球运动障碍、颈项强直等;②呼吸系统表现:呼吸浅快或节律改变,呼吸困难,口唇发绀,咳嗽、有粉红色或血性泡沫痰;③循环系统表现:面色青灰、皮肤花纹、四肢发凉、出冷汗、毛细血管充盈时间延长,心率增快或减慢,血压升高或下降。

五、辅助检查

(一)血常规检查

白细胞计数正常或偏低,病情危重者白细胞计数可明显升高。

(二)血生化检查

部分病例谷丙转氨酶(ALT)、谷草转氨酶(AST)、肌酸激酶同工酶(CKMB)轻度升高。重症病例可有肌钙蛋白、血糖升高。C 反应蛋白一般不升高。

(三)脑脊液检查

在神经系统受累时可表现为外观清亮,压力增高,白细胞计数增多,多以单核细胞为主,蛋白正常或轻度增多,糖和氯化物正常。

(四)胸部 X 线片检查

肺水肿患儿可表现为双肺纹理增多,网络状、点片状、大片状阴影,部分病例以单侧为主,快速进展为双侧大片阴影。

(五)磁共振检查

在神经系统受累时可有异常改变,以脑干、脊髓灰质损害为主。

(六)脑电图检查

部分病例可表现为弥漫性慢波,少数可出现棘(尖)慢波。

(七)心电图检查

无特异性改变,可见窦性心动过速或过缓,ST-T 改变。

(八)病原学检测

(1)病毒核酸检测或病毒分离:咽及气道分泌物、疱疹液、粪便和脑、肺、脾、淋巴结等组织标本中肠道病毒特异性核酸阳性或分离到肠道病毒,如 EV71、Cox A16 或其他肠道病毒。

(2)血清学检测:急性期与恢复期血清 EV71、Cox A16 或其他肠道病毒中和抗体有 4 倍或 4 倍以上升高。

六、诊断及鉴别诊断

临床诊断主要依据流行病学资料、临床表现及实验室检查,确诊须有病原学证据。主要依据包括:①学龄前儿童为主要发病对象,常以婴幼儿多见,在集聚的场所呈流行趋势。②临床主要表现为初起发热,继而口腔、手、足和臀等部位出现斑丘疹及疱疹样损害。

不典型、散在性 HFMD 很难与其他出疹发热性疾病鉴别,须结合病原学及血清学检查作出诊断。HFMD 普通病例常需与其他儿童发疹性疾病相鉴别,如与丘疹性荨麻疹、水痘、不典型麻疹、幼儿急疹、带状疱疹以及风疹等鉴别。可根据流行病学特点、皮疹形态、部位、出疹时间、有无淋巴结肿大以及伴随症状等进行鉴别,以皮疹形态及部位最为重要。最终可依据病原学和血清学检测进行鉴别。

对于 HFMD 的重症病例要与其他病毒所致脑炎或脑膜炎、肺炎、暴发性心肌炎相鉴别,可根据流行病学中尽快留取标本进行肠道病毒,尤其是 EV71 的病毒学检查,结合病原学或血清学检查做出诊断。

七、治疗

(一)普通病例治疗

1.加强隔离

避免交叉感染,适当休息,清淡饮食,做好口腔和皮肤护理。

2.对症治疗

发热、呕吐、腹泻等给予相应处理。

3.病因治疗

选用利巴韦林等。

(二)重症病例治疗

1.合并神经系统受累的病例

(1)对症治疗:如降温、镇静、止惊(地西泮、苯巴比妥钠、水合氯醛等)。

（2）控制颅高压：限制入量，给予甘露醇脱水，剂量每次 0.5～1.0 g/kg，每 4～8 小时 1 次，根据病情调整给药时间和剂量，必要时加用呋塞米。

（3）静脉注射丙种球蛋白：每次 1 g/kg×2 次或每次 2 g/kg×1 次。

（4）酌情使用糖皮质激素。

（5）呼吸衰竭者进行机械通气，加强呼吸管理。

2.合并呼吸、循环系统受累的病例

（1）保持呼吸道通畅，吸氧。

（2）建立静脉通路，监测呼吸、心率、血压及血氧饱和度。③呼吸衰竭时及时气管插管，使用正压机械通气，根据血气分析随时调整呼吸参数。④必要时使用血管活性药物、丙种球蛋白等。

八、预防

本病至今尚无特异性预防方法。加强监测、提高监测敏感性是控制本病流行的关键。各地要做好疫情报告，托幼单位应做好晨间检查，及时发现患者，采集标本，明确病原学诊断，并做好患者粪便及其用具的消毒处理，预防疾病的蔓延扩散。流行期间，家长应尽量少让孩子到拥挤的公共场所，减少感染的机会。医院应加强预防，设立专门诊室，严防交叉感染。密切接触患者的体弱婴幼儿可酌情注射丙种球蛋白。

（唐艳荣）

第八节　病毒性肝炎

一、概述

病毒性肝炎是指由肝炎病毒引起的传染病，目前肝炎病毒可分为甲型、乙型、丙型、丁型、戊型。甲型、戊型肝炎主要通过肠道传播，其余各型主要通过血液、注射等传播或母婴传播。本病多呈散发，有时可流行。

二、临床表现

(一)急性病毒性肝炎

急性病毒性肝炎分为黄疸型和无黄疸型。

（1）黄疸型：起病急，病初多有发热、乏力、厌油、恶心、食欲下降、尿色深如浓茶，皮肤、巩膜黄染，发热渐退，肝脏肿大且有压痛及叩击痛，持续 2 周左右，黄疸渐消退，各种症状减轻，肝脏肿大恢复，4 周左右痊愈。

（2）无黄疸型：症状与体征与黄疸型相似，但起病慢，症状轻，整个病程不出现黄疸。甲型肝炎和戊型肝炎多呈急性过程，为自限性疾病，一般不发展为慢性。急性乙型、丙型、丁型肝炎易迁延成为慢性肝炎。

(二)慢性病毒性肝炎

病程超过 6 个月，根据病理变化可分为慢性迁延性和慢性活动性。

(1)慢性迁延性:病情较轻,乏力、腹胀等症状轻或无,但肝功能检查转氨酶时有增高。

(2)慢性活动性:患者有较明显的症状,如乏力、食欲不振、腹痛、腹胀等,肝脏肿大,质地中等硬度以上,可伴有脾大、血清谷丙转氨酶(ALT)持续增高,活动性肝炎可进展为肝硬化。

(三)重型病毒性肝炎

(1)急性重型病毒性肝炎:发病 10 天内出现精神神经症状(烦躁、谵妄、嗜睡、昏迷等),黄疸迅速加深,肝脏进行性缩小,肝功能恶化,凝血酶原时间延长,血氨增高,酶胆分离,预后极差。

(2)亚急性重型病毒性肝炎:起病 10 天以上至 8 周内出现上述情况,进展较缓慢,病情逐渐加重。

(3)慢性重型病毒性肝炎:临床表现同上,但有慢性病毒性肝炎或肝炎后肝硬化病史、体征及肝功能衰竭。重型病毒性肝炎病死率很高,年龄越小,预后越差。

三、实验室检查

(一)肝功能检查

(1)血清谷丙转氨酶(ALT)、谷草转氨酶(SGOT)、γ-谷酰转肽酶(γ-GT)、碱性磷酸酶(AKP)等均可增加,其中以 ALT 最为灵敏,升高达正常的 2 倍以上有诊断价值。

(2)有黄疸者血清总胆红素定量可升高,尿胆红素、尿胆原及尿胆素均增加。

(3)血清蛋白:慢性肝炎出现血球蛋白倒置。

(4)麝香草酚浊度试验(TTT)可呈阳性。

(二)特异性抗原抗体检查

(1)甲型肝炎:甲型肝炎抗体(抗 HAV-IgM)早期单份血清抗 HAV-IgM 抗体(放免或酶标法)效价显著增高或双份血清抗 HAV-IgC 抗体效价 4 倍以上增高者有诊断价值。HAV-IgG 和总抗体(抗 HAV)可持续终生。

(2)乙型肝炎:乙型肝炎病毒五项检查,简称"两对半"。①乙型肝炎表面抗原(HBsAg):为 HBV 感染的标志。②乙型肝炎表面抗体(抗-HBs):为已产生保护性免疫力的标志,能抵抗同型病毒侵袭。③乙型肝炎 e 抗原(HBeAg):为 HBV 感染及复制的标志,具有较强的传染性。④乙型肝炎 e 抗体(抗-HBe):为肝炎病毒消散的标志,仍有传染性,但较 HBeAg 阳性者为低。⑤乙型肝炎核心抗体(抗-HBc):高滴定度时,表示 HBV 在体内复制,恢复期与抗-HBs 同时或先后出现,且为低滴定度时表示 HBV 消失,仅表示既往感染过 HBV。⑥HBV-DNA:是乙型肝炎病毒的直接标志,DNA 多聚酶是乙肝病毒在体内复制的标志,亦是传染性指标;HBxAg、抗-HBx,为判断感染的指标,是诊断慢性肝炎的标志。

(3)丙型肝炎:血清 HCV-IgM 或 HCV-RNA 阳性。

(4)丁型肝炎:血清 HDAg、抗 HDV-IgM、HDV-RNA 等任何一项阳性。

(5)戊型肝炎:血清 HEV-IgM 或 HEV-RNA 阳性。

四、治疗

(一)一般治疗

(1)休息:肝炎休息很重要,可减轻肝脏负担,进入恢复期可适当活动。

(2)营养:急性肝炎应以清淡饮食为主,保证足够热量,恶心呕吐明显者可静脉滴注葡萄糖液,慢性肝炎低蛋白者,应给予高蛋白饮食,保证维生素供应,肝昏迷前期及肝昏迷者应严格限制蛋白质的摄入。

（二）药物治疗

目前无特效药物。所有药物只在某一方面有辅助和对症治疗的作用,可采用中西医结合治疗。

(1)强力宁:0.8～1.6 mL/kg,静脉滴注。多用于急性肝炎。

(2)干扰素:属抗病毒药,目前有 α-干扰素(白细胞干扰素),一般剂量为 10 万 U/(kg·d),皮下或肌内注射,连用 3 个月。

(3)阿糖腺苷:属抗病毒药,每天 10～15 mg/kg 加入 10％葡萄糖液内缓慢静脉滴注,7～10 天为 1 个疗程。

(4)阿昔洛韦:属抗病毒药,15 mg/(kg·d),分 2 次静脉滴注,20 天为 1 个疗程,可与干扰素联用。

(5)利巴韦林:属抗病毒药,100～200 mg,每天口服 3 次,或肌内注射 10 mg/(kg·d)。

(6)联苯双酯:该药有促进肝功能恢复的作用,对于单项 ALT 长期不降者,联苯双酯滴丸每次 7.5～15.0 mg,每天 3 次口服,疗程 3～6 个月,甚至 1 年,逐渐减量至维持量服用。

(7)护肝治疗:肌苷 0.2 g,每天 3 次口服或静脉滴注。葡醛内酯(肝泰乐)0.1～0.2 g,每天 3 次口服或肌内注射或静脉滴注。同时可应用维生素 C、B 族维生素等。

(8)中药治疗:如茵陈、丹参、板蓝根等。

(9)对症治疗:对于消化道症状明显的可用甲氧氯普胺(胃复安)、多酶片、多潘立酮(多潘立酮)等对症处理。

（唐艳荣）

第九节　中毒型细菌性痢疾

细菌性痢疾是由志贺菌属引起的肠道传染病,而中毒型细菌性痢疾则是急性细菌性痢疾的危重型。起病急骤,临床以高热、嗜睡、惊厥、迅速发生休克及昏迷为特征。本病多见于 3～5 岁体格健康的儿童,病死率高,必须积极抢救。

一、病因及流行病学

本病的病原体为痢疾杆菌,属肠杆菌的志贺菌属。志贺菌属分成 A、B、C、D 四群,A 群为痢疾志贺菌,B 群为福氏志贺菌,C 群为鲍氏志贺菌,D 群宋内志贺菌。

我国引起流行的多数为福氏志贺菌,其次为宋内志贺菌。

急性、慢性痢疾病者及带菌者是主要传染源。其传播方式通过消化道传播,可通过污染的水和食物传播,夏秋季多见,多见于体格健壮的小儿,发病年龄以 3～5 岁多见。

二、发病机制

目前尚未完全清楚。引起中毒型细菌性痢疾与普通急性细菌性痢疾的机制不同,与机体对志贺菌的毒素反应有关。志贺菌侵袭人体后,细菌裂解,产生大量内毒素和少量外毒素。志贺菌内毒素从肠壁吸收入血,引起发热、毒血症及微循环障碍。内毒素作用于肾上腺髓质及兴奋交感神经系统释放肾上腺素及去甲肾上腺素等,使小动脉和小静脉发生痉挛性收缩。内毒素直接作用或通过刺激网状内皮系统,使组氨酸脱羧酶活性增加,或通过溶酶体释放,导致大量血管扩张物质释放,使血浆外渗,血液浓缩。此外,血小板凝聚,释放血小板因子3,促进血管内凝血,加重微循环障碍。

中毒型细菌性痢疾的病变在脑组织中最为明显,可发生脑水肿,甚至脑疝,临床表现为昏迷、抽搐及呼吸衰竭,常是导致中毒型细菌性痢疾的死亡原因。

三、病理

中毒型细菌性痢疾的肠道病变轻而不典型,特别在疾病的早期,中毒症状虽极严重,但病理改变并不明显,甚至在死亡病例中,结肠仅见充血、水肿。主要病理改变为大脑及脑干水肿,神经细胞变性及点状出血,肾小管上皮细胞变性坏死,部分肾上腺充血、皮质出血和萎缩。

四、临床表现

潜伏期通常为1～2天,但可短至数小时,长达8天。

(一)发病特点

起病急骤,突发高热,常在肠道症状出现前发生惊厥,短时期内(一般在数小时内)即可出现中毒症状。起病后体温很快上升至39℃以上,可高达40～41℃,可伴有头痛、畏寒等症状,但无上呼吸道感染症状。肠道症状常在数小时或数十小时后出现,故常被误诊为其他热性疾病。

(二)分型

根据其临床表现,分为以下几种类型。

1.休克型(皮肤内脏微循环障碍型)

主要表现为感染性休克。初起面色灰白,唇周青灰,四肢冷,指趾甲发白,脉细速,心率增快。后期出现青紫,血压下降,尿量减少,脉细速或细弱,甚至不能触及,心音低钝,无尿。重者青紫严重,心率减慢,心音微弱,血压测不出。并可同时伴心、肺、血液及肾脏等多器官功能不全的表现。

2.脑型(脑微循环障碍型)

病初起时小儿烦躁或萎靡、嗜睡,严重者出现惊厥。惊厥可反复发作,病初发作前后神志清楚,继之可转入谵妄昏迷,并可在持续惊厥后呼吸突然停止,这是由于脑细胞缺氧引起脑水肿产生脑疝所致。眼底检查可见小动脉直径变细,小静脉淤血扩张。此型较重,病死率高。

3.肺型(肺微循环障碍型)

主要表现为呼吸窘迫综合征。以肺微循环障碍为主,常由中毒型细菌性痢疾的休克型或脑型发展而来,病情危重,病死率高。

4.混合型

上述两型或三型同时存在或先后出现,此型极为凶险,病死率更高。

五、辅助检查

(一)血常规检查

白细胞总数及中性粒细胞增高,但发热仅数小时的患儿可以不高。

(二)大便常规检查

可见成堆白细胞、吞噬细胞和红细胞。尚无腹泻的早期病例,应用生理盐水灌肠后作粪便检查。粪便常规1次正常,不能排除该病的诊断,需要复查。

(三)大便培养

可分离出志贺菌属痢疾杆菌。

(四)特异性核酸检测

采用核酸杂交或聚合酶链反应可直接检查大便中的痢疾杆菌核酸,其灵敏度较高,特异性较强,快捷方便,是较有发展前途的检测方法。

六、诊断及鉴别诊断

3~5岁的健康儿童,夏秋季节突然高热,伴反复惊厥、脑病和休克表现者,均应考虑本病。可用肛拭子或灌肠取便,若镜检发现大量脓细胞或红细胞可临床诊断,但需与下列疾病相鉴别。

(一)上呼吸道感染

初起高热可伴有惊厥,但惊厥很少反复,且高热时及惊厥后精神尚可,面颊潮红,而中毒型细菌性痢疾病者常精神萎靡,面色灰白。还可结合流行病学史以资区别。

(二)流行性乙型脑炎

流行性乙型脑炎也有发热,惊厥等表现。但其发热的热度是逐日升高,初1~2天热度并不很高,神经症状也常在发热1~2天后出现。乙脑很少有循环障碍,脑脊液检查常有异常,而中毒型细菌性痢疾的脑脊液检查无异常可资鉴别。

(三)流行性脑膜炎

流行性脑膜炎也有高热、惊厥、昏迷,亦可伴有面灰肢冷而很快发展为休克,但流脑常伴有呕吐,皮肤瘀点或瘀斑,脑膜刺激征亦较为明显,且多见于冬春季节。脑脊液检查可资区别。

(四)大叶性肺炎、尿道感染或败血症

这类细菌性感染亦常以发高热起病,偶尔也可发生抽搐,面色苍白等中毒症状,鉴别需依赖肺部体征,胸部X线检查,尿常规及血培养等加以区别。

(五)急性出血性坏死性小肠炎

常以发热起病,有血便,粪便具有特殊的臭味,腹痛较剧。热度一般不高,腹泻症状明显,严重时便血较多。休克常出现在后期。

七、治疗

本病病情凶险,必须及时抢救治疗。

(一)降温止惊

可采用物理、药物降温或亚冬眠疗法。持续惊厥者,可用地西泮0.3 mg/kg肌内注射或静脉注射(最大剂量≤每次10 mg);或用水合氯醛40~60 mg/kg保留灌肠;或苯巴比妥钠肌内注射。

(二)控制感染

通常选用两种痢疾杆菌敏感的抗生素静脉滴注。因近年来痢疾杆菌对氨苄西林、庆大霉素等耐药菌株日益增多,故可选用阿米卡星、头孢噻肟钠或头孢曲松钠等药物。

(三)抗休克治疗

(1)扩充血容量,纠正酸中毒,维持水、电解质酸碱平衡。

(2)改善微循环:在充分扩容的基础上,适当应用血管活性药物,如多巴胺、酚妥拉明等。

(3)糖皮质激素可及早应用。地塞米松每次0.2~0.5 mg/kg静脉滴注,每天1~2次,疗程3~5天。

(四)防治脑水肿和呼吸衰竭

首选 20％甘露醇减低颅内压，剂量每次 0.5～1.0 g/kg 静脉注射，每天 3～4 次，疗程3～5 天，必要时与利尿剂交替使用。此外，保持患儿呼吸道通畅，保证血氧在正常范围内，若出现呼吸衰竭，及早给予机械通气治疗。

（唐艳荣）

第十节　水　　痘

水痘是由水痘-带状疱疹病毒初次感染引起的急性传染病，临床以斑疹、丘疹、疱疹和结痂的皮疹共同存在为特征。具有较强的传染性，以冬春季为多见，常呈流行性。

一、病因

水痘-带状疱疹病毒，是 α 疱疹病毒，呈球形颗粒，直径 150～200 nm，核酸为双链 DNA。该病毒仅有一个血清型，在外界环境中生活力较弱，不耐高温，不耐酸，在痂皮中不能存活。人类是该病毒的唯一宿主。

二、流行病学

患者是唯一的传染源。自发病前 1～2 天至皮疹干燥结痂均有传染性，主要通过空气飞沫和接触传播，传染性极强。任何年龄均可发病，以学龄前儿童发病率较高，病后免疫力持久。本病遍布全球，一年四季均可发生，但以冬春季多见。

三、发病机制及病理

水痘-带状疱疹病毒初次经口、鼻侵入人体，首先在呼吸道黏膜内增殖，2 天后入血，产生病毒血症，并在肝脾及单核-吞噬细胞系统内增殖后再次入血，产生第二次病毒血症，并向全身扩散，主要在肝脾及网状内皮系统，导致器官病变，水痘的恢复依赖于细胞（T 细胞）免疫，在 T 细胞免疫功能缺陷的患者中水痘病情更为严重。其主要损害部位在皮肤黏膜，较少累及内脏。皮疹分批出现与间隙性病毒血症相一致。通常在皮疹出现后 1～4 天，特异性抗体产生，病毒血症消失，症状也随之缓解。原发感染后，病毒潜伏在神经节内，如果再激活，临床上就表现为带状疱疹。

水痘的皮肤病变主要在表皮棘细胞层，呈退行性变性和水肿，组织液渗入形成水痘疱疹，内含大量病毒。水疱液开始透明，继之上皮细胞脱落及炎性细胞浸润，疱内液体减少并变混浊。如有继发感染，可变为脓疱。最后上皮细胞再生，结痂后脱落，一般不留瘢痕。

四、临床表现

(一)潜伏期
一般为 14 天左右(10～20 天)。

(二)前驱期

婴幼儿常无前驱症状或症状轻微,皮疹和全身表现多同时出现。年长儿可有畏寒、低热、头痛、乏力及咽痛等表现,持续1天后出现皮疹。

(三)出疹期

发热数小时至24小时出现皮疹。皮疹先于躯干和头部,后波及面部和四肢。初为红色斑疹,数小时变为丘疹,再数小时左右发展成疱疹。疱疹为单房性,疱液初清亮,呈珠状,后稍混浊,周围有红晕。1天后疱疹从中心开始干枯、结痂,红晕消失。1周左右痂皮脱落,一般不留瘢痕。皮疹呈向心性分布,主要位于躯干,其次头面部,四肢相对较少,手掌、足底更少。黏膜也常受累,见于口咽部、眼结膜、外阴及肛门等处,皮疹分批出现,故可见丘疹、疱疹和痂疹同时存在。

水痘多为自限性疾病,10天左右可自愈。除了上述的典型水痘外,可有疱疹内出血的出血型水痘,该型病情极严重,常因血小板数减少或弥漫性血管内出血所致。

五、辅助检查

(一)血常规检查

白细胞总数正常或稍低。

(二)疱疹刮片

刮取新鲜疱疹基底组织涂片,用瑞特或吉姆萨染色可发现多核巨细胞,用苏木素-伊红染色可见核内包涵体。

(三)血清学检查

补体结合抗体高滴度或双份血清抗体滴度4倍以上升高可明确诊断。

(四)病毒分离

将疱疹液直接接种于人胚成纤维细胞,分离出病毒再进一步鉴定。该方法仅用于非典型病例。

(五)核酸检测

PCR法检测患儿皮损或疱液中的病毒DNA片段,是敏感、快速的早期诊断方法。

六、并发症

常见为皮肤继发细菌感染,如脓疱疮、丹毒、蜂窝组织炎等,严重时可发生败血症;继发性血小板减少可致皮肤、黏膜出血,严重内脏出血;水痘肺炎多见于成人患者或免疫缺陷者;神经系统受累可见水痘后脑炎、吉兰-巴雷综合征等。此外,少数病例可发生心肌炎、肝炎、肾炎等。

七、诊断及鉴别诊断

典型水痘根据流行病学及皮疹特点,如向心性分布、分批出现、不同形态皮疹同时存在等可做出临床诊断。目前临床广泛应用外周血检测抗原、抗体,该方法敏感、可靠。水痘应注意与丘疹性荨麻疹和能引起疱疹性皮肤损害的疾病,如肠道病毒和金黄色葡萄球菌感染、虫咬性皮疹、药物和接触性皮炎等相鉴别。

八、治疗

(一)一般治疗

对水痘患儿应早期隔离,直到全部皮疹结痂为止。轻者给予易消化的食物和注意补充水分,重者必要时可静脉输液。局部治疗以止痒和防止继发感染为主。皮肤瘙痒可局部涂擦润肤剂和内服抗组胺药物,继发感染可用抗生素软膏。发热患儿应卧床休息,并保持水、电解质平衡,因为水痘时使用阿司匹林与 Reye 综合征的发生有关,应避免使用阿司匹林。

(二)抗病毒治疗

阿昔洛伟是目前治疗水痘-带状疱疹病毒的首选抗病毒药物。此外,也可应用阿昔洛韦、α-干扰素等。

(三)防治并发症

继发细菌感染时应及早给予抗生素,并发脑炎时应适当应用脱水剂。

九、预防

控制传染源,隔离患儿至皮疹全部结痂为止;对已接触的易感儿,应检疫 3 周。对于免疫功能低下、应用免疫抑制剂者及孕妇,若有接触史,应尽早(在暴露后的 10 天内)使用丙种球蛋白或水痘-带状疱疹免疫球蛋白。对于易感者接种水痘减毒活疫苗,可预防水痘,如在暴露于水痘患者后 72 小时内,采取应急接种水痘疫苗可预防水痘的发生。

(唐艳荣)

第十一节 麻 疹

麻疹是由麻疹病毒引起的一种急性出疹性呼吸道传染病,临床以发热、咳嗽、流涕、结膜炎、口腔麻疹黏膜斑及全身斑丘疹,疹退后有糠麸样脱屑,色素沉着为主要特征。

一、病因

麻疹病毒属副黏液病毒科,为单股负链 RNA 病毒,只有一个血清型,但已发现有 8 个不同基因组共 15 个基因型。电镜下呈球形或丝杆状,直径 100～250 nm,由 6 种结构蛋白组成,即含 M、F 和 H 的包膜蛋白和 N、P 和 L 核衣壳蛋白。H 蛋白能与细胞受体结合;F 蛋白与病毒细胞融合有关;M 蛋白与病毒释出相关。其抗原性稳定,在体外生活力较弱,在阳光照射或流通空气中 20 分钟即可失去致病力。但耐寒冷及干燥,于 0 ℃可存活 1 个月,−70 ℃可保存活力数月至数年。

二、流行病学

麻疹患者为唯一传染源,无症状病毒携带者及隐性感染者传染性较低。传播方式主要为空气飞沫传播。麻疹患者的潜伏期末至出疹后 5 天内都具有传染性,其口、鼻、咽、眼结膜的分泌物中均含有病毒,在咳嗽、打喷嚏、说话时,以飞沫形式传染易感者,而经被污染的衣物、食物及用具等间接传染的机会较少。该病的传染性较强,未患过麻疹而又未接种疫苗者,即易感者接触后,90%以上发病。在我国多见于8个月～5岁儿童。近年来发病年龄有向两极发展趋势,8个月龄以下和15岁以上年龄组发病比例有所增加,好发季节为冬春季。

三、发病机制及病理

当麻疹病毒侵入易感者的呼吸道黏膜和眼结合膜时,在其局部上皮细胞内增殖,然后播散到局部淋巴组织,于感染后第2～3天病毒释放入血,引起第1次病毒血症,继之病毒在全身的单核-巨噬细胞系统内增殖,于感染后第5～7天,大量病毒释放入血,引起第二次病毒血症。病毒在感染后7～11天播散至全身组织器官,但以口、呼吸道、眼结合膜、皮肤及胃肠道等部位为主,并表现出一系列的临床症状及体征。至感染后第15～17天,病毒血症逐渐消失,器官内病毒快速减少至消除。

麻疹病理特征是感染部位形成两种类型的多核巨细胞,其一为网状内皮巨细胞,又称"华-佛细胞",其二为上皮巨细胞。两者均系多个细胞融合而成。前者广泛存在于全身淋巴结及肝、脾等器官中,后者主要位于皮肤、眼结合膜、鼻、咽、呼吸道和胃肠道黏膜等处。

麻疹系全身性疾病,病毒直接损伤皮肤浅表血管内皮细胞,特异性细胞毒性 T 细胞杀伤病毒感染的靶细胞—上皮和内皮细胞、单核细胞和巨噬细胞,使真皮淋巴细胞浸润、充血肿胀,表皮细胞坏死及退行性变性形成脱屑,因红细胞崩解及血浆渗出使皮疹消退后留有色素沉着。呼吸道病变最明显,可表现为鼻炎、咽炎、支气管炎及肺炎。肠道黏膜可有受累,严重时可并发脑炎。

四、临床表现

(一)典型麻疹

1.潜伏期

一般为 6～18 天,可有低热及全身不适。

2.前驱期

一般持续 3～4 天,主要为上呼吸道及眼结膜炎的表现,有发热、咳嗽、流涕、流泪,眼结合膜充血、畏光及咽痛和周身乏力。病后的第 2～3 天,于第二下磨牙相对应的颊黏膜处,可见直径0.5～1.0 mm 灰白色斑点,外周有红晕,即麻疹黏膜斑,为麻疹前驱期的特异性体征,有诊断价值。初起时仅数个,1～2 天内迅速增多,可波及整个颊黏膜,甚至唇部黏膜,部分可融合,于出疹后 2～3 天迅速消失。部分患者也可有头痛、呕吐、腹泻等消化道症状。

3.出疹期

一般持续 3～5 天,此时发热、呼吸道症状达高峰。皮疹先出现于耳后、发际,渐及前额、面和颈部,自上而下至胸、腹、背及四肢,最后达手掌和足底。皮疹初为淡红色斑丘疹,压之退色,疹间皮肤正常,可融合成片,继之转为暗红色,部分病例可出现出血性皮疹。此期全身浅表淋巴结及肝脾可有轻度肿大,肺部可有湿啰音。

4.恢复期

一般持续 3～4 天,按出疹先后顺序依次消退。此期体温下降,全身症状明显减轻。疹退处有糠麸状脱屑及浅褐色色素沉着。整个病程为 10～14 天。

(二)非典型麻疹

1.轻型麻疹

轻型麻疹多见于对麻疹具有部分免疫力者,如 6 个月以内婴儿、近期接受过被动免疫或曾接种过麻疹疫苗者。前驱期较短,发热及上呼吸道症状较轻,麻疹黏膜斑不典型或不出现,皮疹稀疏,可不遗留色素沉着,无并发症,病程 1 周左右。

2.重型麻疹

重型麻疹多见于全身状况差,免疫力低下或继发严重感染者。起病急骤,持续高热或体温不升,全身中毒症状重,皮疹可呈出血性,或皮疹出不透,或皮疹出而骤退,常有肺炎和呼吸窘迫、神经系统症状或心血管功能不全。此型病情危重,病死率高。

3.异型麻疹(非典型麻疹综合征)

异型麻疹(非典型麻疹综合征)见于接种麻疹灭活疫苗或个别减毒活疫苗缺乏 F 蛋白抗体者。表现高热、头痛、肌痛、乏力等,多无麻疹黏膜斑,2 天后出疹,但从四肢远端开始,渐及躯干及面部。皮疹为多形性,有斑丘疹、疱疹、紫癜或荨麻疹等。

4.无皮疹型麻疹

无皮疹型麻疹见于应用免疫抑制剂者、免疫能力较强者或者接种过麻疹疫苗后发生突破感染的患者全病程无皮疹,也可不出现麻疹黏膜斑,呼吸道症状可有可无、可轻可重,以发热为主要表现。临床诊断较困难,需通过血清麻疹抗体 IgH 和/或咽拭子麻疹病毒检测以确诊。

五、辅助检查

(一)血常规检查

白细胞总数减少,淋巴细胞相对增多。若白细胞总数增高,尤为中性粒细胞增加,提示继发细菌感染;如淋巴细胞严重减少,常提示预后不良。

(二)血清学检查

ELISA 测定血清特异性 IgM 和 IgG 抗体,敏感性及特异性较好。IgM 抗体于病后 5～20 天最高,故测定其是诊断麻疹的标准方法。IgG 抗体恢复期较早期增高 4 倍以上也有近期感染的诊断意义。

(三)病原学检测

取患儿鼻咽部分泌物、血细胞及尿沉渣细胞,应用免疫荧光或免疫酶法检测麻疹病毒抗原,可做出早期诊断。

(四)多核巨细胞检查

于出疹前 2 天至出疹后 1 天取患者鼻、咽、眼分泌物涂片,瑞氏染色后直接镜检多核巨细胞。

六、并发症

(一)肺炎

肺炎为麻疹最常见并发症,可发生于麻疹过程中各个时期,是麻疹死亡的主要原因之一。麻疹病毒引起的原发性肺炎多不严重,在病程早期发生,随热退和皮疹出齐而消散,但在细胞免疫缺陷者可呈致死性。可继发细菌或其他病毒肺炎,多发生在出疹期。

(二)喉炎

喉炎多见于 2～3 岁以下小儿,原发于麻疹病毒或继发细菌感染。临床表现为声音嘶哑、犬吠样咳嗽及吸气性呼吸困难。轻者随体温下降、皮疹消退,症状逐渐消失,重者可致气道阻塞、窒息而导致死亡。

（三）脑炎

脑炎多发生于出疹后的 2～6 天,也可在前驱期或恢复期,临床表现及脑脊液改变与其他病毒性脑炎相似。多数可恢复,重者可留有不同程度的智力低下、癫痫及瘫痪等神经系统后遗症。

（四）亚急性硬化性全脑炎

亚急性硬化性全脑炎是麻疹的一种远期并发症,是致死性慢性进行性脑退行性病变,较罕见。多发生麻疹后 2～17 年(平均 7 年)。临床表现为逐渐出现智力障碍、性格改变、运动不协调、语言障碍及癫痫发作等,最后因昏迷、强直性瘫痪而死亡。患者血清病毒抗体滴度很高;脑组织中有麻疹病毒或其抗原。

七、诊断

典型麻疹根据流行病学史,典型麻疹的各期临床表现,如前驱期的麻疹黏膜斑;出疹期高热出疹特点和出疹顺序与皮疹形态;恢复期疹退脱屑和色素沉着等即可做出临床诊断。非典型麻疹,需依赖于实验室的病原学检查。

八、鉴别诊断

(1)风疹:呼吸道表现及全身中毒症状较轻,无口腔麻疹黏膜斑。常于发热 1 天后出疹,皮疹分布以面、颈及躯干为主,疹退后无脱屑及色素沉着。常伴有耳后及颈部淋巴结肿大。

(2)幼儿急疹:突然高热,持续 3～5 天,上呼吸道症状较轻,热骤降而出现皮疹,皮疹分布以躯干为主,1～3 天皮疹退尽。热退疹出为本病特点。

(3)猩红热:发热、咽痛明显,1～2 天内全身出现针尖大小的丘疹,疹间皮肤充血,面部无皮疹,口周苍白圈,持续 3～5 天皮疹消退,1 周后全身大片脱皮。血白细胞总数及中性粒细胞明显增高。

(4)药物疹:近期有用药史,皮疹痒,伴低热或无热,停药后皮疹逐渐消退。血嗜酸性粒细胞可升高。

九、治疗

目前尚无特效抗麻疹病毒药物。其主要治疗原则为对症治疗,加强护理和防止并发症的发生。

(1)一般治疗:应卧床休息,保持室内空气新鲜,注意温度及湿度。保持眼、鼻及口腔清洁,避免强光刺激,给予营养丰富并易于消化的食物,注意补充维生素,尤其是维生素 A 和维生素 D。

(2)对症治疗:高热可采用物理降温或酌用小剂量退热药,切忌退热过猛引起虚脱;咳嗽可适用祛痰镇咳剂;惊厥时可给予镇静止惊剂。此外,还应保持水电解质及酸碱平衡。

(3)并发症治疗:根据各种并发症的发生,及时给予相应的有效治疗。抗生素无预防并发症的作用,故不宜滥用。

十、预防

预防麻疹的关键是对易感者接种麻疹疫苗,提高其免疫力。

（一）管理传染源

应做到早发现、早报告、早隔离及早治疗麻疹患儿。一般患者应隔离至出疹后 5 天,合并肺炎者应延长到出疹后 10 天。接触者应检疫 3 周,并给予被动免疫制剂。

(二)切断传播途径

在麻疹流行期间,易感者尽量避免去人群密集的场所,患者居住处应通风并用紫外线照射。

(三)保护易感人群

1.主动免疫

采用麻疹减毒活疫苗进行预防接种。我国儿童计划免疫程序规定初种麻疹疫苗年龄为生后 8 个月,1 岁半和 4～6 岁再次加强。在麻疹流行地区,易感者可在接触患者 2 天内进行应急接种,可防止麻疹发生或减轻病情。

2.被动免疫

对体弱多病患儿和婴幼儿,未接受过麻疹预防接种者,在接触麻疹 5 天内,注射人血丙种球蛋白 0.25 mL/kg 可预防发病;若在接触麻疹 5 天后注射,则只能减轻症状。被动免疫维持 3～8 周,以后还应采取主动免疫。

(唐艳荣)

第十二节 风 疹

风疹是由风疹病毒引起的一种急性呼吸道传染病,临床以低热、皮疹及耳后、枕部淋巴结肿大和全身症状轻微为特征。主要经飞沫传播。妊娠早期感染风疹后,病毒可通过胎盘传给胎儿而导致各种先天畸形,称之为先天性风疹综合征。

一、病因

风疹病毒属披膜病毒科,其直径约 60 nm,核心为单股正链 RNA,外有包膜,由脂蛋白等组成,目前所知只有一个血清型。不耐热,37 ℃和室温中很快灭活,但能耐寒和干燥,−60 ℃可存活几个月。

二、流行病学

人类为风疹病毒的唯一宿主,患者从出疹前 1 周到出疹后 1 周均具有传染性。其鼻咽部分泌物、血、尿及粪便中均带有病毒。主要通过空气飞沫经呼吸道传播,多见于 1～5 岁儿童,一年四季均可发生,但以冬春季发病最高。病后可获持久免疫力。先天性风疹患儿在生后数月内仍有病毒排出,具有传染性。25%～50%感染者为无症状感染。

三、发病机制

病毒首先侵入上呼吸道黏膜及颈部淋巴结,并在其内增殖,从而导致上呼吸道炎症和病毒血症,临床表现为发热、皮疹及浅表淋巴结肿大。而皮疹、血小板减少和关节症状可能与免疫反应相关。若在妊娠早期(3 个月内)感染风疹病毒,其病毒可通过胎盘而传给胎儿,并在其体内不断增殖,最终可导致胎儿畸形。

四、临床表现

(一)获得性风疹

1.潜伏期

一般为 14～21 天。

2.前驱期

1～2 天,症状多较轻微,低热和卡他症状,耳后、枕部及后颈部淋巴结稍大伴轻度压痛。

3.出疹期

多于发热 1～2 天后出疹,最早见于面颊部,迅速扩展至躯干和四肢,1 天内布满全身,但手掌及足底常无皮疹。皮疹初为稀疏红色斑疹、斑丘疹,面部及四肢远端皮疹较稀疏,以后躯干、背部皮疹融合。皮疹多于 3 天内迅速消退,疹退后不留有色素沉着。

此期患儿耳后、枕部及后颈部淋巴结肿大明显,偶可并发肺炎、心肌炎及血小板减少等,个别不出现皮疹,仅有全身及上呼吸道感染症状,故称无皮疹风疹。

(二)先天性风疹综合征

妊娠早期患风疹的妇女,风疹病毒可传递至胎儿,使胎儿发生严重的全身感染,引起多种畸形,称之为"先天性风疹综合征"。先天畸形以先天性心脏病、白内障、唇腭裂、耳聋、头小畸形及骨发育障碍等多见。出生感染可持续存在,并可引起多器官的损害,如血小板减少性紫癜、进行性风疹全脑炎及肝脾大等。

五、诊断和鉴别诊断

典型风疹可根据流行病学史,典型风疹全身症状轻,耳后淋巴结肿大,全身斑丘疹,短期内迅速消退,不留有色素沉着等临床特点。对不典型风疹,可做病原学或血清学检测。妊娠初 3～4 个月感染风疹,出生时婴儿,若有畸形和多种病症,血中特异性抗风疹 IgM 阳性或血清中风疹病毒 IgG 逐渐升高,可诊断为先天性风疹综合征,若未见畸形,仅有实验室证据,可称之为先天性风疹感染。

六、治疗

目前尚无特效的抗病毒治疗方法。主要是对症治疗,如退热、止咳等,加强护理和适当的支持疗法。

七、预防

一般患者出疹 5 天后即无传染性。妊娠 3 个月内应避免与风疹患者接触,若有接触史,可于接触后5 天内注射丙种球蛋白,可能减轻疾病的症状或阻止疾病发生。对已确诊为风疹的早期孕妇,应考虑终止妊娠。对儿童及易感育龄妇女,可接种风疹减毒活疫苗。因风疹减毒活疫苗可通过胎盘感染胎儿,故孕妇不宜接种该疫苗。

(唐艳荣)

第十三节　传染性单核细胞增多症

一、概述

传染性单核细胞增多症(infectious mononucleosis,IM)临床以发热、咽扁桃体炎和淋巴结肿大以及外周血淋巴细胞和异型淋巴细胞增多为特征。典型传单主要由 EB 病毒(Epstein-Barr virus,EBV)感染引起,除免疫缺陷者有严重并发症外,大多恢复较好。其他病原如人巨细胞病毒(human cytomegalovirus,HCMV)、HHV-6、弓形虫、腺病毒、风疹病毒、甲型和乙型肝炎病毒等也可引起类似临床表现,又称单核细胞增多症样综合征,或称类传单。本节主要介绍 EB 病毒相关性传单。

二、病因及流行病学特征

EBV 属于疱疹病毒科 γ 亚科,为 DNA 病毒,表达核抗原(nuclear antigen,NA)、膜抗原(membrane antigen,MA)、早期抗原(early antigen,EA)和病毒衣壳抗原(viral capsid antigen,VCA)等多种抗原。EBV 主要感染有 CD21 受体的成熟 B 淋巴细胞,具有使靶淋巴细胞无限增殖的能力和潜伏-活化的特性。绝大多数原发感染后 EBV 进入潜伏状态。少数患者可呈慢性持续性感染(病毒基因在细胞内形成环化游离小体,依赖细胞酶进行复制,仅表达 6 种核蛋白、3 种膜蛋白和 2 种小 RNA 产物),可引起感染的 T 细胞、NK 细胞或 B 细胞发生克隆性增生,导致各种淋巴细胞增殖性疾病,还与 Burkitt 淋巴瘤、鼻咽癌、多克隆 B 细胞淋巴瘤及某些风湿病如干燥综合征等发生有关。

EBV 感染呈全球性分布,我国 3～5 岁儿童抗 VCA IgG 阳性率已达 90% 以上。原发感染者为传染源,往往持续或间歇从唾液中排病毒数月之久。接触带病毒的唾液是主要传播方式。偶可经输血传播。EBV 也可从宫颈分泌物中排出,但无性传播和母婴传播的流行病学证据。

三、诊断

(一)病史
常无明确接触史。

(二)临床表现
潜伏期一般 30～50 天,在年幼儿童可较短。

(1)无症状或不典型感染:多见于年幼儿。显性表现常较轻微,如上呼吸道感染、扁桃体炎、持续发热伴或不伴淋巴结肿大。

(2)急性传染性单核细胞增多症:常先有 2～3 天前驱表现:头痛、不适、乏力及畏食等,然后出现下列典型征象。①发热、咽扁桃体炎和淋巴结肿大三联症:几乎均有发热,体温常≥39.5 ℃,可持续 10 天,个别长达 1～2 个月。约 80% 有咽扁桃体炎,半数以上有白色膜状渗出,约 5% 伴链球菌感染。>90% 起病不久全身浅表淋巴结迅速肿大,颈部最为明显。纵隔淋巴结肿可致咳嗽和气促,肠系膜淋巴结肿可致腹痛。②脾大:见于 50%～70% 病例,质柔软。脾破裂罕见,却为严重并发症。

③肝大及肝功能异常:40%以上有肝酶增高;肝大见于30%~50%;2%~15%有黄疸。少数呈重症肝炎样表现。④其他表现:可有皮疹。少见血液系统(贫血、血小板减少及粒细胞减少)、肺部(肺炎)、神经系统(脑炎、脑膜脑炎、吉兰-巴雷综合征及周围性面瘫)、心血管(心肌炎和心包炎)和肾脏(肾小球肾炎)等并发症。若无并发症,病程一般为2~4周。

(3)免疫缺陷儿童EBV感染:常发生致死性单核细胞增多症、继发性低或无免疫球蛋白血症、恶性多克隆源性淋巴瘤、再生障碍性贫血及慢性淋巴细胞性间质性肺炎等。病死率高达60%。

(4)慢性活动性EBV感染(chronic active Epstein-Barr virus infection,CAEBV):主要表现为持续性或反复发热,伴有淋巴结肿大和肝脾大,常有肝功能异常、贫血、血小板减少或全血减少、黄疸、皮疹和蚊虫叮咬过敏、视网膜炎等,若抗VCA-IgG、抗EAIgG异常增高或抗VCA-IgA和抗EA-IgA阳性,或病变组织包括外周血单个核细胞内EBV DNA载量增高即可诊断。病情常反复发作,根据临床征象和EBV载量分为活动性疾病和非活动性疾病状态。大多预后不良,常死于疾病活动期的严重脏器功能损伤,继发感染,并发EBV相关性噬血细胞综合征、间质性肺炎、神经系统并发症或恶性肿瘤等。

(三)实验室检查

病后1~4周内出现典型血象改变,包括淋巴细胞增多≥5×10⁹/L或50%和异型淋巴细胞增多≥10%,白细胞计数一般为(10~20)×10⁹/L。

(四)病原学诊断

(1)血清学检查:抗VCA-IgG阳性表明既往或现症EBV感染;抗VCA-IgM是急性原发感染指标(持续2~3个月),但<4岁者该抗体水平低,消失快(病后3~4周内消失);抗EA在急性晚期出现;抗NA在恢复期出现。抗VCA IgG和抗NA抗体将持续存在。在慢性活动性感染时,可见抗VCA IgG高滴度;抗EA常增高;抗NA阳性;或抗VCA-IgA和/或抗EA-IgA阳性;而抗VCA-IgM通常阴性。

(2)病毒标志物检测:用核酸杂交和PCR法检测唾液或口咽洗液脱落上皮、外周血单个核细胞或血浆或血清和病变组织中EBV DNA或EBERs是最特异方法。还可用免疫标记法检测样本中病毒抗原。

(3)病毒分离:利用EBV感染使培养B细胞(人脐血或外周淋巴细胞)无限增殖的特性进行病毒分离鉴定,需耗时6~8周。

四、鉴别诊断

(一)链球菌性扁桃体炎

缺乏传单的其他体征,外周血白细胞总数、中性粒细胞和C反应蛋白增高。但若抗链球菌治疗48小时后发热等仍无缓解应考虑到本病。

(二)单核细胞增多症样综合征

异型淋巴细胞增多不如传单明显。风疹时咽峡炎不明显,少见淋巴结和脾大;腺病毒感染时咳嗽等呼吸道症状突出,淋巴结肿大少见;肝炎病毒感染时肝功能异常更严重,且无咽峡炎;HCMV感染时淋巴结肿和咽峡炎少见等特点有助鉴别。病原学检查是确定病原的重要手段。

(三)早期出现严重并发症

易因突出的器官或系统损害而误诊为其他疾病。此时,应注意动态观测血象变化、监测

EBV 特异性抗体,及时检测外周血淋巴细胞或组织中病毒基因帮助诊断。

(四)继发其他疾病

如川崎病、噬血细胞综合征或类风湿关节炎。已陆续有临床报道,可在本病急性阶段发生,更多见于 CAEBV 患儿。此时,综合分析病情演变特点、寻找病原学证据显得尤其重要,必要时可考虑相应诊断性治疗。

五、治疗

(一)支持对症治疗

急性期需卧床休息,给予对症治疗,如退热、镇痛及护肝等。症状严重者可慎用短期常规剂量地塞米松;发生因扁桃体肿大明显或气管旁淋巴结肿致喘鸣或有血液或神经系统并发症时亦常需使用皮质激素。根据咽拭培养或抗原检测证实继发链球菌感染时需加用敏感抗生素。脾大者恢复期应避免明显身体活动或运动,以防脾破裂;脾破裂时应紧急外科处理或非手术治疗。因深部上呼吸道炎症致完全呼吸道梗阻时宜行气管插管。

(二)抗病毒治疗

目前尚缺乏对 EBV 感染有明显疗效的抗病毒药物。更昔洛韦体外有抑制 EBV 效应,临床急性期应用可缩短热程和减轻严重的扁桃体肿胀,但尚缺乏适宜的临床研究评估。可按抗 HCMV 诱导治疗方案给药,待体温正常或扁桃体肿胀明显减轻即可停药,无需维持治疗。

(三)慢性活动性 EBV 感染的治疗

目前认为,造血干细胞移植是 CAEBV 的治愈性手段。在造血干细胞移植前,如果处于疾病活动状态需应用联合化疗方案,控制病情。如果化疗期间,疾病持续处于活动状态,应尽快接受造血干细胞移植。有学者提出三步策略和化疗方案可供参考:①第一步:抑制被激活的 T 细胞、NK 细胞和巨噬细胞。可选择泼尼松龙,$1\sim2$ mg/(kg·d);依托泊苷(VP-16),每周 150 mg/m^2;环孢素,3 mg/(kg·d),共 $4\sim8$ 周。②第二步:清除 EBV 感染的 T 细胞和 NK 细胞。如果 EBV 载量下降<1 个 log 数量级,可重复化疗或换用新的化疗方案。联合化疗方案:改良的 CHOP 方案(环磷酰胺:750 mg/m^2,第 1 天。吡柔比星:25 mg/m^2,第 1、2 天。长春新碱 2 mg/m^2,第 1 天。泼尼松龙 50 mg/m^2,第 $1\sim5$ 天)。Capizzi 方案(阿糖胞苷:3 g/m^2,每 12 小时1次,共 4 次。L-天门冬酰胺酶:10 000 U/m^2,在阿糖胞苷滴注 4 小时后 1 次静脉滴注。泼尼松龙 30 mg/m^2,第 1、2 天)。高剂量阿糖胞苷方案(阿糖胞苷 1.5 g/m^2,每 12 小时 1 次,共 12 次。泼尼松龙 30 mg/m^2,第 $1\sim6$ 天)。VPL 方案(VP-16:150 mg/m^2,第 1 天。泼尼松龙:30 mg/m^2,第 $1\sim7$ 天。L-天门冬酰胺酶:6 000 U/m^2,第 $1\sim7$ 天)。③第三步:接受造血干细胞移植。若患者表现为 EBV 相关性噬血细胞综合征,可按噬血细胞综合征的化疗方案进行治疗。

六、预防

传单患者恢复期时仍可存在病毒血症,故在发病 6 个月后才能献血。已有 2 种 EBV 疫苗用于志愿者:表达 EBV gp320 的重组痘病毒疫苗和提纯病毒 gp320 膜糖蛋白的疫苗,有望开发应用于 EBV 感染的预防。

(唐艳荣)

第十四节　巨细胞病毒感染

一、概述

巨细胞病毒感染由人巨细胞病毒(HCMV)引起,多在儿童时期发生。绝大多数感染者无症状,但在先天感染和免疫抑制个体可引起严重疾病。婴幼儿期感染常累及肝脏。

二、病因及流行病学特征

HCMV 属疱疹病毒 β 亚科。为 DNA 病毒,表达即刻早期抗原(IEA)、早期抗原(EA)和晚期抗原(LA,病毒结构蛋白),暂定一个血清型。HCMV 具严格种属特异性和潜伏-活化特性。初次感染称原发感染;在免疫功能低下时潜伏病毒活化或再次感染外源性病毒则称再发感染。

我国一般人群 HCMV 抗体阳性率为 86%～96%,孕妇 95% 左右;儿童至周岁时已达 80% 左右。感染者是唯一传染源,HCMV 存在于鼻咽分泌物、尿、宫颈及阴道分泌物、乳汁、精液、眼泪和血中。原发感染者可持续排病毒数年之久;再发感染者可间歇排病毒。传播途径主要有两种。①母婴传播:先天感染(经胎盘传播)和围生期感染(产时或母乳)。②水平传播:主要通过密切接触和输血等医源性传播。

三、诊断

(一)病史

常无明确接触史。先天感染患儿可有早产、小于胎龄或足月小样儿病史。输血后综合征患儿在病前 1～6 周(平均 3～4 周)有血制品输注史。

(二)临床表现

(1)先天感染:生后 2 周内实验室证实有 HCMV 感染可诊断之。5%～10% 有典型多系统器官受损表现,旧称巨细胞包涵体病(cytomagalic inclusion disease,CID)。黄疸(直接胆红素升高为主)和肝脾大最常见;可有血小板减少所致瘀斑、头小畸形、脑室扩大伴周边钙化、视网膜脉络膜炎、神经肌肉功能障碍如肌张力低下和瘫痪以及感音神经性耳聋;外周血异型淋巴细胞增多,脑脊液蛋白增高和血清肝酶增高,Coombs 阴性的溶血性贫血;可有腹股沟疝、腭裂、胆道闭锁、心血管畸形和多囊肾等畸形。另有 5% 为非典型者,可以上述 1 种或多种组合表现,单独存在头小畸形、肝脾大、血小板减少或耳聋相对常见。非神经损害多可恢复,但神经性损害常不可逆,可有智力障碍、感音神经性耳聋(显性感染发生率 25%～50%,不显性感染 10%～15%,可呈晚发性或进行性加重)、神经缺陷和眼部异常等后遗症。部分患儿可出现语言发育障碍和学习困难。

(2)婴儿围生期及生后感染:生后 3～12 周内开始排毒者为围生期感染。出生 12 周后开始排病毒为生后感染。显性表现包括:①HCMV 肝炎:呈黄疸型或无黄疸型,轻～中度肝大,常伴脾大,黄疸型常有不同程度淤胆,血清肝酶轻～中度升高。②HCMV 肺炎:多无发热,可有咳嗽、气促,偶闻肺部啰音。影像学检查多见弥漫性肺间质病变,可有支气管周围浸润伴肺气肿和结节性浸润。③输血后综合征:临床表现多样,可有发热、黄疸、肝脾大、溶血性贫血、血小板减少、淋巴细胞和异型淋巴细胞增多。常见皮肤灰白色休克样表现。亦可有肺炎,甚至呼吸衰竭。在早产儿,特别是极低体重儿病死率可达 20% 以上。早产儿和高危足月儿,特别是生后 2 个月内开始排病毒的早产儿发生后遗症的危险性增加。生后感染者不发生后遗缺陷。

(3)免疫正常儿童感染:显性感染在 4 岁以下可致支气管炎或肺炎;在 7 岁以下可表现为无黄疸型肝炎;在青少年则可表现为单核细胞增多症样综合征;不规则发热、不适和肌痛等,全身淋巴结肿大较少见,渗出性咽炎极少,多在发热 1~2 周后出现血象改变(白细胞总数达 10×10^9/L~20×10^9/L,淋巴细胞>50%,异型淋巴细胞>5%);90% 以上有肝酶轻度增高,仅约 25% 有肝脾大,黄疸极少见。

(4)免疫抑制儿童感染:最常表现为单核细胞增多症样综合征,但异型淋巴细胞少见。部分因免疫抑制治疗有白细胞减少伴贫血和血小板减少。其次为肺炎,在骨髓移植者最为多见和严重,病死率高达 40%。HCMV 肝炎在肝移植受者常与急性排斥反应同时存在,以持续发热,肝酶升高,高胆红素血症和肝功能衰竭为特征。肾移植者可发生免疫复合物性肾小球肾炎。胃肠道疾病常见于艾滋病及骨髓、肾和肝移植者,病变常累及整个胃肠道,内镜可见溃疡,严重时见出血性和弥散性糜烂。还可发生脑膜脑炎、脊髓炎、周围神经病和多发性神经根炎等神经系统疾病。

(三)病原学检查

(1)病毒分离:最可靠,特异性最强。采用小瓶培养技术检测培养物中病毒抗原可缩短检出时间至 24~32 小时。常采用尿样本,也可取体液和组织样本。

(2)HCMV 标志物检测:在各种组织或细胞标本中检测 HCMV 标志物如包涵体、病毒抗原、病毒颗粒和病毒基因(DNA 或 mRNA 片段),前 3 项任一项阳性或检出 HCMV mRNA 均表明有活动性感染。实时荧光定量 PCR 法检测病毒 DNA 载量与活动性感染呈正相关,高载量或动态监测中出现载量明显升高提示活动性感染可能。血清或血浆样本 HCMV DNA 阳性是活动性感染的证据;全血或单个核细胞阳性时存在潜伏感染的可能,高载量支持活动性感染。在新生儿期检出病毒 DNA 是原发感染的证据。

(3)血清学检查。原发感染证据:①动态观察到抗 HCMV IgG 抗体阳转。②抗 HCMV-IgM 阳性而抗 HCMV-IgG 阴性或低亲和力 IgG 阳性。近期活动性感染证据:双份血清抗 HCMV IgG 滴度≥4 倍增高;抗 HCMV IgM 和 IgG 阳性。新生儿期抗 HCMV IgM 阳性是原发感染的证据。6 个月内婴儿需考虑来自母体的 IgG 抗体;严重免疫缺陷者或幼婴可出现特异性 IgM 抗体假阴性。

(四)诊断标准

(1)临床诊断:具备活动性感染的病毒学证据,临床上又具有 HCMV 性疾病相关表现,排除现症疾病的其他常见病因后可做出临床诊断。

(2)确定诊断:从活检病变组织或特殊体液如脑脊液、肺泡灌洗液内分离到 HCMV 病毒或检出病毒复制标志物(病毒抗原和基因转录产物)是 HCMV 疾病的确诊证据。

四、鉴别诊断

HCMV 感染的临床表现常难与其他病原感染相区别,故病原学检查是鉴别诊断的唯一可靠依据。由于 HCMV 致病力弱,免疫正常时无论原发或再发感染,绝大多数无症状,故在免疫正常个体应先排除其他病因,谨慎诊断 HCMV 疾病。在 CID 时,应与其他宫内感染如先天性风疹、弓形虫、梅毒螺旋体及单纯疱疹病毒等感染相鉴别。HCMV 引起单核细胞增多症样综合征时应与其他病原,特别是 EBV 相关性传染性单核细胞增多症鉴别。输血后综合征应排除 HBV 和 HCV 等输血后感染。

五、治疗

(一)抗病毒治疗

(1)更昔洛韦(ganciclovir,GCV):治疗方案参照国外儿科经验。诱导治疗:5mg/kg(静脉滴注>1 小时),每 12 小时 1 次,共 2~3 周;维持治疗:5 mg/kg,1 天 1 次,连续 5~7 天,总疗程3~4 周。若诱导期疾病缓解或病毒血症/尿症清除可提前进入维持治疗;若诱导治疗 3 周无效,应考虑原发或继发耐药或现症疾病为其他病因所致;若维持期疾病进展,可考虑再次诱导治疗;若免疫抑制因素未能消除则应延长维持疗程,采用①5 mg/kg,1 天 1 次;或②6 mg/kg,每周 5 天;或③序贯口服更昔洛韦 30 mg/kg,每 8 小时 1 次,或缬更昔洛韦,以避免病情复发。用药期间应监测血常规和肝肾功能,若肝功能明显恶化、血小板和粒细胞下降≤25×10^9/L 和 0.5×10^9/L 或至用药前水平的 50% 以下应停药。粒细胞减少重者可给予粒细胞集落刺激因子,若需再次治疗,仍可使用原剂量或减量,或联合应用集落刺激因子以减轻骨髓毒性。有肾损害者应减量。

(2)缬更昔洛韦(valganciclovir,VGCV):为 GCV 缬氨酸酯。2001 年获准用于 18 岁以上 AIDS 患者 HCMV 视网膜炎的治疗和移植患者预防用药。在先天感染新生儿的Ⅱ期临床研究显示,口服单剂16 mg/kg 与静脉用 6 mg/kg 更昔洛韦等效。成人 900 mg 相当于静脉注射 GCV 5 mg/kg,诱导治疗900 mg,1 天 2 次,持续 21 天;维持治疗 900 mg,1 天 1 次。肾功能不全者剂量酌减。需与食物同服。主要不良反应有胃肠反应、骨髓抑制和眩晕、头痛、失眠等。

(3)膦甲酸钠(foscarnet,PFA):一般作为替代用药。国外介绍儿童参照成人方案:诱导治疗:60 mg/kg,每 8 小时 1 次(静脉滴注>1 小时),连用 2~3 周;免疫抑制者需维持治疗:90~120 mg/kg,1 天 1 次(静脉滴注>2 小时)。维持期间疾病进展,则再次诱导或与 GCV 联用。主要有肾毒性,患者耐受性不如 GCV。

(二)对症治疗

对 HCMV 相关疾病予以相应处理,如肝炎时降酶、退黄及护肝治疗;肺炎有呼吸困难时给予氧疗等;注意防治二重感染。

六、预防

(一)一般预防

避免暴露是最主要的预防方法。手部卫生是预防的主要措施。使用 HCMV 抗体阴性血制品或洗涤红细胞(去除白细胞组分)可减少输血后感染。

(二)阻断母婴传播

(1)易感孕妇应避免接触已知排病毒者分泌物;注意手部卫生。

(2)带病毒母乳处理:已感染 HCMV 婴儿可继续母乳喂养,无需处理;早产和低出生体重儿需处理带病毒母乳。-15 ℃以下冻存至少 24 小时后室温融解可明显降低病毒滴度,再加短时巴斯德灭菌法(62~72 ℃,5 秒)可消除病毒感染性。

（三）药物预防

主要用于骨髓移植和器官移植患者。

（1）伐昔洛韦（valacyclovir，VACV）：已在多个国家获准使用。主要用于移植后预防。口服剂量：肾功能正常时，2 g，1 天 4 次；肾功能不良（尤其肾移植后）者剂量酌减，1.5 g 1 天 4 次～1.5 g 1 天 1 次。一般需服药 90～180 天不等，总剂量不超过 2 000 g。

（2）GCV：同治疗剂量诱导治疗 7～14 天后维持治疗至术后 100～120 天。

（3）VGCV：2009 年获准用于 4 月龄～16 岁接受心脏或肾移植儿童的预防。儿童剂量（mg）＝7×体表面积（BSA）×肌酐清除率（CrCl），单剂不超过 900 mg；每天 1 次，术后 10 天内开始口服直至移植后 100 天。

（唐艳荣）

第十五节　狂　犬　病

一、概述

狂犬病为狂犬病病毒（RNA 病毒）感染引起的急性传染病。

二、诊断

（一）流行病学

传染源主要为病犬和带毒犬，传播途径主要通过动物咬伤。也可通过损伤的皮肤或正常黏膜使人受染。可发生于任何季节，但冬季病例较少。潜伏期一般为 30～60 天。有犬、猫或其他宿主动物舔、咬史。

（二）症状和体征

（1）前期症状：发热、头痛、咽痛、恶心、精神差、伤口疼痛、流涎、多汗、心率快、血压增高等。

（2）特殊症状：恐惧不安，对声、光、风刺激敏感，肌张力高，持续 2～4 天。继而出现烦躁、恐水、怕风，肌痉挛、呼吸困难。后期见到或听到水声、风、光、声触动等也可引起咽肌痉挛，严重时可有全身疼痛性抽搐，因肌痉挛、瘫痪而致呼吸困难、失语，部分出现精神失常等，持续 1～3 天，发作中可死于呼吸循环衰竭。

（3）后期症状：痉挛减少或停止，出现弛缓性瘫痪，以肢体软瘫多见，眼肌、颜面肌、咀嚼肌亦可受累，呼吸不整，眼球运动失调，神志不清，最终因呼吸肌麻痹、循环衰竭而死亡。

（三）实验室检查

（1）血常规：白细胞总数轻至中度增高，中性粒细胞达 80% 以上。

（2）脑脊液：脑脊液压力正常或稍高，细胞数及蛋白量均稍增多。

（3）血清学检查：发病第 1 周内取患儿唾液，鼻咽洗液，角膜印片，皮肤切片，用荧光免疫抗体染色，狂犬病病毒抗原阳性。存活 1 周以上者做血清中和试验或补体结合试验效价上升者；若曾接种过疫苗，中和抗体效价需超过 1∶5 000。

（4）病毒分离：患儿唾液，脑脊液或死后脑组织等可分离到病毒，但阳性率不高。

（四）鉴别诊断

注意与破伤风,脊髓灰质炎,类狂犬病性癔症,狂犬病疫苗接种后脑炎相鉴别。

三、治疗

（一）伤口处理

被咬伤后立即用 20％肥皂水或清水彻底清洗,至少 20 小时,再用 0.1％苯扎溴铵（新洁尔灭）或 75％乙醇或 2％碘酒涂擦,咬伤后 1 小时肥皂水清洗有效,12 小时内苯扎溴铵冲洗有效,伤口不缝合也不宜包扎。

（二）注射高效免疫血清

皮试阴性后可在咬伤处浸润注射(40 U/kg)。

（三）立即注射狂犬病疫苗

接种狂犬病疫苗的方法:人二倍体细胞培养疫苗（HDCV）一般在暴露后 0,3,7,14,28 天各接种 1 次（五针法）,每次接种剂量为 1.0 mL,较大儿童和成人在三角肌部位作肌内注射。年幼儿童在大腿外侧注射。对头、面、颈部或上肢被咬伤者,应当用七针法,即在被咬伤 0,1,2,3,7,14,30 天各注射 1 次疫苗。地鼠肾细胞疫苗,轻度咬伤者采用 0,7,10 天各肌内注射 2 mL,重度咬伤者则采用 0,3,7,14,30 天天各肌内注射 2 mL 方案,肌内注射部位同 HDCV 疫苗。

（四）对症治疗

(1)补充水、电解质及热量,纠正酸碱平衡失调。

(2)镇静治疗:对烦躁、痉挛的患者给予地西泮肌内注射或静脉滴注。

(3)治疗脑水肿:给予脱水药如地塞米松或利尿药等治疗。

(4)做好气管切开的准备。

(5)间歇正压给氧。

(6)心动过速、血压升高、心律失常者可应用 β 受体阻滞剂或强心药治疗。

（五）一般护理

单间隔离患者,避免不必要的刺激,医护人员最好经过免疫接种,戴口罩和手套,穿隔离衣以防受染。加强监护。

（唐艳荣）

第十六节 猩 红 热

猩红热是一种由 A 组溶血性链球菌所致的急性呼吸道传染病,其临床以发热、咽峡炎、全身弥漫性红色皮疹及疹退后皮肤脱屑为特征。多见于 5～15 岁的儿童,少数患儿于病后 2～3 周可因为变态反应发生风湿热或急性肾小球肾炎。

一、病因

病原菌为 A 组 β 溶血性链球菌。其直径为 0.6～1.0 μm,依据其表面抗原 M,可分为 80 个血清型。M 蛋白是细菌的菌体成分,对中性粒细胞和血小板都有免疫毒性作用。链球菌能产生

A、B、C 三种抗原性不同的红疹毒素,其抗体无交叉保护力,均能致发热和猩红热皮疹。此外,该细菌还能产生链激酶和透明质酸酶,前者可溶解血块并阻止血液凝固,后者可溶解组织间的透明质酸,使细菌在组织内扩散。细菌的致热性外毒素可引起发热、头痛等全身中毒症状。

A 组 β 溶血性链球菌对热及干燥抵抗力不强,经 55 ℃ 处理 30 分钟可全部灭活,也很容易被各种消毒剂杀死,但在 0 ℃ 环境中可生活几个月。

二、流行病学

猩红热通过飞沫传播,由于这种链球菌在外界环境中普遍存在,患者带菌者和不典型的病例为主要传染源。被污染的日常用品的间接传播偶可发生,皮肤脱屑本身没有传染性。人群普遍易感,冬春季为发病高峰,夏秋季较少。

三、发病机制及病理

溶血性链球菌从呼吸道侵入咽、扁桃体,引起局部炎症,表现为咽峡及扁桃体急性充血、水肿,有中性粒细胞浸润,纤维素渗出,可为卡他性、脓性或膜性,并可向邻近组织器官扩散,亦可通过血源播散。炎症病灶处溶血性链球菌产生红疹毒素,经吸收后使机体表皮毛细血管扩张,真皮层广泛充血,在毛囊口周围有淋巴细胞及单核细胞浸润,形成猩红热样皮疹。恢复期表皮细胞角化过度,并逐渐脱落形成临床上的脱皮。舌乳头红肿突起,形成杨梅舌。重型患者可有全身淋巴结、肝、脾等网状内皮组织增生,心肌发生中毒性退行性变。部分患者于 2 周后可出现变态反应,主要表现为肾小球肾炎或风湿热。

四、临床表观

(一)潜伏期

通常为 2～3 天,短者 1 天,长者 5～6 天。外科性猩红热潜伏期较短,一般为 1～2 天。

(二)前驱期

从发病到出疹为前驱期,一般不超过 24 小时,少数病例可达 2 天。起病多急骤,当局部细菌繁殖到一定数量,并产生足够的外毒素时即出现症状,有畏寒,高热伴头痛、恶心、呕吐、咽痛等。婴儿在起病时烦躁或惊厥。检查时轻者仅咽部或扁桃体充血,重者咽及软腭有脓性渗出物和点状红疹或出血性红疹,或有假膜形成。颈及颌下淋巴结肿大及压痛。

(三)出疹期

多见于发病后 1～2 天出疹。皮疹从颈、上胸部开始,然后迅速波及躯干及上肢,最后到下肢。皮疹特点是全身皮肤弥漫性发红,其上有红色点状皮疹,高出皮面,扪之有粗糙感,压之退色,有痒感,疹间无正常皮肤,以手按压则红色可暂时消退数秒钟,出现苍白的手印,此种现象称为贫血性皮肤划痕,为猩红热的特征之一。在皮肤皱褶处,如腋窝、肘弯和腹股沟等处,皮疹密集成线压之不退,称为帕氏线,为猩红热特征之二。前驱期或发疹初期,舌质淡红,其上被覆灰白色苔,边缘充血水肿,舌刺突起,2 天后舌苔由边缘消退,舌面清净呈牛肉样深红色,舌刺红肿明显,突出于舌面上,形成"杨梅"样舌,为猩红热特征之三。猩红热患者还可出现口周苍白区,系口周皮肤与面颊部发红的皮肤比较相对苍白。

(四)恢复期

皮疹于 3 天后颜色转暗,逐渐隐退。并按出疹先后顺序脱皮,皮疹愈多,脱屑愈明显。轻症患者呈细屑状或片状屑。重症患者有时呈大片脱皮,以指、趾部最明显。此时,全身中毒症状及局部炎症也很快消退。此期1周左右。

除了上述典型的临床表现外,随着细菌毒力的强弱,侵入部位的差异和机体反应性的不同,又有其特殊表现。

(1)脓毒型咽峡炎明显,渗出物多,局部黏膜可坏死而形成溃疡。细菌扩散到附近组织,发生化脓性中耳炎、鼻窦炎、乳突炎及颈部淋巴结炎,重者导致败血症。目前该型已较少见。

(2)中毒型全身中毒症状重,高热40 ℃以上。往往出现意识障碍、萎靡、嗜睡或烦躁,重者谵妄,惊厥及昏迷。亦可呈循环衰竭及中毒性心肌炎表现。皮疹可为出血性,延时较久,但咽峡炎不明显。此型患者易引起全身或局部的细菌感染性并发症。自抗生素应用以来,已很少见到。

(3)外科型(包括产科型)病原菌通过咽外途径(如伤口、产道、烧、烫伤创面或皮肤感染)侵入人体引起发病,其皮疹先出现于细菌入侵部位附近,邻近的淋巴结炎较显著,全身症状轻,咽扁桃体无炎症。预后良好。

五、辅助检查

(一)血常规
白细胞总数增加,在(10～20)×10⁹/L,中性粒细胞可达80%以上,严重者可出现中毒颗粒。

(二)快速抗原检测
免疫荧光法或乳胶凝集法检测咽拭子或伤口分泌物A组β溶血性链球菌,用于快速诊断。

(三)细菌培养
从咽拭子或其他病灶内取标本培养,分离出A组β溶血性链球菌。

六、诊断和鉴别诊断

典型皮疹、帕氏线、"杨梅"舌等是临床诊断猩红热的主要依据,再结合全身症状如发热、咽痛、扁桃体红肿以及流行病学特点,诊断并不难。诊断困难者多系极轻和极重的或就诊时恰在出疹期与脱屑期之间,缺乏显著症状的病例。应仔细询问病史,体检时尤需注意本病特征性表现。咽拭子细菌培养阳性有助于诊断。

本病应与下列疾病作鉴别诊断。

(一)风疹
其皮疹有时与猩红热不易鉴别,但枕后淋巴结肿大,白细胞计数减少,当地流行情况可供鉴别。

(二)麻疹
典型麻疹皮疹与猩红热皮疹不相同,但在麻疹前驱期偶或暂现猩红热样的皮疹,反之猩红热患儿四肢有时可见麻疹样皮疹。但麻疹的卡他症状,麻疹黏膜斑,皮疹特点及出疹顺序及疹退后的色素沉着,白细胞降低,流行史等有助于鉴别。

(三)药物疹
奎宁、苯巴比妥、磺胺类、安替比林、颠茄合剂、阿托品等药物,有时可致皮肤弥漫性潮红,或可表现为斑丘疹。但缺乏全身症状、无咽峡炎症,皮疹分布不均匀,主要靠仔细询问药物史有助鉴别。

（四）金黄色葡萄球菌败血症

部分金黄色葡萄球菌可产生红疹毒素也可引起类似猩红热样皮疹，与中毒型猩红热不易鉴别，其皮疹多在起病后 3～5 天出现，持续时间较短，中毒症状更为明显，大多有金黄色葡萄球菌感染灶，最重要的鉴别是病灶的细菌培养、血培养。

七、治疗

（一）一般治疗

供给充分的营养、热量。在发热，咽痛期间可给予流质或半流质饮食，保持口腔清洁，较大儿童可用温盐水漱口。高热者，应物理降温或用退热剂。

（二）抗生素治疗

青霉素能迅速消灭链球菌，预防和治疗脓毒并发症，是治疗猩红热的首选药物。更重要的在于预防并发症如急性肾小球肾炎和急性风湿热的发生。治疗开始愈早，预防效果愈好，疗程至少 10 天。青霉素过敏者可选用头孢菌素，或酌情选用红霉素、克林霉素，但后者对 A 组溶血性链球菌耐药性很高，需根据药物敏感性结果选用，疗程 7～10 天。

八、预防

（一）早期隔离

患者明确诊断后将患儿进行隔离治疗，由于早期使用抗生素，病原菌很快消失，隔离期限缩短为 1 周。病情不需住院者，尽可能在家隔离治疗。最好咽培养 3 次阴性后解除隔离。

（二）接触者的处理

儿童机构发生猩红热时，应严密观察接触者。认真进行晨间检查，有条件可做咽拭子培养。对可疑猩红热、咽峡炎患者，都应给予隔离治疗。

（唐艳荣）

参考文献

[1] 冯仕品.儿科常见病诊断与治疗[M].济南:山东大学出版社,2021.

[2] 王永清.儿科基本诊疗备要[M].苏州:苏州大学出版社,2022.

[3] 王伟丽.儿科与新生儿疾病诊疗实践[M].北京:科学技术文献出版社,2021.

[4] 蒙来成.循证儿科重症医学[M].广州:中山大学出版社,2020.

[5] 赵静.现代儿科疾病治疗与预防[M].开封:河南大学出版社,2020.

[6] 刘瀚旻.基层儿科常见症状与疾病[M].北京:人民卫生出版社,2022.

[7] 赵静.儿科临床技术与临床诊治实践[M].北京:科学技术文献出版社,2021.

[8] 马晓花.实用临床儿科疾病诊疗学[M].长春:吉林科学技术出版社,2022.

[9] 李冬.儿科医师处方手册[M].郑州:河南科学技术出版社,2020.

[10] 吴超,王佩瑶,雷大海,等.现代临床儿科疾病诊疗学[M].郑州:河南大学出版社,2021.

[11] 邹国涛.儿科常见疾病临床诊疗实践[M].北京:中国纺织出版社,2022.

[12] 夏正坤,黄松明,甘卫华.儿科医师诊疗手册[M].北京:科学技术文献出版社,2021.

[13] 戚晓红.实用儿科疾病诊治[M].上海:上海交通大学出版社,2020.

[14] 梅梅.儿科学基础与诊疗要点[M].北京:中国纺织出版社,2021.

[15] 龚向英,杨钒,姜倞.现代儿科疾病诊断与治疗[M].广州:世界图书出版广东有限公司,2020.

[16] 赵小然,代冰,陈继昌.儿科常见疾病临床处置[M].北京:中国纺织出版社,2021.

[17] 吕伟刚.现代儿科疾病临床诊治与进展[M].郑州:河南大学出版社,2021.

[18] 张洋.现代儿科与新生儿危重症处理[M].北京:中国纺织出版社,2020.

[19] 张淼.儿科疾病治疗与保健[M].南昌:江西科学技术出版社,2020.

[20] 张云霞.现代中医儿科诊疗[M].北京:科学技术文献出版社,2021.

[21] 刘庆华.现代儿科常见病临床诊疗[M].汕头:汕头大学出版社,2020.

[22] 陈莹,齐雪娇,李霞,等.儿科常见疾病预防与诊治[M].哈尔滨:黑龙江科学技术出版社,2021.

[23] 高玉梅,徐莎莎,焦东立,等.实用临床儿科常见病诊治精要[M].哈尔滨:黑龙江科学技术出版社,2021.

[24] 杨建美,曹慧芳,郎晓剑.儿科常见病诊疗技术[M].长春:吉林科学技术出版社,2021.

[25] 孙锟.儿科临床决策支持手册[M].北京:人民卫生出版社,2021.

[26] 齐玉敏.儿科疾病救治关键[M].哈尔滨:黑龙江科学技术出版社,2020.

[27] 齐娜.临床儿科规范治疗[M].长春:吉林科学技术出版社,2019.

[28] 凌春雨.儿科疾病应用与进展[M].天津:天津科学技术出版社,2020.

[29] 李矿.新编儿科疾病治疗精要[M].南昌:江西科学技术出版社,2021.

[30] 王立香.儿科学理论与实践[M].长春:吉林科学技术出版社,2020.

[31] 朱萍.实用儿科疾病诊断学[M].沈阳:沈阳出版社,2021.

[32] 苏娟.临床儿科疾病与儿童保健[M].哈尔滨:黑龙江科学技术出版社,2021.

[33] 张大宁,闫梅,布治国,等.临床儿科疾病诊治与急症急救[M].哈尔滨:黑龙江科学技术出版社,2021.

[34] 潘鲁.实用儿科疾病临床处置[M].北京:科学技术文献出版社,2021.

[35] 周春清.儿科疾病救治与保健[M].南昌:江西科学技术出版社,2020.

[36] 黄婷,郑兴惠,段淼.连花清瘟颗粒结合重组人干扰素 $\alpha_1 b$ 治疗小儿急性毛细支气管炎效果观察[J].中华中医药学刊,2023,41(2):209-213.

[37] 邵兴,陈琨,周笑.谷氨酰胺联合乌司他丁治疗小儿急性重症胰腺炎的疗效及对患儿血清炎症细胞因子水平的影响[J].中国妇幼保健,2021,36(7):1536-1539.

[38] 武文斐,白素宁,褚兆苹,等.小肠淋巴管扩张症致乳糜样腹水的临床分析[J].中文科技期刊数据库(全文版)医药卫生,2023(5):0130-0133.

[39] 蒋志敏,薛桐,曲辉.钙调磷酸酶抑制剂治疗难治性川崎病的应用进展[J].儿科药学杂志,2023,29(5):57-60.

[40] 钟倩茹,甘玲.川崎病休克综合征合并巨噬细胞活化综合征超声表现1例[J].临床超声医学杂志,2023,25(5):412-414.